Nouvelle édition

CAP Petite enfance

Matières professionnelles

> Biologie
> Nutrition / Alimentation
> Sciences médico-sociales
> Technologie
> Techniques professionnelles

Chez le même éditeur

Dans la gamme « CAP Petite enfance »

Fiches techniques CAP Petite enfance, par J. Gassier, 2013, 176 pages.

TD CAP Petite enfance Biologie, nutrition-alimentation, technologies et techniques professionnelles (BTSE), par J. Gassier, F. Filachet, 2012, 112 pages.

TD CAP Petite enfance Sciences médico-sociales, technologies et techniques professionnelles (STMS), par J. Gassier, I. Dimier, 2012, 160 pages.

Annales corrigées CAP Petite enfance Épreuves professionnelles, par J. Gassier, G. Moussy-Binet, A. Cornier, 2012, 152 pages.

Mémo-fiches CAP Petite enfance Matières professionnelles, par J. Gassier, 2010, 304 pages.

Dans la gamme « AP »

Guide AP, par J. Gassier, 2013, 616 pages.

Mémo-fiches AP, par J. Gassier, M. Bénazet, 2013, 304 pages.

Mises en situation professionnelle Auxiliaire de puériculture, par J. Gassier, M. Bénazet, 2009, 120 pages.

Contrôle continu du DEAP, par J. Gassier, M. Bénazet, 2009, 224 pages.

Hors collection

Le vocabulaire médical des AS/AP, par A. Ramé, F. Bourgeois, 2011, 224 pages.

70 activités et jeux pour les 0-6 ans, par J. Gassier, É. Allègre, 2010, 168 pages.

Fiches de soins pour l'auxiliaire de puériculture, par J. Gassier, A. Peidro, 2009, 208 pages.

Guide de la petite enfance, par J. Gassier, 2009, 416 pages.

Nouvelle édition

CAP Petite enfance

Matières professionnelles

> Biologie
> Nutrition / Alimentation
> Sciences médico-sociales
> Technologie
> Techniques professionnelles

Jacqueline GASSIER
Professeur de STMS
Puéricultrice DE

Fabrice FILACHET
Professeur de BTSE
CAP Petite enfance

Avec la collaboration de

Annette CORNIER
Inspectrice de l'Éducation nationale en SBSSA

ELSEVIER
MASSON

ISBN : 978-2-294-73313-0

Elsevier Masson SAS – 62, rue Camille Desmoulins – 92442 Issy-les-Moulineaux cedex

Sommaire

Partie 1
Biologie générale et appliquée

Partie 4
Technologie

Corrigés

Partie 1

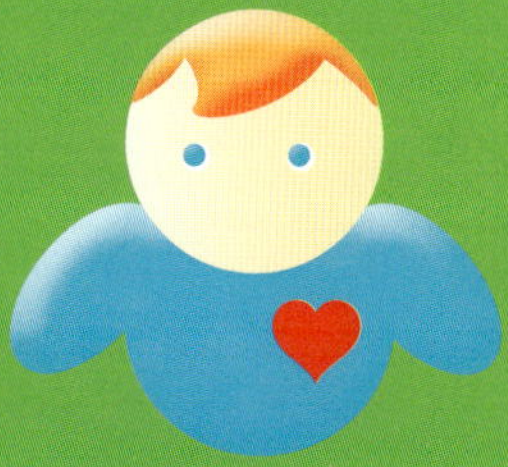

Biologie générale et appliquée

Chapitre 1

L'organisation générale du corps humain

Mots-clés

- Cellules
- Tissus
- Organes
- Appareils
- Fonctions sensorielles

Situation

La journée des cinq sens à la crèche

Durant la journée pédagogique, Mme M. (directrice de la crèche) demande à son équipe de réfléchir à de nouvelles activités ayant pour but de stimuler les cinq sens des enfants. Elle a réalisé une exposition dans le style de « la Dame à la licorne »[1]. On y voit un enfant se regarder dans un miroir, un autre en train de manger, un autre respirer l'odeur d'une rose et deux autres enfants se chuchoter des mots à l'oreille en se tenant par le cou.

L'organisme humain est constitué de milliards de cellules. La cellule est l'élément fonctionnel de base de l'organisme. Certaines cellules peuvent s'assembler et former un tissu. Suivant la nature des cellules, il existera différents tissus. L'assemblage de plusieurs tissus forme un organe qui remplira une fonction déterminée (par exemple : les organes des sens au niveau de l'œil, du nez, de l'oreille, de la peau et de la bouche). Les organes s'assemblent et constituent un appareil ou un système.

La perception d'une sensation est liée à la présence :

– d'un stimulus capable d'exciter un récepteur sensoriel ;
– d'un récepteur sensoriel adapté capable d'émettre un influx nerveux en réponse à la stimulation ;
– de voies sensorielles pouvant acheminer l'influx nerveux émis par le récepteur ;
– d'une zone dans le cerveau permettant de synthétiser les informations reçues.

Étude de cas

Document 1.1

1. Tapisserie bien connue (exposée au musée de Cluny) où l'on voit une représentation imagée des 5 sens.

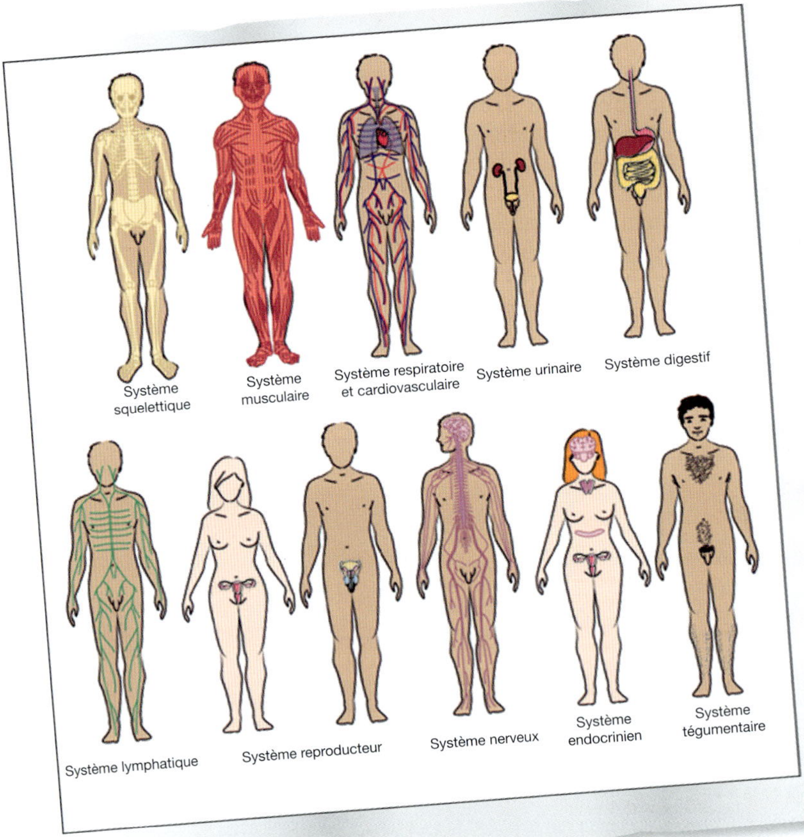

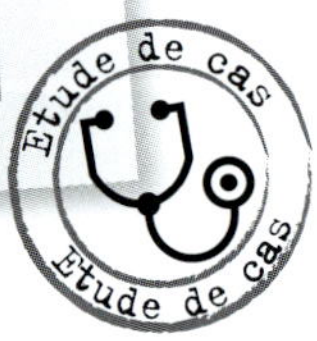

Document 1.2
Neufs grands appareils ou systèmes constituent l'ensemble du corps humain et assurent les quatre fonctions essentielles.

Un tissu est un ensemble de cellules de même aspect et de même fonction. Ils peuvent être répartis en deux grandes catégories : épithélium (= tissu de revêtement comme la peau et les muqueuses), conjonctif (= tissu de soutien).

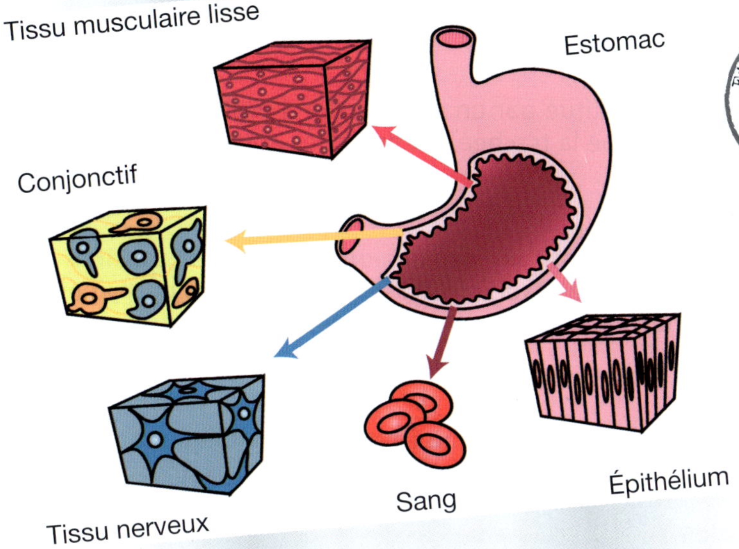

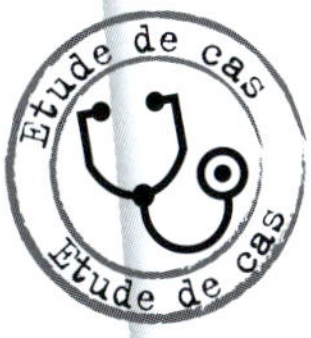

Document 1.3
Quelques tissus composant l'estomac.

Questions

En utilisant le document 1.1 :

- Hiérarchisez les éléments qui constituent le corps humain.
- Définissez le terme « organe ».

En utilisant le document 1.2 :

- Nommez les quatre fonctions essentielles du corps humain.
- À l'aide d'un code couleur simple, entourez les différents appareils/systèmes correspondant aux fonctions.

En utilisant le document 1.3 :

- Définissez le terme « tissu ».
- Listez les différences entre un épithélium et le tissu conjonctif.

Comprendre

1 Les niveaux d'organisation

Pour mieux comprendre le corps humain, on a créé des niveaux d'organisation en allant des parties les plus grandes aux plus petites. Ainsi nous trouvons, dans l'ordre : les appareils, les organes, les tissus et les cellules.

A) Les appareils

Un appareil est constitué par un assemblage d'organes. Par exemple, l'appareil respiratoire regroupe la trachée, les bronches et les poumons.

B) Les organes

Les appareils sont constitués par des organes et sont destinés à remplir une fonction spécifique. Par exemple, les os et les muscles participent à la locomotion. Les organes sont constitués par un assemblage de tissus.

C) Les tissus

Les tissus sont constitués par un assemblage de cellules adaptées à une fonction particulière. Il existe plusieurs types de tissus : osseux, musculaire, nerveux, etc.

D) Les cellules

La cellule est la plus petite unité morphologique de l'organisme. Elle est l'unité de base de tous les êtres vivants. Sa dimension est de l'ordre du *micron* (millième de millimètre).

Tableau 1.1 Les niveaux d'organisation du corps humain

	Appareils	Organes	Tissus	Cellules
Les niveaux d'organisation du corps humain	Un organisme est constitué de plusieurs appareils ou systèmes	Un appareil est constitué de plusieurs organes	Un organe est constitué de plusieurs tissus	Un tissu est formé de nombreuses cellules
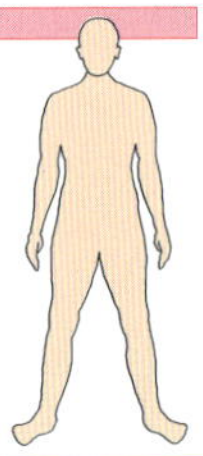	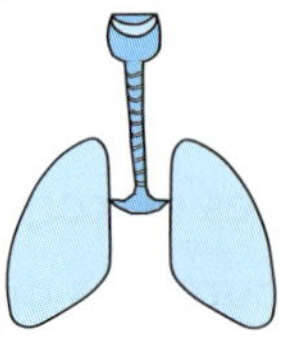	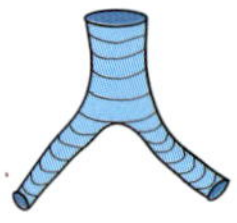	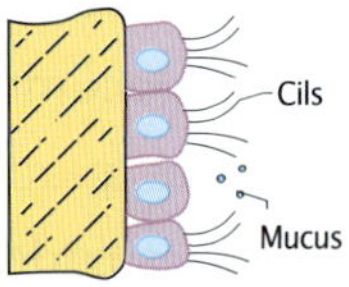	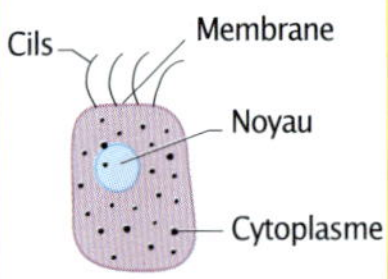
Exemple : l'être humain	Exemple : l'appareil respiratoire	Exemple : les bronches	Exemples : le tissu bronchique	Exemple : la cellule des bronches

2 Les grandes fonctions du corps humain

Les appareils ou systèmes du corps humain remplissent quatre grandes fonctions : les fonctions de nutrition, de relation, de reproduction et de maintien de l'intégrité.

A) Les fonctions de nutrition

Elles assurent la croissance et l'entretien de l'organisme grâce à :
- l'appareil digestif ;
- l'appareil respiratoire ;
- l'appareil circulatoire ;
- l'appareil excréteur.

B) Les fonctions de relation

Elles nous mettent en relation avec le milieu extérieur. C'est le système nerveux qui permet cette fonction.
Les organes des sens nous informent sur l'environnement. Une fois l'information traitée, le système nerveux commande les mouvements de l'appareil locomoteur.

C) Les fonctions de reproduction

Elles permettent la transmission de la vie. Elles sont accomplies par l'appareil reproducteur qui comprend les organes génitaux mâles et femelles.

D) Le maintien de l'intégrité

L'organisme se doit de maintenir un état de stabilité relative des différentes composantes de son milieu interne, et ce malgré les changements constants de l'environnement externe.

E) La complémentarité des fonctions

Les fonctions de nutrition, de relation, de reproduction et de maintien de l'organisme ont des effets complémentaires et permettent une harmonie du fonctionnement de l'organisme.

+ grand au + petit : les appareils - les organes - les tissus - les cellules.
⚠ Noter et comprendre les différentes définitions.
me faire une interro.

Tableau 1.2 Les grandes fonctions du corps humain et leur complémentarité

Fonctions	Appareils	Organes	Rôles
A. Relation	– Le système nerveux – Les organes des sens – L'appareil locomoteur	– Nerfs, encéphale, moelle épinière – Yeux, peau, nez, oreille, langue – Os, muscles	– Coordonner les activités de l'organisme – Permettre les contacts avec l'environnement – Permettre de se déplacer
B. Nutrition	– L'appareil respiratoire – L'appareil digestif – L'appareil excréteur – L'appareil circulatoire	– Fosses nasales, bronches, poumons, etc. – Bouche, œsophage, estomac, intestin, pancréas, etc. – Reins, uretères, vessie, etc. – Cœur, vaisseaux sanguins, etc.	– Canaliser et utiliser l'air inspiré, expirer l'air – Digérer les aliments et absorber les nutriments – Éliminer les déchets – Distribuer les substances nutritives, l'O_2 et évacuer le CO_2
C. Reproduction	L'appareil génital ou reproducteur	– Femme : vagin, utérus, oviductes et ovaires – Homme : pénis, spermiductes, testicules et prostate	– Permettre les rapports sexuels, la reproduction et la gestation – Permettre les rapports sexuels et la reproduction
D. Maintien de l'intégrité	– Système endocrinien – Système immunitaire	– Pancréas, thyroïde, hypophyse, etc. – Thymus, rate, ganglions lymphatiques, etc.	– Régulation du fonctionnement des organes via les hormones – Lutte contre tout type d'infection

3 Les tissus

Un tissu est un ensemble de cellules de formes semblables, disposées de manière à remplir des fonctions propres au tissu qu'elles constituent. On peut les répartir en deux groupes fondamentaux : les tissus épithéliaux et les tissus conjonctifs.

A) Le tissu épithélial

Il est formé de *cellules jointives*, solidement unies par un *ciment organique*.
Les rôles des tissus épithéliaux sont les suivants :
– ils protègent la surface extérieure du corps (ex. : l'épiderme de la peau) ;
– ils tapissent diverses cavités internes (ex. : l'épithélium intestinal). Dans ce cas, ce sont des muqueuses.
On distingue trois types d'épithélium :
– les *épithéliums simples* qui sont formés par une seule couche de cellules (ex. : l'épithélium pulmonaire) ;
– les *épithéliums composés* qui sont formés par plusieurs couches de cellules (ex. : le derme de la peau) ;

– les *épithéliums glandulaires* : leurs cellules rejettent des substances qu'elles ont élaborées. Elles forment la partie essentielle des organes appelés *glandes*.

Il existe trois types de glandes :

– les *glandes exocrines* qui sont des glandes ouvertes (ex. : glandes digestives) ;

– les *glandes endocrines* qui sont des glandes fermées (ex. : hypophyse, ovaire). Elles sécrètent des hormones dans le sang ;

– les *glandes mixtes* qui sont à la fois exocrines et endocrines (ex. : foie, pancréas).

B) Le tissu conjonctif

Il est formé de cellules dispersées dans une matière interstitielle abondante. Il sépare les organes et les protège.

Un bel exemple nous est fourni par le derme de la peau. En effet, on y observe :

– des *cellules étoilées*, largement espacées, mais réunies par de longs prolongements cytoplasmiques ;

– une *substance intercellulaire*, fluide, dans laquelle se trouvent des fibres :

- *conjonctives :* longs cordons qui s'entrecroisent sans jamais se souder,
- *élastiques :* minces, ramifiées et soudées en un réseau.

C) La comparaison de deux tissus

Les tissus conjonctif et épithélial présentent de nombreux points communs et quelques différences, illustrés par le tableau 1.3.

Tableau 1.3 Comparaison de deux tissus

<table>
<tr><th colspan="2">Le tissu épithélial</th></tr>
<tr><td>Les cellules de ce tissu sont :
– semblables (de forme ronde ou hexagonale) ;
– jointives ou contiguës ;
– pourvues d'un noyau central rond ;
– unies par un ciment organique.
Ce tissu remplit une fonction de protection.</td><td>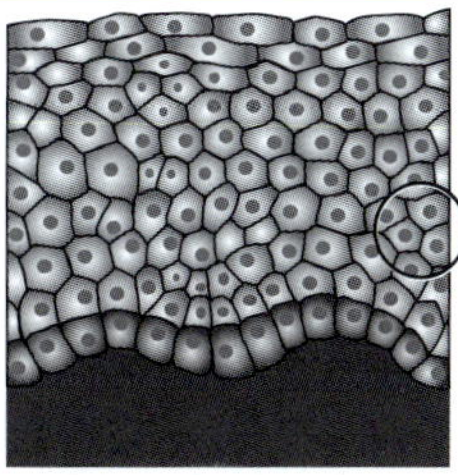
Le tissu épithélial composé (l'épiderme)
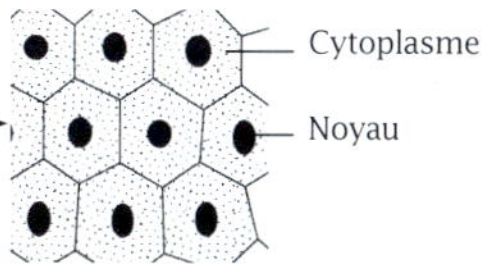

Les cellules épithéliales</td></tr>
<tr><th colspan="2">Le tissu conjonctif</th></tr>
<tr><td>Les cellules de ce tissu sont :
– irrégulières (certaines sont jumelées) ;
– pourvues d'un noyau central ;
– dispersées dans une substance fondamentale intercellulaire.
Ce tissu remplit une fonction de soutien.</td><td>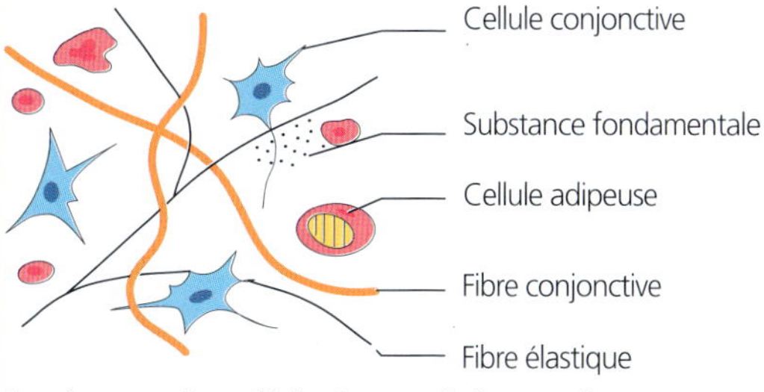

Le tissu conjonctif (le derme de la peau)</td></tr>
</table>

Retenir

- Il existe *différents niveaux d'organisation du corps humain*, en allant du plus grand au plus petit : les appareils, les organes, les tissus et les cellules.
- Les appareils remplissent *quatre grandes fonctions* : la fonction de nutrition, la fonction de relation, la fonction de reproduction et le maintien de l'intégrité de l'organisme.
- Les fonctions se complètent :
  - la *fonction de nutrition* comprend plusieurs appareils : les appareils respiratoire, digestif, excréteur et circulatoire, qui concourent à l'entretien de l'organisme :
    - l'appareil respiratoire apporte l'O_2 et évacue le CO_2,
    - l'appareil digestif permet la digestion et l'absorption des aliments,
    - l'appareil excréteur permet d'éliminer les déchets,
    - l'appareil circulatoire permet de distribuer les substances nutritives ;
  - la *fonction de relation* comprend plusieurs appareils : les appareils nerveux, les organes des sens et l'appareil locomoteur, qui participent à la vie relationnelle ;
  - la *fonction de reproduction* comprend les appareils génitaux mâle et femelle qui assurent le maintien de la vie ;
  - le *maintien de l'intégrité de l'organisme* comprend les systèmes lymphatique et imunitaire. Ils assurent l'équilibre interne du corps humain.

S'entraîner

1 **Listez par ordre croissant les quatre niveaux d'organisation du corps humain.**

2 **Associez chaque terme à sa définition.**

1. Tissu	☐	☐	**A.** Unité structurale et fonctionnelle de l'organisme
2. Cellules	☐	☐	**B.** Structures anatomiques constituées de plusieurs tissus et exerçant une fonction déterminée
3. Organes	☐	☐	**C.** Ensemble de cellules différenciées dotées de propriétés semblables
4. Systèmes	☐	☐	**D.** Ensemble d'organes qui accomplissent une même fonction

S'entraîner

3 **Nommez, pour chaque situation suivante, l'organe puis l'appareil mis en jeu.**

Situation	Organe	Appareil
1. Maxime, 3 ans, vient de se casser l'avant-bras en chutant d'un toboggan		
2. Marion, 6 ans, avale une arête en mangeant du poisson à la cantine		

4 **Citez les quatre grandes fonctions de l'organisme.**

5 **Énumérez les quatre appareils intervenant dans la fonction de nutrition.**

6 **Indiquez la particulartité du sytème reproducteur.**

7 **Citez les deux types de tissus qui composent les organes. Listez leurs différences.**

Chapitre

2 La peau

Mots-clés

- Épiderme
- Derme
- Hypoderme
- Glandes
- Sensibilité tactile, thermique ou douloureuse
- Vitamine D

Situation

L'érythème fessier de Radja (12 mois)

Ce matin, à son arrivée à la crèche, Radja (d'habitude très joviale) pleure ; sa maman signale qu'elle a mal dormi. Marie (professionnelle de la petite enfance), qui la prend en charge, tente de la consoler et de la distraire par tous les moyens, mais rien n'y fait. L'enfant souffre. Marie, en lui changeant sa couche, trouve ses fesses rouges, luisantes et la puéricultrice demande des soins immédiats pour la soulager. Une crème de soin spécifique doit être associée à la toilette (*cf.* ci-dessous).

QUELLES SONT LES CAUSES ET LES DIFFÉRENTS TYPES D'ÉRYTHÈMES FESSIERS ?

L'**érythème fessier du nourrisson** est une **irritation de la peau**. Elle peut apparaître au bas de l'*abdomen*, sur les fesses, les organes génitaux ou dans les replis cutanés des cuisses et des fesses de votre bébé.
Il se développe à l'endroit où la couche entre en contact avec la peau.
L'**érythème fessier** se manifeste par une rougeur sèche ou suintante, avec ou sans petits boutons. Il peut évoluer jusqu'à une peau à vif, douloureuse et vers une inflammation accompagnée de fissures ou de vésicules.

LES CAUSES

L'érythème fessier est dû à plusieurs facteurs :
– la chaleur, l'humidité et l'ammoniaque des urines, l'hyper-acidité des selles et les frottements de la couche **fragilisent l'***épiderme* de votre bébé ;
– la *macération* à l'intérieur des couches favorise la survenue d'un **érythème** ;
– les lingettes imprégnées de lotion, les composants de certaines couches (cellulose, caoutchouc), la lessive et les produits de toilette peuvent **irriter les peaux les plus sensibles** et déclencher une réaction allergique ;
– une **diarrhée** aggrave la situation ;
– le manque ou un excès d'hygiène locale peut accentuer et accélérer l'**érythème fessier**.

LES DIFFÉRENTS TYPES

– **L'érythème dû à des selles acides** : l'érythème apparaît autour de l'anus et s'étend. Il est dû à des **selles acides**, de la **diarrhée**, la prise d'**antibiotiques**. Il faut le traiter rapidement pour éviter la colonisation par *Candida albicans*.
– **L'érythème de contact** : il survient lorsque le nourrisson acquiert la **position assise** (accentuation du frottement avec la couche). Il dessine comme un W qui recouvre l'intérieur des cuisses, les fesses et le pubis.
– **L'érythème sur les *fosses lombaires* et dans les plis** : cette forme d'érythème fessier est la conséquence d'une *macération* **avec les urines**.
– **L'érythème fessier à Candida** : c'est une **inflammation** due à une colonisation par le *Candida albicans*. Il forme un Y dont les branches partent des plis de l'aine et remontent en ligne jusqu'au sommet des fesses. Il est favorisé par l'hyperacidité des selles.

Étude de cas

Document 1.4
Érythème fessier.
www.ameli-sante.fr

Pâte pour application locale

COMPOSITION DU MÉDICAMENT POUR 100 G

Oxyde de zinc	25 g
Glycérol	20 g
Talc	25 g

DANS QUEL CAS LE MÉDICAMENT EST-IL PRESCRIT ?

C'est une pâte non grasse, protectrice, qui contient de l'oxyde de zinc.
Elle est utilisée pour traiter les irritations de la peau, notamment la rougeur des fesses du nourrisson.

CONTRE-INDICATIONS DU MÉDICAMENT

Cette pâte ne doit pas être appliquée sur des lésions infectées.

GROSSESSE ET ALLAITEMENT

Ce médicament ne contient que des substances présumées sans danger pendant la grossesse ou l'allaitement. Néanmoins, ne l'utilisez pas de façon prolongée sans l'avis de votre pharmacien ou de votre médecin.

MODE D'EMPLOI ET POSOLOGIE DU MÉDICAMENT

Appliquer une couche épaisse sur la zone à traiter.
Posologie usuelle : 1 application, matin et soir, ou plus si nécessaire.

Étude de cas

Document 1.5

Questions

En utilisant le document 1.4 :

- Identifiez l'affection dont souffre l'enfant.
- Listez les symptômes visibles de cette affection.
- Indiquez les répercussions de cette affection sur l'enfant.

En utilisant le document 1.5 :

- Indiquez les soins généralement conseillés pour ce genre d'affection.

Comprendre

1 La structure de la peau et de ses annexes

La peau est composée de deux parties : l'épiderme et le derme. Elle comprend aussi des annexes (*cf.* Figure 1.1).

Figure 1.1 La peau

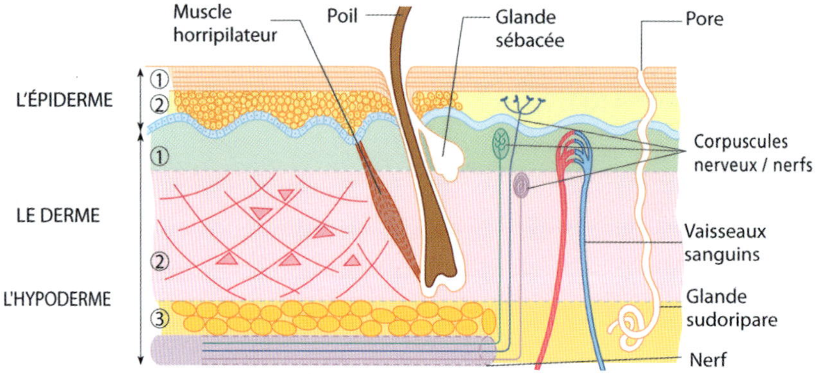

A) L'épiderme

Il est subdivisé en deux couches :

– une *couche superficielle* (dite cornée), formée de cellules mortes remplies de kératine. Elle se desquame à la surface sous forme de pellicules ;

– une *couche basse* (dite germinative), formée de tissu épithélial. Elle renferme dans la partie la plus basse les mélanocytes qui sécrètent la mélanine.

B) Le derme

Il est subdivisé en trois couches :

– une *couche superficielle* qui contient des vaisseaux sanguins ;

– une *couche moyenne* faite de fibres conjonctives élastiques baignant dans une substance gélatineuse : collagène et élastine. Ces fibres confèrent à la peau souplesse et élasticité ;

– une *couche basse* ou hypoderme, faite de cellules adipeuses. Ces cellules gorgées de graisse protègent contre les chocs et le froid.

C) Les annexes

Parmi celles-ci, citons :

– les *glandes sudoripares* qui sécrètent la sueur au niveau des pores ;

– les *glandes sébacées* qui sécrètent le sébum ;

– les *poils* composés d'un bulbe et d'une tige. Ils peuvent se redresser grâce aux *muscles horripilateurs* (chair de poule) ;

– les *nerfs :* les corpuscules nerveux, situés à des niveaux différents, se réunissent pour former le nerf sensitif qui va au centre nerveux.

2 Les différentes fonctions de la peau

La peau joue un rôle important dans l'organisme. Citons ses principales fonctions : le toucher, la protection des agressions, les échanges, l'excrétion des déchets et la production de vitamine D.

A) Le toucher

La peau perçoit trois formes de sensations :
- *tactile* (toucher) ;
- *thermique* (chaleur-froid) ;
- *douloureuse*.

En s'éloignant de la surface de la peau, le nerf cutané se ramifie. Les différents corpuscules nerveux, situés à trois niveaux de profondeur, ont tous des fonctions bien différentes.

La perception de ces sensations est due aux nerfs sensitifs (*cf.* Figure 1.2).

Figure 1.2 Les corpuscules nerveux de la peau

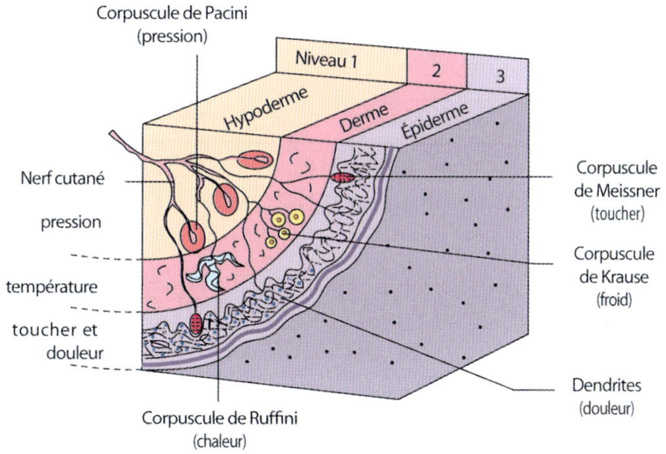

B) La protection contre les agressions

Il existe trois types de protection :
- *extérieure* (l'épaisseur de la peau protège des chocs, des frottements, etc.) ;
- *microbienne* (grâce au tissu épithélial et au pH acide) ;
- *solaire* (grâce aux mélanocytes qui provoquent la pigmentation ou hâle).

C) Les échanges

- Les *échanges gazeux* : la peau respire, elle absorbe de l'O_2 et rejette du CO_2.
- Les *échanges thermiques* : la thermorégulation (*cf.* Figure 1.3).

Par temps froid, les pertes de chaleur sont limitées grâce à la présence de la couche graisseuse, des muscles horripilateurs et des vaisseaux sanguins qui se contractent (vasoconstriction). La peau devient plus blanche, les pores se resserrent, ce qui évite une déperdition de chaleur à la surface de la peau.

Par temps chaud, le phénomène inverse se produit : les vaisseaux sanguins se dilatent (vasodilatation) et les glandes sudoripares évacuent la sueur, qui humecte la peau et donc la refroidit par simple évaporation.

BIOLOGIE

Figure 1.3 Schéma de la régulation des échanges thermiques

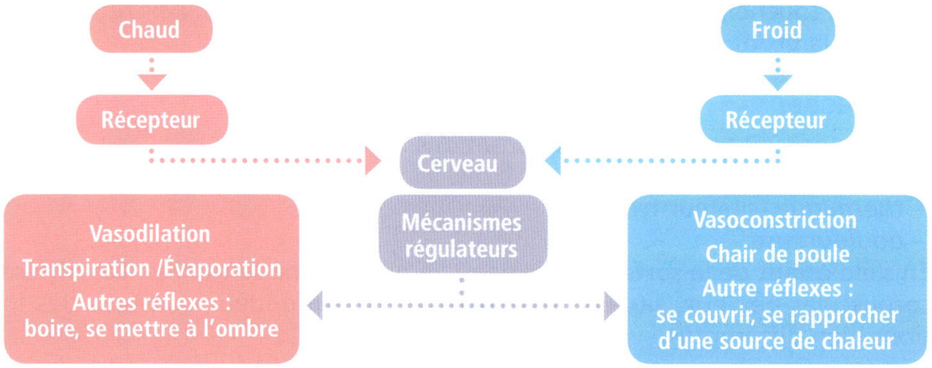

D) L'excrétion des déchets

La peau évacue les déchets, en particulier la sueur (urine très diluée). Ce rôle est complémentaire de celui des reins.

E) La production de vitamine D

Sous l'effet des rayons solaires, le cholestérol de la peau se transforme en vitamine D qui a un rôle antirachitique en permettant l'équilibre calcique de l'organisme.

3 La comparaison de la peau d'un enfant et d'un adulte

Selon l'âge du sujet, la peau présente des caractéristiques différentes (*cf.* Tableau 1.4).

La peau de l'enfant (*cf.* Figure 1.4) présente des caractéristiques différentes de celles de l'adulte. Des soins spécifiques sont conseillés.

Figure 1.4 La peau de l'enfant

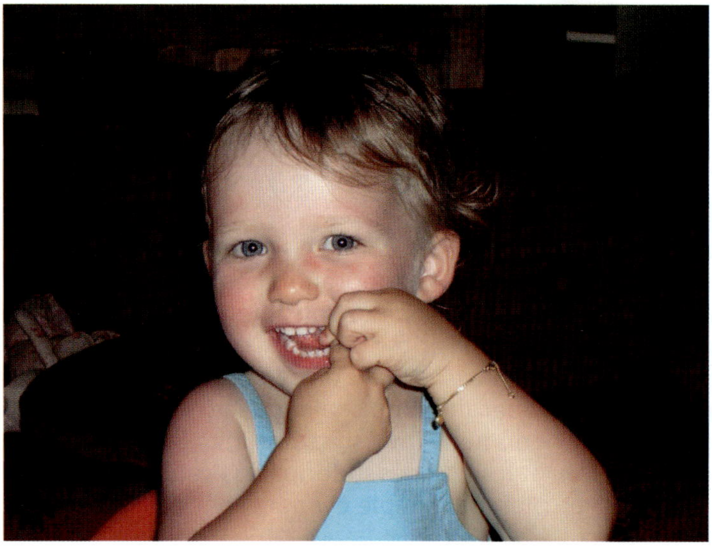

Tableau 1.4 Évolution des caractéristiques de la peau en fonction de l'âge

Peau	Jeune enfant	Adulte	Personne âgée
	Couches		
– Cornée	– Absente (d'où fragilité accrue)	– S'exfolie (pellicules)	– Se fendille aux points d'appui
– Épiderme	– Très mince	– Tend à s'épaissir	– Se déshydrate (d'où rides)
– Derme	– Très élastique	– Élastique	– Flasque
	Fonctions		
– Oxygénation	– Très développée	– Normale	– Pas développée
– Toucher	– Sensibilité tactile très développée	– Normale	– Développée
– Mélanisation	– Peu développée	– Grains de beauté	– Taches marrons (de vieillesse)
– Thermorégulation	– Mal régulée	– Normale	– Mal régulée

4 L'hygiène de la peau

Nous vous invitons à vous reporter au protocole du bain et du shampoing de l'enfant traité dans le chapitre 29.

5 La prévention des agressions et des parasitoses

Les agressions de la peau ont des origines diverses.

A) Le rayonnement solaire

Les *coups de soleil* sont dus à une exposition prolongée au soleil. Il faut les éviter plus particulièrement chez l'enfant en le laissant peu de temps au soleil. S'il est au soleil, il est conseillé de lui mettre une crème écran total, de le mouiller, de le faire boire souvent et de lui laisser un tee-shirt sur les épaules.

B) L'agression thermique

Par le froid

– Les *gerçures* sont des fissures douloureuses à la surface de la peau (souvent sur les lèvres).
– Les *engelures* sont des lésions inflammatoires œdématiées qui provoquent des démangeaisons et peuvent s'ulcérer.
– Les *gelures* sont de véritables brûlures de la peau très douloureuses.

On peut les éviter en se protégeant correctement contre le froid et en utilisant des crèmes protectrices.

Par le chaud

Les *brûlures* thermiques sont des inflammations, plus ou moins étendues et profondes, de la peau (*cf.* Figure 1.5). Il existe aussi des brûlures chimiques provoquées par le contact avec des produits nocifs, irritants ou caustiques.

BIOLOGIE

Figure 1.5 Différents types de brûlures

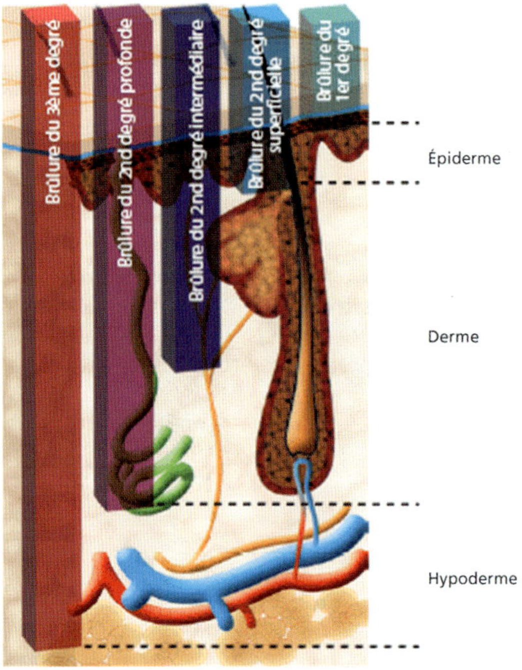

C) Le manque d'hygiène

Prenons l'exemple de l'*érythème fessier* (chez l'enfant). Il s'agit d'une inflammation de la peau au niveau du siège due le plus souvent à la macération de la peau (urines, selles), liée parfois à un manque d'hygiène. Il faut le prévenir par une hygiène correcte (nettoyage du siège régulier, change des couches, utilisation d'un lait de toilette hypoallergisant).

D) L'immobilité

Prenons l'exemple de l'*escarre* chez l'adulte. Il s'agit d'une plaie due à la nécrose des tissus. Chez le sujet immobilisé, la peau est comprimée entre deux plans durs : le matelas et l'os. Les vaisseaux sanguins sont écrasés, la circulation sanguine est limitée ou stoppée. Les tissus meurent par hypoxie.

E) Les piqûres d'insectes

Prenons l'exemple des guêpes et des abeilles. Il faut consulter un médecin en fonction des symptômes (douleur vive, gonflement important). Il est vivement conseillé aux sujets allergiques de se protéger contre les risques de piqûres car ils peuvent présenter de violentes réactions.

F) Les parasites

Prenons l'exemple du parasite de la *gale*. Il creuse des galeries sous la peau et y pond des œufs. La contamination est interhumaine : par contact direct ou indirect (literie, linge, draps, etc.) Une hygiène correcte du linge est vivement conseillée.

Retenir

- La peau est composée de *trois parties* : l'épiderme, le derme et les annexes (glandes, poils, nerfs, etc.)
- Les *fonctions de la peau* sont : le toucher, la protection des agressions, les échanges (gazeux, thermiques), l'excrétion des déchets et la production de vitamine D.
- L'*hygiène de la peau* est basée sur le lavage quotidien des différentes parties du corps afin de prévenir l'infection.
- Les *caractéristiques de la peau* sont différentes selon l'âge. Ainsi, la peau du jeune enfant est élastique, mais très mince et mal thermorégulée. La peau de la personne âgée perd son élasticité et se déshydrate.
- Les *agressions de la peau* sont d'origines diverses. On peut citer le rayonnement solaire, l'agression thermique par le froid (responsable de gerçures ou de gelures), par le chaud (responsable de brûlures), le manque d'hygiène (responsable d'érythèmes fessiers chez l'enfant), et les piqûres d'insectes ou de parasites.

S'entraîner

1 Nommez les deux couches de la peau.

2 Énumérez les principales annexes de la peau.

3 Citez les fonctions de la peau.

4 Vrai/Faux

Caractéristiques de la peau selon l'âge	VRAI	FAUX
1. L'épiderme est épais chez la personne âgée		
2. Le derme est très élastique chez l'enfant		
3. Le tact est peu développé chez l'enfant		
4. Les glandes sébacées sont mal développées chez la personne âgée		
5. Le derme est peu élastique chez la personne âgée		
6. L'épiderme est très mince chez la personne âgée		
7. Les ongles sont cassants chez l'enfant		
8. L'oxygénation est très développée (visage rosé) chez l'enfant		

BIOLOGIE

5 **Légendez le schéma suivant.**

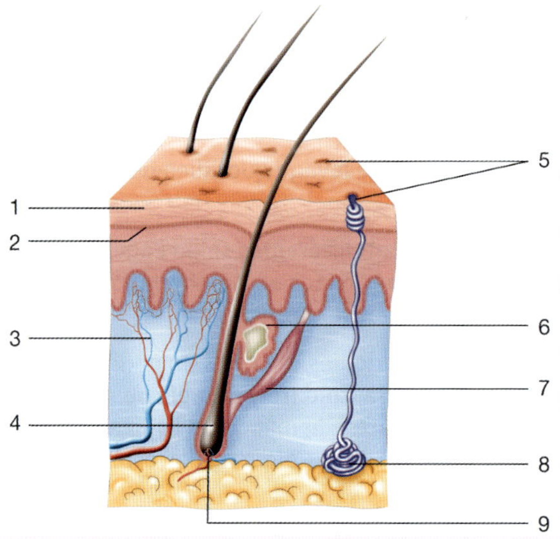

Sous la direction de GÉRACFAS. *Guide anatomie-physiologie aides-soignants et auxiliaires de puériculture.* Elsevier Masson, 2011.

6 **Vous travaillez à l'école maternelle des Fleurs. Cet après-midi, une activité de plein air est prévue. Le bulletin météo annonce un temps chaud et ensoleillé.**

a. Indiquez le matériel de soin/hygiène dont vous aurez besoin pour cette sortie.

b. Reliez chaque réaction cutanée à sa cause.

Karine pleure, elle présente une petite boursouflure rouge sur le bras	Piqûre d'insecte
Émeline se plaint de ses épaules qui lui font mal et qui sont toute rouges	Coup de soleil
Paul est tout rouge et transpire abondamment	Chaleur excessive

c. Indiquez votre action pour chacun des cas précédents.

Chapitre 3

Le système nerveux et l'activité sensorielle

Mots-clés

- Système nerveux
- Activité réflexe
- Activité sensorielle

Situation

Le « test ophtalmologique » de Marie

La petite Marie, 9 mois, est emmenée par ses parents chez le pédiatre. Ce dernier va lui faire passer un test ophtalmologique. Cet examen, sans douleur pour l'enfant, est important, car il peut révéler un défaut d'acuité visuelle ou un strabisme, et il permet de les traiter précocement. Sur le carnet de santé, les parents ont déjà pu lire les signaux annonciateurs d'un trouble de la vision.

CONSEILS AUX PARENTS

LES TROUBLES SENSORIELS

Des troubles sensoriels, vue et audition, peuvent gêner le développement de votre enfant. En cas de problème, une prise en charge précoce est recommandée.

LA VISION DE VOTRE BÉBÉ SE DÉVELOPPE DÈS LES PREMIÈRES SEMAINES DE VIE, SOYEZ VIGILANTS SI :

– il y a des antécédents de troubles oculaires dans votre famille,
– votre enfant est né prématurément,
– vous observez qu'un œil est rouge,
– votre enfant louche, en permanence ou par moments,
– ses yeux larmoient en permanence,
– vous observez un reflet blanc dans le noir de la pupille,
– vous trouvez que son regard est inexpressif, qu'il cligne des yeux ou les plisse souvent.

L'AUDITION DE VOTRE BÉBÉ EST ESSENTIELLE POUR APPRENDRE À PARLER. S'IL N'ENTEND PAS BIEN, IL EXISTE DE NOMBREUSES POSSIBILITÉS POUR L'AIDER.

Dès la naissance, soyez vigilants si :
– votre enfant ne réagit pas aux bruits inattendus,
– quelqu'un de votre famille a porté une prothèse auditive avant l'âge de 50 ans,
– vous vous posez des questions sur l'audition de votre enfant.

SI VOUS AVEZ REMARQUÉ QUELQUE CHOSE, SI VOUS VOUS POSEZ DES QUESTIONS, PARLEZ-EN RAPIDEMENT À VOTRE MÉDECIN, QUI VOUS CONSEILLERA ET VOUS ADRESSERA À UN SPÉCIALISTE SI NÉCESSAIRE.

Étude de cas

Document 1.6
Extrait du carnet de santé.

LES PRINCIPALES CONDITIONS VISUELLES RETROUVÉES CHEZ L'ENFANT

AMBLYOPIE – L'ŒIL PARESSEUX

L'enfant voit mal d'un ou des deux yeux (plus rarement des deux yeux). L'amblyopie désigne une faible acuité visuelle non améliorable par une correction optique. Compensé par l'autre œil, l'œil faible ne travaille pas et, faute de traitement, peut perdre totalement son efficacité. Attention, l'amblyopie peut passer inaperçue. Vous pouvez être alerté par un port de tête inhabituel, destiné à utiliser au mieux l'œil actif.

ANISOMÉTROPIE

C'est l'asymétrie de réfraction entre les deux yeux. Par exemple, un œil peut-être normal et l'autre myope ou hypermétrope.

ASTIGMATISME – VISION DÉFORMÉE

L'enfant voit déformé. La vision est diminuée, de près comme de loin. Qu'il regarde son cahier ou

Étude de cas

Document 1.7
Anomalies visuelles du jeune enfant.
Fondation des maladies de l'œil.

BIOLOGIE

le tableau, l'enfant confond des lettres proches comme le H et le M. Un astigmate a une vision déformée des objets : sous certains angles, il perçoit un ovale au lieu d'un cercle. Ce défaut est à prendre au sérieux, car il peut conduire aux formes les plus sévères d'amblyopie. On le corrige par le port régulier de lunettes.

LA CONJONCTIVITE

La conjonctivite, infection de l'œil, est commune chez les jeunes enfants, particulièrement ceux en contact avec des enfants infectés. Elle peut être causée par différents facteurs (notamment bactérie, virus, allergie). Les principaux symptômes sont la rougeur, l'inconfort, les sécrétions, et parfois les yeux collés au réveil. Il est important de consulter un médecin, un optométriste ou un ophtalmologiste puisque si elle est d'origine bactérienne, elle peut nécessiter l'usage d'un antibiotique en gouttes ou en onguent. Le lavage fréquent des mains est primordial pour éviter la contamination.

DALTONISME – MAUVAISE PERCEPTION DES COULEURS

Souvent héréditaire et touchant essentiellement les garçons dans 8 % de la population, ce défaut visuel se traduit par une mauvaise perception des couleurs : rouge, vert plus fréquemment et bleu très rarement. Le plus souvent, il s'agit plus d'une diminution de sensibilité de telle couleur plus qu'une absence de perception complète. Présent dès la naissance, le daltonisme se détecte difficilement. L'enfant peut avoir des difficultés à apprendre les couleurs à la maternelle. Consultez alors un professionnel de la vue.

HYPERMÉTROPIE – MAUVAISE VISION DE PRÈS

L'enfant fait beaucoup d'efforts pour voir de près. L'enfant qui voit mal de près est probablement hypermétrope : son œil est trop court, l'image reçue ne se forme pas sur la rétine, mais en arrière. Il compense cette défaillance par une accommodation permanente, qui le fatigue parfois. Il est possible qu'une hypermétropie légère passe inaperçue dans l'enfance car le cristallin en se bombant va redonner une vision nette de près. En revanche, si elle est forte, il est nécessaire de faire porter à l'enfant des lunettes appropriées.

MYOPIE ÉVOLUTIVE OU PROGRESSIVE

Ce type de myopie est dû à une longueur axiale trop grande de l'œil. Elle est souvent forte, d'origine familiale, très évolutive, et peut apparaître dans la petite enfance (5 à 10 ans), puis évoluer jusqu'à l'âge adulte. Il est important de consulter un ophtalmologiste ou un optométriste tous les six mois, pour suivre l'évolution et apporter la correction adaptée. Chez les forts myopes, la rétine périphérique est fragile, susceptible de se trouer ou de se déchirer, puis de se décoller. Il faut donc l'examiner très régulièrement et la traiter préventivement par laser pour la souder quand cela est nécessaire. Certains sports violents sont à éviter.

MYOPIE – MAUVAISE VISION DE LOIN

L'enfant voit mal de loin et très bien de près. À l'inverse de l'hypermétropie, l'enfant myope a deux fois sur trois un œil trop long : l'image se forme en avant de la rétine. La myopie est souvent héréditaire, elle peut augmenter avec le temps tant que la croissance n'est pas terminée. Elle peut aussi accompagner une naissance très prématurée. Elle se corrige par le port de lunettes et/ou de verres de contact surtout si elle est unilatérale.

NYSTAGMUS

Lorsque les yeux de l'enfant bougent constamment (souvent à l'horizontale). Ces mouvements involontaires des yeux sont de nature neurologique.

STRABISME – L'ENFANT LOUCHE

Lorsqu'un enfant louche, il peut voir double. Pour éviter cela, il peut utiliser exclusivement la vision de son œil ayant la meilleure acuité, neutralisant ainsi la deuxième image de qualité moindre. Il y a des strabismes alternants où l'œil fixateur est changeant. Le danger est alors que l'œil inutilisé perde gravement la vision des détails et développe une amblyopie, pouvant occasionner des répercussions graves sur le développement de l'enfant, si rien n'est fait. Le strabisme peut être dû, soit à un défaut visuel – myopie, hypermétropie, astigmatisme – différent des deux yeux, soit à une anomalie de l'un des muscles assurant le mouvement des yeux.

VISION STÉRÉOSCOPIQUE – TROUBLES TROIS DIMENSIONS

Le fonctionnement des deux yeux regardant la même image donne une impression de vision en relief, c'est-à-dire en trois dimensions. S'il existe un strabisme, une anisométropie ou une amblyopie, cette vision tridimensionnelle diminue et même ne peut plus exister. Une correction précoce du strabisme est nécessaire d'autant plus si l'enfant est très jeune.

Etude de cas

Document 1.7 (suite)
Anomalies visuelles du jeune enfant.
Fondation des maladies de l'œil.

MARCHE AUTOMATIQUE (RÉFLEXE PRIMITIF)

Lorsque l'on soulève le bébé par les aisselles et qu'on le penche légèrement en avant, il se redresse puis se met à marcher, un pied devant l'autre, sur la plante s'il est à terme et sur la pointe s'il est prématuré. Ce réflexe s'intègre au bout de 2 ou 3 mois, pour réapparaître plus tard sous forme d'activité rythmique volontaire.

Document 1.8
La marche.

Questions

En utilisant le document 1.6 :

- Nommez l'organe des sens examiné lors de cette visite chez le pédiatre.
- Expliquez l'utilité d'un dépistage précoce des troubles sensoriels.

En utilisant le document 1.7 :

- Nommez deux anomalies visuelles qui peuvent toucher le jeune enfant.
- Listez les éléments à l'origine de ces troubles.
- Listez les signaux annonciateurs des troubles sensoriels.

En utilisant le document 1.8 :

- Nommez les deux types d'activité du système nerveux.
- Citez un exemple par activité.

BIOLOGIE

Comprendre

1 Le système nerveux

Le système nerveux reçoit des informations de l'extérieur et transmet des ordres aux différents organes internes par l'intermédiaire des nerfs. La figure 1.6 compare le fonctionnement du système nerveux à celui d'une organisation administrative. Ici, le patron est le cerveau.

Figure 1.6 La répartition des fonctions du système nerveux (schématisée)

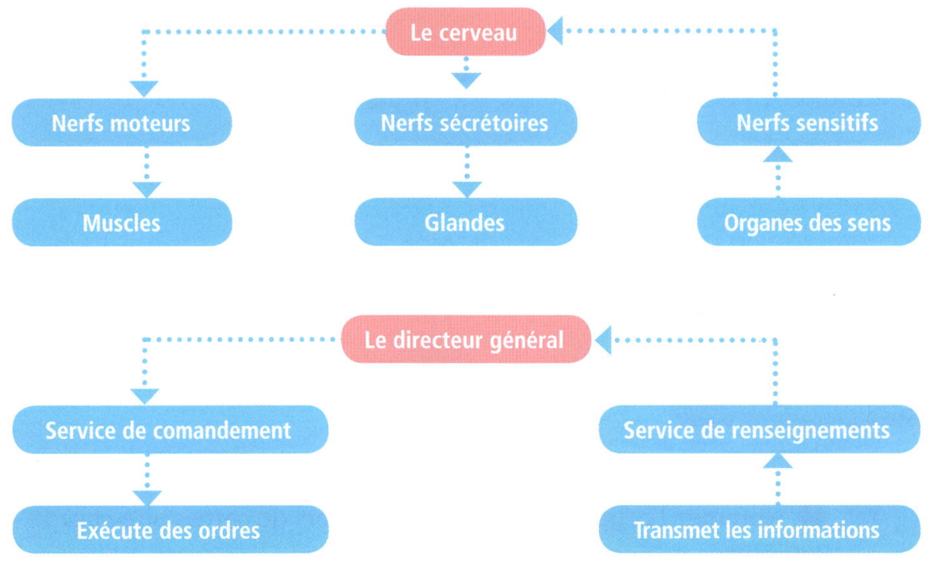

A) La fonction des deux systèmes nerveux

L'appareil nerveux comporte deux grands systèmes : le système cérébro-spinal et le système végétatif. Leurs fonctions sont complémentaires.

– Le *système cérébro-spinal* (ou système nerveux de la vie de relation) est dit *volontaire* et *conscient*. Il comprend :
- le système nerveux central ;
- le système nerveux périphérique (nerfs).

– Le *système nerveux végétatif* n'est pas soumis au contrôle de la volonté, il est dit *autonome*. Il innerve les muscles lisses, le muscle cardiaque et les glandes, et comprend :
- le système sympathique ;
- le système parasympathique.

Dans tous les territoires où ils se rencontrent, les deux systèmes ont des effets opposés ; ils sont dits *antagonistes*. De la somme de ces deux activités résulte un état d'équilibre dans le fonctionnement des organes (*cf.* Tableau 1.5).

Tableau 1.5 Évolution des caractéristiques de la peau en fonction de l'âge

Exemples	Système sympathique	Système parasympathique
Muscle lisse	Contracte les sphincters	Relâche les sphincters
Muscle cardiaque	Accélère les battements	Ralentit les battements

B) L'organisation générale du système nerveux cérébro-spinal

Le système nerveux cérébro-spinal présente des organes centraux (encéphale, moelle épinière) et des voies nerveuses périphériques (ou nerfs).

L'encéphale

L'encéphale est l'ensemble des centres nerveux contenus dans la boîte crânienne. Il comporte trois régions principales : le tronc cérébral, le cervelet et le cerveau.

- *Le tronc cérébral*

Le tronc cérébral est situé entre la moelle épinière et le cerveau. Il comprend de bas en haut : le bulbe rachidien, la protubérance annulaire et les pédoncules cérébraux. Le tronc cérébral est responsable de plusieurs fonctions dont la régulation de la respiration et du rythme cardiaque, la localisation des sons, etc.

- *Le cervelet*

Il est divisé en trois lobes finement plissés. Il coordonne les mouvements automatiques (comme ceux de la marche, par exemple) et les mouvements volontaires du corps (comme les mouvements des mains).

- *Le cerveau*

Il est divisé en deux *hémisphères* symétriques (droit et gauche), découpés en lobes et en circonvolutions par des sillons. Sur la face interne des hémisphères, on peut observer deux glandes : *l'épiphyse* et *l'hypophyse*.

La moelle épinière

La moelle épinière a l'aspect d'une tige avec deux renflements (*cf.* Figures 1.7 et 1.8) :

– elle est divisée en deux moitiés symétriques par deux sillons longitudinaux ;
– elle donne naissance aux 31 paires de nerfs rachidiens, se rendant aux muscles du tronc et des membres ;
– elle a, en son centre, le canal de l'*épendyme*, entouré d'une substance grise et d'une substance blanche et contenant le liquide céphalo-rachidien.

Figure 1.7 La moelle épinière (coupe transversale)

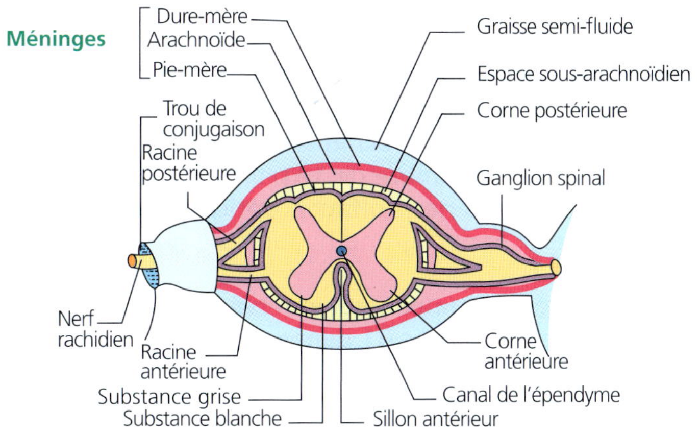

Figure 1.8 La moelle épinière (aspect extérieur)

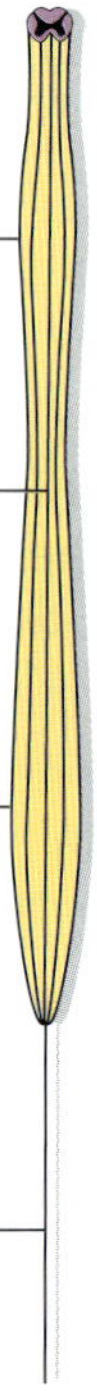

Les méninges

La moelle et l'encéphale sont séparés de la paroi osseuse par trois méninges :
- la *méninge interne* ou *pie-mère* (très mince et riche en vaisseaux) ;
- la *méninge moyenne* ou *arachnoïde* (imprégnée de liquide céphalo-rachidien (LCR)) ;
- la *méninge externe* ou *dure-mère* (épaisse et résistante, d'où son nom). Un coussin hydraulique protège les méninges, le liquide céphalo-rachidien (clair comme de l'eau de roche).

Les voies nerveuses périphériques

Des cordons blancs se détachent de l'encéphale et de la moelle épinière, sous le nom de nerfs crâniens et de nerfs rachidiens (*cf.* Figure 1.9).
- Les *nerfs crâniens* sont au nombre de 12 paires[1] :
  - *paires sensitives* (ex. : les nerfs olfactif, optique, auditif) ;
  - *paires motrices* (ex. : le nerf grand hypoglosse qui innerve les muscles de la langue) ;
  - *paires mixtes* (ex. : le trijumeau qui innerve l'œil et les mâchoires).
- Les *nerfs rachidiens* : on compte 31 paires de nerfs rachidiens qui sont reliées à la moelle épinière.

1. Si vous souhaitez mémoriser les noms des nerfs crâniens, il faut utiliser un moyen « mnémotechnique ». Cette phrase vous aidera :
« **O**h ! **O**scar, **M**a **P**etite **T**héière **M**e **F**ait **A** **G**rand **P**eine **S**ix **G**rogs ».
O : olfactif, optique – **M** : moteur oculaire commun – **P** : pathétique – **T** : trijumeau – **M** : moteur oculaire externe – **F** : facial – **A** : auditif – **G** : glosso-pharyngien – **P** : pneumogastrique – **S** : spinal – **G** : grand hypoglosse.

Figure 1.9 Les nerfs crâniens et les nerfs rachidiens

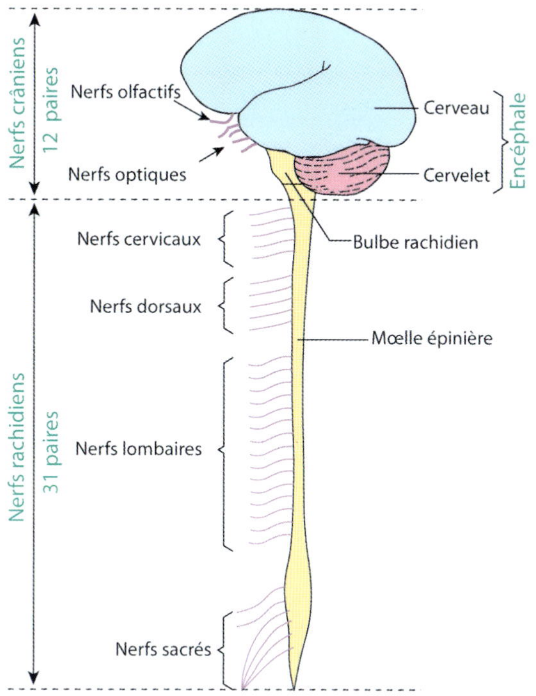

c) Le tissu nerveux

Le tissu nerveux est constitué d'un ensemble de cellules appelées neurones.

La structure du neurone et du nerf

Un neurone comporte un corps cellulaire, de forme étoilée, et des prolongements. Le plus long est l'*axone*, qui peut être revêtu d'un manche blanc de *myéline*. S'il quitte les centres nerveux pour constituer un nerf, il revêt une seconde gaine : la gaine de Schwann (*cf.* Figure 1.10). Les neurones s'articulent par des ramifications appelées *dendrites* (*cf.* Figure 1.11).

Nous trouvons deux substances dans le tissu nerveux :

– la *substance grise* formée par les corps cellulaires, les dendrites, la partie nue des axones ;

– la *substance blanche* formée par les axones revêtus de myéline (graisse blanche).

Figure 1.10 La fibre nerveuse (coupe transversale d'un nerf)

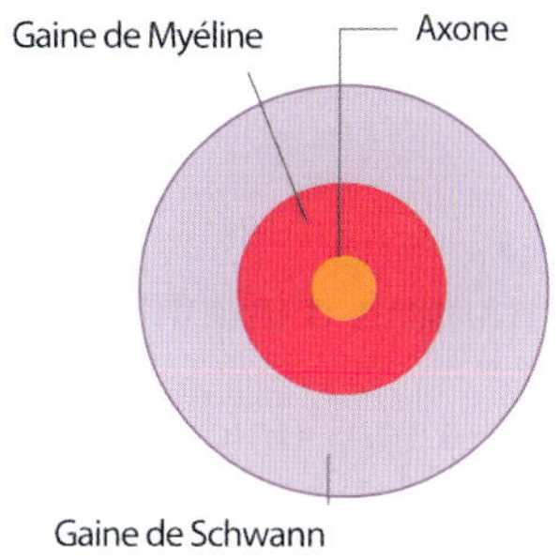

BIOLOGIE

Figure 1.11 Le neurone et ses prolongements (dendrites et axone)

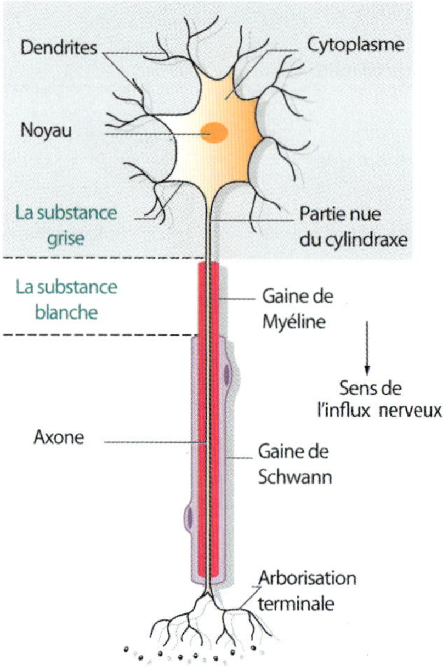

Les propriétés du neurone

Le *neurone* excité produit un influx nerveux qui se propage, suivant un sens déterminé, des dendrites au corps cellulaire, puis vers l'axone. Le neurone recueille, conduit et transmet les excitations (*cf.* Figure 1.12).

Les neurones s'articulent par les arborisations terminales et forment des chaînes plus ou moins complexes, dans lesquelles l'influx nerveux chemine dans un sens déterminé :

– dans les *chaînes* (ou *voies*) *sensitives* ou *centripètes*, l'influx va de la périphérie aux centres ;

– dans les *chaînes* (ou *voies*) *motrices* ou *centrifuges*, il chemine des centres vers la périphérie.

Figure 1.12 La chaîne de neurones (transmission de l'influx nerveux)

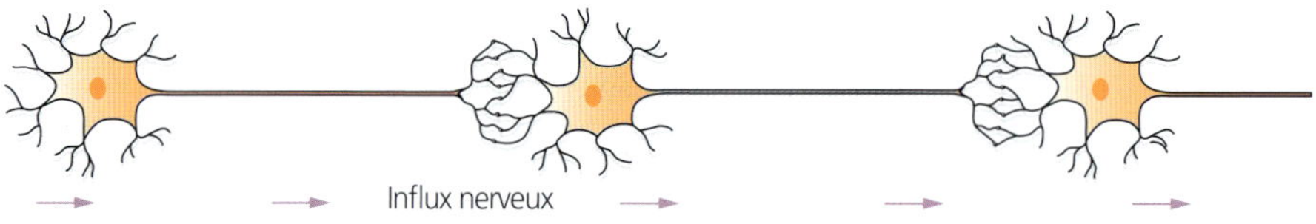

Les propriétés de la synapse

L'influx nerveux peut être transmis d'une fibre à une autre grâce aux *synapses* (*cf.* Figure 1.13).

– Le message nerveux passe, à *sens unique*, d'une terminaison axonique d'un neurone (*arborisation terminale*) à une dendrite, à un corps cellulaire ou à l'axone d'un autre neurone. Les deux membranes neuroniques y sont très proches, sans contact physique.

– La transmission du message s'effectue par l'intermédiaire de *neurotransmetteurs* (ou *neuromédiateurs*) qui sont déversés dans l'espace synaptique.

Figure 1.13 Fonctionnement d'une synapse

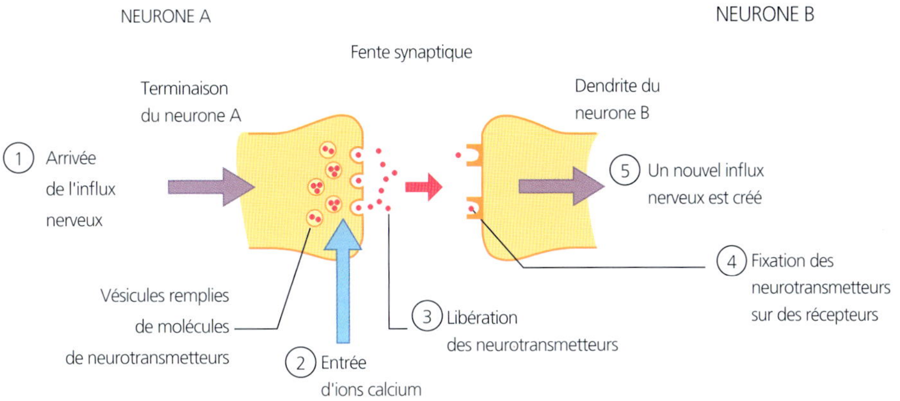

D) L'activité réflexe et l'activité volontaire

L'activité du système nerveux peut être volontaire ou réflexe.

L'activité réflexe

● *La définition d'un réflexe inné*

Un réflexe inné est une action motrice indépendante de notre volonté. La commande de réaction réflexe intervient spontanément, sans que l'on puisse la contrôler. C'est un acte involontaire et parfois inconscient.

L'acte réflexe a plusieurs intérêts. Il peut :

– nous soustraire rapidement à un danger (*cf.* Tableau 1.6) ;

– régler automatiquement le fonctionnement de nos organes et l'équilibre du corps.

● *L'analyse d'un acte réflexe*

Prenons un exemple de réflexe chez l'enfant (*cf.* Tableau 1.6).

Tableau 1.6 Maxime et le chat

Observation	Interprétation
Le chat griffe Maxime ; il retire sa main immédiatement. 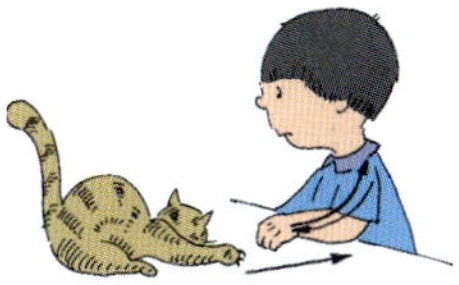	– Il y a une excitation des terminaisons nerveuses de la peau par la griffure du chat : c'est un *récepteur*. – L'influx nerveux suit le nerf sensitif : c'est un *conducteur*. – Il arrive à la moelle épinière qui envoie alors un influx moteur : c'est un *réflexe*. – L'influx moteur suit le nerf moteur : c'est un *conducteur*. – Des muscles se contractent, la main se retire : c'est un *effecteur*.

● *Les explications de l'arc réflexe*

– L'excitant produit une excitation des fibres sensitives.

– L'influx nerveux (créé par l'excitation) remonte vers la moelle épinière.

– Il repart immédiatement par les fibres motrices vers l'organe moteur (le muscle), ce qui provoque une contraction musculaire (avec « retrait de la main » dans le cas présent).

- *La présentation schématique de l'arc réflexe (cf. Figure 1.14)*

– Les *réflexes innés :* il s'agit de réflexes que l'être vivant possède naturellement. Exemples : chez l'enfant, le réflexe de succion ; chez l'adulte, l'éternuement, le retrait de la main lors d'un danger, le réflexe rotulien, le réflexe salivaire, etc.
– Les *réflexes acquis :* il s'agit de réflexes déclenchés lors d'un apprentissage.

Figure 1.14 L'arc de cercle

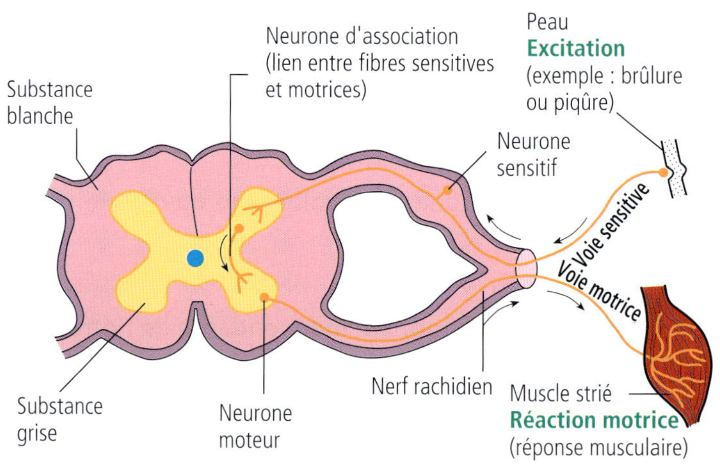

- *Le processus d'acquisition du réflexe*

– L'*obtention d'un réflexe inné :* on constate que l'absorption d'un plat savoureux peut déclencher la sécrétion salivaire. L'arc réflexe se produit par le jeu des terminaisons nerveuses gustatives de la bouche et les nerfs sécrétoires des glandes salivaires.
– L'*obtention d'un réflexe acquis :* les réflexes acquis relèvent d'une habitude, d'une accoutumance. Les satisfactions primaires du jeune enfant (faim, soif) ne sont acquises que par l'intervention des personnes qui s'en occupent. Le réflexe acquis devient opérationnel car des automatismes conscients vont se mettre en place. C'est le cas pour l'acquisition de la marche, du contrôle sphinctérien (propreté).

L'activité volontaire

- *La définition d'une activité volontaire*

Une activité volontaire est une action motrice, dépendante de notre volonté. La commande des réactions vers l'organe effecteur intervient à la suite d'une réflexion, d'une décision. Elle est contrôlée et consciente.

- *L'analyse d'une activité volontaire*

Tableau 1.7 Maxime et le vase

Observation	Interprétation
Maxime voit un vase sur la table. Il veut le prendre pour y mettre des fleurs. 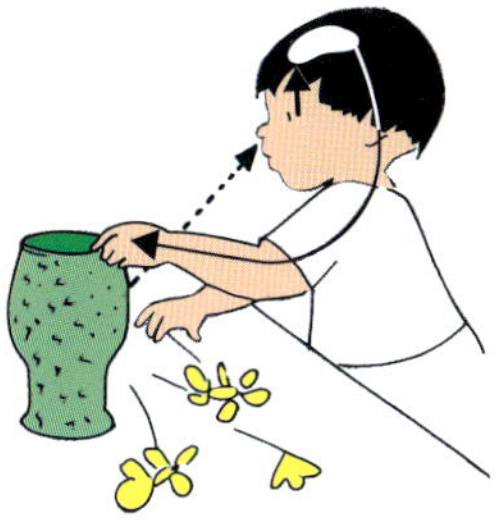	– Il y a excitation des cellules nerveuses de l'œil : c'est le *récepteur*. – L'influx nerveux suit le nerf sensitif jusqu'au cerveau : c'est le *conducteur*. – Il produit dans le cerveau une sensation consciente, il envoie un « influx moteur » : c'est le centre de la *commande volontaire*. – L'influx moteur suit le nerf moteur : c'est le *conducteur*. – Les muscles de la main se contractent, la main « prend le vase de fleurs » : c'est l'*effecteur*.

2 L'activité sensorielle

A) Les organes des sens et leurs rôles

L'activité sensorielle dépend d'excitations nerveuses exercées au niveau des organes des sens : l'œil, l'oreille, la peau, le nez et la langue.

Les *stimuli*

Grâce aux *stimuli* émanant des organes des sens et aux nerfs conducteurs de l'influx nerveux, l'homme remplit une activité sensorielle (*cf.* Tableau 1.8).

Tableau 1.8 L'activité sensorielle

Organes des sens	Les yeux	Le nez	La peau	La langue	Les oreilles
Activité sensorielle	La vue	L'odorat	Le toucher	Le goût	L'ouïe ou l'audition
Stimuli	Visuels	Olfactifs	– Thermiques – Tactiles – Douloureux	Gustatifs	Auditifs
Nerf	Optique	Olfactif	Cutané	Lingual et glosso-pharyngien	Auditif

D'autres *stimuli* peuvent produire une excitation nerveuse :
– les *stimuli mécaniques* (piqûres, morsures, brûlures) ;
– les *stimuli chimiques* (acides provoquant les effets d'une brûlure).
Nous avons étudié les effets de ces *stimuli* dans l'expérience de l'*arc réflexe*.

Les centres nerveux sensoriels

On a pu les localiser exactement sur les hémisphères cérébraux (*cf.* Figure 1.15).
Exemples :
– le *centre visuel* est situé sur la *partie occipitale* ;

– le *centre auditif* est situé sur la *partie temporale* ;
– le *centre tactile* est situé sur la *partie pariétale*.

Figure 1.15 Les centres nerveux sensoriels

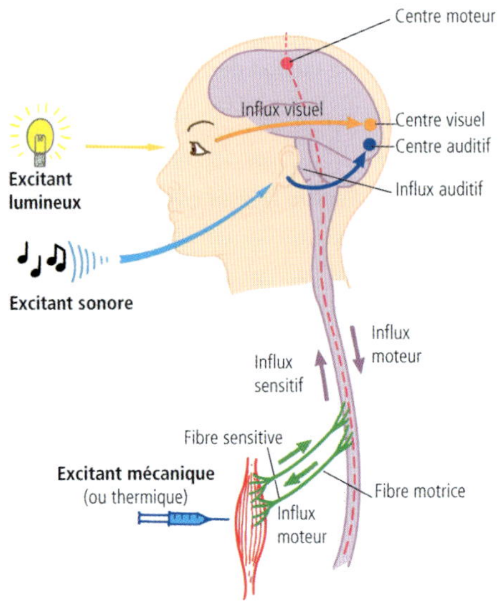

B) La vision

La connaissance du principe de fonctionnement d'un appareil photographique nous permet de mieux comprendre le fonctionnement de l'œil, appareil sensoriel complexe et perfectionné.

L'anatomie de l'œil (*cf.* Figure 1.16)

- *L'œil*

Il est composé de diverses annexes qui ont un rôle de protection :
– l'*orbite* protège l'œil des chocs ;
– les *paupières* protègent l'œil des poussières ;
– les *glandes lacrymales* protègent contre la dessiccation.

- *Les membranes*

Elles sont au nombre de trois :
– la *sclérotique* (protectrice) forme le blanc de l'œil ;
– la *choroïde* (nourricière), pigmentée de noir, forme la chambre noire ;
– la *rétine* est la membrane sensible de l'œil.

- *Les milieux transparents de l'œil*

Ils sont, d'avant en arrière :
– la *cornée* (membrane transparente) ;
– l'*humeur aqueuse* (liquide transparent) ;
– le *cristallin* (élastique) ;
– le *corps vitré* (constitué par l'humeur vitrée).

Figure 1.16 La coupe de l'œil

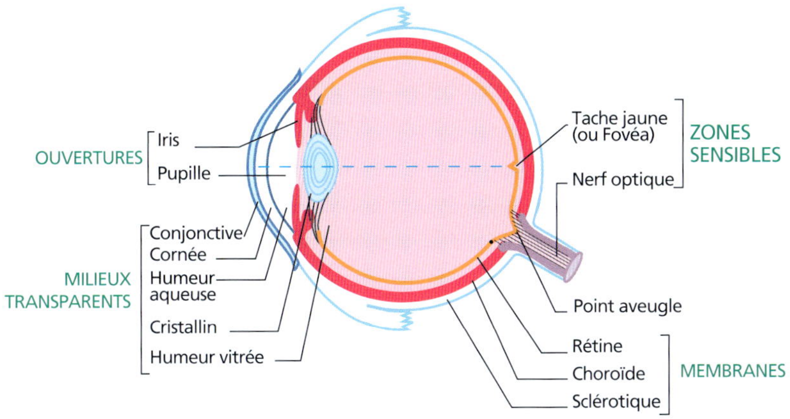

La perception et la transmission des images

Le système optique de la vision est un système complexe que l'on compare souvent au fonctionnement d'un appareil photographique dont l'iris serait le diaphragme, la choroïde la chambre noire et la rétine la pellicule sensible.

La mise au point des images : l'accommodation

Lorsque l'on porte son regard sur des objets lointains, puis sur des objets rapprochés, cela nécessite un effort de l'œil. Il doit effectuer une *mise au point.* C'est un *phénomène réflexe* dû à l'augmentation de la courbure du cristallin (*cf.* Figure 1.17). L'homme, en vieillissant, perd progressivement la faculté d'accommoder, en raison d'une augmentation lente de la rigidité du cristallin.

Figure 1.17 Mise au point de l'image et limites de l'accomodation

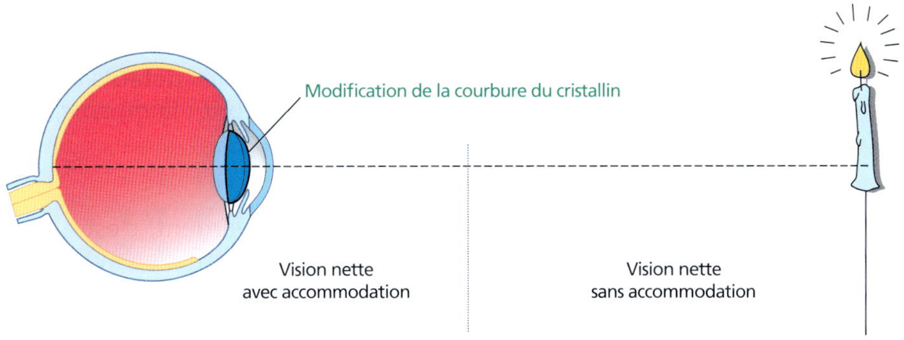

La perception des images

Les cellules visuelles de la rétine (cônes et bâtonnets) vont réagir différemment à l'excitation lumineuse :

– les *bâtonnets* représentent le système de la *vision périphérique* qui est fonctionnel en faible éclairement ;

– les *cônes* représentent le système de la *vision centrale* qui est fonctionnel en fort éclairement. Il permet la vision des formes et des couleurs.

- *La formation de l'image sur la rétine*

Lorsque l'on regarde un objet éloigné, on le voit immédiatement d'une façon distincte. En effet, dans l'œil normal (*emmétrope*), l'image se forme sur la rétine (*cf.* Figure 1.18).

Exemple d'expérience : devant un œil de bœuf, plaçons une bougie allumée. On constate que l'image de la bougie se forme *renversée* et plus *petite* sur le fond de l'œil.

Figure 1.18 Formation de l'image sur la rétine

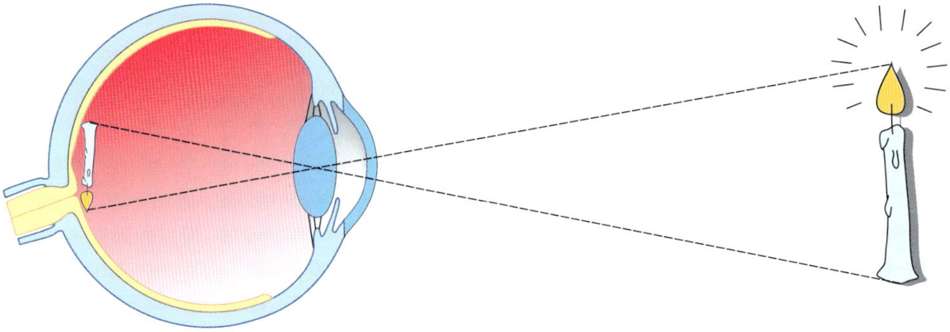

- *La transmission des images au cerveau*

– Le *nerf optique* conduit l'influx nerveux vers le cerveau ; l'aire visuelle cérébrale reçoit le message rétinien et l'interprète.

– Le *centre visuel* est situé dans la région postérieure des lobes occipitaux. C'est là que s'élaborent les sensations visuelles dont résulte l'*identification* de l'objet regardé. Les territoires cérébraux où se forment les sensations et les perceptions visuelles constituent le centre visuel.

Les principales anomalies de la vision

Les principales anomalies de la vision résultent essentiellement des défauts de fonctionnement de l'appareil photographique qu'est l'œil. Ce sont : la *myopie*, l'*hypermétropie*, la *presbytie*, l'*astigmatisme* et la *cataracte*.

- *La myopie*

L'œil myope a un globe trop allongé ou un cristallin trop convergent, c'est-à-dire trop bombé. Pour un myope, l'image d'un objet éloigné se forme en avant de la rétine (*cf.* Figure 1.19). *Le myope voit donc de très près mais ne distingue pas les objets éloignés*. On corrige la myopie par des *verres biconcaves*, appelés encore *verres divergents*.

- *L'hypermétropie*

L'œil hypermétrope a un globe trop court ou un cristallin peu convergent, c'est-à-dire trop aplati. Pour l'hypermétrope, l'image d'un objet éloigné se forme en arrière de la rétine. Par accommodation, cette image est ramenée sur la rétine. *L'œil hypermétrope voit donc les objets éloignés après accommodation* (*cf.* Figure 1.19). On corrige cette anomalie par l'emploi de *verres convexes*, encore appelés *verres convergents*.

Figure 1.19 Les deux principales anomalies de la vision

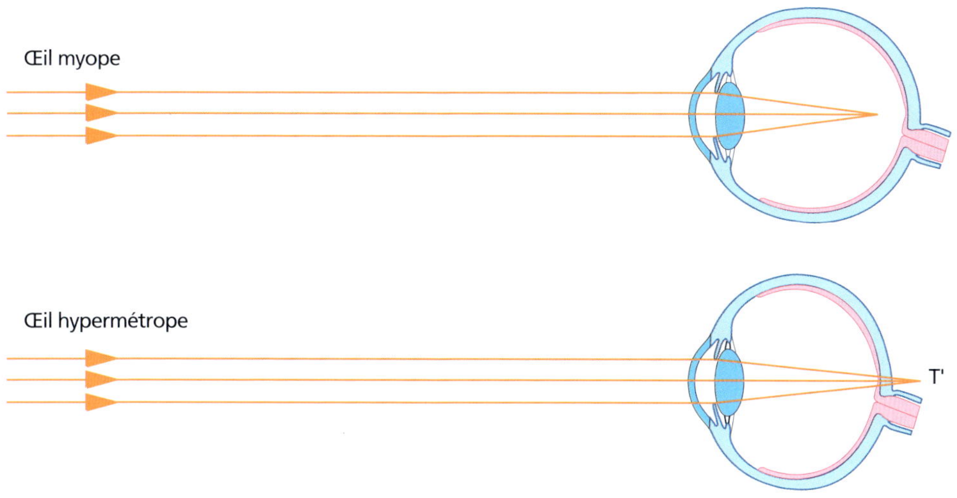

- *La presbytie*

Cette anomalie correspond à la *perte d'élasticité* du cristallin, ce qui limite l'accommodation et entraîne une perte de la vision des objets rapprochés. On corrige ce défaut par le port de *verres convergents*.

- *L'astigmatisme*

Il est dû à des défauts de *courbure* du globe oculaire (l'image n'est pas la même dans le sens horizontal et dans le sens vertical). On le corrige avec des *verres cylindriques*.

- *Le strabisme*

Les axes visuels des deux yeux ne sont pas orientés vers le même objet de fixation. Il peut être concomitant (la déviation des deux yeux est constante) ou incomitant (la déviation est variable en fonction de la direction du regard).

- *La cataracte*

C'est une maladie du cristallin qui devient *opaque*. La vue devient trouble. Il faut procéder à une opération chirurgicale.

c) L'audition

L'oreille est l'appareil récepteur de l'audition. Elle comprend plusieurs parties, chacune ayant un rôle bien spécifique à assumer.

L'anatomie de l'oreille (*cf.* Figure 1.20)

L'oreille est constituée de trois parties : l'oreille externe, l'oreille moyenne et l'oreille interne.

Figure 1.20 L'oreille

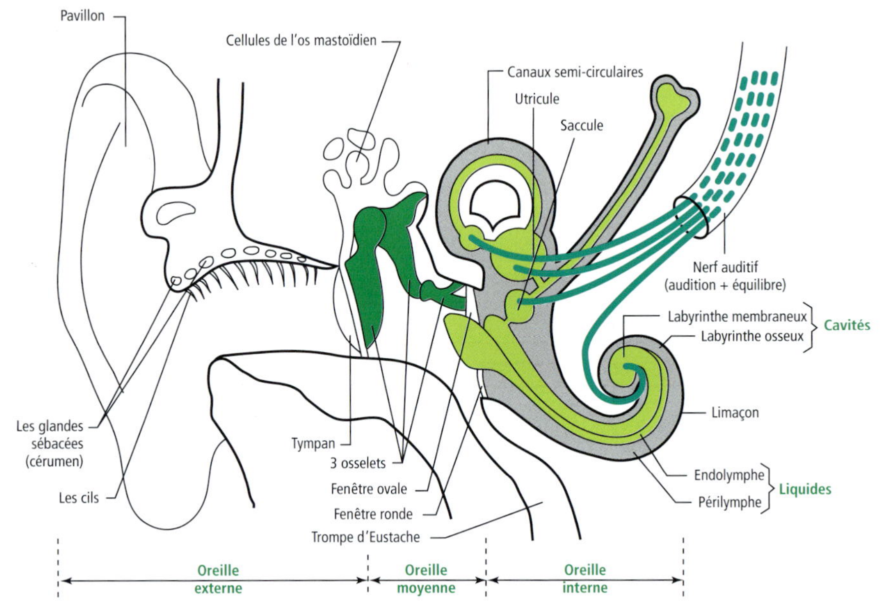

- *L'oreille externe*

Elle comprend :

– le *pavillon*, en grande partie cartilagineux, il dirige les sons vers le conduit auditif ;

– le *canal auditif*, dont le diamètre diminue à mesure qu'on approche du tympan, et qui est constitué majoritairement pour la partie externe de cartilage, et pour la partie interne de tissu osseux ;

– le *tympan*, membrane mince, résistante, élastique, qui sépare l'oreille externe de l'oreille moyenne.

Le cérumen est produit dans le tiers externe du canal auditif. Cette substance grasse joue un rôle important, elle fixe les impuretés et limite les infections et le développement viral et bactérien, tout en lubrifiant le canal auditif.

- *L'oreille moyenne*

Elle communique avec :

– l'oreille externe par le tympan et avec l'oreille interne par la fenêtre ovale et la fenêtre ronde ;

– le rhinopharynx par un conduit nommé trompe d'Eustache. L'ouverture de ce conduit permet d'équilibrer la pression atmosphérique de chaque coté du tympan.

Elle est traversée par une chaîne d'osselets comprenant le marteau, l'enclume et l'étrier. Les sons sont le résultat de vibrations de l'air dans le conduit auditif qui ont pour effet de faire vibrer le tympan. Ces vibrations seront ensuite transmises le long de la chaîne ossiculaire, puis à l'oreille interne via la fenêtre ovale.

- *L'oreille interne*

Elle est constituée d'une cavité osseuse et d'une cavité membranaire. Elle comporte trois parties : la cochlée (récepteur de l'audition), le vestibule et les canaux semi-circulaires (récepteurs de l'équilibre).

Le conduit auditif contient le nerf auditif, constitué des nerfs de l'audition et de l'équilibre.

La physiologie de l'oreille

La fonction d'équilibration

La fonction d'équilibration est dévolue au saccule, à l'utricule et aux canaux circulaires.

– Les *canaux circulaires* sont responsables de la perception des mouvements de la tête dans trois dimensions. Lors de l'inclinaison de la tête, le liquide contenu dans les canaux exerce une pression sur les cils sensitifs des cellules réceptrices. Ces dernières transforment cette pression en signaux électriques qui sont envoyés au cerveau.

– La *saccule* et l'*utricule* sont responsables de la perception du champ de pesanteur terrestre, donc de la notion de haut et de bas. Là encore, des cellules ciliées émettent un signal nerveux, fonction du sens et de l'importance de la courbure de leurs cils.

La fonction d'audition

Les vibrations sonores se propagent dans l'ordre suivant (*cf.* Figure 1.21) :

– les ondes sonores arrivent de l'extérieur jusqu'au tympan, qu'elles font vibrer ;

– les vibrations sont transmises à la fenêtre ovale *via* la chaîne des osselets (milieu solide) ;

– le mouvement de la fenêtre ovale produit des ondes dans les milieux liquides ;

– ces ondes excitent les cellules ciliées du limaçon ;

– l'influx nerveux se déclenche, il est conduit par le nerf auditif jusqu'au cerveau où l'excitation est transformée en sensation auditive.

Figure 1.21 La transmission des sons dans l'oreille

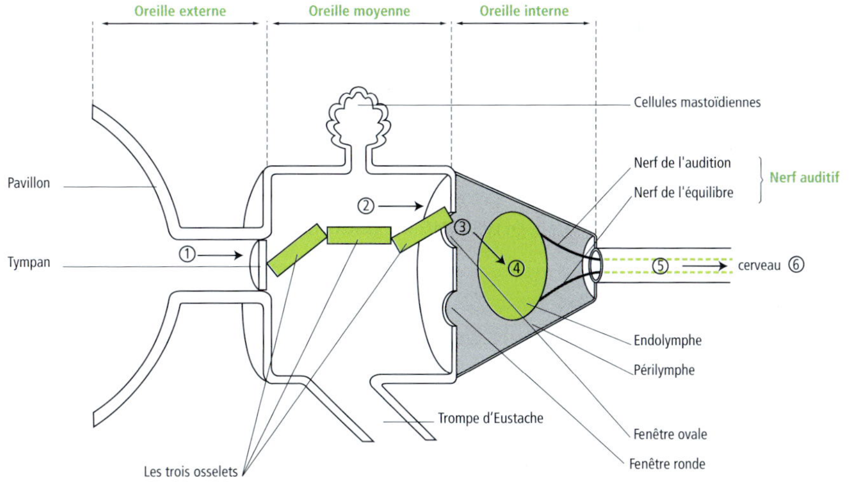

1. Arrivée des ondes sonores dans l'oreille externe, au niveau du tympan. **2.** Transmission des ondes sonores dans l'oreille moyenne (osselets). **3.** Mouvement de la fenêtre ovale. **4.** Passage des ondes dans le milieu liquide (création de l'influx nerveux). **5.** Conduction de l'influx nerveux par le nerf de l'audition. **6.** Vers le cerveau (aire auditive du cortex cérébral).

D) La perception tactile

Cf. Chapitre 2, « La peau ».

E) Le goût et l'odorat

Cf. Partie 2, « Nutrition – Alimentation ».

3 L'hygiène du système nerveux

A) Les conditions favorables au fonctionnement du système nerveux

Pour assurer le bon fonctionnement du système nerveux, il est conseillé d'adopter une bonne *hygiène alimentaire* et une bonne *hygiène de vie*.

L'hygiène alimentaire

L'alimentation doit apporter deux vitamines indispensables à l'entretien du système nerveux : la vitamine B et la vitamine PP.
La croissance cérébrale du jeune enfant étant très rapide au cours des premières années, elle ne pourra se faire correctement que si les conditions alimentaires sont satisfaisantes (*cf.* chapitre 12).

L'hygiène de vie

- *Éviter les excitants*

La consommation abusive de certains excitants du système nerveux peut être nocive, en particulier :
– le *café* et le *thé* qui favorisent l'insomnie par leur caféine et leur théine ;
– l'*alcool* qui provoque des troubles moteurs, sensitifs et intellectuels.

- *Lutter contre le bruit*

Le bruit a des effets très néfastes sur le système nerveux. Il peut provoquer des troubles auditifs, des troubles du sommeil ainsi que de la fatigue nerveuse.

- *Être vigilant sur la prise de médicaments*

Certains médicaments peuvent modifier le sommeil.

- *Limiter la fatigue nerveuse*

Elle peut être liée au stress ou au surmenage.

B) Le sommeil

Son rôle

Le sommeil répare la fatigue physique et psychique et favorise la croissance chez le jeune enfant.

Les conditions favorables

Pour bien dormir, il est conseillé de :
– *se coucher quand le besoin s'en fait sentir*. Cette phase passée, il faut attendre 90 minutes au moins pour que se renouvellent les « signaux » du sommeil ;
– *se coucher* (si possible) tous les soirs à la *même heure*, ce qui régularise le sommeil ;
– *se coucher dans une chambre sombre* (car la lumière est excitante) et *silencieuse* (car le bruit ébranle le système nerveux) ;
– *faire le vide mental* aussi complet que possible (les films ou lectures avant le sommeil sont déconseillés) ;

– *prendre une douche tiède* qui (outre ses effets hygiéniques) a un pouvoir apaisant.

Les phases du sommeil

- *1re phase : l'endormissement*

Le cerveau émet un « message ». L'enfant a sommeil, il se frotte les yeux, baille, cherche un appui (durée : environ 5 à 10 minutes). Passé ce délai, il faut attendre plus d'une demi-heure pour retrouver le besoin de sommeil.

- *2e phase : le sommeil lent (ou léger)*

C'est la phase de réparation de la fatigue physique. C'est un sommeil léger (le moindre bruit peut réveiller l'enfant), le visage est détendu, il n'y a pas de mouvements (durée : 20 minutes environ).

- *3e et 4e phases : le sommeil rapide*

C'est un sommeil profond. C'est la phase de réparation de la fatigue psychique (nerveuse).

- *5e phase : le sommeil paradoxal*

C'est la phase du rêve. L'enfant peut bouger alors que le sommeil est très profond (durée : 60 minutes environ). Le sommeil profond favorise chez l'enfant la sécrétion de l'hormone de croissance.

- *6e phase : la période intermédiaire (disposition à l'éveil)*

Elle est très courte. On observe des mouvements des bras, des soupirs. L'enfant perçoit les bruits environnants (si cela s'avère nécessaire, c'est à ce moment-là seulement qu'on peut réveiller un enfant).

Figure 1.22 Le petit train du sommeil

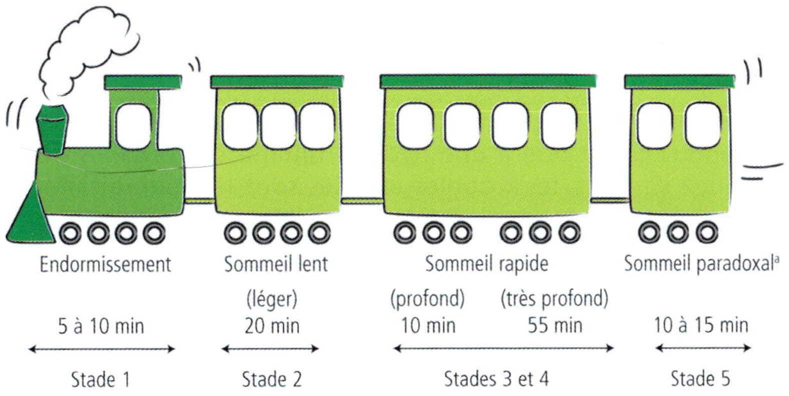

a. Le terme « paradoxal » vient du contraste entre la profondeur du sommeil de l'enfant et le fait qu'il paraît éveillé, parce qu'il s'agite !
b. L'hormone de réveil est la noradrénaline.

Les temps de sommeil selon l'âge

La durée du sommeil varie considérablement avec l'âge du sujet :
– le *bébé* peut dormir entre 12 et 20 heures ;
– le *jeune enfant* dort entre 9 et 12 heures (nuit et sieste) ;
– L'*adulte* dort en moyenne 7 à 8 heures (par nuit).

BIOLOGIE

Les causes des troubles du sommeil

Les troubles du sommeil se manifestent par de l'insomnie. On peut observer trois types d'insomnies : la fausse insomnie, l'insomnie occasionnelle et l'insomnie vraie.

- *La fausse insomnie*

Elle apparaît chez les enfants qui n'ont pas leur ration de sommeil à cause d'un rythme de vie perturbé.

- *L'insomnie occasionnelle*

Elle est liée à une cause physique (indigestion, douleur, émotion, changement d'habitude).

- *L'insomnie vraie*

C'est une insomnie qui se répète et ses causes peuvent être diverses. Il peut s'agir d'erreurs en matière d'hygiène de vie, d'angoisse ou d'une maladie organique. Les parents de l'enfant doivent consulter un médecin.

Les conséquences des troubles du sommeil

Un manque de sommeil engendre une « fatigue nerveuse » qui occasionne des perturbations du comportement à des degrés divers. Citons par ordre d'importance :
- un malaise général ;
- une diminution des réflexes ;
- un manque de concentration, d'attention, de l'anxiété.

C) Les perturbations du comportement

Les perturbations du comportement se manifestent par des signes sensoriels ou moteurs. Elles ont des origines différentes.

Les perturbations au niveau des organes des sens

Citons les principales perturbations pour chaque organe des sens.

- *Pour l'odorat*

L'état d'hyper-nauséeux est une réaction exacerbée à certaines odeurs ou certains aliments. Elle est due à une hypersensibilité des organes du goût et de l'odorat. Chez l'enfant, les troubles associés sont les régurgitations et vomissements récurrents, lenteurs digestives et aversions pour un aliment avec pour corollaire un développement pondéral médiocre. Une désensibilisation de cet état hyper-nauséeux permet de surmonter ces difficultés.

- *Pour les organes de la vision*

Aujourd'hui, trois examens ophtalmologiques sont conseillés[2] aux âges de 9 mois, 3 ans et 6 ans. On peut y dépister notamment une diminution de l'acuité visuelle d'un œil ou des deux yeux, sachant que ces anomalies peuvent être réversibles si elles sont prises en charge avant 8 ans. Après 8 ans, la récupération est beaucoup plus difficile, voire impossible.
À l'âge de 9 mois, le pédiatre ou l'ophtalmologiste réalise un « bébé vision » permettant d'avoir une première idée de son acuité visuelle sur les deux yeux. Il fait également un test de motricité oculaire dans le cadre du dépistage du strabisme.
À l'âge de 3 ans, on vérifie à nouveau l'absence de strabisme et on mesure la tension oculaire. Un dépistage précoce est d'autant plus nécessaire que les enfants

2. *Quotidien du médecin*, 21 novembre 2008 (Dr B. Vuaille/Ophtalmologiste à l'Hôpital Robert Debré, Paris).

ont un système visuel qui se développe grâce à leur plasticité cérébrale. Plus les défauts visuels sont pris en charge précocement, meilleur sera le pronostic visuel[3]. Parmi les *signaux d'alerte* d'une mauvaise vision chez l'enfant, on peut noter : une maladresse répétitive, un déficit d'attention, des difficultés de l'apprentissage de la lecture (la position de l'enfant au cours de la lecture doit alerter : il approche la tête de son livre ou de son cahier), des mouvements oculaires anormaux, la présence d'un strabisme.

- *Pour l'ouïe*

Il est possible de repérer des troubles auditifs chez l'enfant en s'interrogeant sur sa capacité ou non à réagir à des sons brusques dès la naissance[4], à tourner la tête vers les bruits dès 3 mois, à réagir à son nom dès 9 mois.
Certains de ces signes peuvent inciter les parents à conduire l'enfant chez le pédiatre afin d'effectuer un dépistage d'éventuels troubles auditifs.
Dans tous les cas, plus le dépistage est précoce plus la prise en charge est rapide et moins les risques seront importants sur son développement.

Les perturbations au niveau de la commande nerveuse

Citons plus particulièrement deux troubles.

- *L'hyperactivité*

Un enfant hyperactif est un enfant dont l'activité motrice est augmentée et désordonnée. Elle est accompagnée d'impulsivité, de réactions agressives et de troubles de l'attention qui perturbent son efficience scolaire.
Le tiers des enfants hyperactifs commenceront à avoir des problèmes de comportement dès leur première année de vie : ils pleurent plus souvent et plus longtemps, ont de la difficulté à s'alimenter, sont plus actifs et dorment moins.
Dès l'âge de 6 ans, les enfants hyperactifs présentent les symptômes suivants : manque d'attention soutenue, incapacité à se concentrer, instabilité émotionnelle, impulsivité, difficulté à obéir, ou incoordination motrice fine (l'enfant saisit mal un objet).

- *L'hyperémotivité*

Un enfant hyperémotif ressent toute chose avec beaucoup d'intensité. Chaque changement de situation provoque chez lui des réactions émotives (joie, colère, tristesse) et corporelles (colique, rougeur, transpiration abondante, etc.) Ces réactions ne sont pas proportionnées à l'importance de l'évènement.

Retenir

- **Les *deux systèmes nerveux* (système cérébro-spinal et système végétatif) ont des fonctions complémentaires.**
- **Le *système nerveux cérébro-spinal* comprend : l'encéphale, la moelle épinière et les voies nerveuses périphériques.**

3. Il faut savoir que l'acuité visuelle normale augmente avec l'âge selon les normes suivantes : 1/20 à la naissance, 2/10 à 6 mois, 4/10 à 1 an, 6/10 à 2 ans, 10/10 à 6 ans.
4. Aujourd'hui le dépistage néonatal (DNN) de la surdité entre dans le programme de lutte contre le handicap. Mis en place dans certaines maternités, il va devenir obligatoire rapidement pour tous les nouveau-nés (Professeur Roussey/Président de l'AFDPHE, *Quotidien du médecin*, 21 novembre 2008).

Retenir

- Le *tissu nerveux* est constitué des neurones et des nerfs.
- L'*activité réflexe* peut être innée ou volontaire.
- L'*activité sensorielle* est exercée au niveau des organes des sens : œil, oreille, peau, nez et langue.
- L'*hygiène du système nerveux* consiste avant tout à respecter le sommeil qui répare la fatigue physique et psychique.
- Les perturbations du comportement chez l'enfant doivent être dépistées le plus tôt possible afin de mettre en place un suivi adapté permettant de les corriger.

S'entraîner

1. **Expliquez la différence entre « activité reflexe » et « activité volontaire ».**
2. **Nommez l'organe responsable de la vision.**
3. **Citez les principales anomalies de la vision.**
4. **Légendez le schéma suivant.**

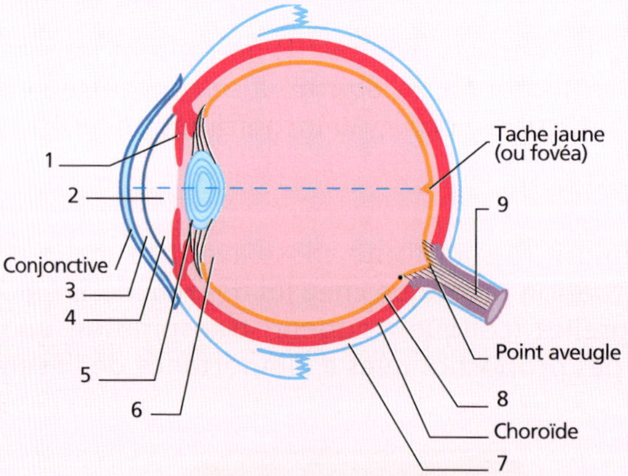

5. **Nommez l'organe responsable de l'audition.**
6. **Citez trois habitudes pour une bonne hygiène de l'audition.**
7. **Indiquez le rôle du sommeil.**
8. **Nommez les différentes phases du sommeil.**
9. **Indiquez l'avantage d'un dépistage précoce d'une perturbation au niveau des organes des sens.**

Chapitre 4

Le système locomoteur et la locomotion

Mots-clés

- Squelette
- Os
- Muscle squelettique
- Fibre musculaire
- Croissance

Situation

La fracture de Lucas

Lucas, 5 ans, s'est cassé l'humérus en tombant de poney. Il doit être plâtré. Huit semaines plus tard, il a rendez-vous chez le médecin pour se faire retirer son plâtre. Le médecin dit à ses parents que la cicatrisation de l'os s'est bien effectuée (la radio le prouve) ; pour qu'il retrouve une bonne mobilité de son membre, il lui prescrit des séances de rééducation chez le kinésithérapeute et il conseille à ses parents une alimentation à base de calcium et de vitamine D.

« Les os de ton squelette ont la forme qui convient le mieux au travail qu'ils doivent faire. Certains sont longs comme les os de tes bras et de tes jambes. D'autres ressemblent à des plaques comme ceux de ton crâne. Plusieurs ont une forme arrondie comme ta rotule ou ton talon. Le plus petit os de mon corps, c'est l'osselet qui est caché dans mon oreille. Il ne mesure que quelques millimètres. Le plus grand, c'est l'os de mon bassin qui protège les organes de mon ventre. »

Etude de cas

Document 1.9
A. Delaunois, 206 os dans mon corps, Éditions de l'Isatis, 2011

LA KINÉSITHÉRAPIE

Un des actes principaux de la masso-kinésithérapie est le massage, c'est-à-dire la sollicitation des tissus (muscles, tendons ou encore tissus sous-cutanés) du patient par différentes techniques manuelles. La kinésithérapie utilise également différents moyens physiques (la chaleur, le froid) afin de réduire la douleur ou l'inflammation, elle utilise aussi des courants électriques ainsi que différentes méthodes de stimulation musculaire afin de renforcer la motricité par le biais d'exercices adaptés à chaque besoin.

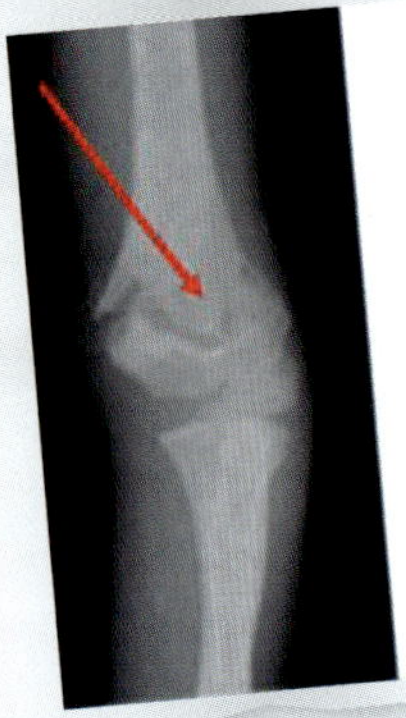

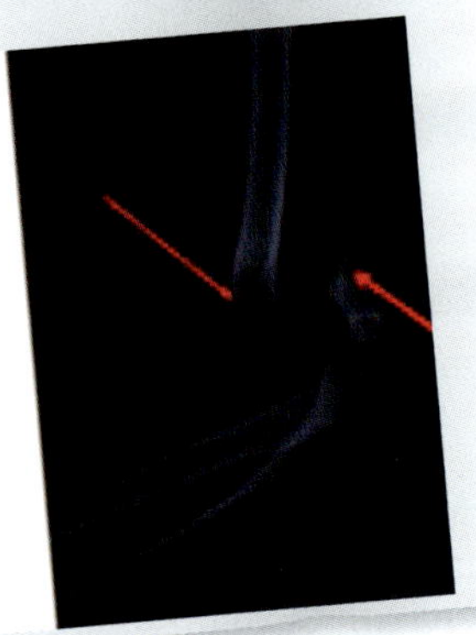

Document 1.10
Droits réservés

Questions

D'après la situation et en utilisant le document 1.9 :

- Nommez la partie du squelette concernée par la fracture de Lucas.
- Précisez le type d'os auquel appartient l'humérus.

En utilisant le document 1.10 :

- Nommez les organes atteints par l'immobilisation liée au port du plâtre.
- Expliquez le rôle de la rééducation.

1 L'organisation générale du squelette

L'étude du squelette permet de considérer trois parties : le tronc, les membres et la tête (*cf.* Figure 1.23).

Figure 1.23 Le squelette de l'homme

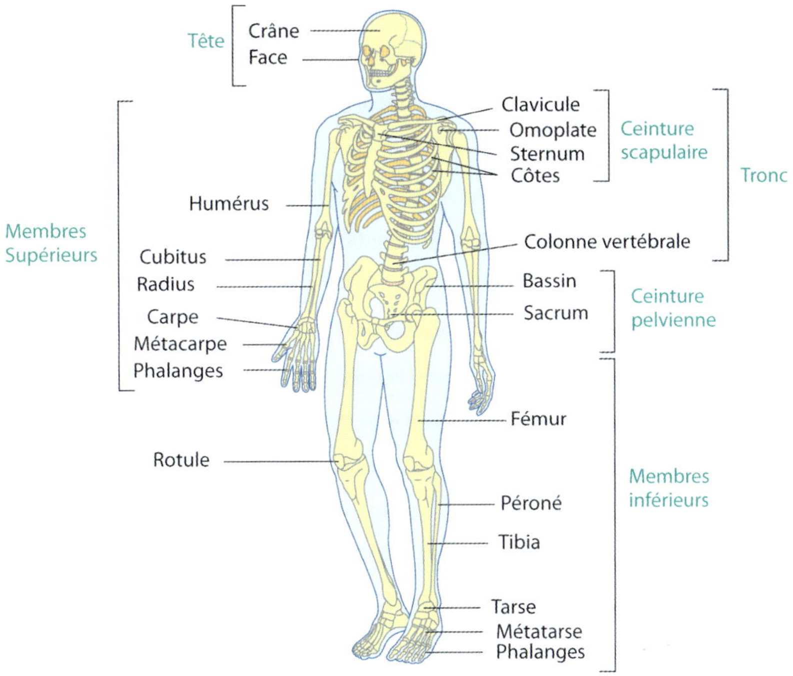

A) L'anatomie du tronc

Le squelette du tronc comprend (*cf.* Figure 1.24) :
- la *colonne vertébrale* (constituée de 33 vertèbres) ;
- *12 paires de côtes* ;
- le *sternum*.

B) L'anatomie des membres

Le squelette des membres comprend deux parties (*cf.* Figure 1.23) :
- les *membres supérieurs* ;
- les *membres inférieurs*.

C) L'anatomie de la tête

La tête osseuse comprend (*cf.* Figure 1.23) :
- le *crâne* ;
- la *face*.

Figure 1.24 Le squelette du tronc

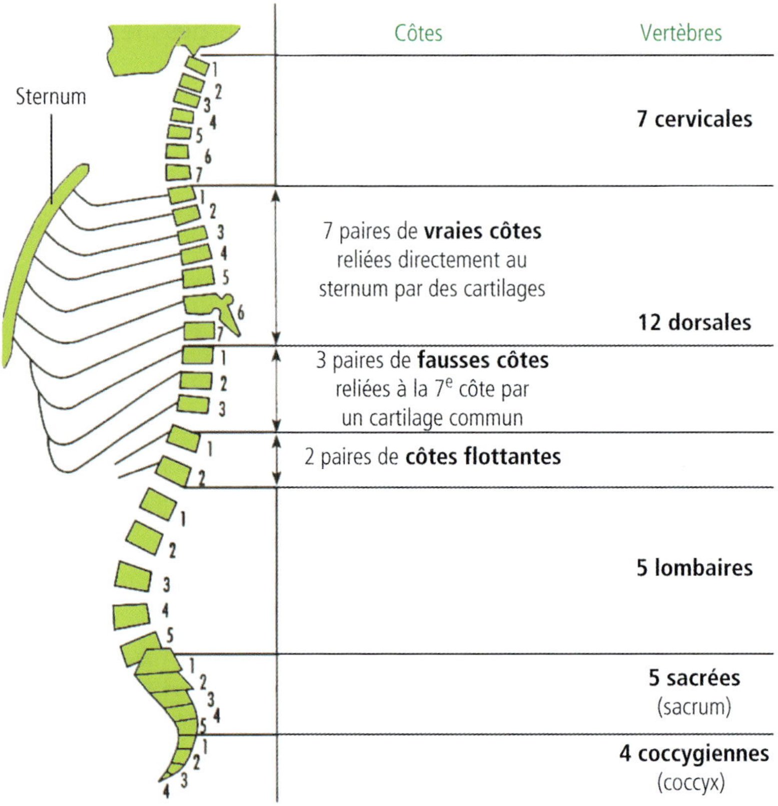

2 Les os

On peut distinguer plusieurs types d'os composant le squelette :
- des *os longs* (les os de la jambe et du bras) ;
- des *os plats* (les os du crâne, des côtes, l'omoplate) ;
- des *os courts* (les os des vertèbres, des doigts).

Ils sont composés de tissus squelettiques aux caractéristiques bien particulières.

A) Les différents tissus squelettiques

Les tissus composant le squelette peuvent être de deux types : osseux ou cartilagineux.

Le tissu osseux

Il en existe deux types différents : le tissu osseux compact et le tissu osseux spongieux.

– Le *tissu osseux compact* est dur. Il montre de nombreuses cellules étoilées disposées en cercles concentriques autour d'un canal (canal de Havers) contenant des capillaires sanguins qui les nourrissent, une moelle et un filet nerveux.

– Le *tissu osseux spongieux* n'a pas de canal de Havers. Il est friable. À la surface de l'os, les cellules sont disposées en lamelles formant le pourtour de l'os.

Le tissu cartilagineux

C'est le tissu composant les cartilages de conjugaison qui favorisent la croissance de l'os en longueur et en largeur. C'est un tissu élastique, riche en matières minérales.

B) Le composant du tissu osseux

Le tissu osseux[1] contient essentiellement :

– une *substance organique*, l'osséine, qui constitue 31 % de l'os ;

– des *substances minérales*, le calcium et le phosphore, qui donnent sa dureté (69 % de la composition globale de l'os).

Une insuffisance de minéralisation de l'os amène des déformations osseuses (c'est le cas dans le rachitisme chez l'enfant).

C) La structure de l'os long

Observons un os long, coupé dans les deux sens.

La coupe en longueur de l'os

L'os long comporte (*cf.* Figure 1.25) :

– un corps ou *diaphyse* ;

– deux extrémités ou *épiphyses*.

La diaphyse est recouverte d'une membrane : le *périoste*.

Figure 1.25 Coupe de l'os en longueur et en épaisseur

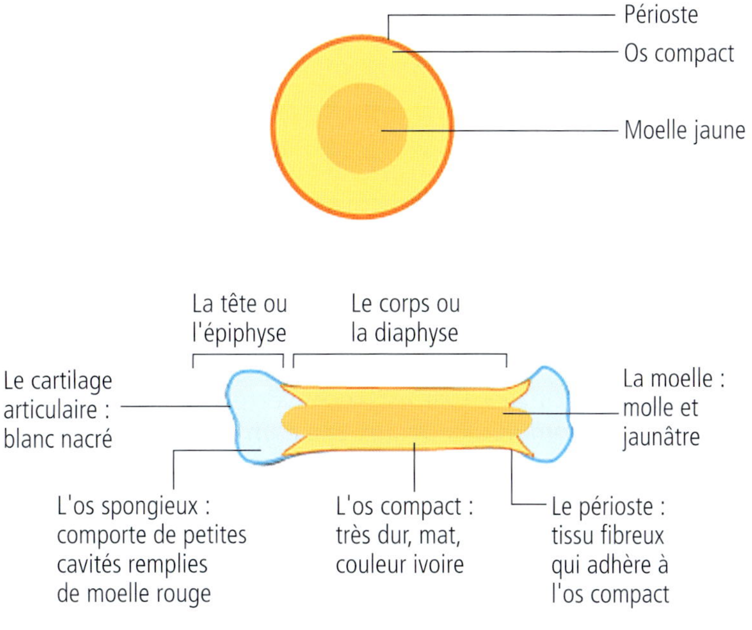

La coupe en épaisseur de l'os

L'os long est composé :

– sous le périoste, de *tissu osseux compact*, limitant une cavité remplie d'une substance grasse appelée *moelle osseuse* ;

1. Une expérience permet de déterminer les composants du tissu osseux.

– aux épiphyses, de *tissu osseux spongieux*, criblé de cavités remplies de *moelle osseuse rouge*.

Sur un os long en voie de croissance, diaphyse et épiphyses sont séparées par le *cartilage de conjugaison* qui assure l'allongement de l'os.

3 Les muscles

L'appareil musculaire est formé par l'ensemble des muscles, organes actifs du mouvement (*cf.* Figure 1.26).

A) Les différents types de muscles et leurs rôles

Il existe deux grands types de muscles : les muscles squelettiques et les muscles viscéraux.

Les muscles squelettiques

Ces muscles sont les plus nombreux dans le corps. Ils sont rouges. Cette couleur est due à un pigment : la *myoglobine*. Leurs formes et leurs rôles sont variés. Certains muscles sont *aplatis*, d'autres *rubanés* ou en *éventail*. Le fuseau du muscle porte le nom de *ventre*. Aux muscles squelettiques, nous ajouterons les muscles *peauciers* (tel le muscle frontal, qui plisse la peau du front).

Les muscles viscéraux

Les muscles viscéraux ne se voient généralement par à l'œil nu (hormis le muscle cardiaque). Ils nécessitent l'utilisation du microscope.

Sur le gros intestin, on distingue cependant la couche externe musculaire sous forme de minces rubans longitudinaux. Ailleurs, ils forment les *sphincters*.

B) La coupe transversale du muscle strié

– Le muscle (*cf.* Figure 1.27) est recouvert par une gaine fibreuse appelée *aponévrose musculaire*. Des cloisons conjonctives divisent le muscle en compartiments (ou *faisceaux*) de plus en plus petits, occupés par le tissu musculaire.

– Le tissu musculaire est formé de cellules appelées *fibres musculaires*.

– Des *filets nerveux* et des *artérioles* ou *veinules*, cheminent dans les cloisons[2].

C) La fibre musculaire striée

La fibre musculaire (*cf.* Figure 1.28) est recouverte d'une membrane contre laquelle s'appuient de nombreux noyaux. Elle a un cytoplasme strié en travers qui montre des *myofibrilles*. Chaque myofibrille est formée par une succession de *disques clairs* et de *disques sombres*.

La fibre musculaire est pénétrée par deux sortes de terminaisons nerveuses :

– les *terminaisons nerveuses motrices* qui assurent un contact étroit entre l'élément nerveux excitateur et l'élément musculaire effecteur ;

– les *terminaisons nerveuses sensitives* qui renseignent les centres nerveux sur l'état de contraction du muscle.

La fibre musculaire striée a trois propriétés essentielles qui donnent aux muscles de nombreuses possibilités.

2. Un exercice pratique (inventé par des formateurs) permet de reconstituer un muscle strié à l'aide de matériaux ordinaires.

Figure 1.26 Les muscles du corps humain

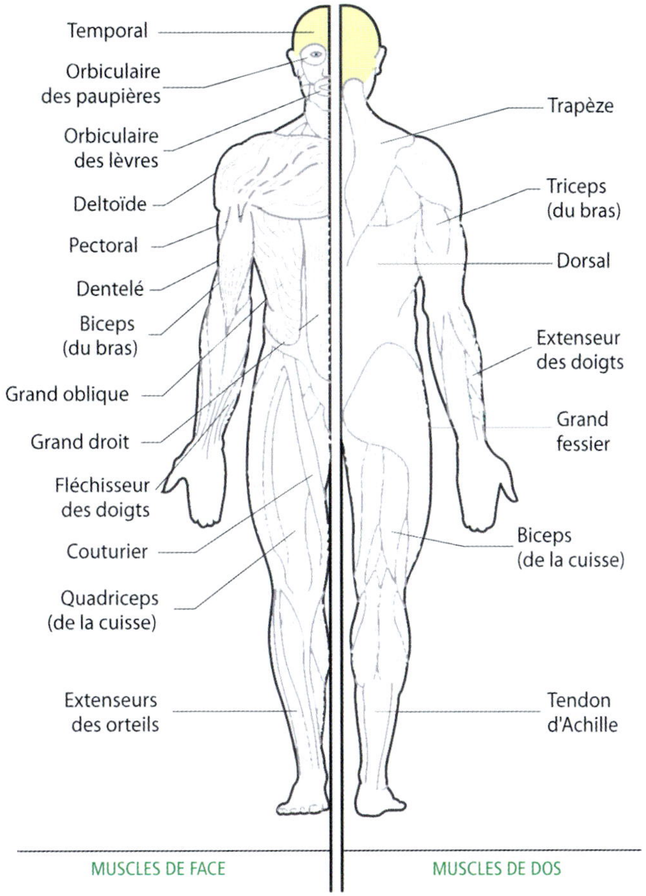

Figure 1.27 Structure du muscle strié

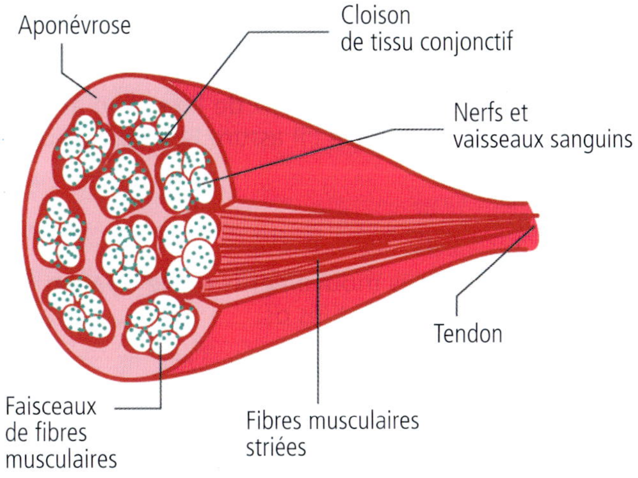

BIOLOGIE

Figure 1.28 Schéma de la fibre musculaire striée

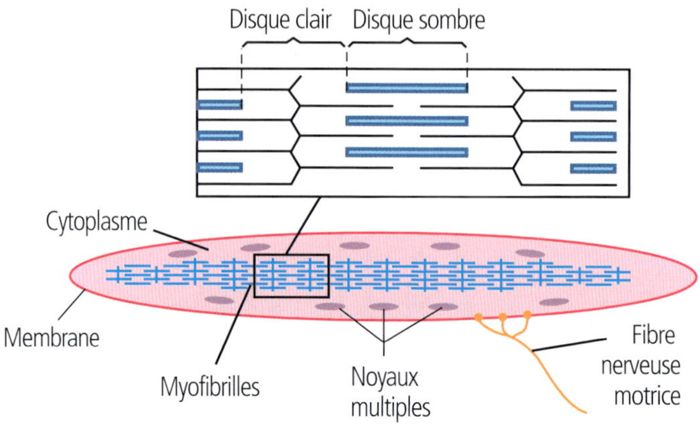

D) Les différentes propriétés de la fibre musculaire striée

L'excitabilité

La fibre musculaire striée répond à des excitations d'origines diverses :

- *mécanique* (choc, pincement, piqûre, etc.) ;
- *thermique* (élévation ou baisse de la température) ;
- *chimique* (acide, base) ;
- *électrique* (électricité).

L'excitant normal est l'*influx nerveux* qui arrive au muscle par le nerf moteur.

La contractilité

- Le muscle excité répond en se contractant : la contraction des muscles striés est rapide ; celle des muscles lisses est lente.
- Lors d'une contraction, le muscle se raccourcit, augmente d'épaisseur, mais son volume ne varie pas.

L'élasticité

Quand l'excitant a cessé d'agir, après s'être contracté, le muscle revient à sa forme primitive grâce à son *élasticité*.

E) La définition du tonus musculaire et de la tétanisation

Le tonus musculaire est un état permanent de « *tension active* ». Il diminue au repos et résulte d'une *activité réflexe* ; il assure le maintien de l'équilibre et des postures.

4 Les articulations

Le squelette peut accomplir des mouvements grâce à la structure des articulations et aux muscles qui soutiennent les os.

A) Les différents types d'articulation

Les os peuvent s'articuler entre eux de trois façons (*cf.* Figure 1.29). Il existe :

- les *articulations fixes* : les extrémités des os se sont soudées. Il en résulte la formation d'une cavité protectrice pour les organes mous et fragiles (la cavité crânienne) ;

– les *articulations semi-mobiles* : les cartilages articulaires, qui se font face, sont réunis par une membrane résistante. De ce fait, les mouvements sont limités (les articulations des vertèbres) ;
– les *articulations mobiles* : les extrémités des os sont reliées par des ligaments. Elles permettent des mouvements amples et souples (les articulations des membres).

Figure 1.29 Les différentes articulations

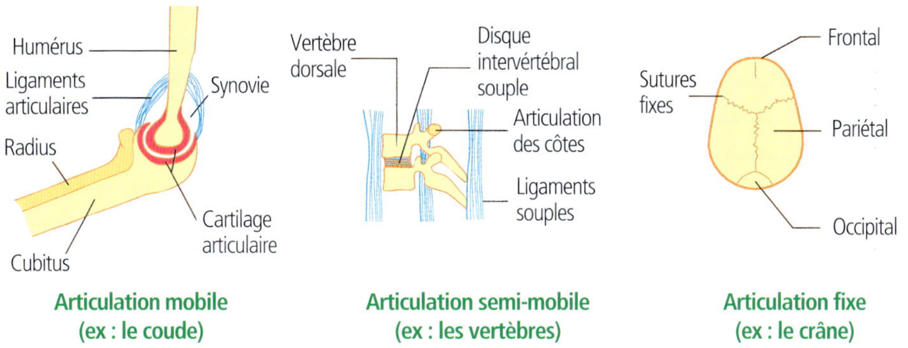

B) Les caractéristiques de l'articulation mobile

Prenons l'exemple de l'articulation du coude. Elle permet des positions variées grâce à :
– l'*emboîtement profond* des surfaces osseuses ;
– la *solidité des fixations* (des ligaments souples et solides lient les os entre eux) ;
– le *glissement articulaire* (le cartilage articulaire est très lisse et le liquide synovial est lubrifiant).

5 L'étude des mouvements

Les muscles et les articulations ont un grand rôle à jouer dans les mouvements du corps, coordonnés par les centres nerveux. Citons les plus fréquents : la flexion-extension et la marche.

A) L'étude de la flexion-extension

Les muscles (*cf.* Figure 1.30) sont les organes actifs du mouvement. Prenons un exemple : le biceps et le triceps sont deux muscles qui permettent des mouvements de *flexion* et d'*extension*.
– Dans le mouvement de *flexion*, les centres cérébraux ordonnent au biceps de se contracter et au triceps de se relâcher.
– Dans le mouvement d'*extension*, les centres cérébraux ordonnent au triceps de se contracter et au biceps de se relâcher.
Les effets produits étant contraires, on dit que le biceps et le triceps sont des muscles *antagonistes* ; le premier est un muscle *fléchisseur* et le second un muscle *extenseur*.

BIOLOGIE

Figure 1.30 Les mouvements de flexion et d'extension des muscles

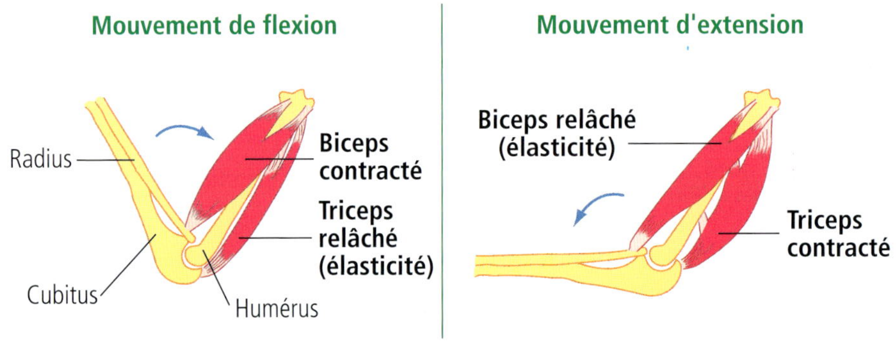

B) L'étude de la marche

L'analyse du mouvement de la marche est fort complexe. Il s'agit, bien sûr, d'un mouvement automatique. Pour marcher, les mouvements des jambes et des pieds sont coordonnés car ils se font toujours dans le même ordre :

Flexion → Déplacement → Extension et appui sur le sol

Successivement, la marche entraîne équilibre et déséquilibre du corps (*cf.* Tableau 1.9).

Tableau 1.9 Technique de la marche en trois temps

Temps		Technique de la marche en trois temps	Observations
1er temps	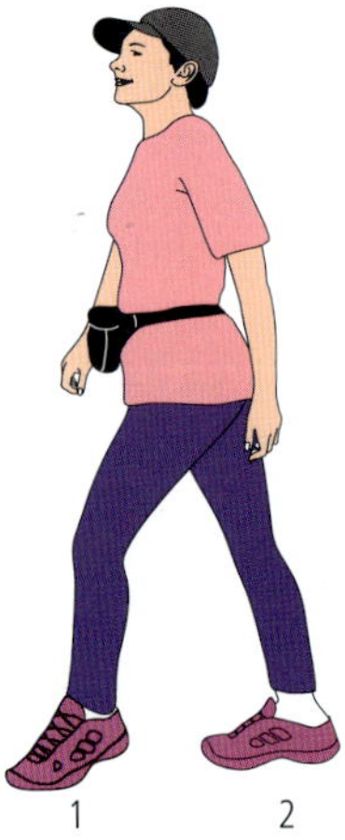	La jambe 1 se lève, se plie et s'étend vers l'avant	Le corps est lancé vers l'avant
2e temps		Pendant ce temps, la jambe 2 reste tendue	La jambe 2 retient le poids du corps
3e temps		La jambe 1 prend à nouveau contact avec le sol	Le corps est déséquilibré vers l'avant au moment où la jambe 1 dépasse la 2, puis rééquilibré dès que la jambe 1 se pose au sol

NB : Le pas est terminé dès que la jambe 2 amorce le mouvement de la jambe 1

6 La croissance de l'appareil locomoteur

Certains indicateurs permettent de connaître le mécanisme et les étapes de la croissance osseuse.

A) Les indices de la croissance

Le mécanisme de la croissance

L'accroissement de l'os se fait à la fois dans le sens de la longueur et dans le sens de l'épaisseur :

– en *épaisseur*, l'os s'élargit grâce à l'activité du périoste ;
– en *longueur*, l'os s'allonge à chaque extrémité de la diaphyse grâce à l'activité du cartilage de conjugaison.

L'os atteint sa longueur définitive vers l'âge de 19-23 ans. Une expérience confirme ce processus physiologique[3].

L'évolution de l'aspect morphologique du corps

Durant la croissance, les proportions du corps changent. À la naissance, le segment inférieur est très court, il représente près du tiers de la taille du nouveau-né, puis il s'allonge progressivement (*cf.* Figure 1.31).

Figure 1.31 Évolution des proportions du corps, de 2 mois fœtal à l'âge adulte

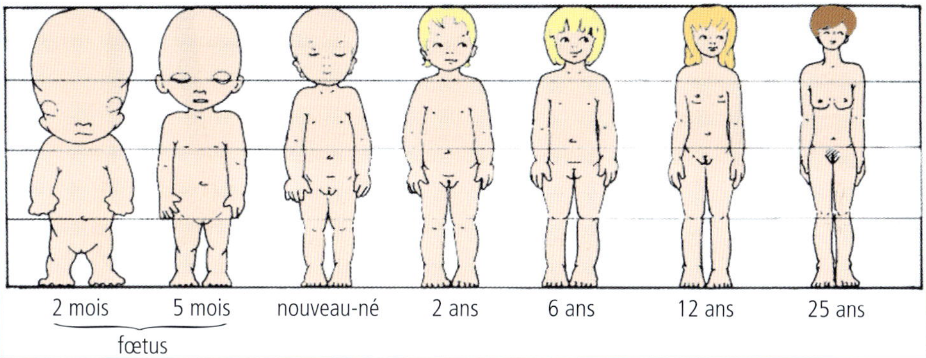

On distingue les segments du corps suivants :
– le *segment inférieur (I)* qui correspond à la distance allant du bord supérieur de la symphyse pubienne au sol ;
– le *segment supérieur (S)* qui se calcule en soustrayant le segment inférieur de la taille de l'enfant.

Le rapport des segments exprime l'aspect morphologique d'un enfant ainsi que son degré de maturation.

Il n'est pas calculé systématiquement dans la surveillance du développement. Cependant, en cas de litige ou d'anomalies évidentes, le médecin en prendra les mesures pour faire une étude clinique de la croissance (*cf.* Tableau 1.10).

Tableau 1.10 Évolution des segments du corps (étude clinique de la croissance)

À la naissance	I/S = 0,5
À 10 ans	I/S = 1
À l'âge adulte	I/S = 1

La comparaison de la structure d'un os long de nouveau-né à celle d'un adulte

Les os longs (tels ceux des membres, *cf.* Figure 1.32) passent d'abord par un état cartilagineux avant de devenir osseux. Ils ne sont complètement ossifiés qu'à l'âge adulte (19-23 ans).

3. L'expérience de la croissance de l'os est traitée dans *Guide AP*, Elsevier Masson.

Figure 1.32 Comparaison de la structure d'un os long de nouveau-né à celle d'un adulte

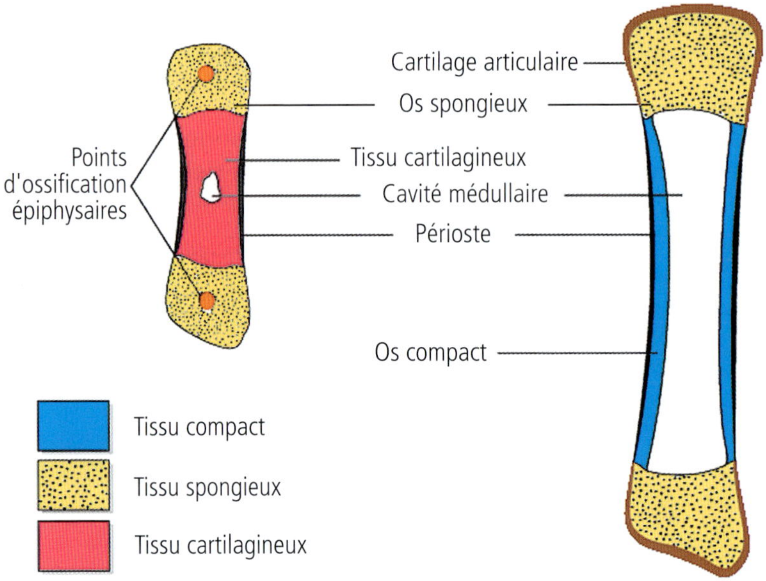

La signification des points d'ossification

La croissance de l'enfant est marquée par des indices de comparaison au niveau osseux (points d'ossification et cartilages de conjugaison).
Un point d'ossification est un espace permettant d'apprécier la formation du tissu osseux à partir du tissu cartilagineux.
Les points d'ossification sur un os long sont au nombre de trois :
- un point diaphysaire ;
- deux points épiphysaires.

Ils sont séparés par le *cartilage de conjugaison*.

La comparaison de l'ossification du poignet d'un enfant et de celle d'un adulte

En radiographiant les articulations, on détermine le stade de l'*âge osseux* de l'enfant (*cf.* Figure 1.33).

Figure 1.33 L'ossification du poignet

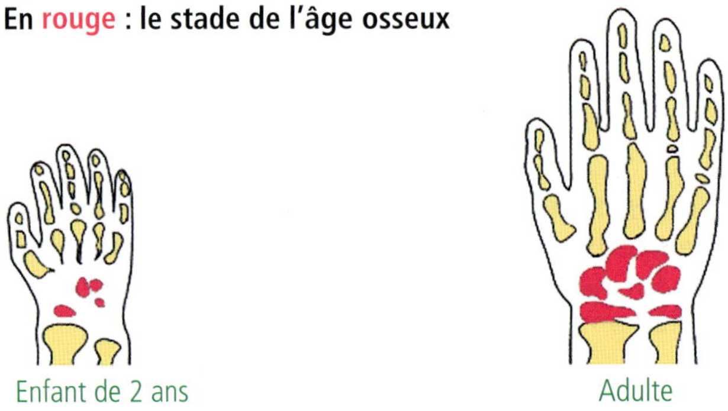

Les étapes de l'ossification crânienne

Certains os ne sont pas totalement ossifiés à la naissance. L'ossification se fera par étapes.
Les os du crâne passent d'abord par un état membraneux avant de devenir osseux. On appelle « fontanelles » les régions membraneuses (*cf.* Figure 1.34) :
– la *fontanelle antérieure* est ossifiée tardivement, vers 1 an et demi ;
– la *fontanelle postérieure* est ossifiée vers 3 mois.

Figure 1.34 Les fontanelles du nourrisson

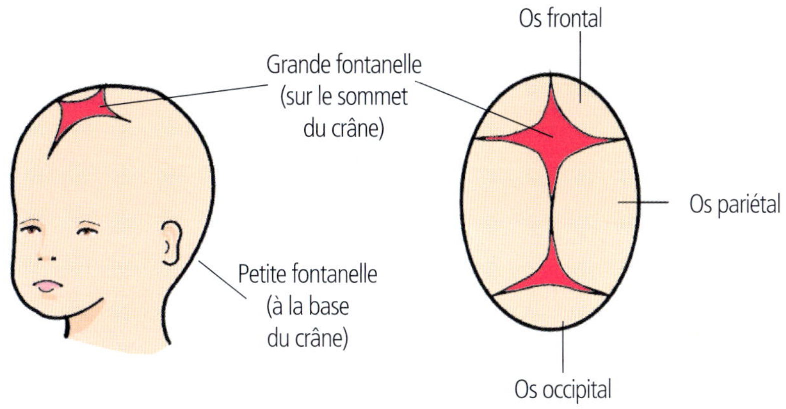

B) Les mesures de la croissance

La croissance s'étend de l'âge fœtal à l'âge adulte. C'est donc une évolution constante de l'être vivant. Pour la mesurer, on établit des courbes staturo-pondérales.

L'indication de taille et de poids moyen

– La *taille* est la hauteur de l'enfant du sommet du crâne aux talons (la mesure se fait à l'aide d'une toise). La croissance de la taille est rapide. À 4 ans, l'enfant mesure 1 mètre, il a doublé sa taille de naissance.
– *Moyennes de taille* :
- nouveau-né : 50 cm ;
- vers 6 mois : 66 cm ;
- vers 1 an : 73 cm ;
- vers 2 ans : 85 cm ;
- vers 3 ans : 93 cm ;
- vers 4 ans : 1 m = taille de naissance multipliée par deux.

– La *progression du poids* est rapide. À 5 mois, l'enfant a doublé son poids de naissance. De la naissance à 2 ans, l'utilisation de chiffres repères permet une évaluation rapide de l'évolution du poids d'un enfant, à une période donnée, le chiffre de base étant toujours son poids de naissance
Dans le tableau 1.11, la colonne A permet de calculer le poids d'un bébé très précisément, à partir du poids de naissance. La colonne B indique le poids approximatif à partir des points de repère.

Tableau 1.11 Évolution de la taille de l'enfant en fonction de son âge

Âge de l'enfant	A Prise de poids journalière	Points de repère	B Poids approximatif
Naissance	Perte de poids et reprise de poids à 10 jours[a]		3,250 kg
– 1 mois – 2 mois – 3 mois	25 g/jour		4,5 kg
– 4 mois – 5 mois – 6 mois	20 g/jour	Poids de naissance × 2	6,5 kg
– 7 mois – 8 mois[b] – 9 mois	15 g/jour		8 kg
– 10 mois – 11 mois – 12 mois	10 g/jour	Poids de naissance × 3	10 kg
2 ans	8 g/jour	Poids de naissance × 4	13 kg
3 ans	6 g/jour		14,5 kg à 15 kg
4 ans	5 g/jour	Poids de naissance × 5	17 kg

a. La reprise de poids est souvent effective avant le 10e jour.

b. 8 mois = 8 kg est un point de repère approximatif du poids de cet âge-là.

L'explication d'une courbe staturo-pondérale

La courbe de croissance staturale de référence du carnet de santé (*cf.* Figure 1.35) confirme bien les variations physiologiques du rythme de la croissance : rapide jusqu'à l'âge de 2 ans, la croissance ralentit entre 2 et 4 ans, et reste assez lente jusqu'à la puberté. La courbe de développement d'un enfant est considérée comme normale lorsqu'elle se situe dans les limites de la moyenne obtenue par rapport au groupe de référence.

La surveillance de la croissance pondérale repose essentiellement sur l'observation de la courbe de référence du carnet de santé (*cf.* Figure 1.36). Après une perte de poids physiologique, le nouveau-né reprend son poids initial vers le 10e jour de vie et progresse régulièrement.

Figure 1.35 Courbe de taille de 0 à 3 ans

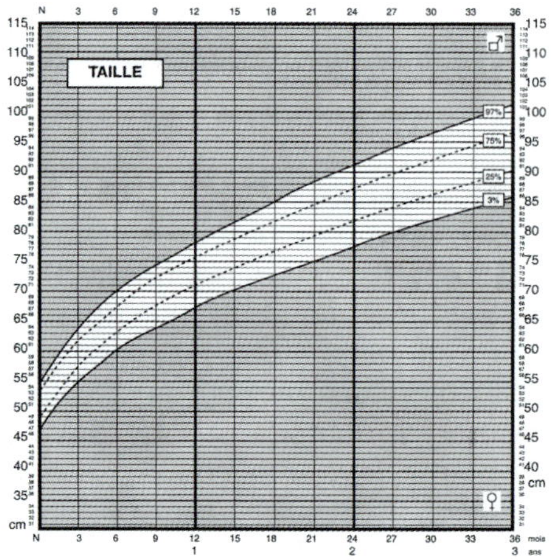

Figure 1.36 Courbe de poids de 0 à 3 ans

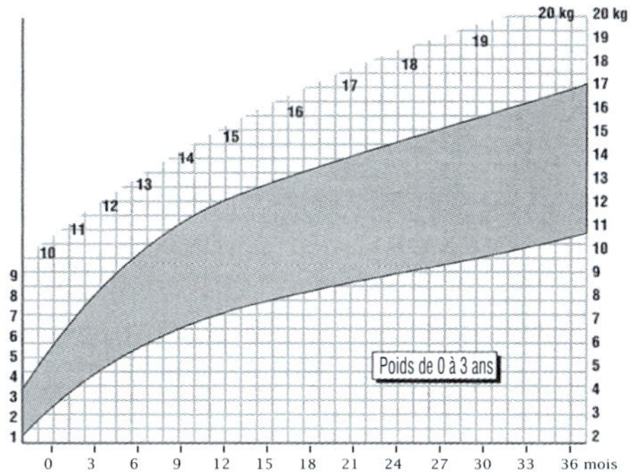

Tableau 1.12 Le calcul du poids

Périodes	Calculs	Gain de poids	Donc	Le poids est de
De 0 à 10 jours	Perte de poids physiologique	0	À 10 jours	3,250 kg
De 10 jours à 1 mois	25 g × 20 jours	500 g	À 1 mois	3,750 kg
De 1 mois à 2 mois	25 g × 30 jours	750 g	À 2 mois	4,5 kg

7 L'hygiène de l'appareil locomoteur

De nombreux facteurs favorisent l'intégrité de cet appareil et la prévention des pathologies.

A) Les facteurs favorisant la croissance

En respectant certaines mesures d'hygiène, on favorise la croissance de l'enfant.

L'hygiène alimentaire

Il est conseillé de choisir une alimentation riche en calcium, phosphore et vitamines A et D (utiles à la croissance osseuse) :

– le *calcium* est fourni essentiellement par les laitages ;
– le *phosphore* est apporté par le lait, la viande et les œufs ;
– les *vitamines A et D* sont présentes dans les produits laitiers et les légumes. L'apport de vitamine D est également provoqué par l'action du soleil sur la peau.

L'hygiène de vie

Il est conseillé de :

– contracter de bonnes habitudes statiques (lors du travail au bureau, tenir le dos droit et appuyer les coudes, proscrire l'attitude bras croisés) ;
– lutter contre l'usage du tabouret (qui entraîne une chute latérale du tronc) ;
– proscrire le port d'une charge (cartable) toujours du même côté (préférer le sac à dos).

L'activité physique

– Les *bienfaits sur l'organisme*. L'activité de l'appareil musculaire retentit, d'une façon salutaire, sur tous les autres appareils :

- sur le *muscle* (son volume et sa force augmentent) ;
- sur tous les *appareils* (respiratoire, circulatoire, excrétoire, nerveux, etc.) ;
- sur le *squelette* (les exercices bien conduits ont des effets bénéfiques sur les proportions du corps et la souplesse des membres) ;
- sur la *peau* (dont les fonctions sont stimulées).

– Les *conditions favorables, surveillance* : durant l'adolescence, âge où le corps se métamorphose, il faut faire une large part aux exercices physiques et aux sports bien dosés. La course paraît bien adaptée à l'adolescence. Certains sports d'équipe, comme le basket, le football, sont excellents. Si l'enfant (ou l'adolescent) fournit des efforts hors de proportion avec ses possibilités, il pourrait en résulter un arrêt de croissance, des déformations du squelette et un surmenage. Il doit donc être surveillé et conseillé.

Figure 1.37 Le sport et l'enfant

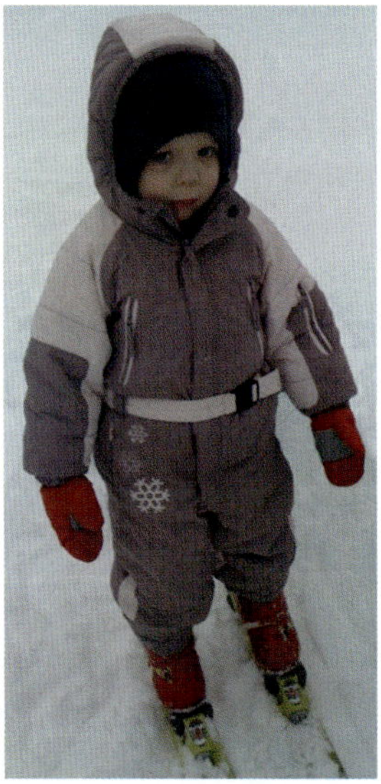

L'activité physique de l'appareil musculaire retentit de façon salutaire sur tous les autres appareils. Dès l'enfance, il faut faire une large part aux exercices physiques.

B) La prévention des principales déformations du squelette

Il faut surveiller l'enfant d'âge scolaire car c'est à cette époque de la vie que peuvent se contracter des déviations de la colonne vertébrale (*cf.* Figure 1.38).

Définition des déviations :

– la *scoliose* est une déviation latérale de la colonne vertébrale ;
– la *cyphose* est une accentuation de la courbure du dos (dos rond) ;
– la *lordose* est une accentuation de la courbure lombaire (reins cambrés).

Figure 1.38 Trois déformations de la colonne vertébrale

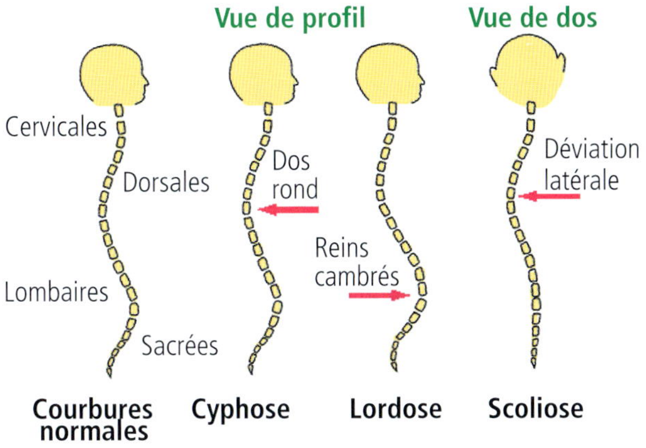

c) La prévention du rachitisme

La définition

Le rachitisme carentiel est un trouble de la croissance osseuse dû à une carence en vitamine D.
C'est une maladie des os qui peut s'observer chez le jeune enfant (4-18 mois).

Les causes

– Ensoleillement insuffisant (hiver).
– Pigmentation cutanée importante (peau foncée).
– Apport alimentaire insuffisant en calcium (lait, laitages, etc.)
– Apport en vitamine D insuffisant (alimentaire et pharmaceutique).
Donc : carence en soleil, calcium, vitamine D.

Le traitement préventif

On peut éviter le rachitisme par des mesures d'hygiène générale :
– exposition à la lumière solaire ;
– diversification précoce de l'alimentation avec une quantité suffisante de laitages ;
– administration systématique de vitamine D jusqu'à l'âge de 18 mois (elle doit être notée en rouge sur le carnet de santé).

Retenir

- **Le *squelette* est composé de trois parties : le tronc, les membres et la tête.**
- **Il y a *trois types d'os* : longs, plats et courts.**
- **Il y a *deux types de tissus osseux* : compacts et spongieux.**
- **Il y a *deux types de muscles* : squelettiques et viscéraux.**
- **Le muscle a *trois propriétés* : l'excitabilité, la contractilité et l'élasticité.**

Retenir

- L'excitabilité du muscle peut être d'origine *thermique* (ex. : élévation de la température), *chimique* (ex. : acide), *électrique* (ex. : courant électrique) ou *mécanique* (ex. : un choc).
- Il y a *trois types d'articulations* : fixes, semi-mobiles et mobiles.
- La *croissance de l'os* se fait en épaisseur grâce au périoste et en longueur grâce aux cartilages de conjugaison. La croissance se mesure à l'aide de courbes et d'indices.
- L'*hygiène de l'appareil locomoteur* est assurée par une alimentation à base de calcium et de vitamine D et par une activité physique adaptée à son âge et à ses capacités.
- Les *déformations du squelette* doivent être prévenues : il s'agit de la scoliose, de la lordose et de la cyphose.
- Le *rachitisme* est une pathologie due à une carence en vitamine D.

S'entraîner

1 **Légendez le schéma suivant.**

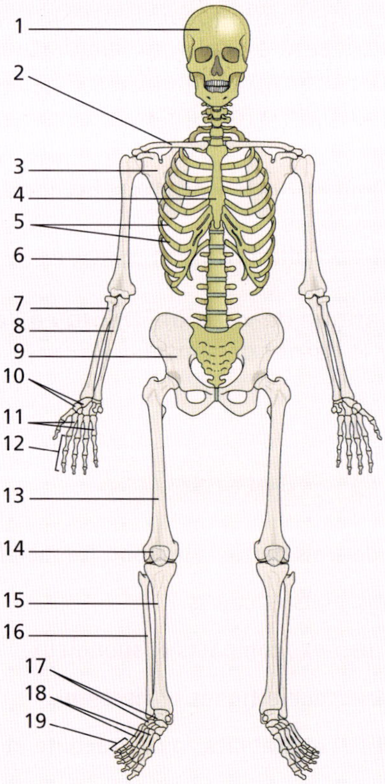

S'entraîner

2 **Nommez les trois types d'os que l'on retrouve dans le squelette.**

3 **Citez les deux variétés de muscles.**

4 **Indiquez les propriétés fondamentales du muscle squelettique strié.**

5 **Citez les différents types d'articulation et leur rôle.**

6 **Nommez l'organe passif et l'organe actif impliqués dans la marche.**

7 ***Réalisation d'une courbe de poids* : établissez la courbe pondérale de l'enfant Jules G. d'après les données du carnet de santé et faites un commentaire[1].**
Naissance : 4 kg ; 3 mois : 6,5 kg ; 6 mois : 9 kg ; 9 mois : 10 kg.

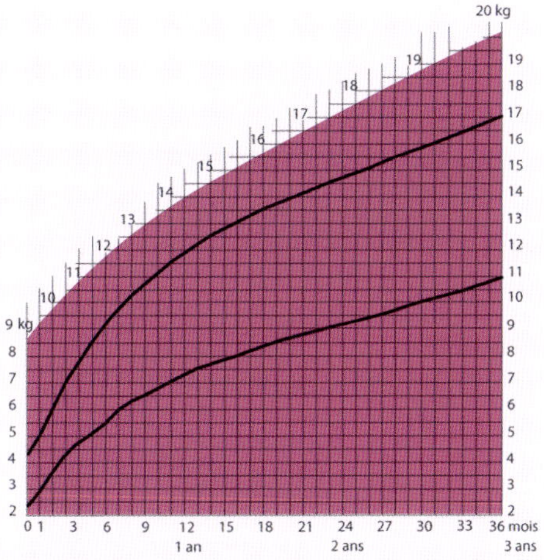

1. Extrait d'un sujet du *CAP Petite enfance*. *Cf.* livre *Annales corrigées CAP Petite enfance. Épreuves professionnelles*, J. Gassier, G. Moussy-Binet, A. Cornier, Elsevier Masson.

BIOLOGIE

Chapitre

5 La circulation sanguine et lymphatique

Mots-clés

- Circulation
- Lymphe
- Globules

Situation

La formation de SST d'Émeline
Dans le cadre de la formation continue, Émeline, auxiliaire de puériculture, va suivre une formation de Sauveteur Secouriste du Travail (SST). Une partie de la formation est dédiée à la réanimation cardio-pulmonaire chez l'enfant de 1 à 8 ans.

LA RÉANIMATION CARDIO-PULMONAIRE CHEZ L'ENFANT DE 1 À 8 ANS (EXTRAIT)

Chez l'enfant, la conduite à tenir devant un arrêt cardiaque diffère de celle de l'adulte, car la cause la plus fréquente est un arrêt de la respiration. Un enfant âgé de 1 à 8 ans s'effondre ou est retrouvé inerte et allongé sur le sol.

TECHNIQUES DE VENTILATION ARTIFICIELLE

Les techniques et les points clés de la ventilation artificielle chez l'enfant sont identiques à celles de l'adulte. Cependant, le volume d'air insufflé pour entraîner un soulèvement de la poitrine est moindre.

TECHNIQUES DES COMPRESSIONS THORACIQUES

– Placer le « talon » d'une main immédiatement en dessous d'une ligne droite imaginaire réunissant les mamelons de l'enfant.
– Relever les doigts pour ne pas appuyer sur les côtes.
– Se placer bien au dessus de l'enfant, à la verticale de sa poitrine et bras tendu.
– Réaliser les compressions thoraciques, à une ou deux mains (en fonction de la force physique du sauveteur), pour « enfoncer » le sternum d'environ 1/3 de l'épaisseur du thorax de l'enfant.
– Poursuivre les compressions thoraciques à une fréquence d'environ 100 fois par minute.
– Après 30 compressions, enchaîner avec 2 insufflations. Le thorax doit reprendre sa dimension initiale après chaque compression qui doit impérativement être relâchée complètement (le talon de la main qui comprime se décolle légèrement du thorax) pour que l'efficacité des compressions thoraciques soit maximale, afin de permettre au coeur de bien se remplir de sang.
[...]

Étude de cas

Document 1.11

LES GLOBULES ROUGES (OU HÉMATIES)
Ils transportent l'oxygène des poumons vers les organes, ainsi qu'en sens inverse, le gaz carbonique rejeté par les tissus est alors éliminé par les voies respiratoires.

LES GLOBULES BLANCS (OU LEUCOCYTES)
Ils défendent l'organisme contre les agressions extérieures (cancers, infections, etc.)

LES PLAQUETTES
Elles empêchent ou stoppent les hémorragies (pertes de sang). La transfusion de plaquettes est nécessaire lors de certaines opérations chirurgicales, lorsque des malades atteints de cancer sont soignés par chimiothérapie (ce traitement peut détruire les cellules sanguines).

LE PLASMA
Il représente plus de la moitié (55 %) du volume sanguin. Il est essentiellement composé d'eau (90 %) chargée de sels minéraux, et de protéines dont la plus importante, l'albumine, transporte de nombreuses substances dans l'organisme, et maintient l'eau dans les vaisseaux sanguins. Des perfusions d'albumine sont utilisées pour des maladies des reins ou du foie.

Document 1.12
Le sang.

LA RECRUDESCENCE DES MALADIES CARDIO-VASCULAIRES (MCV)

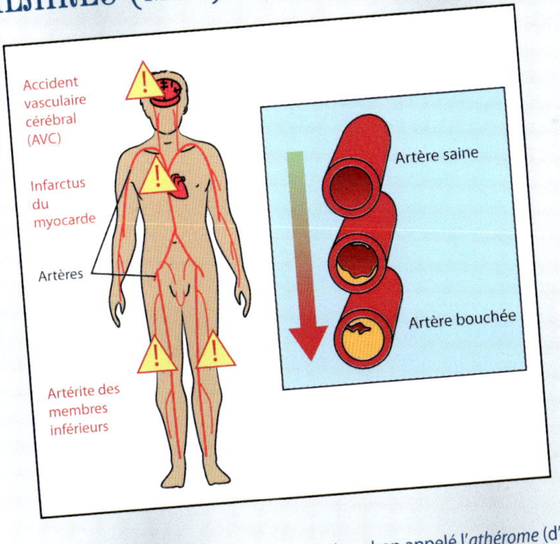

Comme on le sait, les maladies cardio-vasculaires sont aujourd'hui la première cause de la mortalité en France.
Il s'agit de maladies qui touchent le cœur et les artères. Des dépôts de cholestérol bouchent progressivement une ou plusieurs artères, et parfois celles-ci s'obstruent complètement, avec les risques que l'on connaît (infarctus, AVC, etc.)
Ces dépôts de cholestérol forment une sorte de bouchon appelé l'*athérome* (d'où le terme athérosclérose).
On estime à 18 millions (environ) le nombre de décès imputables aux maladies cardio-vasculaires, soit 30 % de la mortalité mondiale totale. Les organes-cibles des maladies cardio-vasculaires sont le cœur, le cerveau, les poumons, le rein et les jambes.

Document 1.13
Les maladies cardio-vasculaires
http://stephanie-esf.blogspot.fr/

Questions

En utilisant le document 1.11 :

- Nommez l'organe défaillant entraînant une réanimation cardio-pulmonaire.
- Indiquez le devenir de l'air insufflé dans les poumons de la victime.
- Indiquez le rôle des compressions thoraciques.

En utilisant le document 1.12 :

- Indiquez le nom de la phase liquide du sang.
- Nommez les différents élèments figurés du sang.
- Précisez le rôle du sang.

En utilisant le document 1.13 :

- Nommez l'appareil responsable des maladies cardio-vasculaires.
- Précisez l'un des principaux facteurs de risque.
- Listez les trois principaux organes-cibles des maladies cardio-vasculaires.

1 Les constituants du sang et de la lymphe

La circulation sanguine assure une distribution rapide, adéquate aux besoins immédiats des organes.

La circulation lymphatique est plus lente ; c'est une circulation complémentaire de la circulation sanguine.

A) Les éléments figurés du sang et leur rôle

Le sang est composé d'un liquide, le plasma, tenant en suspension des cellules (ou globules). Il y a deux types de globules : les globules rouges et les globules blancs, appelés éléments figurés du sang (*cf.* Figure 1.39).

Figure 1.39 Les éléments figurés du sang

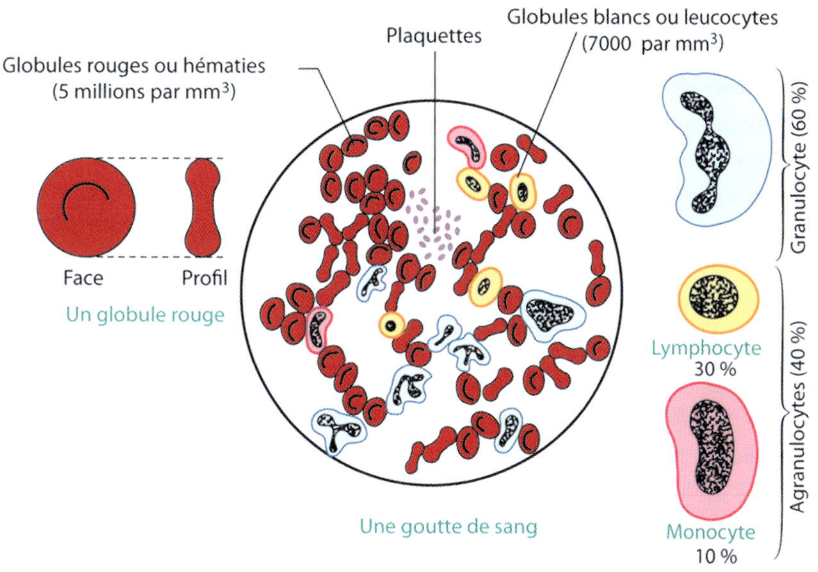

Les globules rouges (ou hématies)

Ce sont des cellules sans noyau contenant l'hémoglobine (de couleur rouge) très riche en fer[1]. Le rôle des hématies est de transporter le dioxygène vers les organes et de ramener le dioxyde de carbone jusqu'aux poumons ; c'est l'hémoglobine qui permet les échanges gazeux (*cf.* chapitre 7).

Les globules blancs (ou leucocytes)

Ce sont des cellules incolores, à noyau, facilement déformables, mille fois moins nombreuses que les globules rouges[2].

Les leucocytes jouent un rôle dans la défense de l'organisme (*cf.* chapitre 8).

Les plaquettes

Il s'agit de petits éléments sans noyau (appelés aussi thrombocytes). Ils peuvent s'agglutiner lors d'un saignement et faciliter la formation du caillot.

1. Il y a 5 000 000 de globules rouges/mm3 de sang. Une diminution du nombre des globules rouges traduit une anémie.
2. Il y a normalement 4 000 à 10 000 globules blancs/mm3 de sang. Une augmentation du nombre de globules blancs traduit une infection.

B) Les principaux constituants du plasma

Le plasma est la partie liquide jaunâtre du sang. Il transporte 90 % d'eau, diverses substances nutritives (protéines, lipides, glucides, minéraux), vitales (vitamines, hormones, anticorps, etc.) et des déchets (azote). Toute modification de la composition du plasma entraîne de graves troubles de santé (ex. : un excès d'urée est un signe d'urémie, un excès de glucose est un signe de diabète, un déficit en eau traduit une déshydratation).

C) Les principaux constituants de la lymphe

La formation de la lymphe

Son rôle est complémentaire à celui du sang. Elle permet les échanges entre le sang et les cellules. Elle baigne toutes les cellules du corps (on pique légèrement le bout de son doigt et on voit transsuder la lymphe, liquide jaune très clair).
La lymphe est appelée :
- *lymphe interstitielle* lorsqu'elle baigne les cellules constituant les tissus ;
- *lymphe canalisée* lorsqu'elle circule dans les vaisseaux lymphatiques.

La différence de composition entre le sang et la lymphe

Tableau 1.13 Différence de composition entre le sang et la lymphe

Sang	Lymphe
– Eau – Substances nutritives et vitales (*protides, lipides, glucides, sels minéraux et vitamines hydrosolubles*) – Hématies – Leucocytes – Anticorps – Fibrinogène	– Eau – Substances nutritives et vitales (*protides, lipides et vitamines liposolubles*) – Aucune hématie – Lymphocytes et macrophages – Anticorps – Fibrinogène

D) Les groupes sanguins

Un exemple de groupe sanguin : A, B, AB, O.

– Lors d'une transfusion sanguine, il faut impérativement respecter le groupe du sujet transfusé car il peut exister une incompatibilité entre les sangs. En effet, il existe dans les globules rouges et le plasma des substances incompatibles : elles peuvent provoquer une « agglutination ». C'est toujours le plasma du receveur qui risque d'agglutiner les globules rouges du donneur.

– Dans les globules rouges, ces substances s'appellent : *agglutinogènes* anti-A et anti-B.

– Dans le plasma, ces substances s'appellent : *agglutinines* anti-A et anti-B.

Il faut aussi savoir qu'il existe une troisième substance agglutinable à la surface des globules rouges : le *rhésus*. La majorité des individus ont un Rh^+ et possèdent donc cet agglutinogène Rh^+ sur leurs globules rouges. Les personnes qui ne possèdent pas l'agglutinogène Rh sont Rh^-.

2 Le cœur et la circulation sanguine

Notre cœur joue le rôle d'une pompe « aspirante et refoulante » qui dirige le sang dans les différentes parties du corps au moyen d'un réseau de canalisations : les veines et les artères.

A) Le cœur

Le cœur est logé dans le thorax entre les deux poumons. Il est constitué de l'extérieur vers l'intérieur par trois feuillets et comprend quatre cavités (*cf.* Figure 1.40).

Le cycle de *contraction cardiaque* se déroule en trois phases (*cf.* Figure 1.41) :

– la *systole auriculaire* ou contraction des oreillettes ;
– la *systole ventriculaire* ou contraction des ventricules ;
– la *diastole* ou phase de remplissage du cœur.

Figure 1.40 Le cœur

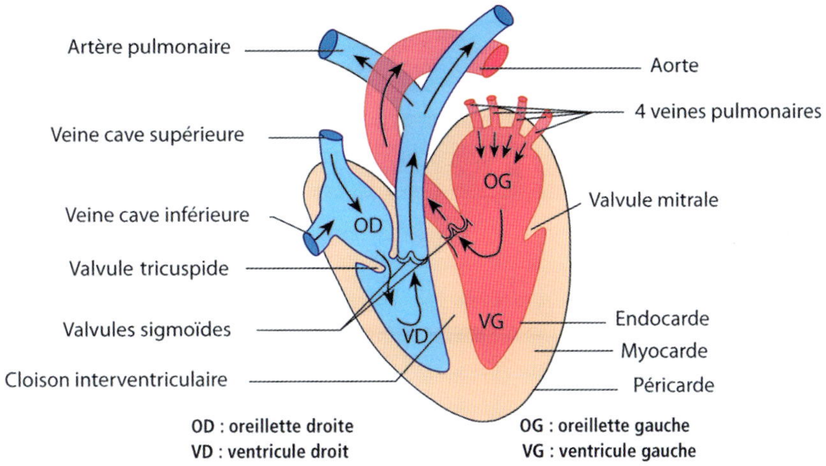

Figure 1.41 La contraction cardiaque

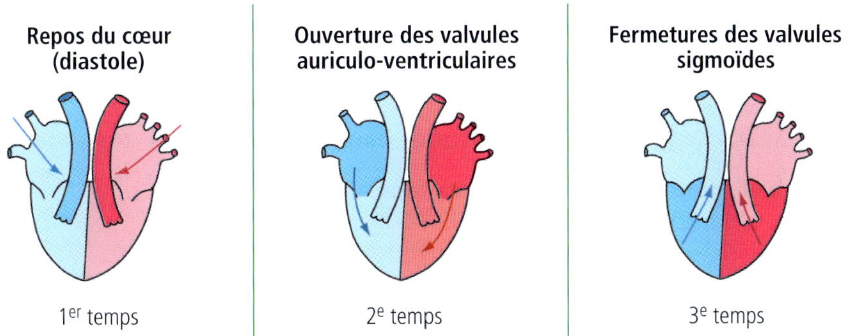

Diastole : le sang (apporté par les veines caves et pulmonaires) pénètre dans les oreillettes du cœur. C'est le repos du cœur.

Systole auriculaire : le sang est chassé des oreillettes dans les ventricules.
Il y a ouverture des valvules auriculo-ventriculaires pendant la systole.

Systole ventriculaire : le sang est chassé des ventricules dans les vaisseaux sanguins (artères pulmonaires et aorte).
Il y a fermeture des valvules sigmoïdes à la fin de la systole.

B) La circulation sanguine

On distingue la grande circulation et la petite circulation.
Il faut entendre par grande circulation le circuit :
Cœur → Organes → Cœur (*cf.* Figure 1.42).
Il faut entendre par petite circulation sanguine ou circulation pulmonaire, le circuit :
Cœur → Poumons → Cœur (*cf.* Figure 1.42).

Figure 1.42 Schéma de la circulation sanguine

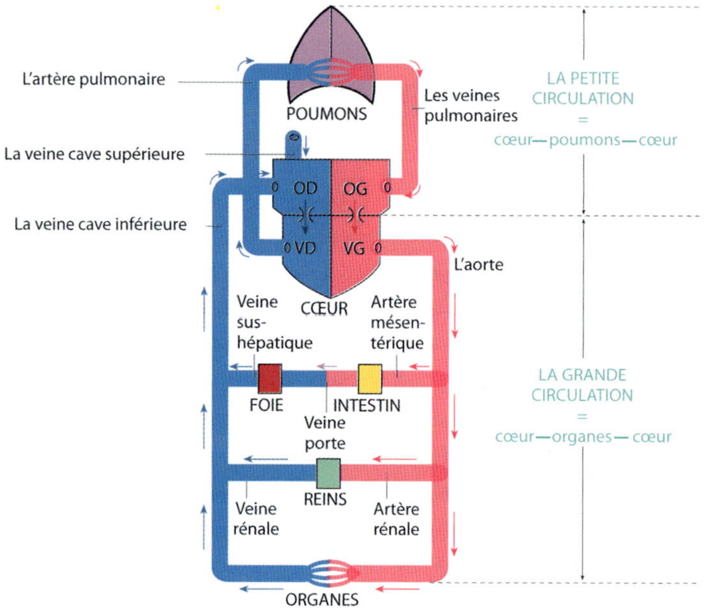

C) Les vaisseaux sanguins

On distingue plusieurs catégories de vaisseaux. Ils se ramifient du plus gros au plus petit.
Les vaisseaux sanguins sont répertoriés dans le tableau 1.14.

Tableau 1.14 Structure et rôle de différents vaisseaux sanguins

	Structure	Rôle
Les artères	– Elles se situent en *profondeur* – Elles ont des parois très élastiques (une artère coupée produit un jet sanguin saccadé)	– Elles *distribuent* le sang du cœur aux organes[a] – Le sang circule sous pression appelée *tension artérielle*
Les veines	– Elles se situent en *superficie* – Elles ont des parois molles (une veine coupée s'affaisse et le sang s'écoule sans jaillir)	– Elles *ramènent* le sang des organes au cœur[b] – La circulation du sang dans les veines se fait sous faible pression (les veines des membres sont munies de valvules pour empêcher le reflux du sang en sens inverse)
Les capillaires	Leur paroi est extrêmement mince et perméable	C'est au niveau des capillaires que se font les échanges entre le sang et les organes

a. Excepté pour l'artère pulmonaire.
b. Excepté pour les quatre veines pulmonaires.

3 La circulation lymphatique

L'appareil lymphatique comporte les éléments suivants : les capillaires lymphatiques, les vaisseaux lymphatiques et les troncs collecteurs.

A) Les capillaires lymphatiques

Ils sont plus gros que les capillaires sanguins.

B) Les vaisseaux lymphatiques

Ils ont l'aspect noueux et portent sur leur trajet des ganglions lymphatiques qui sont le siège de la formation des lymphocytes. Ces ganglions sont nombreux au cou, à l'aisselle et au pli de l'aine.

C) Les troncs collecteurs

Citons les deux principaux :

– le canal thoracique draine la lymphe des membres inférieurs, de l'abdomen, de la moitié gauche de la tête, du cou et du thorax et se jette dans la veine sous-clavière gauche ;

– la grande veine lymphatique draine la lymphe du reste du corps et se jette dans la veine sous-clavière droite. Ainsi, la lymphe retourne au sang par l'intermédiaire des veines (*cf.* Figure 1.43).

Figure 1.43 La circulation lymphatique

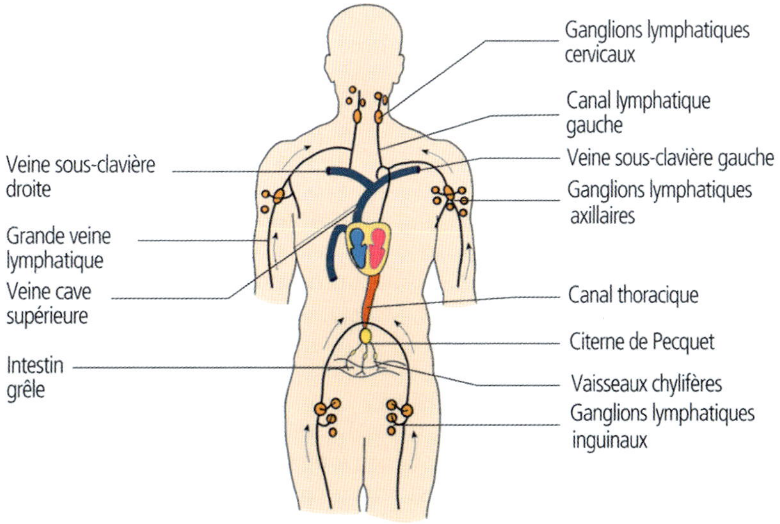

4 L'hygiène de l'appareil circulatoire

L'hygiène de la circulation consiste à créer des conditions favorables au bon fonctionnement de l'appareil cardio-vasculaire et à prévenir l'apparition des maladies cardio-vasculaires.

A) Les conditions favorables au bon fonctionnement de l'appareil cardio-vasculaire

Pour maintenir l'appareil circulatoire en bon état, il faut respecter certaines règles d'hygiène.

L'hygiène alimentaire

Il est recommandé de consommer :
- plus de protéines végétales et moins de protéines animales ;
- des légumes et des fruits à tous les repas[3] ;
- des laitages ou produits laitiers, riches en éléments minéraux, dont le calcium ;
- moins de graisses cuites (le cholestérol est un facteur de risque pour les maladies cardio-vasculaires).

L'hygiène de vie

Elle consiste à adopter :
- la pratique régulière d'un sport, le cœur étant un muscle puissant qu'il faut oxygéner. Il convient de choisir un sport adapté à son âge. La marche, la natation, le cyclisme sont des sports de pratique courante. L'important est de lutter contre la sédentarisation ;
- le refus des substances toxiques :
  - le *tabac* contient de la nicotine qui fait élever la tension artérielle et entraîne des troubles du rythme cardiaque. Il nuit à la bonne oxygénation des tissus et est très nocif à la circulation fœtale,
  - l'*alcool* entraîne un durcissement des parois artérielles, ce qui facilite l'athérosclérose, il fait augmenter la pression sanguine, affaiblit le muscle cardiaque et accroît les risques d'infarctus.

Une surveillance médicale régulière

Une surveillance médicale régulière s'impose chez tous les sujets à risque du fait de leurs antécédents (personnes obèses, hypertendues, personnes âgées, sujets ayant des varices et femmes enceintes).

La prévention des maladies cardio-vasculaires (MCV)

Il existe trois grandes maladies cardio-vasculaires : l'infarctus du myocarde, les accidents vasculaires cérébraux et l'artérite des membres inférieurs.

La principale cause des MCV est la formation d'une plaque d'athérome dans les vaisseaux sanguins. Elle est à l'origine de l'athérosclérose.

Parmi les principaux facteurs de risque, citons : l'hérédité familiale, l'hypertension artérielle (HTA), le diabète, l'hyperlipidémie et une mauvaise hygiène de vie (tabagisme, obésité, sédentarité, stress).

B) Les hémorragies

On distingue trois types d'hémorragies :
- l'hémorragie capillaire (la moins grave), c'est le cas du saignement de nez ;
- l'hémorragie veineuse, le sang est foncé et s'écoule lentement en nappe ;
- l'hémorragie artérielle, le sang est rouge vif et s'écoule par jets.

La coagulation du sang est susceptible d'intervenir efficacement dans les deux premiers cas, non dans le troisième.

Retenir

- **Le sang est composé d'*éléments figurés* (les globules rouges ou hématies, et blancs ou leucocytes) aux rôles bien spécifiques.**
- **Le *plasma*, ou partie liquide du sang, véhicule des substances nutritives vitales, mais aussi des déchets de l'organisme.**

3. Aujourd'hui, une campagne du ministère de la Santé recommande cinq fruits et légumes par jour.

Retenir

- La *circulation sanguine* se fait par l'intermédiaire des vaisseaux sanguins. Il existe, selon le trajet du sang, la grande et la petite circulation.
- L'*hygiène de l'appareil circulatoire* est basée sur une bonne alimentation et sur la pratique régulière d'une activité physique. Elle est destinée à prévenir les maladies cardio-vasculaires (MCV).

S'entraîner

1. Nommez les trois éléments figurés du sang.
2. Précisez leur rôle.
3. Indiquez en quoi la lymphe et le sang diffèrent.
4. Expliquez le rôle et le fonctionnement du cœur.
5. Légendez le schéma suivant.

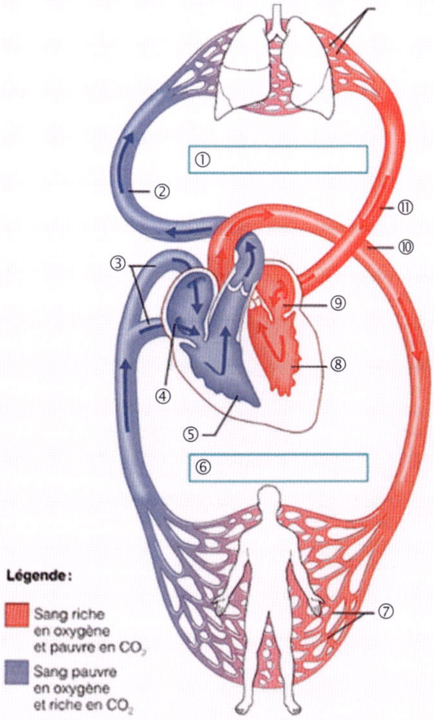

6. Nommez les trois grandes maladies cardio-vasculaires.
7. Indiquez comment prévenir les maladies cardio-vasculaires.

Chapitre

6 L'appareil excréteur et l'excrétion

Mots-clés

- Excrétion
- Appareil urinaire
- Homéostasie

Situation

L'infection urinaire de Chérine

Margot, assistante maternelle, est inquiète. Chérine, la petite fille de 10 mois dont elle s'occupe, présente différents symptômes : refus de s'alimenter, troubles digestifs (vomissements, diarrhée) et fièvre. Devant l'état de santé de Chérine, Margot décide d'appeler M. et Mme B, les parents de Chérine. Ces derniers rentrent rapidement à leur domicile et emmènent leur fille à l'hôpital. Une infection urinaire est diagnostiquée. Le médecin explique à M. et Mme B qu'une bactérie (colibacille d'origine intestinale) s'est installée au niveau de la vessie de Chérine et qu'il faut l'éliminer. Pour ce faire, Chérine est placée sous antibiotiques.

LA FRÉQUENCE DES INFECTIONS URINAIRES À COLIBACILLES

Les infections urinaires sont des infections qui concernent l'appareil urinaire. Il existe différentes infections selon l'organe qui est touché : à savoir le *rein*, la *vessie* ou l'*urètre*.
Elles sont de gravité variable. Lorsque l'infection se localise au niveau de l'urètre, on parle d'urétrite. Lorsqu'elle remonte au niveau de la vessie, c'est la cystite. Enfin, si elle atteint les reins, on parle de pyélonéphrite.
L'infection est toujours liée à la présence de *bactéries* qui se développent dans les voies urinaires, et tout particulièrement les *bactéries Escherichia Coli*. Ces bactéries sont présentes, de façon normale, dans l'intestin (côlon) mais elles peuvent « *migrer* » vers les voies urinaires.

Les infections urinaires sont plus fréquentes chez les femmes que chez les hommes (chez les femmes, le conduit urétral est plus proche de l'anus et l'urètre est plus court).
Les rapports sexuels sont aussi des facteurs favorisant les infections urinaires. De même, une prostate volumineuse chez l'homme (qui bloque la vessie) et des calculs rénaux, sont également des facteurs favorisant les infections urinaires.
Notons aussi que certaines pathologies (ex. : cancers, diabète, etc.) ou des médicaments (ex. : la cortisone) peuvent favoriser les infections urinaires.
Enfin, des pathologies empêchant la vessie de se vider exposent aussi aux infections urinaires.

Étude de cas

Document 1.14
Infections urinaires à colibacille.
www.e-sante.fr

Pas toujours facile de savoir si un enfant est véritablement constipé. Certains vont par nature à la selle tous les jours, d'autres beaucoup moins souvent, tout comme les adultes, sans que cela soit pour autant anormal. La tâche des parents est encore compliquée par le fait que l'enfant n'exprimera pas nécessairement de plainte particulière. Le diagnostic est donc difficile à poser et seul le médecin peut se prononcer, d'autant que « les enfants tolèrent mieux les différents symptômes de la constipation que les adultes », explique le Dr Florence Compeotto, gastroentérologue à l'hôpital Necker à Paris. Le médecin va donc chercher une série de symptômes typiques.

– Les selles doivent être moins fréquentes que d'habitude depuis au moins un mois.
– L'enfant doit aller à la selle moins de deux ou trois fois par semaine.
– L'expulsion des selles est difficile et douloureuse.
– Il est souvent victime d'encoprésie, c'est-à-dire de fuites fécales incontrôlées.
– Il se plaint régulièrement de douleurs abdominales et peut avoir le ventre ballonné.

La constipation est un phénomène relativement fréquent chez les enfants : on estime qu'elle concerne près de 30 % d'entre eux à un moment donné de leur vie. Contrairement aux adultes, elle est plus fréquente chez les garçons que chez les filles.

LES BONS GESTES AU QUOTIDIEN

Pour réduire les épisodes de constipation, il suffit généralement d'améliorer son hygiène de vie et de prendre de bonnes habitudes.

– Première mesure, une évidence trop peu souvent appliquée : **il faut s'assurer que l'enfant boit suffisamment**. Il n'a probablement pas le réflexe de le faire seul, vous devez donc vérifier qu'il boit aux repas mais aussi entre les repas. L'idéal, c'est l'eau, surtout si elle est riche en magnésium, connu pour faciliter le transit. Pas toujours facile : vous pouvez donc parfois la remplacer par du jus d'orange nature (éventuellement coupé avec un peu d'eau) avec la pulpe, qui a également pour effet d'accélérer le transit.
– L'autre maître-mot, ce sont **les fruits et légumes**. Ils sont très riches en fibres et faciliteront donc le transit. Toute la difficulté consiste donc à convaincre votre enfant qu'en plus, ils sont bons. Un peu de patience, cela finira par venir : ne renoncez pas et servez-lui de petites portions à chaque repas.
– Vous pouvez, en complément, lui donner **un peu de son,** excellent pour le transit.
– Il faut également **modifier ses habitudes défécatoires** et l'inciter à aller à la selle très régulièrement, deux à trois fois par jour, sans l'y laisser plus de 15 minutes à chaque fois.

Étude de cas

Document 1.15
Constipation chez l'enfant (extrait).
www.sante.journaldesfemmes.com

Questions

En utilisant le document 1.14 :

- Nommez le mal dont souffre Chérine et l'organe touché par cette pathologie.
- Indiquez le rôle des antibiotiques prescrits à Chérine.
- Proposez deux moyens de prévention.

En utilisant le document 1.15 :

- Énumérez les signes évocateurs de la constipation chez le nourrisson et l'enfant.
- Listez quelques mesures hygiéno-diététiques.

BIOLOGIE

Comprendre

1 L'anatomie de l'appareil urinaire

L'appareil urinaire participe à l'évacuation des déchets de l'organisme. Il comprend les reins et les voies urinaires (*cf.* Figure 1.44).

A) Les reins

Ils présentent :
- une *membrane* protectrice ;
- une *zone corticale* vascularisée ;
- une *zone médullaire* formée de millions de néphrons.

B) Les voies urinaires

Elles présentent :
- le *bassinet*, réservoir collectant l'urine ;
- les *deux uretères*, conduits faisant progresser l'urine vers la vessie ;
- la *vessie*, poche élastique remplie d'urine ;
- l'*urètre*, conduit évacuant l'urine.

Le fonctionnement du rein est fondé sur les échanges sanguins.

Figure 1.44 Coupe d'un rein et de la voie urinaire

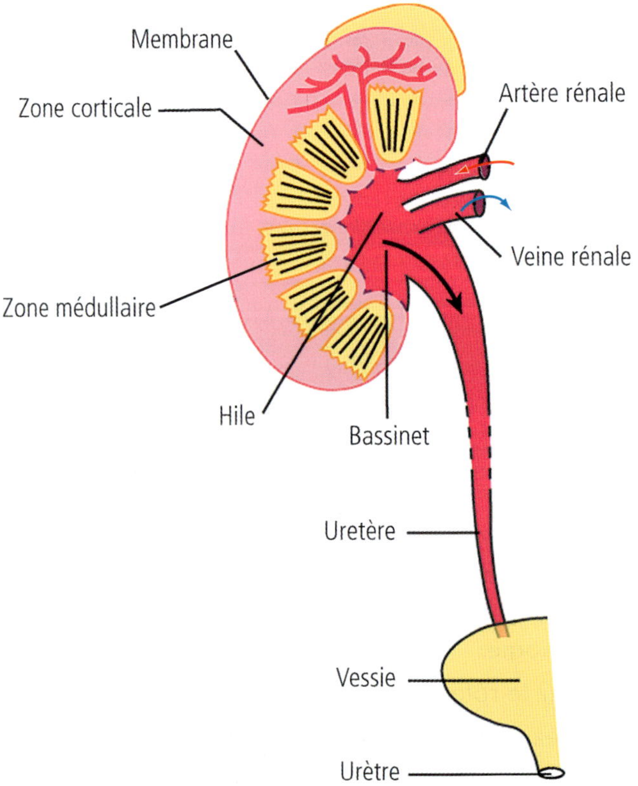

2 Le fonctionnement de l'appareil urinaire

A) La vascularisation du rein (le filtre rénal)

L'*artère rénale* venue de l'aorte, arrive au rein avec un sang non filtré. Ce sang circule dans le rein et sort *filtré* par la *veine rénale*, qui se jette dans la veine cave inférieure.
Ces deux gros vaisseaux se ramifient dans le rein en un riche *réseau capillaire* d'une extrême minceur. Il se plaque contre les nombreux *tubes urinifères*, permettant ainsi les échanges entre le sang et l'urine. Le *néphron* joue un rôle capital dans le fonctionnement du rein.
Le fonctionnement du rein est complexe. Il joue le rôle de filtre qui fait un choix sélectif.

B) La structure et le rôle du néphron (ou tube urinifère)

Le néphron est un très petit tube urinifère. C'est l'*unité fonctionnelle* du rein, c'est-à-dire le lieu de *filtration du sang* à partir duquel est produite l'urine (*cf.* Figure 1.45).
Chaque rein contient plus d'un million de néphrons. Ils ont un rôle capital dans le fonctionnement du rein puisque l'on sait que, chaque jour, 1 600 litres de sang et 180 litres de plasma sont filtrés par les néphrons du rein.
Le néphron est constitué d'un *glomérule* (qui filtre) et de tubules ondulés (minuscules canaux entourés de capillaires sanguins) qui collectent l'urine et la transportent vers le bassinet.

Figure 1.45 Interprétation schématique du néphron et de sa vascularisation

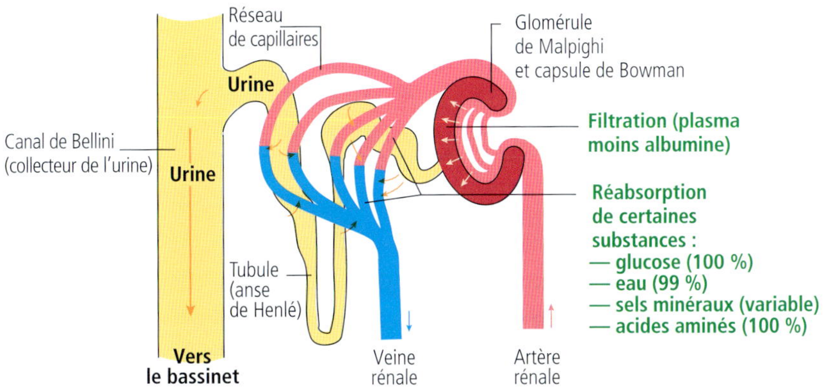

C) L'élimination de l'urine

En éliminant l'urine (qui vient du plasma sanguin), les reins jouent un rôle essentiel dans l'épuration de l'organisme.
Liquide jaune, limpide, légèrement acide, l'urine est rejetée à raison de 1 L à 1,5 L par jour. On dit que « l'urine est une solution salée d'urée ». Sa composition le prouve (*cf.* Tableau 1.15).

Tableau 1.15 Exemples de solution salée d'urée

Solution salée d'urée	Exemples
– Solution = eau	– Si l'on boit beaucoup, on urine beaucoup (l'urine est riche en eau et pauvre en sels)
– Salée = sel	– Si l'on boit peu, on urine peu (l'urine est pauvre en eau et riche en sels)
– Urée = l'urée et l'acide urique	– Déchets provenant de la dégradation des protides, rejetés par le rein

D) Le maintien de l'homéostasie

Le rein participe de façon efficace au maintien de l'homéostasie, c'est-à-dire au *maintien de la constance du milieu intérieur*.
Le rein retient dans le sang les substances nutritives indispensables à l'organisme et laisse passer les éléments en excès dans le sang (*cf.* Tableau 1.16).

Tableau 1.16 Principe du filtrage et quantités filtrées

Le rein laisse passer les éléments en excès dans le sang (plasma)	Le rein arrête ou réabsorbe les substances nutritives indispensables à l'organisme
– L'eau – Les sels et autres minéraux – L'urée – L'acide urique – Déchets toxiques de l'urine	– Protides (albumine) – Glucides (glucose) – Acides aminés
= Substances qui vont dans l'urine	*= Substances qui restent dans le sang (plasma)*

3 Les dysfonctionnements de l'appareil urinaire

Les principaux dysfonctionnements de l'appareil urinaire sont les infections urinaires et les incontinences urinaires.

A) Les dysfonctionnements détectés par l'analyse d'urines

L'analyse d'urines renseigne sur les infections qui touchent l'appareil urinaire ou l'appareil circulatoire. Elle permet de déceler les micro-organismes pathogènes et les substances anormales (*cf.* Tableau 1.17).

Tableau 1.17 Dysfonctionnements détectés par l'analyse d'urine

Constituants anormaux de l'urine	Maladies détectées
– L'albumine	– Inflammation du rein, hypertension artérielle
– Le glucose	– Diabète
– L'urée (en excès)	– Urémie
– Des micro-organismes	– Infections urinaires

B) Les infections urinaires

Les trois principales infections urinaires ont une cause bactérienne et doivent être prévenues. Elles représentent la première cause d'infections nosocomiales (*cf.* Tableau 1.18).

Tableau 1.18 Les infections urinaires

Affections	Caractéristiques	Méthodes de prévention
– Urétrite – Cystite	– Infection de l'urètre – Infection de la vessie	– Éviter la stase urinaire : boire et uriner souvent – Éliminer les risques de contamination : • hygiène périnéale • traitement des infections • miction après l'acte sexuel
– Pyélonéphrite	– Infection du bassinet et du rein	– Prévenir la constipation

C) Les incontinences urinaires

L'incontinence urinaire est une émission incontrôlée d'urine. Elle est due à la perte du contrôle du sphincter vésical (*cf.* Tableau 1.19).

Tableau 1.19 Les incontinences urinaires

Types d'incontinence	Définitions et caractéristiques	Traitements
L'incontinence urinaire « pure »	C'est l'émission involontaire des urines	Il existe trois formes de traitement : – les médicaments – la rééducation : gymnastique du périnée, stimulis électriques – la chirurgie Si cela échoue, il faut proposer au patient des traitements palliatifs. Exemples : – port de couches – pose d'étuis, de sondes, etc.
L'incontinence par besoin	C'est un besoin irrésistible d'uriner, suivi d'une émission d'urine incontrôlée	
L'incontinence après la miction	C'est la perte de quelques gouttes d'urine après avoir uriné	

4 L'hygiène de l'appareil urinaire et la prévention

La prévention des infections urinaires peut se résumer à quelques conseils d'hygiène élémentaires :

– boire beaucoup d'eau pour éviter la stase urinaire ;
– faire des exercices physiques ;
– éliminer les risques de contamination (pratiquer les mictions post-coïtales après un rapport sexuel, adopter une bonne hygiène périnéale) ;
– traiter rapidement les infections gynécologiques.

5 L'excrétion fécale

A) Principe

L'excrétion consiste en l'évacuation des matières qui n'ont pas été absorbées par le corps. Par exemple, les fibres alimentaires ne sont pas absorbées par le corps, ce qui contribue à donner du volume et à hydrater les selles, facilitant ainsi l'excrétion. Le contenu fécal est « poussé » en masse tout au long de l'intestin jusqu'au rectum où il sera expulsé.

B) Troubles

Constipation et diarrhée sont les principaux troubles de l'excrétion fécale. Les causes peuvent être multiples : défaillance organique, « erreur de régime », environnement, stress, etc. (*Cf.* Chapitre 10 pour les signes, conséquences et traitements).

Retenir

- ***Le rein est un filtre.*** **Il évacue certaines substances en excès dans le sang (ex. : l'eau, les sels minéraux et les déchets), il maintient dans l'organisme les substances indispensables à la vie des cellules (protides, glucides et acides aminés).**
- **Le rein rejette les déchets sous forme d'urine (dite solution salée d'urée) à raison de 1 L à 1,5 L par jour.**
- **Le *néphron* est un très petit tube urinifère à partir duquel est produite l'urine. Chaque rein contient plus d'un million de néphrons.**
- **Le terme « *solution salée d'urée* » explique bien la composition de l'urine : c'est une solution (= eau) salée (= sel) d'urée (= déchets azotés de l'organisme).**
- **L'*analyse d'urines* permet de déceler les dysfonctionnements du rein et les maladies telles que le diabète, l'urémie, etc.**

S'entraîner

1 **Indiquez le rôle de l'excrétion.**

2 **Nommez les deux principaux produits de l'excrétion.**

3 **Légendez les différentes parties de l'appareil urinaire.**

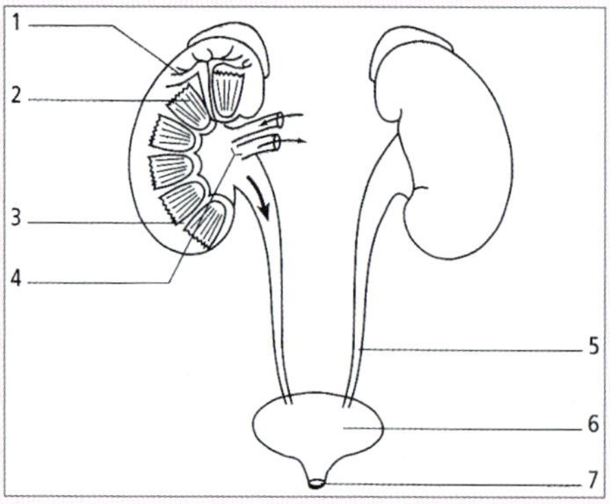

4 **Donnez le rôle du rein.**

Chapitre 7

L'appareil respiratoire, la respiration

Mots-clés

- Respiration
- Poumons
- Échanges gazeux
- Asphyxie

Situation

Margot, 8 mois, présente une légère fièvre (38° C), tousse et émet un bruit lorsqu'elle expire. Sa respiration est plus rapide qu'à l'ordinaire. La directrice de la crèche prévient les parents de Margot et les invite à se rendre chez le pédiatre qui diagnostique un début de bronchiolite. Par mesure d'hygiène préventive, l'enfant devra rester quelque temps à la maison.

QUE FAUT-IL FAIRE SI L'ENFANT EST MALADE ?

– **Désencombrer le nez du nourrisson** avec du sérum physiologique en cas de rhume.
– **Si l'enfant présente des signes de bronchiolite** (gêne respiratoire et difficulté à s'alimenter), il faut l'emmener voir rapidement votre médecin.
Cette maladie est **souvent bénigne** mais, chez l'enfant de moins de 3 mois, **elle peut être grave.**
Il faut suivre le traitement du médecin qui prescrira la plupart du temps des séances de **kinésithérapie respiratoire** pour désencombrer les bronches.

L'enfant sera, dans la plupart des cas, guéri au bout de 5 à 10 jours et toussotera pendant 2 à 3 semaines.

LA BRONCHIOLITE, QU'EST-CE QUE C'EST ?

– La bronchiolite est une maladie des petites bronches due à un virus **répandu et très contagieux.** Chaque hiver, elle touche près de 30 % des nourrissons.
– Le virus **se transmet par la salive, les éternuements, la toux, le matériel souillé par ceux-ci et par les mains.** Ainsi le rhume de l'enfant et de l'adulte peut entraîner la bronchiolite du nourrisson.

Etude de cas

Document 1.16

BIOLOGIE

LE TRAJET DE L'AIR DANS L'APPAREIL RESPIRATOIRE HUMAIN

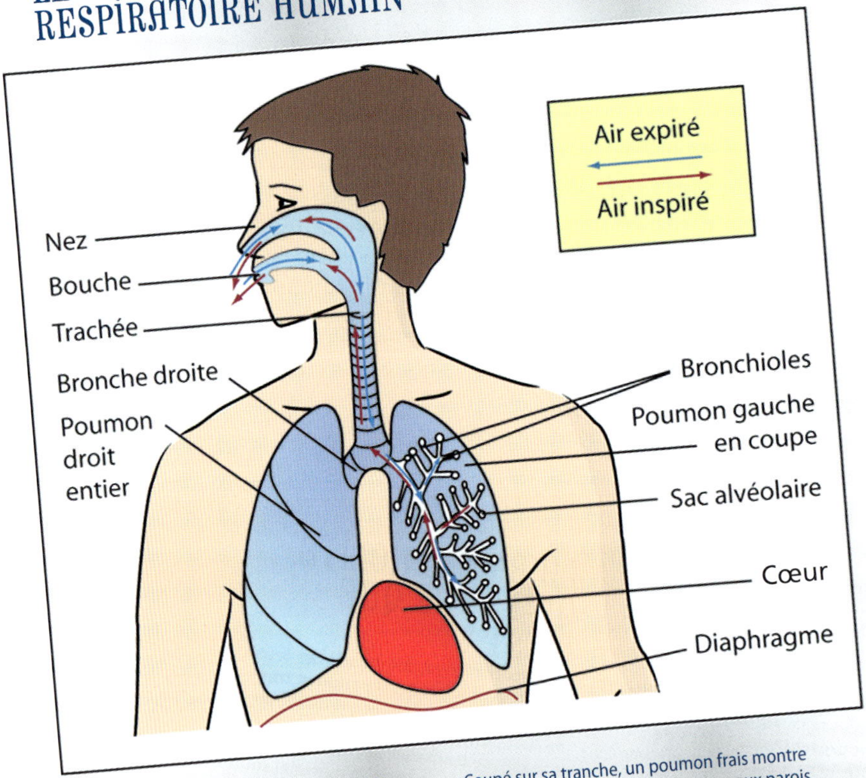

L'air inspiré pénètre par la bouche et le nez puis traverse la trachée qui se ramifie en bronches et bronchioles jusqu'aux sacs alvéolaires. Trachée et bronches sont des conduits comportant des anneaux cartilagineux facilitant le transport de l'air. L'air expiré suit le même trajet, mais en sens inverse.

Coupé sur sa tranche, un poumon frais montre deux types de conduits : des canaux aux parois rigides pourvues de petits cils (bronches et bronchioles) et d'autres aux parois plus flasques (vaisseaux) d'où peut surgir du sang. Il existe donc deux systèmes de canalisation distincts : un pour l'air et un pour le sang.

Document 1.17
L'appareil respiratoire.
www.assistancescolaire.com

LES TROUBLES RESPIRATOIRES

Les troubles respiratoires sont liés aux pathologies de l'appareil respiratoire (poumons, bronches, bronchioles, alvéoles, etc.)
Comme nous le savons, l'intérieur des bronches est tapissé de cils microscopiques mobiles dont le rôle est de rejeter vers l'extérieur les poussières. La toux supplée à ce système d'évacuation des déchets quand il fonctionne mal.
Voyons les différents troubles respiratoires :
– si les muscles qui entourent les bronches se contractent de façon trop importante, le calibre des bronches peut être diminué : c'est le *bronchospasme* ;
– lors d'une *crise d'asthme*, une contraction des bronches se traduit par une respiration difficile et une toux très caractéristique ;
– l'excès de liquide entre les deux feuillets de la plèvre est appelé *pleurésie* ;
– on peut aussi observer des difficultés pour respirer chez les bébés prématurés ou souffrant de la maladie des membranes hyalines ;
– une maladie génétique bien connue, la *mucoviscidose*, peut entraîner le décès.

Notons que les *alvéoles* (partie la plus extrême des bronches) sont particulièrement sensibles aux infections, car elles constituent un environnement humide et chaud, propice à la prolifération des « *micro-organismes* ».
C'est pourquoi un simple refroidissement peut évoluer vers la *pneumonie* (infection du poumon). Elle peut être d'origine virale ou bactérienne.
Il faut savoir que le tabagisme est source de troubles respiratoires. La fumée inhalée dans les poumons, irrite et altère gravement les moyens de défense de l'arbre bronchique (*bronchite chronique*). On sait aussi que certaines poussières (comme les fibres d'amiante) ne sont évacuées qu'en plusieurs années ; elles sont à l'origine de maladies graves.
Pour soulager les patients atteints de pathologies respiratoires, les médecins utilisent la *respiration artificielle*. C'est une technique assistant les malades en état d'insuffisance respiratoire grave.

Etude de cas

Document 1.18
Les troubles de la respiration.
www.chambon.ac-versailles.fr

Questions

En utilisant le document 1.16 :

- Identifiez le type de micro-organisme responsable de la bronchiolite de Margot.
- Précisez la voie de contamination.
- Nommez la fonction/l'appareil atteint par cette maladie.
- Précisez l'organe infecté.
- Précisez les principaux symptômes de cette maladie et sa durée.

En utilisant le document 1.17 :

- Nommez les organes qui composent l'appareil respiratoire.
- Identifiez le rôle de l'appareil respiratoire.

En utilisant le document 1.18 :

- Énumérez les pathologies possibles de l'appareil respiratoire.
- Proposez des règles d'hygiène simples pour prévenir les pathologies (hors maladies génétiques).

1 L'anatomie de l'appareil respiratoire

L'appareil respiratoire permet un échange gazeux entre le sang des veines et l'air atmosphérique. Il fournit le dioxygène (O_2) au sang et expulse du corps les déchets gazeux, comme le dioxyde de carbone (CO_2). Il a donc une fonction vitale de nutrition (*cf.* Figure 1.46).

Figure 1.46 L'appareil respiratoire

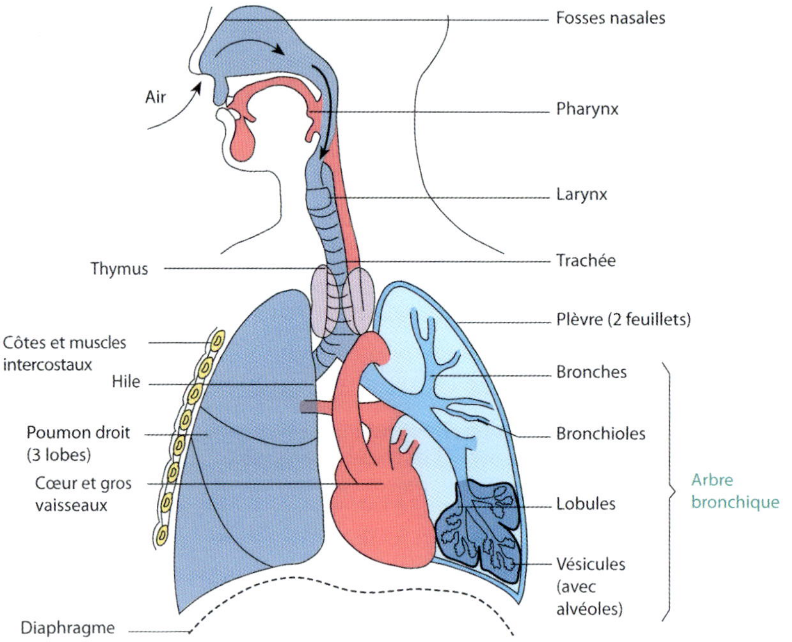

A) Les voies respiratoires

Les caractéristiques anatomiques et les fonctions

Chaque organe des voies respiratoires présente des caractéristiques anatomiques particulières adaptées à ses fonctions (*cf.* Tableau 1.20).

Les caractéristiques communes des voies respiratoires

Les conduits respiratoires, de la trachée aux bronchioles, présentent quatre caractères communs (*cf.* Tableau 1.21).

B) Les poumons

Les poumons sont recouverts par la plèvre. Il sont divisés en *lobules pulmonaires* (ou mini-poumons).
Une bronchiole pénètre dans chaque lobule et s'y ramifie dans de nombreuses *vésicules pulmonaires* dont les parois, bosselées, forment des *alvéoles*. Les capillaires sont étroitement accolés aux alvéoles dont la paroi est très mince (*cf.* Figure 1.47).

On peut ainsi résumer l'anatomie des poumons :
– un arbre ramifié plein *d'air* (l'arbre bronchique) ;
– un arbre ramifié plein de *sang rouge sombre* (l'arbre artériel) ;
– un arbre ramifié plein de *sang rouge vif* (l'arbre veineux).
Le tout enveloppé de tissu conjonctif.

Tableau 1.20 Caractéristiques anatomiques et fonctions

Organes	Caractéristiques	Fonctions
Fosses nasales	Elles sont faites de nombreux replis vascularisés (les cornets)	Elles permettent le filtrage et le réchauffement de l'air
Pharynx	Appelé gorge, il renferme les amygdales	C'est un carrefour aéro-digestif
Larynx	Il renferme les cordes vocales	Ce sont les organes de la voix
Trachée artère	Elle est maintenue béante par des anneaux cartilagineux	Elle permet le passage de l'air
Bronches	Leur paroi est composée d'anneaux cartilagineux et de muscles lisses	Elles permettent le passage de l'air
Bronchioles	Elles sont composées : – en partie de cartilage – en partie de fibres lisses	Elles permettent le passage de l'air et la contraction et la dilatation des parois
Lobules	Un lobule pulmonaire constitue un mini-poumon (il a la même anatomie, en plus petit, que le poumon)	Ils permettent le passage des vaisseaux et des nerfs. Ils favorisent l'élasticité pulmonaire
Vésicules	Elles ont l'aspect de petits sacs. Leurs bosselures s'appellent alvéoles	Elles permettent les échanges gazeux pulmonaires. Elles offrent une grande surface d'échanges (il y a des millions d'alvéoles)

Tableau 1.21 Caractéristiques communes des voies respiratoires et intérêts pour l'organisme

Caractéristiques	Intérêts
Les voies respiratoires sont pourvues de : – cils vibratiles	– arrêtent les poussières et les rejettent vers l'extérieur
– glandes (sécrétant un mucus)	– humidifient l'air – englobent les poussières – tuent les micro-organismes (microbicides)
– vaisseaux sanguins	– nourrissent les tissus – réchauffent l'air
– nerfs	– permettent la sensibilité olfactive (au niveau du nez) – modifient le calibre des conduits respiratoires
– surfactant (au niveau des alvéoles pulmonaires)	– empêche l'affaissement des alvéoles pulmonaires
Intérêts communs des voies respiratoires Ces conduits amènent aux poumons un air : – *purifié* – *humidifié* → qui répond aux besoins de l'organisme – *réchauffé*	

Figure 1.47 La surface d'échange au niveau pulmonaire

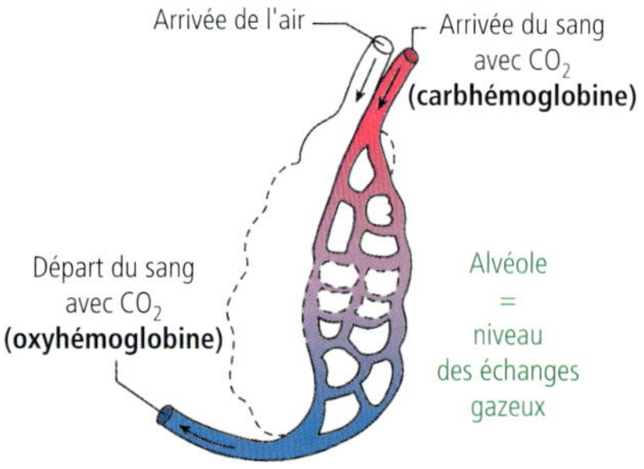

Une vésicule pulmonaire et son irrigation sanguine

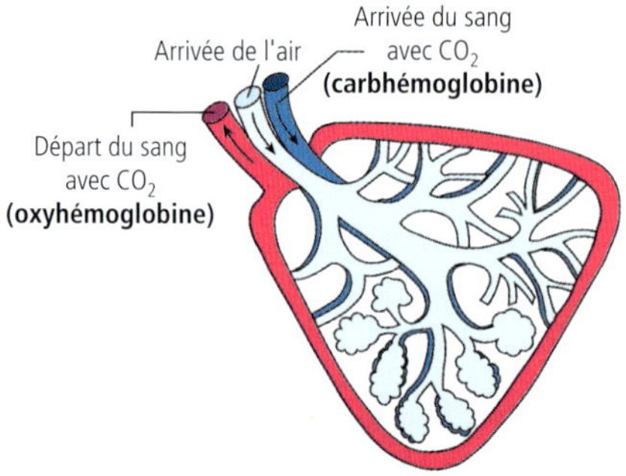

(Le sang avec O_2 passe à la périphérie du lobule ; le sang avec CO_2 passe le long des bronchioles)

Un lobule pulmonaire et son irrigation sanguine

2 Le fonctionnement de l'appareil respiratoire

Le renouvellement de l'air dans les poumons (véritable *mécanique ventilatoire*) est réglé par le système nerveux.

A) Les mouvements respiratoires

Chez l'adulte, il y a 16 à 18 mouvements respiratoires par minute.

La respiration normale

– À l'*inspiration*, les côtes et le sternum se soulèvent et le diaphragme s'abaisse, ce qui entraîne un accroissement de la cage thoracique. C'est un phénomène actif. Les poumons, solidaires, suivent le mouvement ; 0,5 L d'air pénètre dans les poumons. C'est l'air courant.
– À l'*expiration*, il y a relâchement des muscles et les poumons reprennent leur volume initial (en rejetant la même quantité d'air). C'est un phénomène passif.

La respiration forcée

– À l'*inspiration forcée*, on observe une dilatation maximale de la cage thoracique, du fait de la contraction volontaire des muscles releveurs des côtes. Il pénètre 1,5 L d'air. C'est l'air *complémentaire*.
– À l'*expiration forcée*, il y a contraction des muscles abaisseurs des côtes. Il s'échappe 1,5 L d'air. C'est l'air de réserve.

La capacité respiratoire

La capacité respiratoire est l'ensemble de :
– l'air courant = 0,5 L ;
– l'air complémentaire = 1,5 L ;
– l'air de réserve = 1,5 L.
De l'*air résiduel* reste en permanence dans les poumons pour maintenir leur forme. La capacité respiratoire totale est égale à 5 L (*cf.* Figure 1.48).
Elle se mesure à l'aide d'un appareil appelé *spiromètre* (la pratique sportive peut augmenter cette capacité pulmonaire jusqu'à 5 ou 6 L).

Figure 1.48 La capacité respiratoire

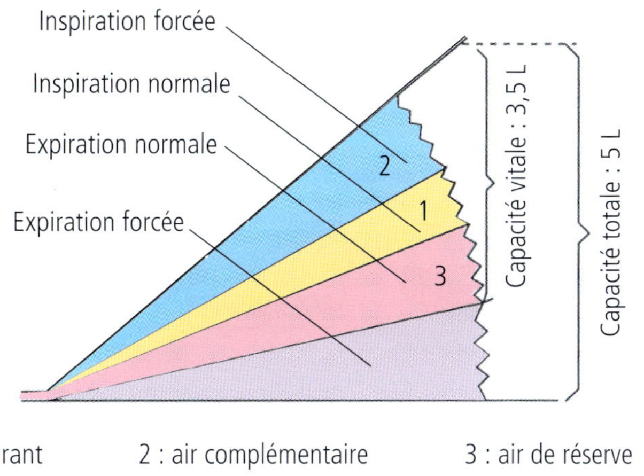

B) Les échanges gazeux respiratoires

On entend par échanges gazeux le phénomène qui permet l'arrivée et la sortie des gaz respiratoires : le *dioxygène* (O_2) et le *dioxyde de carbone* (CO_2) (*cf.* Figure 1.49).

Le rôle de l'hémoglobine du sang dans les échanges gazeux

Au cours de la respiration, il y a :
- absorption du *dioxygène* (O_2) ;
- rejet du *dioxyde de carbone* (CO_2) et de la vapeur d'eau.

Ainsi, du dioxygène de l'air passe dans le sang et du dioxyde de carbone est rejeté dans l'air extérieur. C'est l'*hémoglobine du sang* qui a la propriété de fixer l'O_2 et le CO_2 :
- hémoglobine + O_2 = Oxyhémoglobine
- hémoglobine + CO_2 = Carbhémoglobine

Les échanges gazeux au niveau des tissus

- Le sang arrive sous forme *d'oxyhémoglobine* au niveau des cellules des différents organes.
- L'hémoglobine décharge son *dioxygène* (nécessaire à la vie) et se charge des déchets cellulaires : le *dioxyde de carbone*.
- Le sang repart vers les poumons sous forme de *carbhémoglobine* pour se purifier.

Les échanges gazeux au niveau des poumons

- Le sang arrive sous forme de *carbhémoglobine* au niveau des alvéoles pulmonaires.
- L'hémoglobine libère le *dioxyde de carbone* (qui est rejeté dans l'air expiré) et récupère le *dioxygène* de l'air inspiré.
- Le sang repart sous forme d'*oxyhémoglobine* vers le cœur, puis vers les cellules et le cycle recommence.

BIOLOGIE

Figure 1.49 Les échanges gazeux au niveau des poumons et des tissus

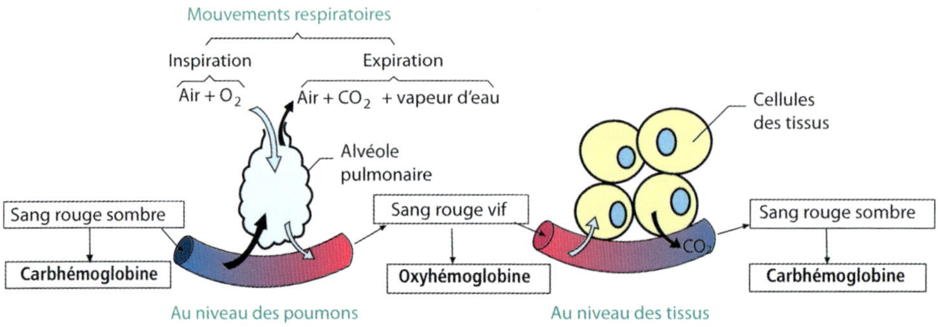

3 L'hygiène de l'appareil respiratoire et la prévention

L'hygiène de l'appareil respiratoire est basée sur des conseils simples d'hygiène de vie. Il est conseillé de respirer toujours par le nez, de faire des exercices physiques, d'assurer la qualité de l'air et d'entretenir écologiquement son habitat.

A) Respirer toujours par le nez

Nous avons vu les caractères communs des voies respiratoires, il faut donc utiliser les ressources de la nature et respirer de préférence par le nez.

B) Faire des exercices physiques

Les exercices physiques permettent d'utiliser au maximum la surface des poumons, favorisant ainsi leur travail.

C) Assurer la qualité de l'air

La respiration est un « acte vital » que nous devons protéger :
- *l'air doit être bien oxygéné*, d'où l'intérêt de faire des marches au grand air ;
- *l'air doit être pur*, d'où l'intérêt de le renouveler souvent ;
- *l'air doit avoir un bon degré hygrométrique*. Il est conseillé d'humidifier l'air trop sec dû aux appareils de chauffage (surtout dans les chambres d'enfant).

D) Entretenir écologiquement l'habitat

Pour entretenir l'habitat, il est conseillé de pratiquer un « ménage écologique » :
- aérer pendant le ménage ;
- dépoussiérer avec un torchon humide (pour éviter de déplacer la poussière) ;
- balayer par « petits carrés » et préférer l'aspirateur au balai ;
- pratiquer le nettoyage humide ;
- éviter de faire des mélanges de gaz toxiques pour la respiration (ex. : eau de Javel + lessive !) ;
- secouer la literie à l'extérieur (ou mieux : utiliser un aspirateur).

4 Les dysfonctionnements de l'appareil respiratoire

Les dysfonctionnements de l'appareil respiratoire sont classés en deux catégories : les affections et les asphyxies.

A) Les affections de l'appareil respiratoire

Les affections de l'appareil respiratoire peuvent avoir des causes diverses ; leurs conséquences dépendent de l'âge et de l'état de fragilité du sujet atteint (*cf.* Tableau 1.22).

Tableau 1.22 Causes et conséquences des affections de l'appareil respiratoire

Affections respiratoires	Causes	Conséquences et explications
La *rhino-pharyngite* : inflammation du nez et de la gorge	Virus	Toux, gêne respiratoire et risque de surinfection bactérienne (otite, bronchite)
La *laryngite* : inflammation du larynx	Bactérie	Extinction de la voix
L'angine : inflammation du pharynx et des amygdales	Virus ou bactérie	Elle provoque une gêne à la déglutition et peut se compliquer (selon la cause)[a]
La *bronchite* aiguë et chronique : inflammation des bronches et des bronchioles	Virus favorisé par l'environnement : pollution, tabac, froid, etc.	Elle est responsable de : – toux (avec expectorations) – douleurs thoraciques – fièvre+++
La *pneumopathie* : infection du poumon	Bactérie et virus	Elle est responsable de : – toux (avec expectorations) – douleurs thoraciques – fièvre
L'asthme : obstruction bronchique récidivante	– Allergique (acariens, pollen) – Génétique	Elle provoque des crises de « dyspnée » (sifflantes) accompagnées de : – cyanose, malaise, sueurs, etc. – battements du cœur, etc.

a. Risque de complications graves si l'angine est due au streptocoque A.

B) Les asphyxies

Il y a deux grandes causes d'asphyxie. Les conséquences sont toujours graves ; la vie du sujet dépend de la rapidité et de l'efficacité des secours (*cf.* Tableau 1.23).

Tableau 1.23 Les causes et les conséquences des asphyxies

Causes	Exemples	Conséquences et explications
Obstruction des voies respiratoires	– Avalanche – Éboulement – Noyade – Corps étranger, etc.	En cas de privation d'air : – la ventilation respiratoire peut être ralentie ou arrêtée – la circulation sanguine peut être polluée (le sujet est pâle ou cyanosé) – il y a atteinte des cellules nerveuses du centre respiratoire (bulbaire), la victime devient rapidement inconsciente
Atteinte du centre nerveux respiratoire et des muscles respiratoires	– Absorption de tranquillisants – Inhalation de gaz toxiques – Électrisation – Hémorragie au cerveau – Absorption d'un alcool	

BIOLOGIE

Retenir

- L'appareil respiratoire est composé de *nombreux organes* qui vont du nez aux vésicules pulmonaires. Ces organes ont des caractéristiques communes.
- L'anatomie des poumons est comparée à un *arbre ramifié* : plein d'air et plein de sang, enveloppé dans du tissu conjonctif.
- La *respiration normale* comprend des mouvements d'inspiration et d'expiration.
- L'*hémoglobine du sang* joue un rôle important dans les échanges gazeux pulmonaires.
- Hémoglobine + O_2 = Oxyhémoglobine.
- Hémoglobine + CO_2 = Carbhémoglobine.
- La *capacité respiratoire* est l'ensemble de :
  - l'air courant ;
  - l'air complémentaire ;
  - l'air de réserve.
- Les *principales affections de l'appareil respiratoire* sont les rhino-pharyngite, laryngite, angine, bronchite, pneumopathie et asthme.
- L'*asphyxie* est la privation d'air, donc d'oxygène. Si elle est prolongée, elle est mortelle.
- La *dyspnée* est la difficulté à respirer.

S'entraîner

1. Indiquez le rôle de l'appareil respiratoire.
2. Légendez le schéma de l'appareil respiratoire.

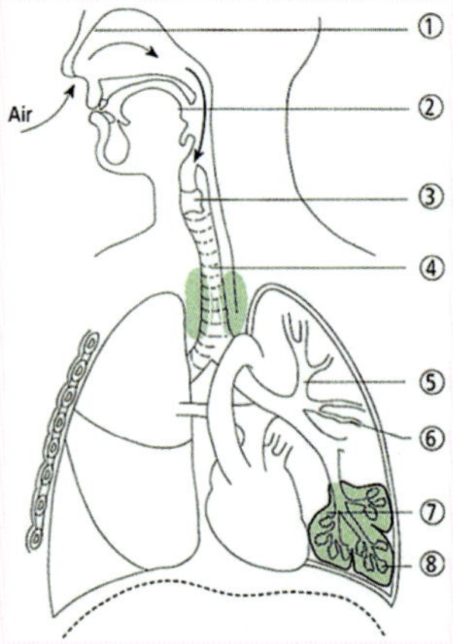

3. Nommez les deux mouvements de la respiration.
4. Expliquez les échanges gazeux respiratoires au niveau des poumons.
5. Expliquez les échanges gazeux respiratoires au niveau des autres organes.
6. Citez cinq affections de l'appareil respiratoire.
7. Listez trois bonnes pratiques d'hygiène de l'appareil respiratoire.

Chapitre 8 Le maintien de l'intégrité de l'organisme

Mots-clés

- Flore microbienne
- Voie de pénétration
- Pouvoir pathogène
- Immunité
- Vaccin
- Sérum

Situation

« L'éruption cutanée » de Romain

Ce matin, au réveil, Romain a de la fièvre (38 °C). Sa maman le conduit malgré cela à l'école. À l'observation, la puéricultrice aperçoit quelques petits boutons rouges dans son dos et soupçonne la varicelle. Sachant que l'épidémie était annoncée, elle demande alors aux parents de Romain de se rendre chez le pédiatre pour un diagnostic plus sûr et leur rappelle la durée de l'éviction scolaire.

La **varicelle** est une maladie infectieuse très contagieuse provoquée par un virus (V.Z. ou *herpesvirus varicellae*). Cette infection touche principalement les enfants de moins de 10 ans. La transmission de la varicelle peut s'effectuer à travers de fines gouttelettes d'un individu à l'autre par des éternuements, une toux ou en partageant un aliment ou un objet.

Les **symptômes** de la varicelle sont au début une légère fièvre, un mal de tête ou encore des rougeurs. Ensuite les symptômes deviennent caractéristiques de cette infection avec des signes cutanés et en particulier les fameux boutons de varicelle. Ces boutons se transforment ensuite en cloques remplies de liquide et sèchent pour former des croûtes.

La varicelle peut parfois mener à des complications graves surtout chez les adultes avec des risques au niveau des poumons, du cerveau (encéphalite) ou de la peau. Les enfants peuvent aussi présenter ces complications mais elles sont beaucoup plus rares. La varicelle chez une femme enceinte peut parfois aboutir à des malformations fœtales.

Le traitement de la varicelle est surtout symptomatique avec l'utilisation de crèmes, badigeons ou lotions pour sécher, désinfecter et calmer les boutons de la varicelle. On peut aussi utiliser des anti-histaminiques contre les démangeaisons et la douleur ainsi que du paracétamol contre la fièvre. Il existe un vaccin contre la varicelle, il est utilisé à grande échelle aux États-Unis mais en Europe reste en général confiné pour des personnes à risques ou dans des cas bien précis.

BONS CONSEILS POUR PRÉVENIR LA VARICELLE

– Le meilleur moyen de **prévention** de la varicelle est la **vaccination**. Depuis le milieu des années 1980, il existe ainsi un vaccin (*à base de virus vivant de la varicelle*) contre la varicelle à utiliser dès l'âge de 12 mois.

– On estime qu'il est important que votre enfant **attrape la varicelle pendant l'enfance** (pour autant qu'il ne souffre pas de problèmes immunitaires), car on sait qu'avoir la varicelle à l'âge adulte peut provoquer davantage de complications (surtout chez la femme enceinte), donc cela peut être nécessaire de l'**amener chez des amis qui ont la varicelle** pour qu'il l'attrape (la varicelle étant très contagieuse). Certains spécialistes de la vaccination (notamment américains) estiment que cette idée de « varicelle-party » (« *chicken pox party* » en anglais) pour attraper naturellement la varicelle n'est pas recommandée. Ils préfèrent la vaccination contre la varicelle, car selon eux cela permet d'éviter toute complication de la varicelle. Relevons aussi qu'une fois qu'on a eu la varicelle on ne peut pas l'avoir une deuxième fois (on dit alors qu'on est immunisé à vie). Après des dizaines d'années, la varicelle peut certes réapparaître sous forme de zona, mais il s'agit d'un autre problème.

Étude de cas

Document 1.19
La varicelle.

BIOLOGIE

LES INFECTIONS NOSOCOMIALES : DÉFINITION ET CIRCONSTANCES DE SURVENUE

DÉFINITION

Les infections nosocomiales (IN) sont les infections contractées dans un établissement de santé.

Cette définition, issue des « 100 recommandations pour la surveillance et la prévention des infections nosocomiales » édité en 1999, a été actualisée en novembre 2006, par le Comité technique des infections nosocomiales et des infections liées aux soins (CTINILS), avec la participation de membres de la Commission nationale des accidents médicaux et la consultation d'experts pluridisciplinaires.

L'infection nosocomiale est désormais intégrée dans les infections associées aux soins (IAS) (R6111-6 du Code de la santé publique). Une infection est considérée comme IAS si elle survient au cours ou au décours d'une prise en charge (diagnostique, thérapeutique, palliative, préventive ou éducative) d'un patient, et si elle n'était ni présente, ni en incubation au début de la prise en charge.

Lorsque que l'état infectieux au début de la prise en charge n'est pas connu précisément, un délai d'au moins 48 heures ou un délai supérieur à la période d'incubation est couramment accepté pour définir une IAS.

Pour les infections du site opératoire, on considère habituellement comme associées aux soins les infections survenant dans les 30 jours suivant l'intervention ou, s'il y a mise en place d'un implant, d'une prothèse ou d'un matériel prothétique dans l'année qui suit l'intervention.

Le critère principal définissant une IAS est constitué par la délivrance d'un acte ou d'une prise en charge de soins au sens large (à visée diagnostique, thérapeutique, de dépistage ou de prévention primaire) par un professionnel de santé ou le patient ou son entourage, encadrés par un professionnel de santé. Aucune distinction n'est faite quant au lieu où est réalisée la prise en charge ou la délivrance de soins, à la différence de **l'infection nosocomiale qui garde son sens de « contracté dans un établissement de santé ».**

Les IAS concernent les patients, malades ou non, mais également les professionnels de santé et les visiteurs.

DES ORIGINES MULTIPLES

Ces infections peuvent être directement liées aux soins dispensés au patient (par exemple l'infection sur cathéter) ou simplement survenir lors de l'hospitalisation, indépendamment de tout acte médical (par exemple une épidémie de grippe). Il existe plusieurs types d'infections nosocomiales relevant de **modes de transmission différents** :

– les infections d'origine « endogène » : le malade s'infecte avec ses propres micro-organismes, à la faveur d'un acte invasif et/ou en raison d'une fragilité particulière ;

– les infections d'origine « exogène » : les micro-organismes ont pour origine les autres malades (transmission croisée entre malades ou par les mains ou matériels des personnels), les personnels ou la contamination de l'environnement hospitalier (eau, air, équipements, alimentation, etc.)

Document 1.20
Les infections nosocomiales.
www.sante.gouv.fr

VACCINS ET VACCINATION

Un vaccin est un médicament à visée préventive des maladies infectieuses.

VACCINS ET VACCINATION

Sauf exception, il est donc administré à des personnes bien portantes : la stimulation de leur système immunitaire par le contact avec une forme atténuée ou inactivée d'un agent infectieux (bactérie, virus, parasite, toxine) permet d'éviter une éventuelle contamination dans l'avenir.

Les premières observations sur les maladies infectieuses datent de l'Antiquité, et les Chinois ont compris très tôt le principe de la variolisation, ancêtre de la vaccination moderne. Mais c'est bien sûr la « révolution pastorienne » qui a fait du vaccin un enjeu de santé publique et de recherche scientifique, dès la fin du XIXe siècle : après Jenner et Pasteur, Koch et plusieurs géants de la microbiologie ont fait entrer la prévention des maladies infectieuses dans l'ère de la médecine expérimentale.

Document 1.21
Vaccins et vaccination.
www.inserm.fr

Les progrès de l'immunologie, puis de la biologie moléculaire et des biotechnologies apportent aujourd'hui la perspective d'une nouvelle révolution vaccinale pour le XXIe siècle.

LE VACCIN : UN « CONFLUENT »

Comme l'a relevé Philippe Kourilsky dans sa leçon inaugurale au Collège de France, le vaccin peut être décrit comme un « confluent » : entre le bien et le mal (on utilise un agent potentiellement mortel pour empêcher la mort), entre la nature et la culture (on exploite les propriété immunitaires naturelles de façon artificielle), entre prévention et thérapie, entre microbiologie et immunologie (les deux disciplines concernées), entre science et industrie, entre logique marchande et logique humanitaire, etc. C'est la raison pour laquelle le vaccin n'est pas seulement un enjeu scientifique, mais aussi une question de société.

FONCTIONNEMENT D'UN VACCIN

L'organisme possède deux grandes lignes de défense immunitaire, innée et adaptative. La première fonctionne dès la naissance (sauf pathologie spécifique) : tout corps étranger (le non-soi) provoque une réaction immunitaire. Celle-ci est automatique et non-spécifique. Elle est aussi sans mémoire. La seconde ligne de défense est une réaction spécifique à des agents infectieux : de nature humorale (anticorps) et cellulaire (lymphocytes T, cellules NK), elle réagit à l'attaque d'agents infectieux comme les virus, les bactéries et les parasites. Mais cette défense immunitaire adaptative est dotée d'une mémoire : si l'agent se représente, il sera identifié. C'est la raison pour laquelle le fait d'avoir subi certaines maladies (comme la rougeole ou les oreillons) nous immunise dans 90 % des cas contre une seconde attaque.

Les cellules infectées par le virus recombinant synthétisent une protéine d'enveloppe (HR ou F du virus de la rougeole, les antigènes apparaissent en jaune) autour de la surface des cellules.

La vaccination est fondée sur cette propriété de notre système immunitaire. Un agent infectieux atténué (vaccin contre la tuberculose ou la poliomyélite) ou une toxine désactivée (tétanos et diphtérie) non pathogène est présenté au patient, sous forme d'une injection, éventuellement d'un spray nasal. Le système immunitaire « apprend » à reconnaître les antigènes de l'agent introduit, c'est-à-dire un ensemble de molécules, protéines ou sucres complexes qui lui sont propres. Lors d'un second contact avec le même agent infectieux, l'organisme présente une réponse très rapide qui est déterminante pour la protection du patient.

Document 1.21 (suite)
Vaccins et vaccination.
www.inserm.fr

Questions

En utilisant le document 1.19 :

- Nommez le micro-organisme responsable de la varicelle.
- Indiquez la voie de pénétration principale du micro-organisme.
- Justifiez le fait que Margot doive rester à la maison une semaine avant de retourner à la crèche.
- Listez les différents soins à apporter à Margot.
- Nommez les moyens de prévention de cette maladie.

En utilisant le document 1.20 :

- Définissez l'expression « infection noscomiale ».
- Indiquez le mode de transmission.

En utilisant le document 1.21 :

- Indiquez le rôle de la vaccination.
- Précisez le rôle des rappels.
- Indiquez le mode de fonctionnement d'un vaccin.

1 Les agents de contamination

Les micro-organismes (également appelés microbes[1]) sont des agents de contamination. Ils sont mesurés en micromètres (1/1 000 mm). Ils tirent leur nom du fait que leur observation n'est possible qu'au microscope.

A) Les différents micro-organismes

La classification des micro-organismes et les germes responsables de maladies

On classe les micro-organismes selon leur origine. Il y a deux grandes espèces : les protistes et les virus (*cf.* Tableau 1.24).

Tableau 1.24 Les protistes et les virus

Classes	Types	Exemples	Maladies
Protistes[a]	Protozoaires	– Trypanosome – Amibe – Hématozoaire	Maladie du sommeil, diarrhée grave, paludisme
	Champignons	*Candidas albicans*	Muguet (chez l'enfant)
	Bactéries	– Bacille – Streptocoque – Pneumocoque	Coqueluche, tuberculose, angine, pneumonie, etc.
Virus	– Gros virus – Moyen virus – Petit virus		Rougeole, rubéole, varicelle, hépatite, poliomyélite, sida, etc.

a. Les protistes se subdivisent en *eucaryotes* (protozoaires, champignons) et *procaryotes* (les bactéries).

Le rôle des micro-organismes

Nous avons vu que les micro-organismes peuvent être responsables de maladies chez l'adulte ou chez l'enfant. Cependant, un certain nombre d'entre eux peuvent aussi être utiles à l'homme comme par exemple le *bacille lactique* qui permet la fermentation lactique (fabrication de yaourts).

B) Les bactéries

Il existe différentes espèces de bactéries. On les classe selon leur morphologie (ou forme) ou selon leur type respiratoire.

La classification selon leur forme

Les bactéries peuvent revêtir des formes très différentes (*cf.* Tableau 1.25).

La classification selon le type respiratoire

Les bactéries sont de trois sortes :

– les bactéries *aérobies* qui ont besoin de dioxygène pour se développer. Ce sont les plus nombreuses (85 % de la flore microbienne). Elles se multiplient à la surface des aliments, des objets, de la peau et des muqueuses ;

– les bactéries *aéro-anaérobies* qui peuvent vivre avec ou sans dioxygène. Elles sont responsables de toxi-infections alimentaires ;

1. Du grec *mikros* « petit » et *bios* « vie ».

Tableau 1.25 Classification des bactéries selon leur morphologie

<table>
<tr><th>Formes sphériques ou coques</th><th colspan="3">Formes allongées ou bacilles</th></tr>
<tr><td>Bactéries seules = microcoques

(ex. : gonocoque)</td><td rowspan="2">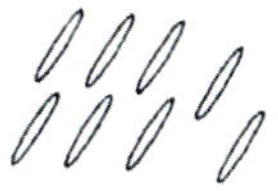
Bacilles à extrimités arrondies (ex. : colibacilles)</td><td rowspan="2">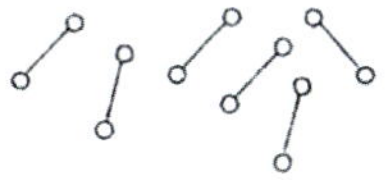
Bacilles à extrémités renflées
(ex. : b. diphtériques)</td><td rowspan="2">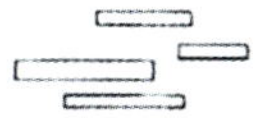
Bacilles à extrémités à angle droit
(ex. : b. du charbon)</td></tr>
<tr><td>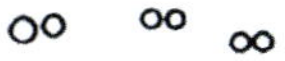
Groupées par deux = diplocoques
(ex. : pneumocoque)</td></tr>
<tr><td>Regroupées en chapelet
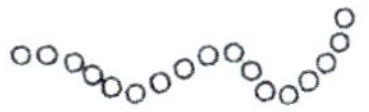
(ex. : streptocoque)</td><th colspan="2">Formes incurvées</th><th>Formes spiralées</th></tr>
<tr><td>Regroupées en « grappe de raisin »
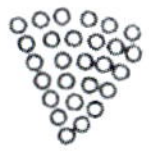
(ex. : staphylocoque)</td><td colspan="2">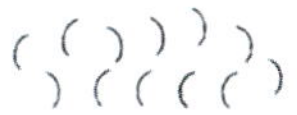
(ex. : vibrion du choléra)</td><td>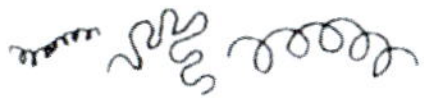
(ex. : tréponème de la syphilis)</td></tr>
</table>

– les bactéries *anaérobies* qui sont inactivées ou détruites par le dioxygène. Elles se développent à l'abri de l'air dans les tissus vivants, le sol, à l'intérieur des aliments. Beaucoup d'entre elles sont responsables de toxi-infections (tétanos, botulisme, etc.)

L'ultrastructure d'une cellule bactérienne

Il existe chez la bactérie des structures constantes et d'autres inconstantes (*cf.* Tableau 1.26).

Tableau 1.26 Ultrastructure bactérienne et éléments constants et inconstants

<table>
<tr><th>Éléments constants</th><th>Ultra-structure de la cellule bactérienne</th><th>Éléments inconstants</th></tr>
<tr><td>**1.** *Le cytoplasme* : c'est un gel dans lequel sont dispersées les substances nutritives</td><td rowspan="4">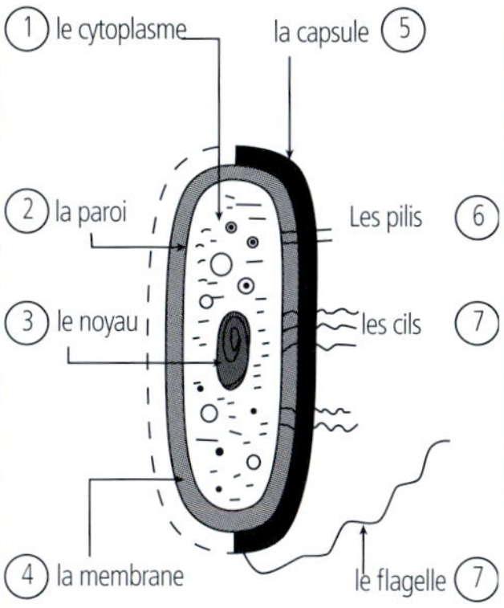
</td><td>**5.** *La capsule* : c'est une coque de protection contre la phagocytose (elle renforce le pouvoir pathogène de la bactérie)</td></tr>
<tr><td>**2.** *La paroi* : elle constitue la protection de la bactérie</td><td rowspan="2">**6.** *Les pilis* : ils permettent les échanges et l'adhésion des bactéries entre elles</td></tr>
<tr><td>**3.** *Le noyau* : il est formé d'une double chaîne d'ADN, il représente la mémoire de la bactérie</td></tr>
<tr><td>**4.** *La membrane* : elle contrôle les entrées et sorties des substances nutritives et permet la respiration de la bactérie</td><td>**7.** *Le flagelle* : ce filament assure la mobilité de la bactérie et détermine le type de progression (droite, gauche, zigzag, etc.)</td></tr>
</table>

Les conditions de vie des bactéries

Pour que les bactéries se développent et se multiplient, elles doivent satisfaire leurs besoins nutritifs mais aussi bénéficier de conditions de vie favorables.

Des facteurs physiques peuvent influencer le développement bactérien. Ce sont la température, le pH, le degré d'humidité (*cf.* Tableau 1.27).

Tableau 1.27 Conditions favorables ou défavorables au développement bactérien

Facteurs	Effets sur les bactéries et conséquences sur les aliments
– La température	
• 18 à 40 °C	• multiplication maximum des bactéries : détérioration rapide des aliments
• 0 à 5 °C	• multiplication ralentie : conservation des aliments par réfrigération
• 60 à 120 °C	• destruction des bactéries par cuisson et stérilisation
– Le pH	
• neutre	• multiplication maximum des bactéries : détérioration rapide des aliments
– L'humidité	
• milieu riche en eau	• développement bactérien favorisé : conservation limitée des aliments aqueux et liquides
• milieu pauvre en eau	• développement ralenti : conservation plus facile des aliments secs (farine, légumes et fruits secs, etc.) ou pauvres en eau (confitures)
• absence d'eau	• développement bactérien stoppé : conservation par déshydratation (lait en poudre, café et potage)

La multiplication bactérienne

La multiplication des bactéries se fait par *scission* de la bactérie-mère en deux bactéries-filles. Ce phénomène est appelé *scissiparité* (ou *bipartition*) (*cf.* Figure 1.50).

Figure 1.50 La scissiparité ou bipartition : phénomène de la multiplication bactérienne

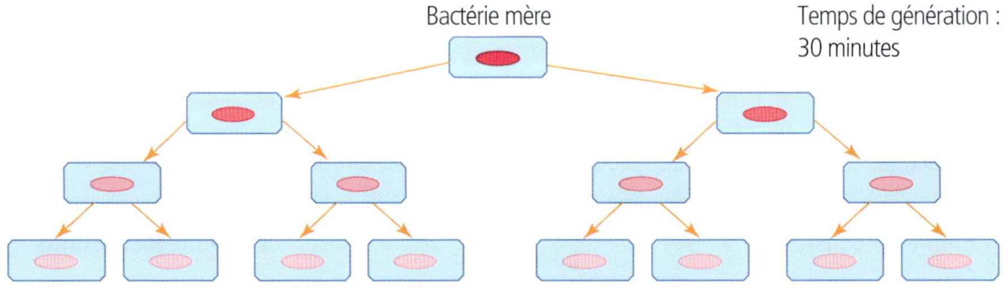

La sporulation bactérienne

Lorsque les conditions de vie deviennent défavorables (manque d'eau, température élevée, etc.), certaines bactéries ont la capacité de se transformer en de petites unités extrêmement résistantes, appelées spores. C'est la *sporulation*, forme de survie des bactéries.

Quand les conditions s'améliorent, la spore redonne sa forme végétative à la bactérie. C'est la *germination.*

Les spores sont constituées de plusieurs enveloppes, ce qui les rend très résistantes aux agents physico-chimiques : rayons X, UV, antiseptiques, désinfectants, etc., ainsi qu'aux températures élevées (elles peuvent résister à des températures de plus de 80 °C pendant 10 minutes, ce qui rend difficile les opérations de décontamination).

C) Les virus

En raison de leur très petite taille (1/1 000 µm), l'étude des virus nécessite l'utilisation du microscope électronique.

Les caractères généraux

Les virus sont des « organismes » :
- de très petite taille, qui ne bougent pas, ne respirent pas, ne grandissent pas ;
- véhiculés par l'eau, l'air, les aliments, le sang, les selles, les animaux ;
- dépourvus de noyau, de cytoplasme et d'organites cellulaires ; ils doivent parasiter obligatoirement un être vivant pour vivre et se multiplier. C'est seulement à cette condition qu'ils peuvent faire fonctionner leur matériel génétique, composé d'une molécule d'ADN ou d'ARN, protégée par une coque appelée capside[2].

Figure 1.51 Schéma du virus de la grippe

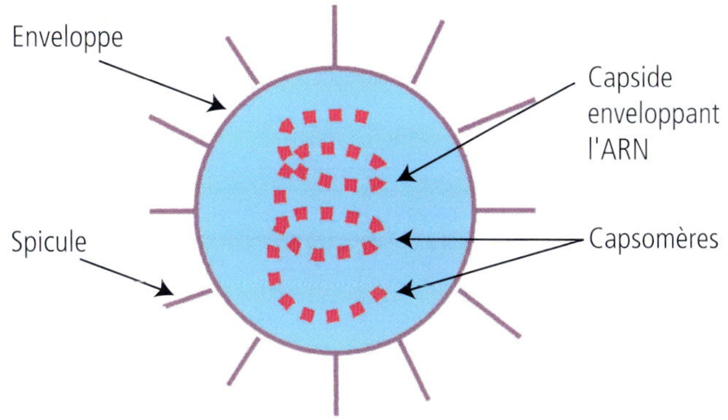

La reproduction et la transmission des virus

N'ayant pas de structures cellulaires, les virus n'ont pas la capacité de se reproduire seuls. Ils sont obligatoirement parasites d'une cellule dont ils détournent le fonctionnement pour synthétiser les particules virales.
La transmission des virus peut se faire selon trois voies principales :
- par *contact direct* :
  - digestif (eau, aliments) dans le cas de la polio,
  - aérien (grippe, rubéole),
  - sexuel (herpès, sida, hépatite C),
  - cutané (herpès) ;
- par *voie transplacentaire* : rubéole, sida, herpès ;
- par *voie indirecte* : piqûre (fièvre jaune), morsure (rage).

2 Les origines des contaminations

A) Les différentes flores

Tous les milieux de vie (océans, eau douce, sol, air) sont colonisés par des flores microbiennes. On a établi une classification des flores selon le milieu qui les héberge et le rôle qu'elles y jouent.
Chez l'Homme, il existe deux flores : la flore commensale et la flore transitoire.

2. La capside de certains virus porte parfois un manteau lipoprotéique appelé enveloppe. Certains virus possèdent une enveloppe hérissée de spicules pour se fixer sur les cellules (ex. : HIV, grippe, rubéole).

La flore commensale

La peau et les muqueuses de l'homme sont colonisées en permanence par une grande variété de microbes, essentiellement des bactéries, qui constituent la flore *commensale* ou *résidente* humaine non pathogène (*cf.* Figure 1.52).

La flore transitoire

Cette flore transitoire est très importante, variée et augmente avec le manque d'hygiène (*cf.* Figure 1.52).

Figure 1.52 Répartition de la flore commensale humaine

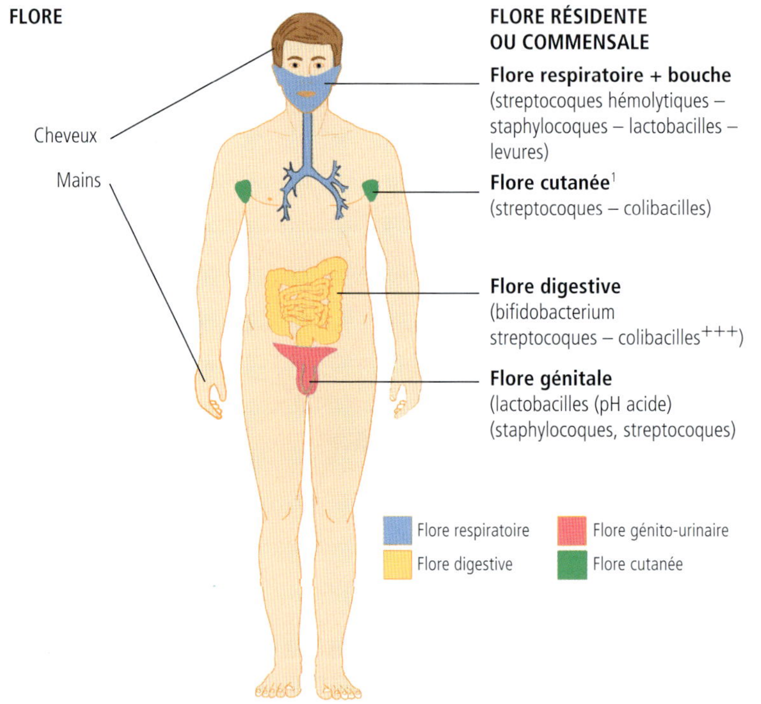

1. La *flore cutanée* est très développée dans les régions humides, chaudes, riches en glandes sébacées et/ou séborrhéiques (aisselles, aine), sudoripares.

B) Les sources de contamination

Définition : « l'infection nosocomiale est une infection contractée par un patient lors de son séjour à l'hôpital et qui n'était ni présente au moment de l'hospitalisation, ni en incubation ».

Selon la loi : « est considérée comme nosocomiale toute infection apparaissant dans les *48 heures de l'hospitalisation et jusqu'à 30 jours après la sortie du patient* pour les infections des plaies opératoires ».

L'infection nosocomiale peut avoir deux origines, exogène et endogène.

– La *source exogène* : les germes responsables de l'infection sont extérieurs au patient. Ils ont été apportés par l'environnement, les autres malades, les visiteurs, le personnel, etc.

– La *source endogène* : le patient est contaminé par ses propres germes constituant la flore commensale et ayant migré vers d'autres organes à l'occasion d'une lésion, d'un stress ou d'une modification de cette flore, etc.

C) Les secteurs professionnels à risque (causes de la contamination)

Parmi les secteurs professionnels accueillant les jeunes enfants, on peut citer les différents services hospitaliers (pédiatrie, consultations de PMI, etc.), les crèches, halte-garderies, pouponnières, etc.

Citons quelques facteurs de risques :

– *locaux mal organisés*, par exemple lorsque les circuits propre et sale se recoupent (circuit du linge, des cuisines, des visiteurs, etc.) ;
– *locaux mal équipés* (ex. : manque de matériel, lavabos trop éloignés) ;
– *organisations inadaptées* (ex. : hygiène et désinfection insuffisantes, etc.) ;
– *mouvements de personnes* trop importants (ex. : visiteurs, parents des enfants, personnels stagiaires, etc.) ;
– *personnel insuffisamment formé* ou mal encadré ou peu consciencieux ;
– *manque de personnel spécialisé* (puéricultrices, AS-AP) ;
– *présence de micro-organismes hospitaliers* caractérisés par :
  - une *résistance accrue* aux antibiotiques en raison de leur utilisation abusive (certaines bactéries sont appelées multirésistantes),
  - une *virulence importante* en raison de leur circulation sur des patients fragilisés (enfants, personnes malades, etc.)

3 Les voies de pénétration des germes dans l'organisme

A) Le mode de transmission des germes

La transmission peut se faire de deux façons (*cf.* Tableau 1.28).

– *Transmission directe* d'un individu malade à un individu sain, les mains étant le plus souvent les premières responsables. C'est l'infection « manuportée ». Le « manuportage » est un facteur déterminant dans la transmission de l'infection nosocomiale. On considère que 60 % des infections nosocomiales sont manuportées. Les mains du personnel soignant sont un lien majeur entre les réservoirs de germes et les malades. La main récolte une flore transitoire importante au cours de la journée.

– *Transmission indirecte* par l'intermédiaire de l'environnement (objet, matériel, aliment, etc.)

Tableau 1.28 Les voies de pénétration des germes

Transmission directe	Transmission indirecte
– Transmission *cutanée* : les mains, les plaies – Transmission *respiratoire* : gouttes d'expectoration disséminant les germes – Transmission *sexuelle*	– Transmission *aérienne* (la poussière)[a] – Transmission *digestive* : ingestion de germes avec l'eau, les aliments souillés ou les objets souillés[b] – Transmission par *morsure, piqûre* : les germes sont introduits dans le sang à travers la peau

a. On appelle *aéro-contamination* la transmission des germes par les poussières de l'air. On considère que 1 gramme de poussière contient 1,5 million de bactéries qui mettent 20 à 30 minutes pour se multiplier. L'entretien et l'hygiène des locaux sont donc indispensables.

b. Pour les enfants qui mettent tous les objets à la bouche, il est conseillé de nettoyer régulièrement les jouets en plastique de petite taille.

B) La chaîne infectante

Après être entrés dans l'organisme, les micro-organismes vont coloniser l'hôte et se multiplier (*cf.* Figure 1.53).

Figure 1.53 La chaîne infectante (récapitulatif)

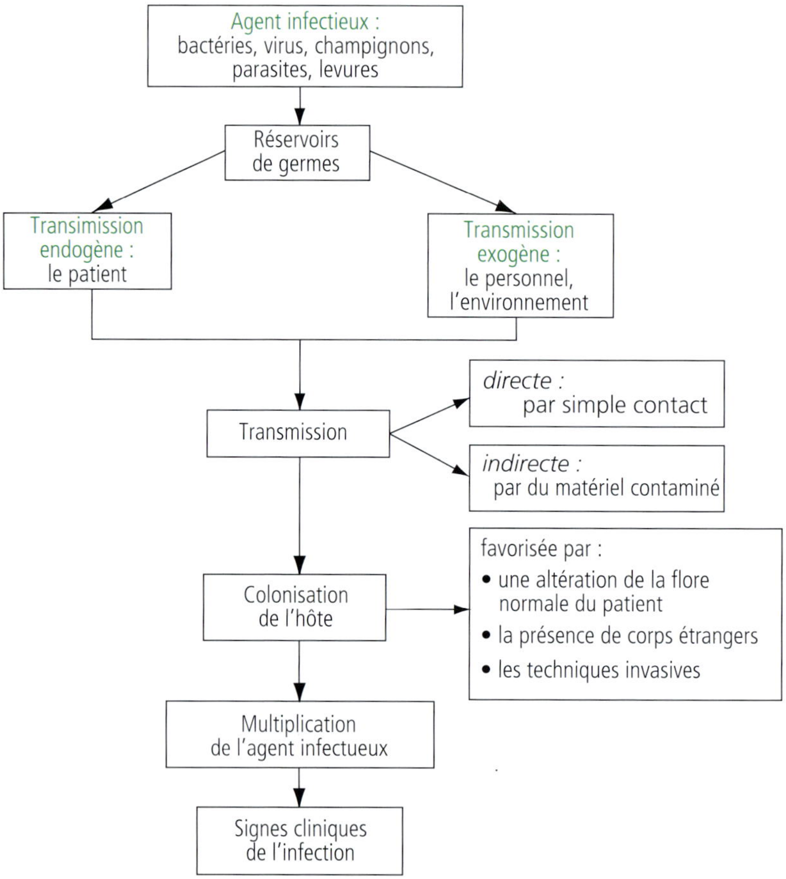

4 Le pouvoir pathogène des micro-organismes

Le pouvoir pathogène est la propriété que possèdent certaines bactéries de provoquer des infections. Le pouvoir pathogène est conditionné par plusieurs éléments.

A) La réaction de l'organisme au microbe

– *Dans certains cas*, les bactéries pathogènes peuvent être hébergées par des individus sans que ces derniers soient affectés par la maladie. Ils sont appelés porteurs sains.

– *Dans d'autres cas*, après la guérison, l'organisme garde les germes. L'individu est alors appelé *porteur chronique*.

Dans les deux cas, l'individu peut être contaminant, il est un *réservoir de germes*.

B) La localisation des bactéries dans l'organisme

Des germes naturellement présents dans l'organisme peuvent devenir pathogènes à l'occasion de lésion, de chute de l'immunité. Ils se déplacent vers d'autres organes, où ils se multiplient et provoquent des lésions. On parle alors d'infection opportuniste (c'est le cas des infections urinaires).

C) La virulence et le pouvoir toxique

Le pouvoir pathogène se traduit par la virulence et le pouvoir toxique :

– la *virulence* est la capacité de la bactérie à se multiplier rapidement dans l'organisme. Si le sujet est fragilisé, sa fonction défensive sera insuffisante, ce qui favorisera la virulence du microbe ;

– le *pouvoir toxique* est la capacité de certaines bactéries à synthétiser des poisons toxiques pour l'homme : les toxines. On détermine deux types de toxines :

- les exotoxines (produites et sécrétées durant la vie bactérienne),
- les endotoxines (libérées à la mort de la bactérie).

D) Les principales infections bactériennes

– *Infections dues à la virulence* : elles sont provoquées par des bactéries agissant par leur seul pouvoir invasif. Ces bactéries, qui résistent en général à la phagocytose, ont la capacité de se répandre dans les tissus et d'y établir un/des foyers infectieux. Citons : les infections à pneumocoques, peste, tuberculose, méningite à méningocoque.

– *Toxi-infections* : elles sont dues à des bactéries dont le pouvoir pathogène est dû à la production de toxines (tétanos, diphtérie, etc.)

– *Intoxications* : maladies dues à l'ingestion d'une toxine bactérienne sans présence du micro-organisme. C'est le cas du botulisme et des intoxications alimentaires.

– *Infections mixtes* : elles sont dues à des bactéries à la fois invasives et toxigènes (fièvre typhoïde, salmonelloses, infections à staphylocoque).

E) Les différents types de toxines et leurs actions

Citons par exemple quelques toxines importantes en pathologies infectieuses (*cf.* Tableau 1.29).

Tableau 1.29 Différents types de toxines

– *Toxine tétanique* : neurotoxique, migre vers les centres nerveux et entraîne des paralysies – *Toxine diphtérique* : neurotoxique, entraîne des paralysies et des myocardites – *Toxine botulinique* : neurotoxine. Le bacille libère sa toxine dans des aliments mal stérilisés. Provoque des paralysies graves de l'appareil respiratoire. Toxine la plus violente connue	– *Toxine staphylococcique* : entérotoxine, provoque des gastro-entérites, des intoxications alimentaires – *Toxine des salmonelles* : entérotoxique, provoque des lésions du tube digestif, une contamination alimentaire – *Toxine typhique* : sécrétée lors de la fièvre typhoïde. Entérotoxique, provoque des lésions hémorragiques intestinales et des troubles nerveux

5 L'infection microbienne

L'infection microbienne se développe dans notre organisme par étapes. Il y a trois étapes : l'étape locale, l'étape lymphatique et l'étape sanguine (*cf.* Figure 1.54 ci-après).

Figure 1.54 Les étapes de l'infection microbienne et les moyens de défense de l'organisme à partir d'un exemple : une plaie au bras

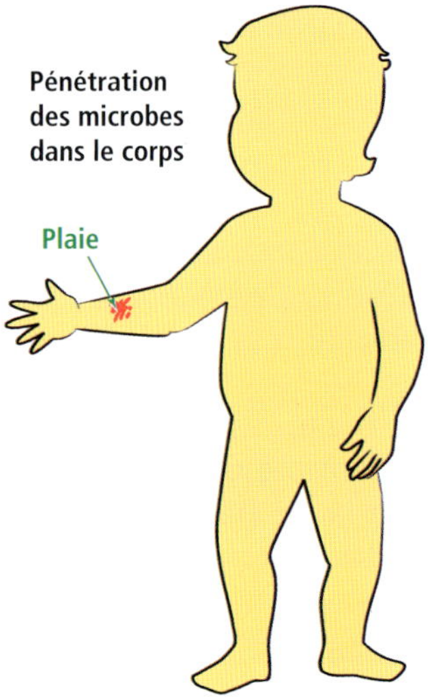

Stade 1 : étape locale
Les microbes se développent localement. Les granulocytes luttent contre les microbes. Ils ont la propriété de les tuer par phagocytose.

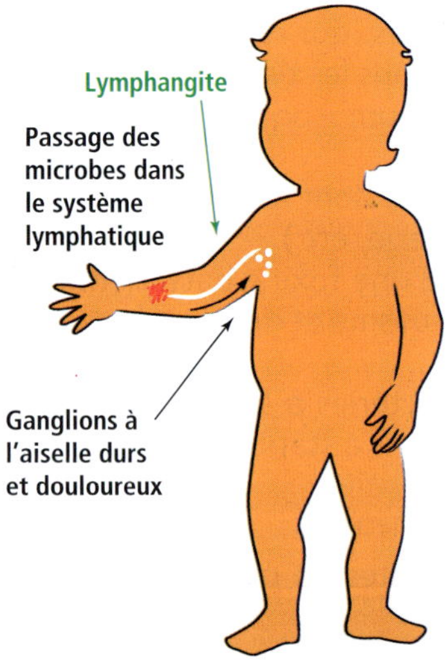

Stade 2 : étape lymphatique
Les microbes suivent la voie lymphatique et sont arrêtés par les ganglions de l'aisselle. La lutte se poursuit avec les lymphocytes (globules blancs spécialisés dans la lutte contre les micro-organismes pathogènes).

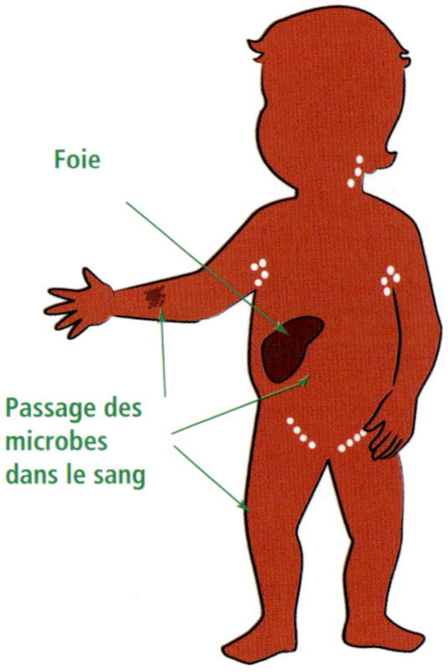

Stade 3 : étape sanguine
Les microbes pénètrent dans le sang et sont arrêtés par le foie, dernier bastion de défense de l'organisme.
En cas d'échec, c'est la septicémie (infection généralisée) : les micro-organismes pathogènes ont envahi tout l'organisme.

6 La résistance à l'infection microbienne

La résistance de l'organisme à l'infection microbienne s'appelle l'*immunité*. Il en existe deux sortes : l'immunité non spécifique et l'immunité spécifique.

A) L'immunité non spécifique

L'immunité non spécifique est la première ligne de défense. Elle met en œuvre deux moyens : la barrière cutanéo-muqueuse et la réaction inflammatoire.

La barrière cutanéo-muqueuse

Cette barrière offre deux sortes de défense : la défense physique et la défense biochimique.

- La défense physique comprend :
  - la *couche cornée* de l'épiderme formée de cellules serrées, elle ne permet pas le passage des micro-organismes ;
  - les *muqueuses* formées de cellules jointives, parfois recouvertes de cils, qui retiennent les poussières et les microbes. Elles sécrètent du *mucus*.
- La défense biochimique comprend les sécrétions des glandes : les larmes, la salive, les sécrétions vaginale ou séminale, contenant des substances bactéricides.

NB : La flore commensale défend également son territoire et s'oppose à l'implantation de bactéries virulentes.

La réaction inflammatoire (rôle des leucocytes)

La barrière cutanéo-muqueuse est parfois insuffisante. Les germes microbiens prolifèrent. C'est la réaction inflammatoire. Elle s'accompagne de *rougeur,* de *chaleur* et se décompose en plusieurs étapes, toutes dépendantes les unes des autres. La lésion des tissus et la pénétration des microbes provoquent plusieurs phénomènes.

- La *diapédèse* (*cf.* Figure 1.55) : certains leucocytes (les granulocytes) ont la propriété de se déformer en émettant des prolongements (pseudopodes) et de traverser la paroi des vaisseaux sanguins pour aller à la rencontre des microbes :
  - les granulocytes et les microbes se livrent une grande bataille, irritant les terminaisons nerveuses à proximité. La *douleur* survient ;
  - les leucocytes (appelés macrophages) essaient de nettoyer le champ de bataille. S'ils n'y parviennent pas en totalité et rapidement, il peut se former du pus ;
  - ce phénomène s'accompagne d'un épanchement de liquide plasmatique, constituant un œdème (ou gonflement des tissus).
- La *phagocytose* est un processus qui permet aux granulocytes d'éliminer les micro-organismes pathogènes. Ils constituent une grosse vacuole digestive, les tuent (lyse) et les digèrent (grâce à des enzymes).

Réaction inflammatoire = rougeur + chaleur + douleur (+ œdème)

B) L'immunité spécifique

On distingue deux types de réactions immunitaires spécifiques : l'immunité humorale (les anticorps) et l'immunité cellulaire (les lymphocytes).

BIOLOGIE

Figure 1.55 La phagocytose et la diapédèse

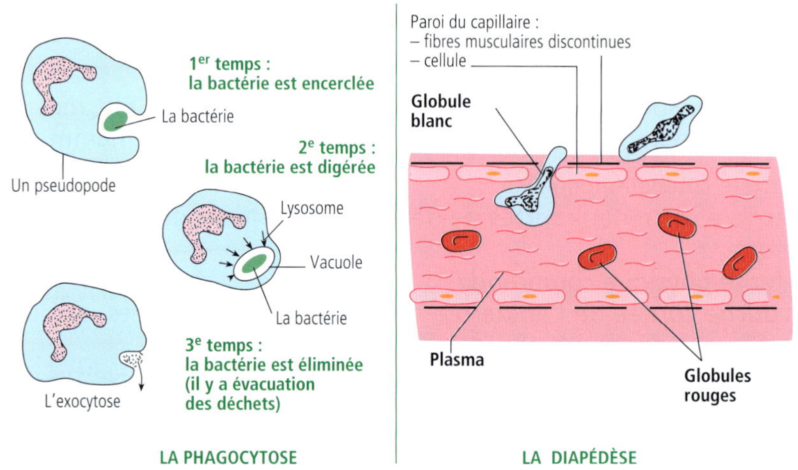

■ **L'immunité humorale (les anticorps)**

– *Origine cellulaire de l'anticorps* : un anticorps est une protéine plasmatique produite par un plasmocyte (qui dérive d'un lymphocyte B de l'organisme) et qui est capable de reconnaître et de supprimer une substance étrangère appelée antigène.

– *Modes d'action des anticorps.* Ils remplissent plusieurs fonctions :
- la *reconnaissance* de l'antigène ;
- la *neutralisation* de son pouvoir toxique ;
- la *lyse* (l'action de tuer) de l'antigène ;
- ils facilitent la phagocytose de l'antigène par les globules blancs.

– *Définition de l'antigène* : c'est une substance étrangère capable d'induire la production d'anticorps réagissant spécifiquement contre lui. La réaction de défense spécifique permet la reconnaissance, puis la destruction des antigènes par les anticorps.

■ **L'immunité cellulaire (les lymphocytes)**

Les lymphocytes sont des globules blancs spécialisés dans la défense de notre organisme. Ils sont produits par la moelle rouge des os.

7 La vaccination et la sérothérapie

Réaliser une vaccination consiste à exercer une action *préventive* et injecter un sérum consiste à exercer une action *curative*.

Définitions :

– vacciner : c'est introduire dans l'organisme d'un sujet des antigènes afin de lui permettre de fabriquer des anticorps. Le sujet est alors immunisé ;

– vaccination : elle a pour but d'assurer la protection de l'individu contre certaines maladies ;

– vaccin : c'est une préparation réalisée à partir d'antigènes (bactéries, virus, toxines) rendus inoffensifs pour l'organisme.

A) Les caractéristiques de l'immunité conférée par un vaccin

L'immunité conférée par un vaccin est :
- *active* (l'organisme fabrique lui-même ses propres anticorps) ;
- *tardive* (l'immunité est effective après la série d'injections) ;
- *durable* (son action dure plusieurs années si les rappels sont faits dans les délais prescrits).

B) La classification des vaccinations

Certaines vaccinations sont obligatoires, d'autres sont conseillées.

Les vaccinations obligatoires

Vaccinations contre la diphtérie, le tétanos, la poliomyélite (DT Polio).

Les vaccinations facultatives

- La vaccination contre le BCG. Elle n'est plus obligatoire depuis 2007 mais elle reste prescrite aux enfants à risque :
  - les enfants d'Île-de-France (une des régions les plus touchées par la tuberculose) ;
  - ceux de Guyane (l'autre région la plus atteinte) ;
  - les enfants nés dans les pays concernés par des épidémies de tuberculose (Afrique subsaharienne, Asie, etc.) ;
  - les enfants en contact avec des adultes venant de ces pays ;
  - les enfants dont les parents ou autres membres de la famille ont été touchés par la tuberculose ;
  - ceux qui vivent dans des conditions de précarité importante.
- Vaccination contre la coqueluche : elle est facultative mais très recommandée par le corps médical ; cette maladie est très sévère chez le nourrisson.
- Vaccination contre la rougeole, les oreillons, la rubéole (ROR).
- Vaccination contre la méningite (Hib).
- Vaccination contre l'hépatite B.

De nos jours, on conseille vivement les *vaccins associés* (car ils ont une meilleure efficacité et un nombre d'injections limité) de type :
- *pentavalent*, exemple : DT-Coq Polio + Hib (5 vaccins) ;
- *hexavalent*, exemple : DT-Coq Polio + hépatite B (6 vaccins).

Les précautions à prendre lors d'une vaccination

Il est conseillé de :
- éviter de vacciner l'enfant quand il est malade ou pendant les fortes chaleurs ;
- vérifier que la vaccination a été notée sur le carnet de santé ;
- insister sur l'importance des rappels auprès des parents ;
- surveiller les réactions de l'enfant (fièvre, etc.) ;
- protéger l'enfant du soleil le jour de la vaccination.

C) Les caractéristiques de l'immunité conférée par un sérum

Un sérum peut être d'origine :
- *animale* (le cheval). Il s'agit d'anticorps spécifiques contre une maladie (ex. : sérum antitétanique) ;
- *humaine*. Il s'agit d'immunoglobulines (IG) élaborés à partir de sérum de convalescent riche en anticorps (ex. : IG contre la coqueluche, la varicelle, la rougeole, la rubéole, etc.)

L'immunité obtenue par la sérothérapie est :
- *passive* (l'organisme reçoit les anticorps) ;

– *immédiate* (elle commence dès l'injection) ;
– *temporaire* (son action dure environ trois semaines).
La sérothérapie ne protège pas durablement le sujet. Il faudra qu'il soit vacciné ultérieurement.

D) La comparaison des deux immunités (vaccin/sérum)

Le tableau 1.30 résume les caractères essentiels des vaccins et des sérums et permet de les comparer.

Tableau 1.30 Comparaison vaccin et sérum

Vaccin	Sérum
Action préventive Le vaccin protège une personne contre l'agression microbienne	*Action curative* Le sérum guérit une personne malade
Immunité active L'organisme fabrique lui-même ses propres anticorps	*Immunité passive* L'organisme reçoit les anticorps d'un autre organisme
Immunité tardive L'immunité devient effective après plusieurs injections	*Immunité immédiate* L'immunité est effective immédiatement
Immunité durable L'immunité dure plusieurs années si les rappels sont faits dans les temps	*Immunité temporaire* L'immunité ne dure que trois semaines (il faudra vacciner le patient pour le protéger durablement)
Le vaccin se fait en une ou plusieurs injections (selon sa nature)	*Le sérum se fait en une seule injection* (très lentement)
Les vaccins sont souvent associés (ex. : vaccin pentavalent)	*Les sérums ne sont jamais associés* (ex. : sérum antitétanique)
Accidents Assez rares, sauf si problèmes rénaux	*Accidents* Possibles, si terrain allergique ou injection trop rapide
Mode de préparation On utilise des microbes tués ou atténués par des moyens physiques	*Mode de préparation* On utilise des anticorps présents dans le sérum sanguin

Retenir

- **Il y a *deux grandes espèces de micro-organismes* : les protistes (dont les bactéries) et les virus, responsables de maladies.**
- **Les *bactéries* sont classées selon leur type respiratoire, elles ont une structure complexe, se multiplient rapidement et se protègent sous forme de spores.**
- **Les *secteurs professionnels accueillant les enfants* sont des secteurs à risque de contamination.**
- **À l'hôpital, l'*infection nosocomiale* doit être prévenue par une hygiène stricte à tous les niveaux.**
- **La *transmission microbienne* peut être directe ou indirecte.**

Retenir

- L'*infection bactérienne* évolue en trois stades : local, lymphatique et généralisé.
- L'organisme met en place des « *moyens de défense* » parmi lesquels la réaction inflammatoire joue un rôle important.
- L'*immunité humorale* est provoquée par les anticorps.
- La *vaccination* consiste à exercer une action préventive.
- La *sérothérapie* consiste à exercer une action curative.

S'entraîner

1 Nommez les différents types de micro-organismes.

2 Définissez l'expression « pouvoir pathogène ».

3 Nommez les deux types de flores coexistant chez l'Homme.

4 Précisez la particularité de la flore cutanée.

5 Citez trois types de facteurs de risque entraînant des contaminations dans le secteur de la santé.

6 Complétez le tableau ci-après avec les mots suivants : *herpès, sida, poliomyélite, grippe, rubéole, rage (par morsure), fièvre jaune (par piqûre)*.

Transmission virale	Maladies virales
Par contacts directs : – digestif – respiratoire – sexuel – cutané	
Par contacts indirects	
Par voie transplacentaire	

7 Citez les deux moyens mis en œuvre lors de la réaction immunitaire non spécifique.

8 Nommez les quatre signes caractéristiques de la réaction inflammatoire.

9 Citez les deux voies de l'immunité spécifique.

10 Listez les trois principales différences entre un vaccin et un sérum.

BIOLOGIE

Partie 2

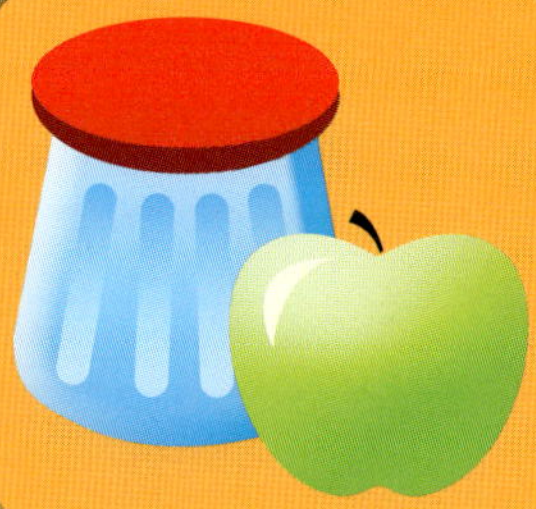

Nutrition – Alimentation

Chapitre 9 Les besoins nutritionnels

Mots-clés

- Besoins nutritionnels
- Éléments énergétiques
- Journée alimentaire
- Diversification

Situation

Mme D. emmène son fils Antoine (18 mois) à la consultation médicale conseillée par la PMI. Préoccupée par l'alimentation, elle a prévu d'interroger le pédiatre sur les besoins nutritionnels de l'enfant et la façon de prévenir l'obésité dès le plus jeune âge. Elle a lu un article dans une revue dont le titre est : « Idées menus pour mamans pressées » (voir ci-après).

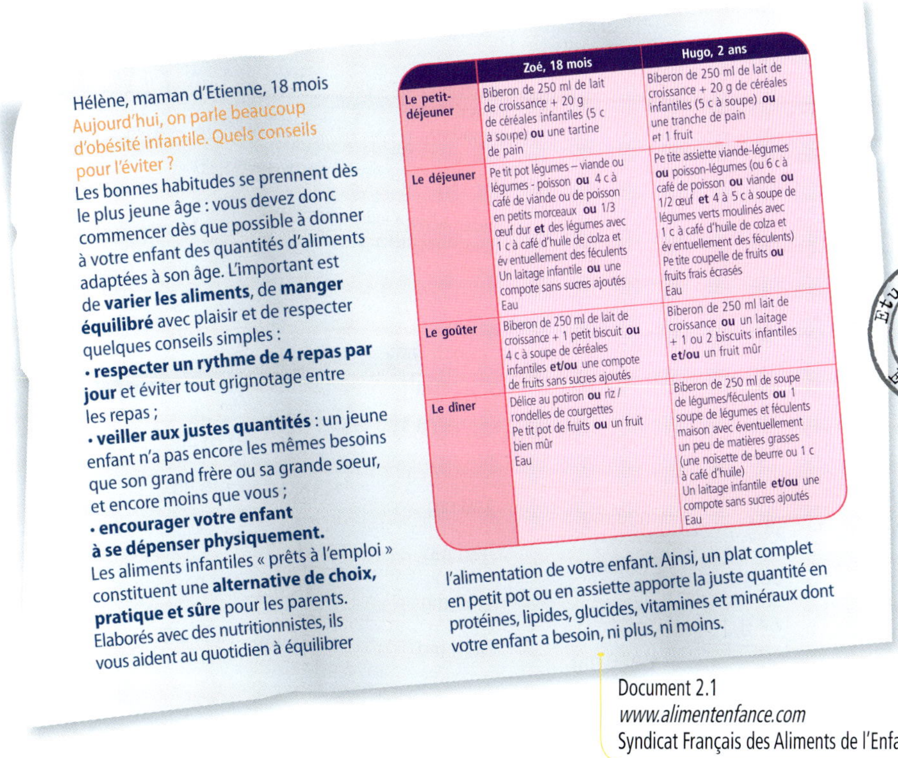

Hélène, maman d'Etienne, 18 mois

Aujourd'hui, on parle beaucoup d'obésité infantile. Quels conseils pour l'éviter ?

Les bonnes habitudes se prennent dès le plus jeune âge : vous devez donc commencer dès que possible à donner à votre enfant des quantités d'aliments adaptées à son âge. L'important est de **varier les aliments**, de **manger équilibré** avec plaisir et de respecter quelques conseils simples :

- **respecter un rythme de 4 repas par jour** et éviter tout grignotage entre les repas ;
- **veiller aux justes quantités** : un jeune enfant n'a pas encore les mêmes besoins que son grand frère ou sa grande soeur, et encore moins que vous ;
- **encourager votre enfant à se dépenser physiquement.**

Les aliments infantiles « prêts à l'emploi » constituent une **alternative de choix, pratique et sûre** pour les parents. Elaborés avec des nutritionnistes, ils vous aident au quotidien à équilibrer l'alimentation de votre enfant. Ainsi, un plat complet en petit pot ou en assiette apporte la juste quantité en protéines, lipides, glucides, vitamines et minéraux dont votre enfant a besoin, ni plus, ni moins.

	Zoé, 18 mois	Hugo, 2 ans
Le petit-déjeuner	Biberon de 250 ml de lait de croissance + 20 g de céréales infantiles (5 c à soupe) **ou** une tartine de pain	Biberon de 250 ml de lait de croissance + 20 g de céréales infantiles (5 c à soupe) **ou** une tranche de pain et 1 fruit
Le déjeuner	Pe tit pot légumes – viande ou légumes - poisson **ou** 4 c à café de viande ou de poisson en petits morceaux **ou** 1/3 œuf dur **et** des légumes avec 1 c à café d'huile de colza et év entuellement des féculents Un laitage infantile **ou** une compote sans sucres ajoutés Eau	Pe tite assiette viande-légumes **ou** poisson-légumes (ou 6 c à café de poisson **ou** viande **ou** 1/2 œuf **et** 4 à 5 c à soupe de légumes verts moulinés avec 1 c à café d'huile de colza et év entuellement des féculents) Pe tite coupelle de fruits **ou** fruits frais écrasés Eau
Le goûter	Biberon de 250 ml de lait de croissance + 1 petit biscuit **ou** 4 c à soupe de céréales infantiles **et/ou** une compote de fruits sans sucres ajoutés	Biberon de 250 ml lait de croissance **ou** un laitage + 1 ou 2 biscuits infantiles **et/ou** un fruit mûr
Le dîner	Délice au potiron **ou** riz / rondelles de courgettes Pe tit pot de fruits **ou** un fruit bien mûr Eau	Biberon de 250 ml de soupe de légumes/féculents **ou** 1 soupe de légumes et féculents maison avec éventuellement un peu de matières grasses (une noisette de beurre ou 1 c à café d'huile) Un laitage infantile **et/ou** une compote sans sucres ajoutés Eau

Document 2.1
www.alimentenfance.com
Syndicat Français des Aliments de l'Enfance

NUTRITION – ALIMENTATION

LES BESOINS ALIMENTAIRES DE L'HOMME

CROISSANCE – BESOINS ÉNERGÉTIQUES

L'augmentation de la dépense énergétique liée à la croissance est surtout rapide au cours des 18 premiers mois de vie. Par la suite, elle continue de croître avec la masse corporelle jusqu'à 15 ans. (…)
Le tableau ci-dessous précise la valeur des apports énergétiques quotidiens au cours de la croissance.

Âge	Apports énergétiques quotidiens	
	Filles	Garçons
1 à 3 ans	5 700 kJ	
4 à 6 ans	7 600 kJ	
7 à 9 ans	9 200 kJ	
10 à 12 ans	9 800 kJ	10 900 kJ
13 à 15 ans	10 400 kJ	12 100 kJ
16 à 19 ans	9 700 kJ	12 800 kJ

BESOINS DE MATIÈRE

Les apports alimentaires en protéines doivent couvrir à la fois la dépense quotidienne liée au fonctionnement de l'organisme et les besoins liés à la croissance (accroissement de la masse musculaire).
Au cours de la croissance, les besoins de l'organisme sont accrus en :
– calcium et phosphore en raison de l'accroissement important de la masse osseuse ;
– vitamines D car elles sont indispensables à l'absorption intestinale du calcium ;
– fer, en raison de l'accroissement de l'érythropoïèse ;
– iode pour la synthèse des hormones thyroïdiennes qui interviennent activement dans les mécanismes de la croissance.
Le tableau ci-dessous indique les apports alimentaires quotidiens conseillés en période de croissance.

Âge		Besoins quotidiens				
		Protéines	Ca^{2+}	Mg^{2+}	Fe	I
1 à 9 ans		30 g à 53 g	500 mg à 700 mg	120 mg à 180 mg	10 mg	70 µg à 120 µg
10 à 12 ans	F	58 g	1 000 mg	240 mg	12 mg	140 µg
	G	66 g	1 000 mg	240 mg	12 mg	140 µg
13 à 19 ans	F	64 g	1 200 mg	330 mg	18 mg	150 µg
	G	79 g	1 200 mg	420 mg	15 mg	150 µg

Source : Répertoire général des aliments, éd. Tec & Doc, Lavoisier, 1991.

Document 2.2
Les besoins alimentaires de l'Homme.
http://www2.cndp.fr/thermadoc/besoins/specifiques.htm

GROSSESSE ET ALLAITEMENT

Pendant la grossesse, l'alimentation doit être quantitativement et qualitativement équilibrée pour faire face aux besoins accrus de l'organisme en énergie et en matière.
Les besoins énergétiques de la femme enceinte augmentent de façon notable au cours de la grossesse ; ils correspondent à la fois à ceux de la mère et à ceux du fœtus en développement. (...)
Le développement du fœtus se traduit par l'accroissement de la masse musculaire, de la masse osseuse et de la masse sanguine, ce qui entraîne une augmentation importante des besoins en : protéines, calcium, vitamines D, fer, surtout pendant les derniers mois de la grossesse.

État physiologique	Besoins quotidiens					
	Énergie	Protéines	Ca^{2+}	Fe	vit. A	vit. B
Femme non gestante	9 600 kJ	29 g	0,9 g	10 mg	800 µg	10 µg
Femme gestante	10 000 kJ	40 g	1,2 g	30 mg	1 200 µg	15 µg
Femme allaitante	11 700 kJ	45 g	1,4 g	30 mg	1 400 µg	15 µg

ACTIVITÉ SPORTIVE

La pratique d'une activité sportive se traduit par une augmentation de la dépense énergétique dont l'importance varie notamment avec la nature et la durée de l'activité pratiquée et le degré de préparation de l'individu qui la pratique (avec ou sans entraînement préalable).
La couverture de ces besoins énergétiques supplémentaires se traduit par une diminution de la quantité d'énergie apportée par les glucides, mais avec davantage de sucres rapides (saccharose) et une augmentation de celle apportée par les lipides.
Le tableau ci-dessous indique la valeur de la dépense énergétique en fonction des activités sportives pratiquées.

Étude de cas

Activités sportives	Dépense énergétique par heure
Marche rapide	1 500 kJ
Aviron Boxe Patinage Ski alpin Tennis	2 500 kJ
Cyclisme Football Marathon	3 000 kJ
Course de demi-fond	3 700 kJ
Ski de fond	4 200 kJ

Document 2.2 (suite)
Les besoins alimentaires de l'Homme.
http://www2.cndp.fr/thermadoc/besoins/specifiques.htm

Questions

En utilisant le document 2.1 :

- Indiquez la quantité de lait conseillée pour l'alimentation d'un enfant de 18 mois.
- Identifiez les besoins nutritionnels de l'enfant de moins de 3 ans en viande.
- Proposez un aliment permettant de remplacer la viande.
- Citez trois règles de base afin de prévenir l'obésité infantile.

En utilisant le document 2.2 :

- Identifiez les deux types de besoins nutrionnels chez l'Homme.
- Listez les facteurs influençant ces besoins nutrionnels.
- Expliquez chez l'enfant les besoins croissants en calcium et en protéines.
- Expliquez l'augmentation des besoins énergétiques chez la femme enceinte.

Comprendre

Les apports nutritionnels doivent assurer à la fois la croissance de l'enfant et lui maintenir un état de santé normal. Pour assurer des apports nutritionnels équilibrés, il faut tenir compte de l'âge et de l'activité de l'enfant.

1 Les besoins nutritionnels du jeune enfant

Besoin minimal : c'est le besoin de la plus faible quantité d'un nutriment pour maintenir un état physiologique normal, stabiliser le poids et assurer une croissance optimale chez l'enfant.
L'enfant possède un métabolisme différent de celui de l'adulte ; son organisme a des exigences alimentaires. Les aliments qui lui sont destinés doivent pouvoir couvrir ces besoins nutritionnels spécifiques.

A) Les besoins en nutriments énergétiques

L'alimentation doit fournir tous les jours à l'organisme de l'enfant divers nutriments qui apportent de l'énergie : protides, glucides et lipides. Chacun fournit un certain nombre de kilocalories (kilojoules) :

- **1 g de protides ± 17 kJ**
- **1 g de glucides ± 17 kJ**
- **1 g de lipides ± 38 kJ**

1 kcal = 4,18 kJ

Ces éléments servent à couvrir chez l'enfant :

- *la dépense énergétique de repos*. C'est une dépense minimum qui est nécessaire à l'organisme pour faire fonctionner les organes au repos. Elle correspond aux 2/3 de la dépense énergétique pour 24 h ;
- *la dépense énergétique liée à l'activité physique*. Elle est faible avant 6 mois, elle augmente progressivement par la suite ;
- *la dépense énergétique liée à la croissance*. C'est une énergie dépensée pour la synthèse de nouveaux tissus ;
- *la dépense de thermorégulation*. Elle permet de réguler la température du corps.

La dépense énergétique est essentiellement couverte par les apports alimentaires (*cf.* Tableau 2.1) :

- en glucides (50 à 55 %) qui fournissent de l'énergie à court et à moyen terme ;
- en lipides (30 à 35 %) qui fournissent de l'énergie à long terme et des acides gras essentiels ;
- en protides, qui fournissent de l'énergie à moyen et long terme.

La portion journalière de protéines couvre 10 à 15 % de l'apport énergétique et assure la croissance des tissus.

B) Les besoins en éléments non énergétiques

L'alimentation doit fournir tous les jours à l'organisme des éléments non énergétiques, indispensables pour une bonne croissance staturo-pondérale de l'enfant. Ce sont les éléments minéraux, les vitamines, l'eau et les fibres (*cf.* Tableau 2.2).

Tableau 2.1 Sources et rôles des nutriments énergétiques

	Sources	Rôle
Les protéines	– *Protéines animales* • lait et produits laitiers • viandes, poissons, œufs – *Protéines végétales* • céréales, légumineuses	– Énergétique – Aliments bâtisseurs : fabrication des tissus du corps (assurent la croissance)
Les glucides	– *Glucides complexes* • féculent des céréales : l'amidon – *Glucides simples* • sucre du lait : le lactose • sucre des fruits : le fructose • sucre ordinaire : le saccharose	– Énergétique (énergie musculaire) – Fonctionnement cérébral
Les lipides	– *Lipides animaux* • lait et produits laitiers • viandes, poissons, œufs – *Lipides végétaux* • huiles végétales (tournesol, olive, arachide, etc.) • margarines	– Énergétique (énergie de réserve dans les cellules adipeuses) – Absorption des vitamines liposolubles – Croissance cérébrale (apport d'acide linoléique)

Tableau 2.2 Sources et rôles des éléments non-énergétiques[a]

	Sources	Rôles
– Les éléments minéraux • calcium • phosphore • fer	 – Lait, produits laitiers – Légumes verts – Foie, viande, œuf, etc.	 – Ossification – Anti-anémique
– Les vitamines • les liposolubles : ADEK • les hydrosolubles : C et B	 – Lait, poisson, œuf, carotte, etc. – Fruits acides, crudités, céréales, etc.	 – Antirachitique (vitamine D) – Croissance – Antihémorragique – Développement de la vision (vitamine A) – Anti-infectieux – Croissance
– L'eau L'eau représente 75 % du poids du nouveau-né. L'apport d'eau est très important chez l'enfant, car il perd beaucoup d'eau par évaporation	– Eau de boisson – Eau minérale[b]	Transport des aliments et évacuation des déchets
– Les fibres	Légumes et fruits	Régulation du transit intestinal

a. Cette liste n'est pas exhaustive. Nous avons volontairement simplifié le tableau pour une mémorisation plus facile.
b. Les experts estiment que le taux de nitrates, contenus dans l'eau utilisée pour la préparation des biberons, doit être le plus bas possible. La mention « convient pour la préparation des aliments des nourrissons » ne peut figurer sur l'étiquette d'une eau minérale que si son taux de nitrates est inférieur ou égal à 15 mg/L (précisions apportées par le Dr P. Monnerot au cours des IVe Rencontres pédiatriques d'Évian).

2 Les journées alimentaires types de 6 mois à 1 an

Des règles strictes sont appliquées pour l'alimentation du nourrisson (*cf.* Tableaux 2.3, 2.4 et 2.5 ci-après). Ensuite, la diététique destinée aux enfants de 2 ans est plus libérale. Guidée par les goûts et les habitudes familiales, elle se calque sur le modèle adulte et n'exige pas une cuisine particulière. L'horaire est plus souple, les quantités ne sont pas fixées d'avance mais déterminées par l'appétit du bébé. Cependant, c'est l'âge où l'enfant se met à marcher. Il a besoin d'aliments nutritifs et reconstituants, riches en glucides et en protéines. Dans la mesure du possible, cette alimentation doit être équilibrée et respecter les besoins de croissance du tout petit. Il ne suffit pas, pour faire un bon régime, de mesurer la quantité de calories, il faut qu'il soit composé de catégories d'aliments diversifiées, ce qui lui procure son équilibre.

Tableau 2.3 Journée alimentaire type pour enfants vers 6 à 8 mois[a]

Répartition des repas sur 24 h		Vers 6-8 mois	
Matin	**Repas lacté** Lait	 Biberon : lait 2e âge	 210 mL (7 mesurettes)
Midi	**Repas diversifié** – VPO – Légumes – Produits laitiers – Fruits crus ou cuits[b]	 – Viande ou poisson (homogénéisé) – Soupe de légumes mixés (sans pomme de terre). Exemples : carottes mixées + beurre (1 noisette) – Yaourt	 10 g 150 g (valeur : une louche) ½
16 h	**Goûter lacté**	– Biberon : lait 2e âge – Fruit cuit : compote	210 mL (7 mesurettes) ½ tasse
Soir	**Repas diversifié** – Légumes + lait – Farine bébé[c] – Produits laitiers – Fruits crus ou cuits[b]	 – Bouillie aux légumes : légumes + lait – Petit pot de fruits homogénéisés	 200 mL 100 g 100 mL ½

a. Apports nutritionnels conseillés : sont destinés à couvrir les besoins de 97,5 % d'une population donnée.
b. Les produits laitiers et les fruits sont à alterner pour les desserts de midi, du soir et de 16 heures (ici, laitage à midi et fruits au goûter et le soir). Des choix variés sont possibles en tenant compte de l'équilibre alimentaire.
c. Selon avis du pédiatre pour les farines bébés.

Tableau 2.4 Journée alimentaire type pour enfants vers 9-10 mois à 1 an

Répartition des repas sur 24 heures		Vers 9-10 mois		Vers 11-12 mois	
Matin	**Repas lacté** – Lait + – Farine	– Lait 2e âge – Farine bébé[a]	210 mL (7 mesurettes)	– Lait de croissance – Farine bébé[a]	250 mL
Midi	**Repas diversifié** – VPO – Légumes – Féculents (pain) – Produits laitiers[c] – Fruits crus ou cuits[c]	– Viande ou poisson (mixé) ou œuf – Purée de légumes moulinés[b] : • 1/3 pomme de terre • 2/3 carotte (+ 1 c. à café d'huile) – Petit-suisse	20 g 1/4 160 à 170 g 1	– Viande ou poisson (mouliné) ou œuf – Légumes en petits morceaux (plat unique : courgettes) + beurre – Pain de mie – Roquefort – Fruit cru	25 g 1/3 180 à 200 g 1 portion 20 g (environ) ½
16 h	**Goûter lacté** – Lait – Fruit	– Biberon : lait 2e âge – Fruit cru : banane écrasée	210 mL (7 mesurettes) ½	– Biberon : lait de croissance – Biscuits	250 mL 2 à 3
Soir	**Repas diversifié** – Légumes – Lait – Féculents – Produits laitiers[c] – Fruits cuits ou crus[c]	– Soupe de légumes : légumes mixés + lait + semoule – Compote	160 à 170 mL 2 à 3 mesurettes 1 c. à soupe (environ) 1 tasse	– Soupe de légumes : légumes mixés + lait + petites pâtes – Compote	180 à 200 mL ½ à 1 verre 1 c. à soupe (environ) 1 tasse

a. Quantités : selon avis du pédiatre.

b. Il est conseillé au début de n'ajouter qu'un légume à la pomme de terre, afin d'habituer l'enfant aux différents goûts (ex. : pomme de terre/fenouil, pomme de terre/poireau, pomme de terre/betterave rouge, pomme de terre/persil, etc.)

c. Les produits laitiers ou les fruits sont à alterner (desserts de midi, du soir et de 16 h). Il faut savoir qu'il n'est pas nécessaire de servir un produit laitier à midi si on en sert un le soir à l'enfant, car on dépasse la quantité raisonnable de protéines sur la journée.

3 Les journées alimentaires types de 18 mois à 3 ans

Nous vous présentons dans le tableau 2.5 quelques journées alimentaires types pour l'enfant de 18 mois à environ 3 ans (ces limites d'âge étant purement symboliques).

Tableau 2.5 Les journées alimentaires types pour l'enfant de 18 mois à 3 ans

LUNDI	*Petit déjeuner* lait de croissance + tartine beurrée et miel *Midi* œuf mollet purée de fonds d'artichauts et pommes de terre roquefort 1 pomme râpée + quelques gouttes de citron *Goûter* yaourt + biscuit *Dîner* potage de légumes fromage blanc compote de poires	**VENDREDI**	*Petit déjeuner* lait de croissance + tartine beurrée *Midi* purée de cabillaud très frais haricots verts fins bien cuits banane écrasée *Goûter* yaourt + biscuit sec *Dîner* soupe de légumes avocat citronné semoule au lait
MARDI	*Petit déjeuner* lait de croissance + farine instantanée *Midi* poisson blanc riz au beurre yaourt + ½ banane écrasée *Goûter* tasse de lait + tranche de brioche *Dîner* potage de légumes + tapioca gruyère en morceaux compote de pommes	**SAMEDI**	*Petit déjeuner* lait de croissance + farine instantanée *Midi* tomates en salade poulet grillé épinards à la crème pomme crue râpée *Goûter* tasse de lait + biscuit sec *Dîner* bouillon de légumes aux vermicelles yaourt compote de pruneaux
MERCREDI	*Petit déjeuner* lait de croissance + biscuit sec *Midi* jardinière de légumes + jambon pomme cuite à la confiture *Goûter* tasse de lait + tartine beurrée + miel *Dîner* potage à la tomate semoule au lait avec gruyère raisin	**DIMANCHE**	*Petit déjeuner* lait de croissance + tartine beurrée et miel *Midi* rosbeef grillé pommes de terre vapeur et persillées melon *Goûter* crème à la vanille *Dîner* potage de légumes en dés « vache qui rit » pomme cuite
JEUDI	*Petit déjeuner* lait UHT + farine instantanée *Midi* veau rôti en morceaux très fins céleri en purée + fromage petit-suisse au miel *Goûter* tasse de lait aromatisée + biscuit sec *Dîner* potage de légumes reblochon poire pochée		Ne pas oublier d'ajouter aux repas de midi et du soir : – pain (1 tranche) – eau (à volonté)

Rôle du professionnel de la petite enfance

Le (ou la) professionnel(le) de la petite enfance doit *respecter la composition et le rythme des repas* ; il rappellera aux familles que la répartition des repas est une prévention efficace qui permet d'éviter :

– les carences alimentaires en vitamines (C) ou minérales (fer, calcium) ;

– la surcharge pondérale ;

– le grignotage entre les repas à proscrire dès le plus jeune âge car il favorise les risques d'obésité à plus long terme.

Le (ou la) professionnel(le) de la petite enfance doit donc jouer son rôle de conseiller éducatif auprès des parents ; il doit également *responsabiliser les enfants* : toutes ces dérives du comportement alimentaire aboutissent à des déficiences nutritionnelles qui peuvent nuire à la santé. C'est pourquoi, au lieu de leur donner de vains conseils, il est recommandé de les faire participer à :

– l'élaboration des menus ;

– la diversification de leur alimentation (éviter la monotonie et développer leur goût) ;

– la préparation des repas (développer leur sensibilité gastronomique) ;

– la surveillance régulière de leur poids.

Les règles diététiques transmises doivent être adaptées aux contextes familial, social et culturel du grand enfant.

4 La satisfaction des besoins et leur justification

L'alimentation de l'enfant doit être équilibrée et variée. Le régime alimentaire doit viser deux objectifs : prévenir les erreurs alimentaires et assurer la croissance.

A) Prévenir les erreurs alimentaires

Il s'agit de :

– *prévenir les carences*, surtout en acides gras essentiels (acide linoléique), en fer et en calcium ;

– *prévenir les excès alimentaires*, surtout en protéines, en sel et en sucres, qui favorisent les maladies de l'âge adulte (athérosclérose, hypertension artérielle, caries et obésité).

B) Assurer la croissance

Plus l'enfant est petit, plus sa croissance est rapide (ex. : à 5 mois, il double son poids de naissance ; à 1 an, il le triple). L'alimentation doit donc satisfaire ce besoin essentiel par des apports alimentaires *quantitatifs* et *qualitatifs* adaptés à l'âge de l'enfant.

Retenir

- L'individu a des *besoins nutritionnels* qu'il doit satisfaire quotidiennement.
- Les apports nutritionnels conseillés servent à couvrir 97,5 % de ces besoins.
- Les repas sont constitués d'aliments *énergétiques* et *non-énergétiques* (auxquels on associe l'eau) proposés en *quantités variables* selon l'âge, le sexe, l'activité et l'état de santé de l'individu.
- Les éléments *énergétiques* sont les glucides, les lipides et les protides.
- Les éléments *non-énergétiques* sont les éléments minéraux, les fibres, les vitamines et l'eau. Chacun de ces éléments a des sources et un rôle bien spécifiques. Ils doivent être présents dans tous les repas pour constituer une alimentation variée et *équilibrée*, garante d'une bonne santé.
- Les *journées alimentaires* varient en fonction de l'âge de l'enfant. Elles présentent le *rythme* et la *composition* des quatre repas principaux depuis le petit déjeuner jusqu'au dîner. Des règles alimentaires strictes sont à respecter pour le nourrisson, en particulier pour les quantités de viande, poisson et œuf (sources de *protides*).

S'entraîner

1. **Indiquez les deux rôles de l'alimentation du jeune enfant.**
2. **Citez les deux types de besoins nutritionnels chez l'Homme.**
3. **Listez les facteurs influençant les besoins nutrionnels.**
4. **Indiquez l'intérêt de respecter les apports nutritionnels conseillés.**
5. **Reliez les différents éléments nutritionnels à leur « famille ».**

Protides	
Minéraux	Éléments énergétiques
Eau	
Lipides	Éléments non-énergétiques
Vitamines	
Fibres	

6. **Précisez pour les éléments non energétiques leur rôle principal (bâtisseur, fonctionnel).**
7. **Proposez un menu pour le déjeuner d'un enfant de 10 mois.**

Chapitre 10 Les caractéristiques de l'appareil digestif du nourrisson et du jeune enfant

Mots-clés

- Appareil digestif
- Digestion
- Absorption
- Hygiène de la digestion
- Hygiène bucco-dentaire

Situation

Madame F. vient récupérer son fils à la crèche. L'auxiliaire de puériculture l'informe que Paul (12 mois) a eu trois selles liquides dans la journée. Elle lui conseille de contacter son pédiatre et lui remet le dépliant suivant qui expose les risques de la diarrhée chez le jeune enfant et l'intérêt de la SRO.

Étude de cas

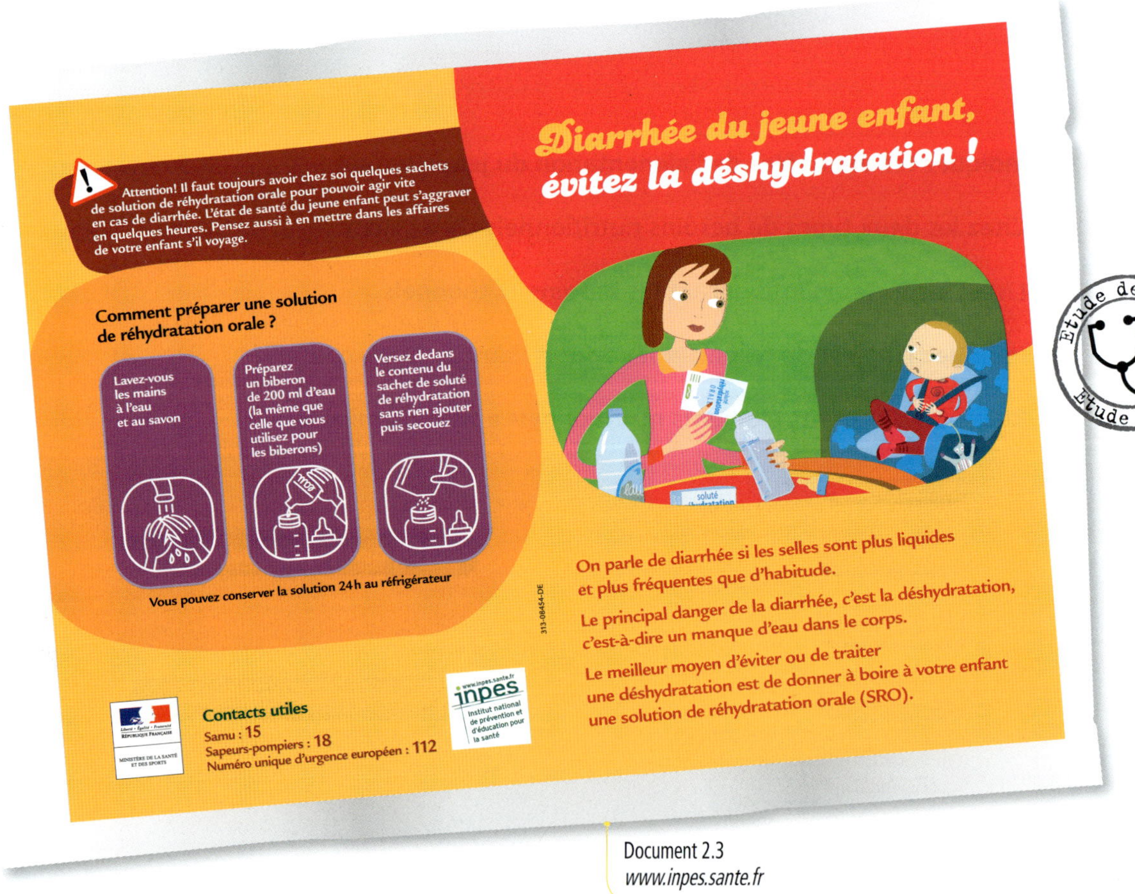

Document 2.3
www.inpes.sante.fr

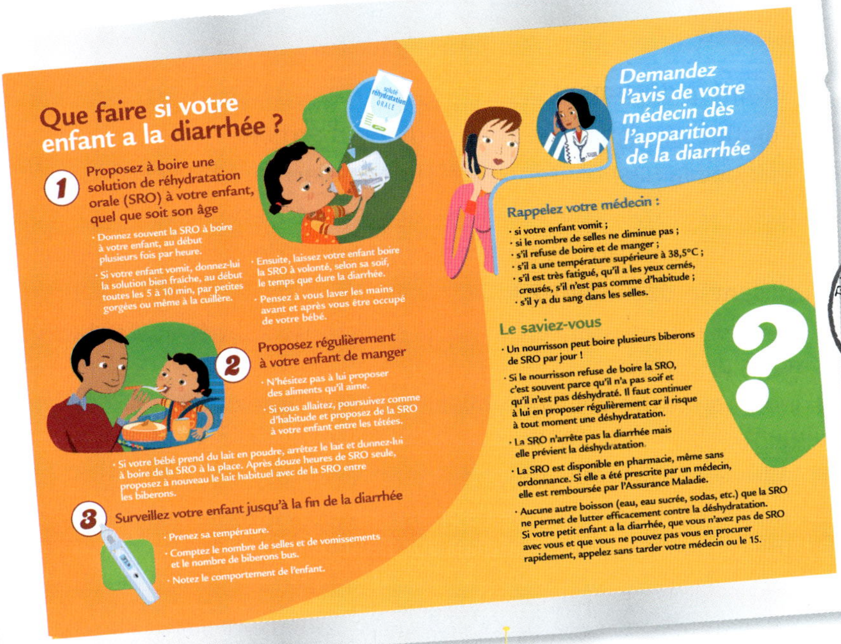

Que faire si votre enfant a la diarrhée ?

1 Proposez à boire une solution de réhydratation orale (SRO) à votre enfant, quel que soit son âge

- Donnez souvent la SRO à boire à votre enfant, au début plusieurs fois par heure.
- Si votre enfant vomit, donnez-lui la solution bien fraîche, au début toutes les 5 à 10 min, par petites gorgées ou même à la cuillère.
- Ensuite, laissez votre enfant boire la SRO à volonté, selon sa soif, le temps que dure la diarrhée.
- Pensez à vous laver les mains avant et après vous être occupé de votre bébé.

2 Proposez régulièrement à votre enfant de manger

- N'hésitez pas à lui proposer des aliments qu'il aime.
- Si vous allaitez, poursuivez comme d'habitude et proposez de la SRO à votre enfant entre les tétées.
- Si votre bébé prend du lait en poudre, arrêtez le lait et donnez-lui à boire de la SRO à la place. Après douze heures de SRO seule, proposez à nouveau le lait habituel avec de la SRO entre les biberons.

3 Surveillez votre enfant jusqu'à la fin de la diarrhée

- Prenez sa température.
- Comptez le nombre de selles et de vomissements et le nombre de biberons bus.
- Notez le comportement de l'enfant.

Demandez l'avis de votre médecin dès l'apparition de la diarrhée

Rappelez votre médecin :

- si votre enfant vomit ;
- si le nombre de selles ne diminue pas ;
- s'il refuse de boire et de manger ;
- s'il a une température supérieure à 38,5°C ;
- s'il est très fatigué, qu'il a les yeux cernés, creusés, s'il n'est pas comme d'habitude ;
- s'il y a du sang dans les selles.

Le saviez-vous

- Un nourrisson peut boire plusieurs biberons de SRO par jour !
- Si le nourrisson refuse de boire la SRO, c'est souvent parce qu'il n'a pas soif et qu'il n'est pas déshydraté. Il faut continuer à lui en proposer régulièrement car il risque à tout moment une déshydratation.
- La SRO n'arrête pas la diarrhée mais elle prévient la déshydratation.
- La SRO est disponible en pharmacie, même sans ordonnance. Si elle a été prescrite par un médecin, elle est remboursée par l'Assurance Maladie.
- Aucune autre boisson (eau, eau sucrée, sodas, etc.) que la SRO ne permet de lutter efficacement contre la déshydratation. Si votre petit enfant a la diarrhée, que vous n'avez pas de SRO avec vous et que vous ne pouvez pas vous en procurer rapidement, appelez sans tarder votre médecin ou le 15.

Document 2.3 (suite)
www.inpes.sante.fr

LES DENTS DE LAIT ET L'ALIMENTATION

LES INCISIVES

Les huit incisives apparaissent chez l'enfant généralement entre 6 et 18 mois. Les premières à apparaître sont souvent les *deux incisives du bas* (vers l'âge de 6 mois). Les autres apparaîtront ensuite, progressivement.
On constate que (pendant cette longue période), les enfants restent parfois édentés jusqu'à 1 an. Parfois, plusieurs incisives arrivent en même temps.
On estime que lorsque l'enfant a au moins quatre incisives, on peut lui proposer des *repas moulinés*. À cet âge, l'enfant ne « mâchouille pas » ; il avale directement. Toutefois, si à cet âge l'enfant utilise encore mal ses dents, la sortie des dents dans la bouche favorise l'œuvre protectrice des microbes. (Ces derniers développent la *flore digestive* qui tapisse l'intestin.)
Au cours du 2e semestre (vers 6 mois), on peut introduire la viande dans la ration alimentaire. Elle est d'abord présentée sous forme *homogénéisée* ou *mixée* puis *granuleuse*. Ensuite, sont introduits les légumes cuits (sous forme de purée) ou les féculents (sous forme de potage de vermicelles). Très souvent, on associe les légumes et la viande pour permettre une déglutition plus facile.

LES 1RES PRÉMOLAIRES

C'est autour de 15 à 21 mois qu'apparaissent les 1res prémolaires (souvent à 18 mois). À cet âge-là, on peut proposer à l'enfant de nouveaux aliments plus consistants, présentés en « *petits morceaux* ». Il faudra donc découper au couteau finement les légumes et le poisson. En matière de viande, il faut continuer à la mixer mais moins finement, pour stimuler le « *mâchouillement* » de l'enfant.

LES CANINES

Les canines apparaissent autour de 24 mois. Ces dents sont précieuses car elles favorisent la *mastication*. Toutefois, il n'est pas question de proposer un bifteck au jeune enfant. Il ne pourra mastiquer qu'à condition qu'une viande soit tendre (ex. : filaments de bourguignon). Pour le bœuf, il est recommandé de le présenter toujours sous forme de « *petits morceaux* ».

LES 2ES PRÉMOLAIRES

Les quatre dernières dents de lait apparaissent chez l'enfant vers l'âge de 2 ans ½. C'est à cet âge que l'on peut introduire dans sa ration alimentaire les *crudités* ; ex. : tomates (en très petits morceaux), carottes (finement râpées) ou concombres.
Ce n'est que vers l'âge de 3 ans que l'enfant pourra commencer à *manger tout seul* (« comme ses parents », dit-on !). Toutefois, rappelons qu'il trouvera plus de plaisir à déguster des pizzas et des frites qu'un jambon-purée. Sans le lui interdire, il faudra rappeler aux parents de limiter ce type d'aliments dans l'intérêt de sa santé.

Document 2.4
Les dents de lait et l'alimentation.

Questions

En utilisant le document 2.3 :

- Indiquez les signes spécifiques d'une diarrhée.
- Indiquez la (les) conséquence(s) de la diarrhée chez l'enfant.
- Indiquez la conduite à tenir pour les parents de Paul.
- Nommez deux autres dysfonctionnements de l'appareil digestif.

En utilisant le document 2.4 :

- Justifez la consistance liquide des aliments donnés aux enfants de moins de 6 mois.
- Indiquez pourquoi l'introduction de morceaux dans l'alimentation de l'enfant est possible à partir de 18 mois.
- Indiquez l'avantage apporté par les canines.
- Indiquez l'âge moyen de l'apparition des dernières dents de lait. Précisez les conséquences sur l'alimentation.

1 La physiologie de la digestion et de l'absorption

La *digestion* est le processus au cours duquel l'organisme transforme les aliments dans l'appareil digestif en vue de leur assimilation.

A) L'anatomie de l'appareil digestif

L'appareil digestif est composé de différents organes qui participent aux différents phénomènes de la digestion (*cf.* Figure 2.1).

Figure 2.1 L'appareil digestif

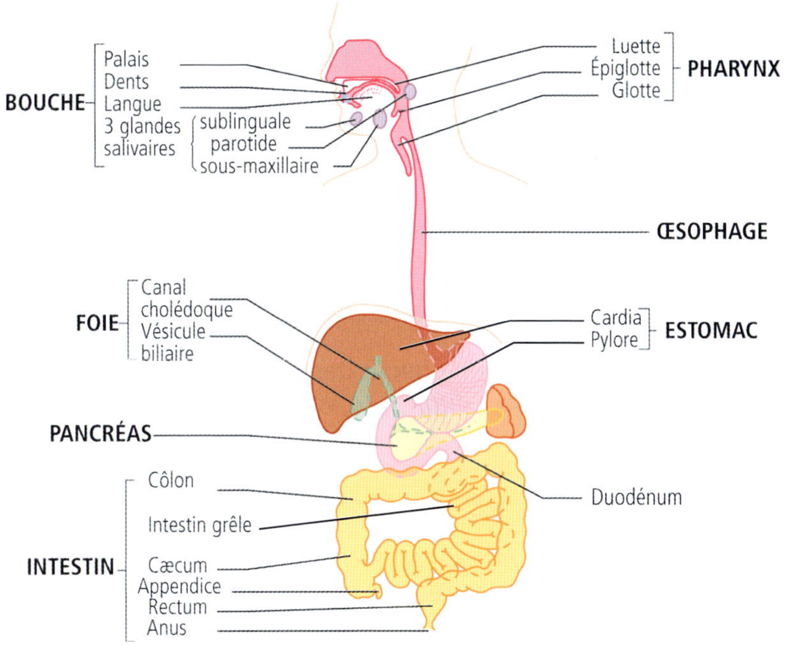

Les organes digestifs

- *La bouche et les dents*

– Les parois latérales de la bouche sont limitées par les maxillaires inférieur et supérieur, qui portent les dents.

– La dentition se compose de différents types de dents ; chacune de ces dents a une fonction bien déterminée (*cf.* Tableau 2.6).

C'est généralement vers 6-8 mois que sort la première dent, bientôt suivie de la deuxième. Il s'agit de dents temporaires, appelées « dents de lait ». Elles sont au nombre de 20 et ont un aspect bien particulier : très blanches, de petite taille, serrées et fragiles. À partir de 6 ans, ces « dents de lait » seront remplacées progressivement par les « dents définitives » qui seront au nombre de 32.

- *Le pharynx*

Le pharynx est le carrefour aéro-digestif. Sa partie supérieure communique avec les fosses nasales. Sa partie inférieure communique avec l'œsophage.

Tableau 2.6 Les dents et leurs fonctions

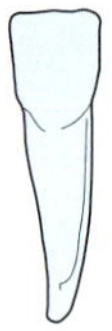	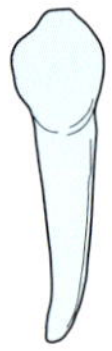	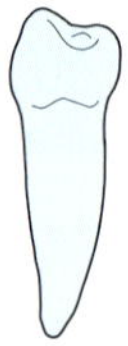	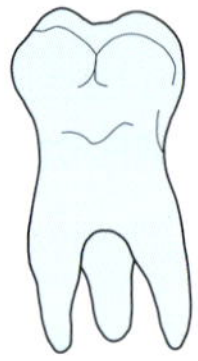	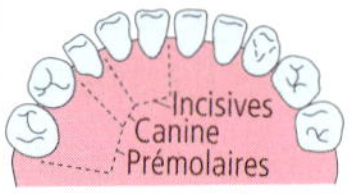
Incisive Coupe les aliments	**Canine** Déchire les aliments	**Prémolaire** Broie les aliments (+)	**Molaire** Broie les aliments (++)	**Total des dents** Pour 1/2 machoire (dentition de lait)

- *L'œsophage*

L'œsophage est un long tube qui débouche dans l'estomac par le *cardia* (sphincter rond).

- *L'estomac*

L'estomac est une poche située sous le diaphragme. Sa paroi externe est constituée de trois couches musculaires. Sa paroi interne est tapissée d'une muqueuse qui contient de nombreuses glandes gastriques. L'estomac communique avec l'intestin par le *pylore* (sphincter rond).

- *L'intestin grêle*

La paroi externe de l'intestin grêle décrit des anses intestinales. Sa paroi interne présente de nombreux replis, hérissés de *villosités* en doigt de gant. Entre les villosités s'ouvrent les orifices des *glandes intestinales*.

- *Le gros intestin*

Le gros intestin comprend le cæcum, le côlon et le rectum.

Les différentes glandes digestives

Les glandes digestives, annexées aux différents organes du tube digestif, sécrètent les sucs digestifs.

- *Les glandes salivaires*

Les glandes salivaires sécrètent la salive. Il en existe trois : les glandes parotides, les sous-maxillaires et les sublinguales.

- *Les glandes gastriques*

Les glandes gastriques sécrètent le suc gastrique.

- *Le pancréas*

Le pancréas sécrète le suc pancréatique.

- *Le foie*

Le foie sécrète la bile.

- *Les glandes intestinales*

Les glandes intestinales sécrètent le suc intestinal.

B) Le mécanisme de la digestion

Après ingestion, les aliments vont subir des transformations mécaniques et chimiques.

Les phénomènes mécaniques

Les phénomènes mécaniques de la digestion se déroulent en plusieurs étapes.

Au niveau de la bouche : la mastication

Dès leur arrivée, les aliments sont mastiqués par les dents, puis imprégnés de salive. Ils sont brassés par la langue qui façonne une boule appelée « bol alimentaire » (*cf.* Figures 2.2 et 2.3).

Au niveau du pharynx : la déglutition

Le bol alimentaire est avalé. Ce phénomène met en jeu la fermeture des voies respiratoires :
- le larynx se soulève et l'épiglotte s'abaisse, fermant la trachée artère ;
- le voile du palais se relève et la luette ferme les fosses nasales.

Au niveau de l'œsophage : la progression du bol alimentaire

Les fibres musculaires de l'œsophage se contractent et poussent le bol alimentaire vers l'estomac. Les mouvements « péristaltiques » se font dans un seul sens (ce qui explique que l'on puisse avaler la tête en bas).

Au niveau de l'estomac : le brassage des aliments

Les trois groupes musculaires de l'estomac brassent puissamment le bol alimentaire et l'imprègnent de suc gastrique.

Au niveau de l'intestin grêle : la progression et la segmentation du contenu

Grâce aux contractions intestinales des muscles lisses, le contenu intestinal avance et se segmente.

Au niveau du gros intestin : le ralentissement des matières et la fermentation

Les résidus de la digestion subissent des fermentations sous l'effet de la flore microbienne intestinale et une déshydratation. Devenus plus consistants, les déchets seront évacués par l'anus, sous forme de selles.

Figure 2.2 Le passage du bol alimentaire dans le pharynx

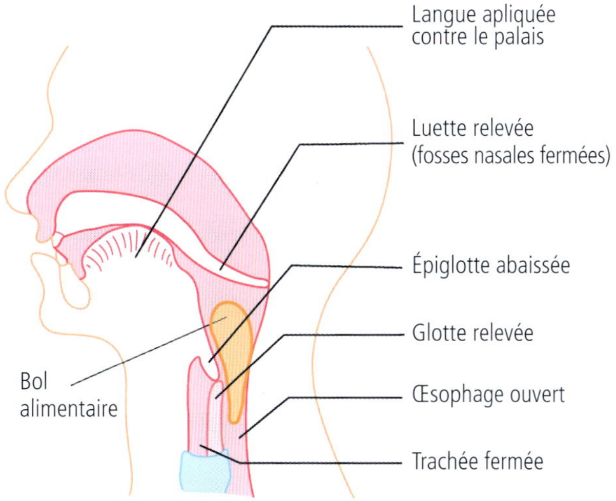

Les phénomènes chimiques

Les substances alimentaires que nous absorbons donnent lieu à des phénomènes chimiques. Ces transformations (appelées *réactions d'hydrolyse*) se déroulent dans le tube digestif.

Les molécules *complexes* des aliments sont transformées en molécules *simples* (les nutriments) grâce à l'action des *enzymes* (*cf.* Tableau 2.7).

Figure 2.3 Le passage du bol alimentaire dans l'œsophage

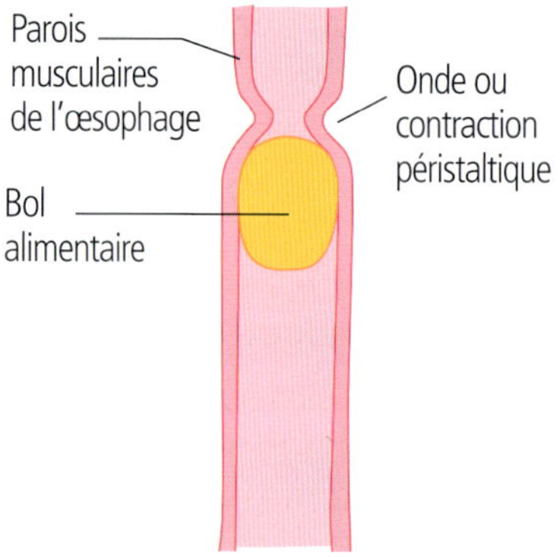

Tableau 2.7 Les phénomènes chimiques de la digestion

Niveaux	Origine du suc digestif	Nom de l'enzyme	Substances alimentaires		Substances assimilables (absorption intestinale)
			Ingérées	Transformées	
Bouche	Salive	Amylase	Amidon	Maltose	
Estomac	Suc gastrique	Pepsine	Protides	Polypeptides	
Pancréas	Suc pancréatique	– Amylase – Lipase – Trypsine	– Amidon – Lipides – Polypeptides	– Maltose – Glycérol + acides gras – Tri- ou tétrapeptiques	Glycérol + acides gras
Intestin	Suc intestinal[a]	– Amylase – Maltase – Lactase – Saccharase – Lipase – Peptidase	– Amidon – Maltose – Lactose – Saccharose – Lipides – Tri- ou tétrapeptides	– Maltose – Glucose – Glucose + galactose – Glucose + lévulose – Glycérol + acides gras – Acides aminés	– Glucose – Glucose + galactose – Glucose + lévulose Glycérol + acides gras – Acides aminés
	Produits annexes	– Présure – Bile	– Caséine (du lait) – Lipides	(Coagule) (Graisses émulsionnées)	
	Substances non transformées		– Eau – Sels minéraux – Vitamines		– Eau – Sels minéraux – Vitamines

a. Pour aider à la mémorisation, dites « L'AMI PEP M'A SALI » et vous retrouverez tous les sucs intestinaux : l'A (lactase) AMY (amylase) PEP (peptidase) M'A (maltase) SA (saccharase) LI (lipase).

C) Le bilan de la digestion

Le bilan de la digestion permet de répertorier les molécules résultant de la transformation chimique dans le tube digestif et celles qui étaient présentes dans notre alimentation mais qui n'ont pas été transformées[1].

Tableau 2.8 Bilan de la digestion

Molécules transformées	Molécules non transformées
Glucides → glucose Protides → acides aminés Lipides → acides gras	Éléments minéraux Vitamines Eau Cellulose

D) L'absorption

On appelle absorption intestinale le mécanisme de passage d'une substance dans la circulation en direction du cœur (*cf.* Figure 2.4).
Les substances alimentaires assimilables traversent les villosités intestinales et vont suivre deux voies différentes : la voie sanguine et la voie lymphatique (*cf.* Figure 2.5).

La voie sanguine

L'eau, les minéraux, le glucose, les acides aminés et les vitamines hydrosolubles suivent la voie sanguine. Ils gagnent (par la veine porte) le foie (où le glucose est mis en réserve) puis ils arrivent au cœur par les veines sus-hépatiques et par la veine cave.

La voie lymphatique

Les acides gras et les vitamines liposolubles suivent une voie de dérivation, la voie lymphatique, avant de rejoindre la circulation sanguine et d'être déversés (par son intermédiaire) dans le cœur.
Les voies d'absorption aboutissent dans la circulation sanguine au niveau du cœur. C'est l'aorte qui va se charger de la distribution des substances assimilables à toutes les cellules de l'organisme, assurant ainsi son entretien et sa croissance.

Figure 2.4 Une villosité intestinale (lieu de l'absorption intestinale des aliments)

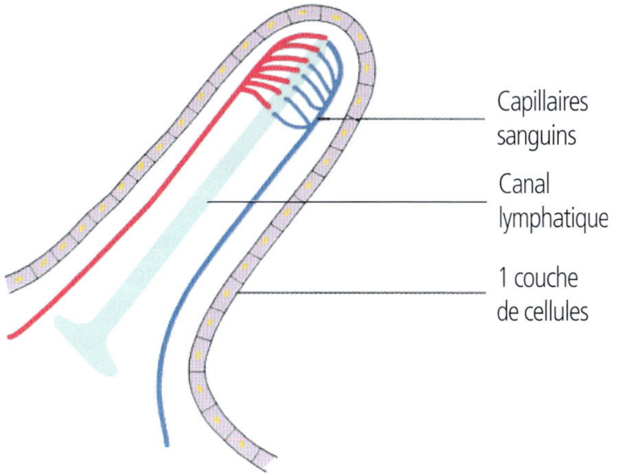

1. Voir l'interprétation imagée de la digestion mécanique, p. 131.

NUTRITION – ALIMENTATION

Figure 2.5 Les voies suivies par les substances alimentaires après l'absorption intestinale

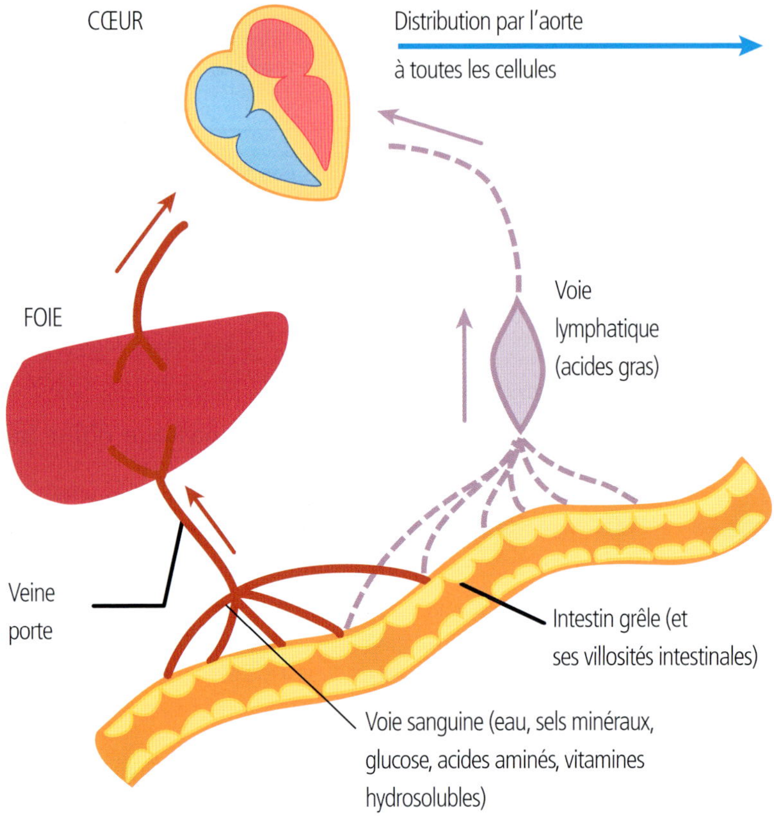

2 Le principe d'une alimentation adaptée à l'évolution physiologique de l'enfant

Les spécificités de l'appareil digestif du nourrisson entraînent des conséquences qu'il faudra prendre en compte dans les règles d'hygiène alimentaire le concernant. Les caractéristiques de l'évolution de la maturation digestive chez le jeune enfant et ses conséquences sont regroupées dans le tableau 2.9.

Tableau 2.9 Spécificités de l'appareil digestif du nourrisson et conséquences

Organes	Spécificités	Conséquences
Bouche	– Pas de dents – Glandes salivaires non fonctionnelles – Conformation qui permet la succion	– Mastication impossible (donc aliments liquides puis semi-liquides) – Pas de digestion de l'amidon cuit – Succion facilitée
Œsophage	Très court	Facilité de régurgitation
Estomac	– Mouvements péristaltiques retardés – Volume très petit – *Cardia* mal fermé	– Nécessité du renvoi d'air (rot) – Repas fréquents et en petites quantités – Régurgitations fréquentes
Intestin grêle	Pas d'amylase pancréatique	Pas de digestion de l'amidon cuit

3 L'hygiène de la digestion

A) L'altération et l'hygiène de la denture

La dentition se compose de différents types de dents dont chacune a une fonction bien déterminée :
- les *incisives* coupent les aliments ;
- les *canines* les broient ;
- les *prémolaires* et *molaires* les malaxent.

Des dents en bonne santé contribuent au bon état général de l'être humain.

La carie dentaire

– La *carie* est la destruction partielle de la dent. Elle se creuse vers l'intérieur en formant une cavité. Elle est favorisée par une alimentation riche en sucreries. En effet, le sucre entraîne la prolifération des microbes favorisant la libération d'un acide provoquant la carie.

– La *plaque dentaire* est une pellicule de micro-organismes déposée à la surface de la dent. Elle est le point de départ de la carie.

– *Évolution de la carie dentaire* : si la carie n'est pas soignée, l'infection se développe rapidement. La dent devient sensible au chaud et au froid ce qui attire l'attention. Puis la douleur va en augmentant. Il faut donc prévenir la carie par une bonne hygiène.

Une bonne hygiène bucco-dentaire assure une bonne dentition. Elle comprend :
- le brossage des dents : au moins le matin et le soir, après les repas ;
- une alimentation à base de calcium (lait, produits laitiers, etc.) ;
- des visites régulières chez le dentiste, au moins tous les 6 mois ;
- l'arrêt des sucreries entre les repas.

Pour garder une bonne dentition, il faut veiller à :
- ne pas provoquer de pressions excessives sur vos dents (en cassant des noix par exemple) ou des variations de température brusques ;
- ne pas manger trop de sucreries, car elles fermentent et produisent des acides qui attaquent la dent ;
- consommer des aliments riches en vitamine D et en calcium : le lait et les laitages en particulier, ainsi que des fruits et des légumes qui neutralisent l'acidité de la salive.

B) Les conditions et les signes d'une bonne digestion

Si certaines *conditions* sont respectées, certains signes de *bonne digestion* pourront être observés.

Prendre ses repas à heures régulières

Afin que les organes digestifs puissent se reposer de leur activité entre deux digestions, les repas doivent être suffisamment espacés et pris, si possible, à heures régulières. Ces habitudes doivent être prises dès le plus jeune âge.

Choisir une alimentation appétissante

En consommant des aliments appétissants et bien présentés, nous stimulerons la sécrétion des sucs digestifs (en particulier salivaires et gastriques). La vue, l'odorat, le goût seront flattés et provoqueront le « désir » de manger.

Adopter une atmosphère calme lors des repas

Le calme et l'atmosphère chaleureuse qui entourent un repas favorisent une bonne digestion et un bon équilibre.

Éviter les « excès » alimentaires

Les « excès » alimentaires fatiguent les organes digestifs. Il faut manger raisonnablement pour éviter les dilatations d'estomac, les digestions qui fatiguent le foie ou l'intestin.

Prendre des précautions après les repas

On ne prendra jamais un bain froid après un repas. Il faut éduquer les enfants sur le risque d'accident qui peut être fatal.

Mastiquer correctement les aliments

Une mastication suffisante des aliments allège le brassage du bol alimentaire dans l'estomac et rend plus efficace l'action des sucs gastriques.

Stimuler l'évacuation des déchets de la digestion

La constipation est le maintien prolongé des déchets alimentaires dans notre corps.
Elle risque de déterminer une véritable intoxication. Pour la prévenir, il faut :
- aller à la selle régulièrement ;
- manger des aliments à caractère laxatif (ex. : fruits frais) et boire beaucoup.

C) Les principaux signes de dysfonctionnement de l'appareil digestif

Les trois principaux dysfonctionnements de l'appareil digestif sont expliqués dans le tableau 2.10.

Tableau 2.10 Principaux signes de dysfonctionnement de l'appareil digestif

Dysfonctionnements	Définition	Signes	Conséquences	Traitement
Vomissement	Rejet involontaire du contenu gastrique	– Nausée – Salivation – Pâleur	– Déshydratation – Ulcération	– Épaississements des repas – Antispasmodiques – Pansements digestifs
Diarrhée	Émission fréquente de selles (> 3 selles/jour)	Selles généralement liquides, parfois simplement molles	Déshydratation (qui peut être mortelle chez le nourrisson)	– Solution de réhydratation – Traitement anti-diarrhéique – Régime alimentaire approprié[a]
Constipation	Difficulté à déféquer (moins de 3 selles par semaine)	Selles dures de petit volume	Complication possible : fécalome[b]	– Régime alimentaire approprié[c] – Hydratation orale[c] – Laxatifs doux (sur prescription)

a. Régime à base de carottes, de coings, de riz, suppression du lait et apport en eau pour combler les pertes hydriques.
b. Le fécalome est une accumulation de matières fécales déshydratées et stagnantes dans le rectum. La muqueuse intestinale émet parfois une glaire sanglante (fausse diarrhée).
c. Régime à base de légumes (fibres) et de fruits acides (agrumes) qui accélèrent le transit intestinal, et hydratation orale importante à base d'eau minéralisée.

Retenir

- **Les aliments subissent diverses transformations dans l'organisme grâce à des phénomènes mécaniques et chimiques permettant la *digestion*.**
- **L'appareil digestif du nourrisson a des *spécificités* qu'il faut prendre en compte pour le choix de son alimentation.**
- **Le bilan de la digestion est l'absorption intestinale pour les substances assimilables.**
- **Les voies d'absorption sont les voies *sanguine* et *lymphatique*.**
- **L'individu doit prévenir la *carie dentaire* qui détruit progressivement la dent.**
- **Certaines *règles* d'hygiène de vie permettent d'assurer une bonne digestion des aliments. Elles doivent être respectées (en particulier chez l'enfant pour créer de bonnes habitudes dès le plus jeune âge).**
- **En cas de dysfonctionnement, il est important de repérer rapidement les signes caractéristiques afin d'utiliser le traitement adapté et d'éviter les complications.**

S'entraîner

Notre appareil digestif est le lieu de différents phénomènes mécaniques et chimiques qui participent à la digestion. On peut le comparer à une grande usine de transformation des aliments (composée de différents organes), que nous avons illustrée ci-dessous.

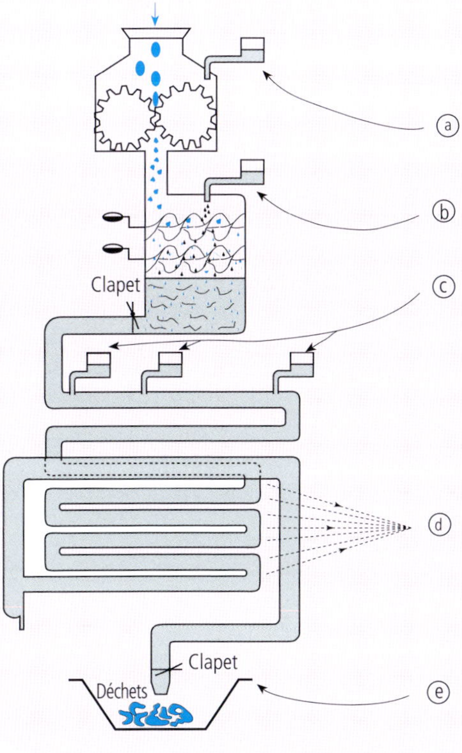

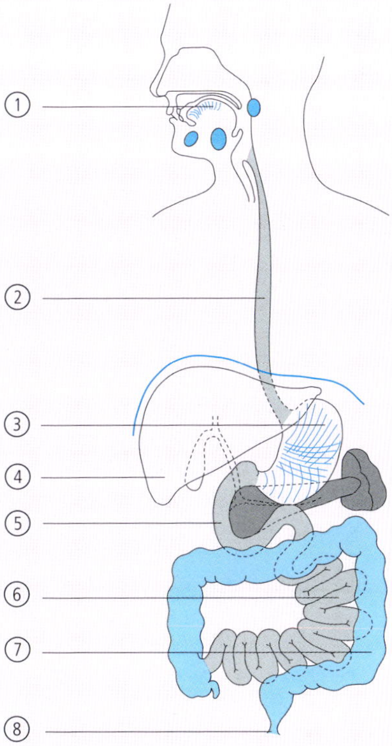

S'entraîner

1 **Légendez la figure de la page précédente et expliquez les correspondances entre les schémas de droite et de gauche.**

2 **Indiquez les noms des sucs digestifs sur le schéma de gauche.**

3 **Présentez le bilan de la digestion.**

4 **En utilisant les mots-clés suivants, associez aux figures des dents ci-dessous les noms et les rôles correspondants (l'un d'entre eux doit être utilisé deux fois) : *broie, molaire, coupe, prémolaire, déchire, canine, incisive*.**

Aspect des dents	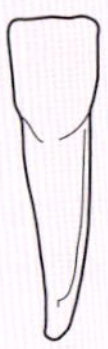	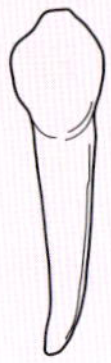	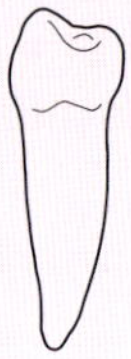	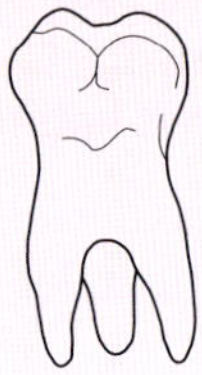
Noms				
Rôles				

5 **Comment évolue la carie dentaire si elle n'est pas soignée ? Quels sont les symptômes observés ?**

6 **Nommez quatre facteurs favorisant une bonne hygiène dentaire.**

7 **Indiquez trois recommandations facilitant la digestion.**

Chapitre

11 Les sources nutritionnelles : les aliments

Mots-clés

- Apports nutritionnels
- Alimentation équilibrée
- Équivalences alimentaires
- Groupes alimentaires
- Journée alimentaire

Situation

L'affiche éducative d'une alimentation équilibrée
La ville de C. édite une affiche éducative destinée aux parents des jeunes enfants inscrits dans les écoles maternelles. Cette affiche donne les clés de l'alimentation équilibrée. Certains groupes d'aliments ont des caractéristiques et des rôles bien précis pour l'organisme, qu'il est utile de connaître.

Étude de cas

Bien manger sans se faire piéger

Une alimentation équilibrée

Interdire les interdits : aucun aliment n'est mauvais en soi ; c'est l'équilibre entre eux qui est source de santé et de bien être

Les aliments sont classés par groupes, qui ont des caractéristiques de composition communes.
Chacun des nutriments a un rôle bien précis.

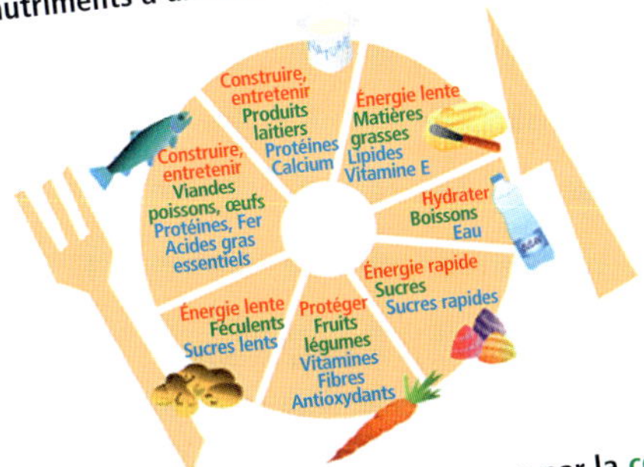

L'équilibre alimentaire ne peut être obtenu que par la consommation de tous les groupes d'aliments, en quantité adaptée à chaque âge et aux besoins de chacun.

Document 2.5
Ville de Caen/www.caen.fr

Questions

En utilisant le document 2.5 :

- Définissez l'expression « alimentation équilibrée ».
- Nommez les différents groupes d'aliments.
- Indiquez la méthode de classification des aliments au sein de ces groupes.
- Indiquez l'utilité d'un tel classement.

Comprendre

1 La nature et le rôle des constituants alimentaires

Il existe différents constituants alimentaires dont le rôle nutritionnel est bien défini.

A) Les différents nutriments énergétiques

Certains nutriments constituent principalement une source d'énergie. Leur classement est présenté dans le tableau 2.11.

– 1 g de glucose = 17 kJ
– 1 g de lipides = 38 kJ
– 1 g de protides = 17 kJ

Tableau 2.11 Les nutriments énergétiques

Les glucides	Les glucides peuvent être : – *simples* (oses) ; – *complexes* (polypeptides).
Les lipides	Les lipides se classent en : – *acides gras saturés* ; – *acides gras insaturés*.
Les protides	Les protides sont constitués d'acides aminés. Ils participent à l'*édification de nos tissus* (ce sont des éléments « bâtisseurs »).

B) Les différents nutriments non-énergétiques

Certains nutriments ne sont pas une source d'énergie mais ils sont indispensables à l'organisme pour d'autres fonctions. Leur classement est présenté dans le tableau 2.12.

Tableau 2.12 Les nutriments non-énergétiques

Les éléments minéraux	– Les éléments minéraux du corps humain se présentent sous forme de *sels* (ex. : sodium, calcium, potassium, etc.) Si les minéraux interviennent en quantité infime, on parle d'*oligo-éléments* (ex. : zinc, cuivre, cobalt, chrome, sélénium, etc.) – Les minéraux participent aux *métabolismes*.
Les vitamines	– Les vitamines sont classées en deux catégories : • *hydrosolubles* : B1, B2, B5, B6, B12, acide folique, C, PP ; • *liposolubles* : A, D, E, K. – Les vitamines sont des régulateurs de réactions enzymatiques et elles stimulent les défenses immunitaires de l'organisme (l'alimentation doit les lui apporter).
Les fibres	Les fibres ne fournissent pas d'énergie car elles ne sont pas *digérées*. Elles jouent le rôle de balai intestinal (ex. : la cellulose).
L'eau	– Le corps humain est constitué aux deux tiers d'eau. Il existe un *équilibre* entre le volume d'eau absorbé et le volume d'eau éliminé par le corps. – L'eau est indispensable à la vie des cellules.

2 Les groupes d'aliments et les équivalences alimentaires

Les aliments sont composés de différents constituants alimentaires. Afin d'élaborer des menus équilibrés, on classe les aliments par groupe en fonction de leur valeur nutritionnelle. Ainsi les aliments d'un même groupe apportent quasiment les mêmes constituants alimentaires.

A) Les principaux groupes d'aliments

Les aliments sont classés en six grands groupes qui ont chacun des caractéristiques nutritionnelles différentes (*cf.* Tableau 2.13).
Un code couleur est parfois utilisé dans les structures d'accueil pour chaque groupe. Cela permet de vérifier rapidement le bon équilibre d'un menu (ex. : blanc pour le lait, rouge pour la viande, vert pour les légumes, etc.)

Tableau 2.13 Caractéristiques nutritionnelles de chaque groupe d'aliments

Groupes d'aliments	Éléments énergétiques	Éléments non-énergétiques
1. Lait et produits laitiers	– Protéines animales – Lipides animaux	– Vitamines A, B, D – Minéraux (Ca)
2. Viande, poisson, œuf	– Protéines animales – Lipides animaux	– Vitamines A, D, B_{12} – Minéraux (Fer)
3. Féculents	– Glucides complexes (amidon) – Protéines végétales	– Vitamine B_1 – Minéraux
4. Légumes et fruits		– Vitamines C, A et groupe B – Minéraux, fibres
5. Corps gras	Lipides animaux ou végétaux	Vitamines A, D, E et K
6. Produits sucrés	Glucides simples	
Eau		Minéraux (Ca, Na, Mg, etc.)

B) Les principales équivalences alimentaires

Afin de varier les menus, il est possible de substituer un aliment par un autre. Cette substitution est appelée équivalence.
L'équivalence doit permettre d'apporter une quantité identique d'un constituant donné. Elle peut être réalisée à l'intérieur d'un même groupe ou entre groupes.
Les trois principales équivalences alimentaires sont les équivalences énergétiques, les équivalences protidiques et les équivalences calciques.

– Les *équivalences énergétiques* :
- 1 g de protides fournit 4 kcal (environ 17 kJ) ;
- 1 g de glucides fournit 4 kcal (environ 17 kJ) ;
- 1 g de lipides fournit 9 kcal (environ 38 kJ).

– Les *équivalences protidiques* : 10 g de protéines sont apportés par 50 g de viande ou 50 g de poisson ou 40 g de jambon ou 1 œuf (*cf.* Figure 2.6).
– Les *équivalences calciques* : 150 mg de calcium sont apportés par 125 mL de lait ou 100 g de fromage frais ou 1 yaourt (*cf.* Figure 2.7).

Figure 2.6 Les équivalences protidiques

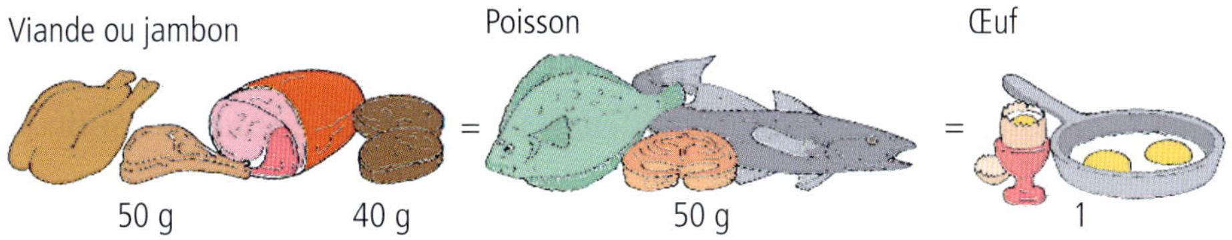

Figure 2.7 Les équivalences calciques

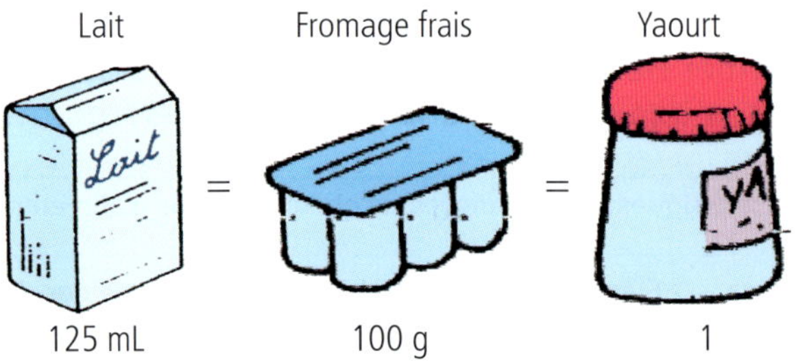

C) La comparaison des caractéristiques nutritionnelles de divers aliments

Citons pour exemples les caractéristiques nutritionnelles de trois sortes d'aliments[1].

Tableau 2.14 Exemples de caractéristiques nutritionnelles

Exemples	Pour 100 g de produits comestibles		
	Protides	**Lipides**	**Glucides**
Le lait de vache (entier)	3,3	3,4	5
La viande	20	12	0
Les légumes frais	1,5	0,5	7

3 Les principales propriétés des constituants alimentaires

A) L'état physique de la matière

La matière se présente sous trois états physiques :
- l'*état solide* (ex. : le sel, le sucre, etc.) ;
- l'*état liquide* (ex. : l'eau, le lait, etc.) ;
- l'*état gazeux* (ex. : l'air, le CO_2, etc.)

La matière peut passer d'un état à l'autre en se modifiant, par exemple quand la matière passe de :
- l'état liquide à l'état solide (*solidification*) ;
- l'état solide à l'état liquide (*fusion*) ;
- l'état liquide à l'état gazeux (*vaporisation*) ;
- l'état gazeux à l'état liquide (*condensation* ou *liquéfaction*).

Selon la température, l'eau peut se présenter sous l'un des trois états suivants :
- état solide (la glace) $T < 0$ °C
- état liquide (l'eau) $T > 0$ °C > 100 °C
- état gazeux (la vapeur) $T > 100$ °C

B) La solubilité

Quand on dissout un solide dans de l'eau, on obtient une *solution*. Si on verse trop de solide dans le liquide, il y a *saturation*.

Exemple : si l'on dissout du sucre dans l'eau, on a de l'eau sucrée. Un excès de sucre va peu à peu éliminer l'eau et rendre la préparation compacte.

1. Pour plus de détails, consulter le *Guide AP*, ouvrage de formation des auxiliaires de puériculture, J. Gassier, Elsevier Masson.

C) La diffusion

La diffusion est le passage de molécules à travers une membrane poreuse. On peut comparer la diffusion à l'utilisation d'un tamis.

D) La suspension

Certaines grosses molécules sont insolubles dans l'eau ; elles se dispersent et forment une *suspension*. Celle-ci peut être *stable* ou *instable*.
Exemple : l'amidon versé dans l'eau froide ne se dissout pas : c'est une suspension instable.
Une suspension peut être rendue stable par un « stabilisateur ».

E) L'émulsion

Certaines protéines se lient à l'air et à l'eau. Il existe deux sortes d'émulsions :
- l'émulsion stable (quand les liquides peuvent se mélanger totalement). *Exemple* : « la mayonnaise » due à l'association de deux stabilisateurs (le jaune d'œuf et la moutarde) ;
- l'émulsion instable (quand les liquides ne peuvent pas se mélanger). *Exemple* : l'eau dans l'huile (l'huile est plus légère que l'eau, elle surnage).

4 Les constituants modifiés lors des préparations culinaires

Les constituants de nos aliments peuvent subir certaines modifications physico-chimiques lors des préparations culinaires.

A) La chaleur modifie les glucides

La chaleur a de nombreux effets sur les glucides. Citons pour exemple une préparation : le caramel obtenu en chauffant un sirop (mélange d'eau et de sucre). Les molécules de saccharose se transforment en substance aux propriétés nouvelles (le goût et la couleur sont différents : il fonce de plus en plus).

B) La chaleur modifie les protides

La chaleur coagule les protides. *Exemple* : le blanc d'œuf chauffé prend l'aspect mollet, puis dur ; les viandes grillent ou cuisent (selon leur catégorie).

C) La chaleur modifie les lipides

La chaleur a des effets sur les lipides. *Exemple* : les corps gras se liquéfient entre 30 et 35 °C et, à partir d'une température élevée (300 °C), les corps gras se décomposent en provoquant une fumée très toxique (les yeux piquent). Il faut éviter de provoquer des dégagements de fumée lors des préparations culinaires à base de graisses et éviter de consommer des graisses cuites (nocives pour la santé).

D) La chaleur détruit les vitamines

Les préparations culinaires portées à une température élevée (> 60 °C) pendant un temps assez prolongé, perdent leurs vitamines. *Exemple* : les légumes cuits du potage n'ont plus la même teneur vitaminique que les légumes crus.

E) Les acides coagulent les protides

Les acides coagulent les protides. *Exemple* : les bactéries lactiques font « cailler », c'est-à-dire coaguler, le lait à température ambiante. Les sauces à base d'œuf coagulent si l'on y ajoute un jus de citron.

5 Les constituants modifiés lors du stockage des aliments

Les constituants alimentaires peuvent se modifier lors du stockage sous l'action de l'air qui a pour effet d'*oxyder* certaines substances alimentaires.

A) L'air rancit les lipides

Par exemple, si le beurre reste longtemps au contact de l'air, il prend une couleur et une odeur caractéristiques, il rancit. La lumière et la chaleur accélèrent ce phénomène (les fabricants choisissent des emballages opaques et hermétiques pour les prévenir).

B) L'air noircit certains végétaux

Par exemple, lorsque l'on épluche certains végétaux (pommes de terre, champignons, bananes, pommes, etc.), on peut observer un brunissement dû à l'oxydation des tanins (les conditionnements sous vide permettent de réduire l'oxydation).

C) L'air détruit les vitamines

Par exemple, si nous laissons le jus d'orange dans un verre à l'air libre, il perd sa teneur en vitamines.

Retenir

- **Les aliments sont constitués de nutriments *énergétiques* (ex. : glucides, lipides et protides), et *non-énergétiques* (ex. : éléments minéraux, vitamines, fibres). Chacun a un rôle spécifique à jouer.**
- **Il existe six grands *groupes d'aliments*, auxquels il faut ajouter l'eau, dont le rôle dans l'organisme est primordial.**
- **Les aliments possèdent des équivalences *énergétiques*, *protidiques* et *calciques* qui permettent de varier les apports lors des repas.**
- **Les constituants alimentaires peuvent passer par trois états : solide, liquide et gazeux.**
- **La *chaleur*, le *froid* et l'*air* modifient les constituants alimentaires :**

  – la chaleur modifie les glucides, protides, lipides et vitamines ;

  – les acides modifient les protides ;

  – l'air modifie les lipides, les végétaux et les vitamines.

S'entraîner

1 **Dans le domaine culinaire, on peut faire de bonnes ou de mauvaises expériences. Nous en citons dix ci-après.**
Observez les phénomènes à l'aide de vos connaissances et expliquez-les. Indiquez, pour certains, l'intérêt de les prévenir.

a. Le beurre laissé à l'air et à la lumière change de couleur et d'odeur.

b. Exposée à l'air, la banane épluchée noircit progressivement.

c. Le blanc d'œuf battu (fouetté) prend un autre aspect.

d. La glace à la vanille, laissée à l'air ambiant, change peu à peu de consistance.

e. L'huile et le vinaigre de la vinaigrette ne forment pas une émulsion homogène.

f. Le jus d'orange à l'air libre perd en quelques minutes sa teneur en vitamines.

g. Coupés à l'avance, les légumes crus perdent certains constituants et changent d'aspect.

h. Laissé à l'air ambiant, le lait se modifie progressivement.

i. Des corps gras frits à plus de 200 °C dégagent de la fumée toxique.

j. La mayonnaise est une émulsion d'aspect homogène.

2 **Indiquez par une croix les constituants alimentaires présents dans chaque préparation.**

	Protides	Lipides	Glucides	Éléments minéraux	Fibres	Vitamines
Hachis parmentier						
Salade de fruits						
Spaghetti bolognaise						
Filet de poisson Haricots verts						

3 **Précisez pour chacun des aliments suivants son groupe d'appartenance : *fraises, lentilles, camembert, poulet, huile d'olive, chocolat, noix, tomates, avocat, saumon, pain, crevettes*.**

4 **Listez trois apports nutritionnels de la soupe de légumes.**

5 **Justifiez l'intérêt pour le jeune enfant.**

6 **Expliquez l'intérêt et les limites des équivalences alimentaires.**

7 **Citez deux aliments pouvant remplacer les pâtes dans un repas.**

Chapitre

12 L'alimentation de l'enfant de 0 à 6 ans

Mots-clés

- Alimentation lactée
- Lait
- Ration lactée
- Alimentation semi-diversifiée

Situation

La diversification alimentaire de Chloé

Soucieux d'offrir à leur fille Chloé (âgée de 6 mois) une alimentation répondant aux besoins nutritionnels de son âge, M. et Mme F. consultent leur pédiatre. Ils lui demandent s'ils peuvent adopter pour elle le type de journées alimentaires proposées par le magazine « B » (voir ci-dessous).

Le pédiatre approuve le document. Ils pourront introduire la viande dans son alimentation et élargir le choix des légumes. Toutefois, il recommande de réduire de moitié la quantité de farine et il insiste sur l'importance du lait (500 mL par 24 heures).

Guide de l'alimentation du bébé

	0 à 5 mois	5 à 6 mois	6 à 8 mois	8 à 12 mois	12 à 24 mois
Lait*	6 fois/jour	4 fois/jour	4 fois/jour	4 fois/jour	4 fois/jour
Purs jus de fruit		à diluer 10 à 20 mL/jour	à diluer 20 à 50 mL/jour	à diluer 20 à 50 mL/jour	à diluer 50 à 100 mL/jour
Céréales	*N'oubliez jamais que chaque bébé est différent*	4 cuillères à soupe (16 g) 1 fois/jour	5 cuillères à soupe (20 g) 1 fois/jour	5 cuillères à soupe (20 g) 1 fois/jour	6 cuillères à soupe (25 g) 1 fois/jour
Fruits		100 g, midi	130 g, 2 fois/jour	130 g, cuit ou cru 2 fois/jour	150 g, cuit ou cru 2 fois/jour
Légumes	*Laissez-le vous montrer ce dont il a besoin*	100 g, midi	150 à 200 g, 2 fois/jour	220 g, 2 fois/jour	250 g, cuit ou cru 1 fois/jour
Produits laitiers			1/2 yaourt bébé nature, soir	1 yaourt bébé nature, soir	1 yaourt nature 2 fois/jour 10g de fromage 1 fois/jour
Viandes Poissons			10 g bien cuit mixé, midi	20 g bien cuit mixé, midi	30 à 40 g bien cuit, en petits morceaux, midi
Biscuits				1 biscuit	2 biscuits
Riz Pâte Semoule					125 g, 1 fois/jour

Utilisez ce tableau uniquement comme un guide. N'hésitez pas à demander conseil à votre professionnel de santé.

*Le lait maternel est l'aliment qui convient le mieux au nourrisson. Toutefois, si vous pouvez ou ne désirez pas allaiter, votre médecin pourra vous conseiller un lait infantile.

Étude de cas

Document 2.6

Choisir un lait artificiel premier âge pour bébé

POURQUOI UN LAIT SPÉCIAL ENTRE 0 ET 6 MOIS ?

Le meilleur lait pour le nourrisson est celui de sa mère. Mais si vous ne pouvez ou ne souhaitez pas allaiter, pour ses premiers mois, le bébé devra être nourri avec une **préparation pour nourrisson**, appelée **lait premier âge**. Se présentant sous la forme d'une boîte de poudre, le lait devra être **reconstitué** (à raison d'une mesure de poudre pour 30 mL d'eau peu minéralisée, comme de l'eau de source par exemple).

DE QUOI EST COMPOSÉ LE LAIT MATERNISÉ ?

– De protéines extraites du lait de vache, mais modifiées pour ressembler à celle du lait maternel.
– De matières grasses, souvent végétales.
– De glucides provenant du lait (le lactose).
– De vitamines C et D et minéraux comme le fer.
– Et une part essentielle d'eau à ajouter dans les préparations de lait en poudre.

PARMI LES LAITS PREMIERS ÂGE, COMMENT S'Y RETROUVER ?

Le plus simple peut être de choisir le même lait qui a été donné au bébé à la maternité, à moins évidemment que votre pédiatre vous en recommande un en particulier. (…)

LES LAITS « SPÉCIAUX » PREMIER ÂGE : À UTILISER UNIQUEMENT APRÈS AVIS MÉDICAL

– Les laits « anti-régurgitations » (en pharmacie) ou « confort » (en grande surface) sont des laits épaissis par l'ajout de farines ou de protéines.
– Les laits « transit » permettent de lutter contre la constipation du nourrisson. Riches en lactose et en protéines, ils peuvent être associés à l'utilisation d'une eau riche en magnésium type Hépar®, pour un biberon par jour.
– Les laits alternatifs liquides se présentent en biberons jetables prêts à l'emploi, comme on vous en a sûrement proposé à la maternité. Nutritionnellement identiques aux laits en poudre, ils sont vite prêts et sûrs d'emploi. Ils évitent les erreurs de dosage. Mais ils sont plus chers.
– Les laits enrichis en céréales contiennent des glucides lents qui favorisent la satiété à long terme, sans apporter de surcharge calorique ni d'habitude au goût sucré. À partir de 4 mois.
– Les laits hypoallergéniques (HA) réduisent le risque d'apparition d'allergies chez le nouveau-né. Les laits HA ont un intérêt préventif et ne sont pas destinés aux nourrissons ayant une allergie aux protéines du lait de vache avérée.
– Les laits acidifiés ou fermentés contiennent des ferments lactiques. Ils réduisent les diarrhées, améliorent la digestion du lactose et sont efficaces en cas de régurgitations.
– Les laits enrichis en probiotiques stimulent la multiplication de bactéries utiles dans l'intestin. Ils sont efficaces en cas de diarrhées modérées.
– Les laits sans lactose sont recommandés en cas de diarrhées aiguës. Le lactose est le « sucre » du lait des mammifères. Une fois l'épisode diarrhéique passé, on réintroduit le lait habituel. Utilisé aussi en cas d'intolérance au lactose.

www.pratique.fr

Allaiter son enfant

Le lait maternel est idéal pour le bébé car il est spécifiquement adapté à ses besoins. L'allaitement est un moment d'intimité unique entre la maman et le bébé.

LES BIENFAITS DU LAIT MATERNEL

La composition du lait évolue avec les besoins du bébé, s'adapte à sa croissance et à son développement. Le lait maternel contient les éléments nutritifs permettant au bébé de se développer : des vitamines, protéines, glucides, sels minéraux, lipides et acides gras essentiels, fer, etc. Le lait de la maman se digère facilement et a la particularité de contenir des anticorps protégeant le bébé des infections ORL (otites, rhinopharyngites) et intestinales avant qu'il puisse fabriquer ses propres anticorps.

Étude de cas

DIMINUTION DES RISQUES D'APPARITION DES ALLERGIES ET DE L'ASTHME

Le lait maternel permet la diminution des allergies notamment dans les familles à haut risque, avec une diminution certaine des risques d'eczéma. L'allaitement pourrait également protéger des risques d'apparition de l'asthme : selon une étude de chercheurs de l'INSERM publiée en janvier 2008, effectuée chez des souris, l'allaitement maternel permettrait de rendre le bébé plus résistant aux allergènes de l'environnement et de diminuer ainsi les risques de l'apparition de l'asthme.

LES AUTRES AVANTAGES SUR LA SANTÉ

Il permet d'éviter le nombre d'épisodes de diarrhée (cinq fois moins environ)
Effet préventif contre l'obésité. L'allaitement au sein semble diminuer le nombre de morts subites du nourrisson.

LES AVANTAGES PRATIQUES DE L'ALLAITEMENT

Il est économique car il évite l'achat des laits de substitution. Il est disponible en permanence : la maman a toujours du lait à sa disposition quel que soit l'endroit où elle se trouve. Il est toujours disponible immédiatement en qualité suffisante et à température idéale.

www.sante-medecine.commentcamarche.net

Document 2.7
Laits.

NUTRITION – ALIMENTATION

LA RATION LACTÉE D'UN BÉBÉ – À VOS CALCULS !

La ration lactée évolue en fonction des besoins du tout petit, et donc en fonction de son âge.
Pour un bébé de moins de 5 mois, pour calculer la ration lactée d'un bébé sur 24 h, on utilise la **règle d'Appert**.
Cette règle s'applique jusqu'à ce que l'enfant atteigne le poids de 6 kg.
Exemple : poids de l'enfant 5 kg
Poids de l'enfant en grammes / 10 + 250 mL = ration de lait par 24 heures
TOTAL = 750 mL de ration de lait par 24 h
Pour calculer la quantité de lait par biberon, on se base sur la règle suivante : 1 dose pour 30 mL d'eau.
Si le bébé a une ration de 750 mL par 24 h et qu'il a 5 repas, 750/5 = il a une ration de 150 mL par biberon, ce qui correspond à : 150/30 mL d'eau, soit : 5 mesures de lait par biberon.
Le lait reconstitué est légèrement supérieur au volume d'eau mis dans le biberon.
Pour un bébé de plus de 5 mois, la quantité totale du biberon sera fixée à 210 mL + 7 mesures de lait 2ᵉ âge.
Le nourrisson de moins d'1 an sera de 2 biberons de lait 2ᵉ âge ou lait de suite et un produit laitier en complément.
À partir de 1 an et sur prescription médicale : vitamine D pour la croissance osseuse et du fluor pour les dents.

Étude de cas

Document 2.8
Ration lactée.
http://assistantematernellecugnaux.over-blog.com

Questions

En utilisant le document 2.6 :

- Indiquez en quoi consiste la diversification alimentaire et à quel âge elle peut s'envisager.
- Nommez les premiers aliments solides que l'on peut donner au nourrisson.
- Indiquez l'âge auquel on peut envisager l'introduction de la viande.
- Expliquez pourquoi la prise de lait est toujours aussi importante après le début de la diversification et pourquoi la farine doit être proposée en quantités limitées.
- Justifiez les mises en garde écrites sur ce document.

En utilisant le document 2.7 :

- Indiquez les avantages du lait maternel par rapport aux laits maternisés.
- Nommez le type de lait maternisé à donner à un enfant de plus de 6 mois.
- Justifiez la présence de vitamine D dans les laits maternisés.
- Indiquez les avantages et les inconvénients des laits enrichis en céréales.

En utilisant le document 2.8 :

- Indiquez l'utilité du calcul de la ration lactée d'un bébé.
- Calculez la ration journalière d'un bébé de 3,6 kg.
- Calculez la ration par biberon pour six repas par jour.

1 L'alimentation lactée

L'alimentation de l'enfant doit être équilibrée, c'est-à-dire apporter tous les éléments dont il a besoin pour assurer sa croissance staturo-pondérale.
Le lait reste l'aliment essentiel de l'alimentation de l'enfant (exclusif pour l'enfant entre 0 et 4 mois et sur la base de 500 mL par jour après 4 mois lors de la diversification alimentaire). Le lait de femme est l'aliment le mieux adapté aux besoins de l'enfant en bas âge. Toutefois, lorsque la mère ne peut (ne veut) allaiter, on choisit les laits du commerce. Il existe plusieurs laits pour bébés. Ils sont tous fabriqués à partir du lait de vache.

A) Les caractéristiques du lait de femme et du lait de vache

Le lait de femme présente de nombreux avantages et le lait de vache certains inconvénients (que les industriels cherchent à corriger dans la fabrication des laits pour bébés 1er et 2e âges) (*cf.* Tableau 2.15).

Tableau 2.15 Comparaison du lait de femme et du lait de vache

Avantages du lait de femme	Inconvénients du lait de vache
Ce lait : – s'adapte aux besoins du nourrisson ; – apporte des anticorps protégeant l'enfant ; – est très bien digéré.	Ce lait : – est moins adapté aux besoins du nourrisson ; – ne contient pas d'anticorps ; – peut provoquer certaines intolérances.

B) Les caractéristiques des laits infantiles

Il existe deux sortes de lait pour les jeunes enfants :
– les *laits 1er âge* (de 0 à 4 mois) appelés « laits pour nourrisson » ;
– les *laits 2e âge* (de 5 à 12 mois) appelés « laits de suite ».
Chacun de ces laits a des *caractéristiques* propres, adaptées à l'âge de l'enfant. Par souci de simplification, nous regroupons les avantages de ces laits dans le tableau 2.16 ci-dessous.

Tableau 2.16 Caractéristiques des laits infantiles

Modifications réalisées	Intérêts
Protéines de meilleure qualité et à taux réduit	Moins d'intolérance (IPLV[a])
Acidification du lait	Meilleure digestion des protéines
Adjonction de lipides végétaux (l'acide linoléique et l'acide linolénique)	Indispensables au développement du cerveau
Adjonction de sucres variés et sélectionnés	Prévention des caries, de l'obésité
Adjonction de minéraux et d'oligo-éléments (fer)	Prévention des anémies
Adjonction de vitamines : – vitamine C – vitamine D	 – Prévention des infections – Prévention du rachitisme

a. IPLV : intolérance aux protéines du lait de vache.

C) La comparaison des intérêts respectifs des laits infantiles

Les différences entre les laits 1er et 2e âges portent sur l'aspect qualitatif (*cf.* Tableau 2.17).

Tableau 2.17 Comparaison des laits 1er et 2e âges

Laits 1er âge	Laits 2e âge
– Ils constituent l'aliment unique de l'enfant – Ils apportent des nutriments adaptés aux besoins de croissance (protéines, lipides, glucides) – Ils sont enrichis en éléments indispensables : fer, acide linoléique, vitamines (D en particulier)	– Ils constituent l'aliment de complément : leur composition est adaptée à l'alimentation diversifiée – Ils s'opposent aux surcharges : en apportant moins de protéines, lipides et glucides (fournis par les aliments) – Ils préviennent les carences en fer, acide linoléique, vitamines (D en particulier)

D) La ration lactée et la répartition journalière en fonction de l'âge

La ration de lait doit évoluer en fonction des besoins, donc de l'âge de l'enfant.

L'allaitement naturel

Il est recommandé de pratiquer l'allaitement à la demande : 5 à 6 tétées par 24 heures pendant les 8 à 10 premières semaines.

L'allaitement artificiel pour le bébé de moins de 5 mois

Le volume des biberons doit être adapté aux capacités de l'estomac des nourrissons. Très faible à la naissance, il augmente régulièrement.

– *Pour calculer la ration lactée sur 24 heures*, on utilise la *règle d'Appert*. Cette règle s'applique jusqu'à ce que l'enfant atteigne le poids de 6 kg (vers l'âge de 5 mois) :

Poids de l'enfant (en grammes) / 10 + 250 mL = ration de lait par 24 heures.

– *Pour calculer la quantité de lait par biberon*, on se base sur la règle : 1 mesure de lait pour 30 mL d'eau. *Exemple* : si le bébé a une ration de lait de 750 mL par 24 heures et qu'il est à cinq repas, il reçoit une ration de 150 mL par biberon, ce qui correspond à 150 / 30 mL = 5 mesures de lait par biberon.

Par convention, on ne tient pas compte du fait que le volume de lait reconstitué est légèrement supérieur au volume d'eau mis dans le biberon.

Étude de cas

Jules (1 mois-4 kg)

Ration lactée/24 heures = 4 000 g / 10 + 250 = 650 mL/24 heures
Jules peut donc boire 650 mL de lait sur 24 heures.
Dans notre exemple, à 1 mois, Jules a 6 repas ; la ration par biberon est :
650 mL / 6 = 108 mL par biberon (arrondi à 120 mL).
Chaque biberon de Jules comprendra donc *120 mL d'eau + 4 mesures de lait 1er âge*.

L'allaitement artificiel pour le bébé de plus de 5 mois

Pour un bébé de plus de 5 mois (pesant le plus souvent plus de 6 kg), la quantité totale du biberon sera fixée à 210 mL + 7 mesures de lait 2e âge.

Le nourrisson de moins d'un an prendra généralement deux biberons de lait 2e âge et un produit laitier en complément.

E) Les compléments vitaminiques et minéraux

À partir de 1 an, sur prescription médicale, l'enfant peut recevoir :
– la *vitamine D* (pour la croissance osseuse) ;
– du *fluor* (pour les dents).

2 Les débuts de la diversification

La diversification correspond au passage d'une alimentation exclusivement liquide à une alimentation semi-solide puis solide.

C'est l'alimentation de l'enfant autour de l'âge de 5 mois. L'apport de lait reste prépondérant mais on peut introduire progressivement de la farine pour bébé, des fruits et légumes cuits (en petits pots).

A) La programmation de l'introduction de nouveaux aliments

Elle se fait par étapes pour habituer progressivement le système digestif (encore immature) du bébé à de nouveaux aliments (*cf.* Tableau 2.18).

Tableau 2.18 Programmation de l'introduction de nouveaux aliments

De 0 à 3 mois : 6 repas	*Période d'alimentation lactée exclusive* lait maternel ou à défaut un lait 1er âge (dit lait pour nourrisson)
Vers 5 mois : 5 repas	*Période d'alimentation diversifiée. L'enfant passe à cinq repas par jour* L'alimentation lactée reste prépondérante, mais on introduit progressivement des : – farines (diastasées, sans gluten)[a] – jus de fruits frais[b] – fruits et légumes cuits (homogénéisés ou mixés)[c]
Vers 6 à 7 mois : 4 repas	– L'enfant passe à quatre repas : deux repas diversifiés (midi et soir) et deux repas lactés (matin et goûter) – Un demi-litre de lait par jour est indispensable (de préférence un lait 2e âge) – Vers 6-7 mois, on introduit la viande, le poisson, l'œuf (VPO), et progressivement tous les autres aliments

a. Seul le pédiatre est apte à juger de l'âge de l'introduction des farines en fonction de la courbe pondérale de l'enfant.
b. Les jus de fruits du matin sont facultatifs (certains enfants ne supportent pas leur acidité = pouvoir laxatif).
c. Les premiers fruits en petits pots sont de préférence les pommes. Les premiers légumes en petits pots sont de préférences les carottes.

B) Les farines pour bébé

Les avantages

Les farines apportent :
– des glucides complexes (amidon), source d'énergie de longue durée ;
– des vitamines du groupe B (qui favorisent le développement du système nerveux).

Les inconvénients

Les farines données en trop grande quantité risquent de provoquer de l'obésité et des diarrhées.

Les types de farines selon l'âge

Il existe des farines 1er et 2e âges dont les caractéristiques sont les suivantes (*cf.* Tableau 2.19).

Tableau 2.19 Les caractéristiques des farines 1er et 2e âges

Farines 1er âge (de 3 à 4 mois)	Farines 2e âge (de 5 à 12 mois)
Sans gluten	Avec ou sans gluten Avec ou sans sucre Enrichies en fer et en vitamines

Les quantités et les dosages

La quantité de farine par 24 heures est fixée par le pédiatre. Il ne va pas dans l'intérêt de l'enfant de *forcer* les doses.

Au début, on donne à l'enfant une petite quantité de farine (1 cuillère à café) afin d'habituer son organisme à digérer l'amidon, puis on augmente la quantité en fonction de l'âge, de la tolérance et de la courbe de poids.

C) Les fruits et les légumes

Les légumes et fruits cuits, mixés maison ou, au contraire, achetés sous forme de petits pots, s'introduisent vers 5 mois (selon l'avis du pédiatre). La compote de fruits se donne en dessert à la petite cuillère. Les légumes mixés se donneront dans le biberon de lait, ou à la petite cuillère (avant ou après le biberon de lait).

Les avantages

Les fruits et les légumes élargissent le goût de l'enfant et lui font connaître d'autres consistances, d'autres goûts, d'autres couleurs que celle du lait. Ils apportent également de nouveaux éléments :
- les fruits apportent essentiellement des vitamines (en particulier la vitamine C) ;
- les légumes apportent essentiellement des fibres, des minéraux et des vitamines.

Les inconvénients

Certains fruits acides peuvent avoir un caractère laxatif.

D) Les préparations en petits pots

Il s'agit de fruits et de légumes homogénéisés, c'est-à-dire *très finement mixés*.

Les avantages

- Les aliments sont *sélectionnés* :
  - les fruits et légumes ne contiennent pas de nitrates ;
  - la fraîcheur des aliments (fruits, légumes, viande, poisson, etc.) est garantie.
- Leur *grande variété* permet de varier les goûts. Les petits pots sont généralement bien acceptés par les enfants, ils ont le grand avantage d'être prêts à l'emploi et donc de réduire les tâches ménagères.
- L'*homogénéisation* facilite la digestion et la tolérance de l'aliment.

Les inconvénients

L'inconvénient majeur est le coût relativement élevé de ces préparations.

3 L'alimentation diversifiée

Dans la ration alimentaire de l'enfant de 6 ou 7 mois (selon avis médical), les produits laitiers s'élargissent ; d'autres aliments font leur apparition, notamment les VPO (viande-poisson-œuf).

A) La programmation justifiée de l'introduction des nouveaux aliments

Tableau 2.20 Exemples d'apports alimentaires et intérêts

Aliments	Nutriments essentiels	Intérêts
Produits laitiers (lait + fromage)	Calcium	Utile à l'ossification et à la croissance
Viande, poisson, œuf (VPO)[a]	Protéines	Éléments dits « bâtisseurs » (utiles à la croissance)
Corps gras	– Acides gras essentiels – Vitamines liposolubles	– Apport énergétique – Développement du système nerveux
Féculents	– Glucides complexes (amidon) – Vitamines groupe B	– Apport énergétique – Développement du système nerveux

a. Dans l'introduction des VPO, l'œuf reste sujet à polémique (car très allergisant), seul le pédiatre décidera de l'âge de son introduction en fonction de l'enfant.

B) Les journées alimentaires du jeune enfant

Les rations alimentaires évoluent en fonction de l'âge de l'enfant et de son appétit. Elles doivent répondre à ses besoins. Notons les différents aliments entrant dans la composition des repas de l'enfant de 6 mois et les quantités requises (*cf.* Tableaux 2.21 et 2.22).

Tableau 2.21 Journées alimentaires pour enfants de 6 à 8 mois

Répartition des repas sur 24 heures		**6 à 8 mois**	
Matin	**Repas lacté**	Bouillie : • lait 2e âge • farine bébé[a]	 210 mL 7 mesurettes
10 h	Jus de fruits	Jus d'orange (dilué)[b]	20 à 50 mL
Midi	**Repas diversifié**		
	VPO	– Viande ou poisson (homogénéisé)	10 g
	Légumes	– Soupe de légumes mixés sans pommes de terre (si donnée au biberon) – Ou purée de légumes mixés : • 1/3 pommes de terre • 1/3 carottes • 1/3 légumes verts	150 g (valeur : une louche)
+ eau	Produits laitiers ou Fruits crus ou cuits[c]	Yaourt	½
16 h	**Goûter lacté**	– Biberon : lait 2e âge – Fruit cuit : compote	210 mL 7 mesurettes ½ tasse
Soir	**Repas diversifié** Légumes Lait Farine bébé	– Bouillie aux légumes : • légumes + • lait + • farine bébé[a]	200 mL 100 g 100 mL
+ eau	Produits laitiers ou Fruits cuits[c]	– Petit pot de fruits homogénéisés	½

a. Quantités : selon avis du pédiatre.

b. Le jus de fruits est facultatif (car très laxatif).

c. Les produits laitiers et les fruits sont à alterner pour les desserts de midi, du soir et de 16 heures (ici, laitage à midi et fruits au goûter et le soir). Des choix variés sont possibles en tenant compte de l'équilibre alimentaire.

Tableau 2.22 Journées alimentaires pour enfants de 9 mois à 1 an (alimentation diversifiée)

Répartition des repas sur 24 heures		**9 à 10 mois**		**11 à 12 mois**	
Matin	**Repas lacté**	Bouillie : • lait 2e âge • farine bébé[a]	 210 mL 7 mesurettes	Bouillie : • lait de croissance • farine bébé[a]	 210 mL
10 h	Jus de fruits[b]	Jus d'orange (dilué)	50 mL	Jus de pamplemousse	50 mL
Midi	**Repas diversifié** VPO			Tomates écrasées (+ huile de tournesol)	1 c. à soupe
		Viande ou poisson (mixé) ou œuf	20 g	Viande ou poisson (mouliné) ou œuf	25 g
	Légumes	– Purée de légumes moulinés : • 1/3 pommes de terre • 1/3 carottes • 1/3 légumes verts	160 à 170 g	Légumes en petits morceaux (plat unique, ex. : haricots verts) + beurre	180 à 200 g 1 c. à café
+ eau	Féculents Produits laitiers Fruit[c]	 Petit-suisse[b]	 1	Pain de mie Roquefort Fruit cru	½ tranche 20 g ½
16 h	**Goûter**	– Biberon : lait 2e âge – Fruit cru : banane écrasée	210 mL 7 mesurettes 1/2	– Biberon : lait de croissance – Biscuits	210 mL 2 à 3
Soir	**Repas diversifié** Légumes Lait Féculent	Soupe de légumes : • légumes mixés + • lait + • semoule	160 à 170 mL 1 c. à soupe (environ)	Soupe de légumes : • légumes mixés + • lait + • petites pâtes	180 à 200 mL 1 c. à soupe (environ)
+ eau	Fruits cuits ou crus[b]	Compote	1 tasse	Compote	1 tasse

a. Quantités : selon avis du pédiatre.
b. Le jus de fruits est facultatif (car très laxatif).
c. Les produits laitiers ou les fruits sont à alterner (desserts de midi, du soir et de 16 h).

c) La proposition de menus adaptés à l'enfant d'âge scolaire

Élaborer des menus pour l'enfant plus grand consiste à faire une liste des plats qui composeront les divers repas de la journée. Pour cela, il faut tenir compte :
- des *besoins alimentaires de l'enfant*, en fonction de son âge et de sa dentition ;
- de la présence de tous les groupes d'aliments ;
- de la variété des aliments d'un même groupe (pour les substituer les uns aux autres).

Étudions la journée alimentaire d'Émilie (6 ans) (*cf.* Tableau 2.23).

Tableau 2.23 Journée alimentaire d'Émilie (6 ans)

Repas	Catégories d'aliments	Composition des menus
Petit-déjeuner	– Jus de fruits – Produit laitier – Féculent – Corps gras – Produit sucré	– Jus d'orange – Chocolat au lait – Biscottes – Beurre – Confiture de fraises
Déjeuner	– Crudités (+assaisonnement)[a] – Viande, poisson, œuf (VPO) – Légumes cuits – Féculent – Produit laitier – Fruit – Boisson	– Carottes râpées (+assaisonnement) – Rôti de bœuf – Haricots verts – Pain – Yaourt – Banane (crue) – Eau
Goûter	– Produit laitier ou lait – Féculent – Produit sucré ou fruit – Boisson	– Gâteau de riz (= lait, riz, sucre) – Eau
Dîner	– Légumes – VPO[b] – Féculent – Produit laitier – Fruit – Boisson	– Julienne de légumes – Jambon – Pâtes au beurre[c] – Flan – Pomme au four – Eau

a. Huile de tournesol ou d'olive + citron + persil (ici, l'huile constitue l'apport de corps gras).
b. Le choix d'un VPO le soir, et sa quantité, sont laissés à l'appréciation des parents, en fonction de l'âge, de l'activité de l'enfant et de ses besoins.
c. Le beurre apporte les corps gras et les vitamines liposolubles (quantité : une noisette).

Retenir

- **Il existe différentes *catégories de laits infantiles*, classés selon l'âge et les besoins du bébé (1er et 2e âges). Ils n'égalent pas le lait de femme qui reste le modèle de référence.**
- **La *ration lactée* par 24 h du bébé est calculée selon son poids (*règle d'Appert*) : il s'agit de diviser le poids par 10 et d'ajouter 250.**
- **La *quantité de lait par biberon* se calcule sur la base de 1 mesure pour 30 mL d'eau.**

Retenir

- Pour un bébé de plus de 5 mois, *chaque biberon* contient 210 mL d'eau et 7 mesurettes de lait.
- De *liquide* les premiers mois, l'alimentation devient diversifiée. Elle est d'abord *semi-solide* avec l'apport de farines pour bébé (vers 5 mois), puis *solide* avec l'apport de viande, poisson (généralement vers 6-7 mois).
- Après la diversification alimentaire, le *lait* reste l'aliment essentiel de l'alimentation du jeune enfant sur la base de 500 mL par jour.
- Les *journées alimentaires* varient en fonction de l'âge de l'enfant. Elles font apparaître l'équilibre dans la répartition des aliments de chaque groupe. Elles permettent aussi de répondre au besoin de croissance de l'enfant.

S'entraîner

1 **Citez les avantages du lait maternel.**

2 **Reliez chaque caractéristique des laits maternisés à son intérêt.**

1. Acidification du lait	☐	☐	**A.** Développement du cerveau
2. Adjonction vitamines A, D	☐	☐	**B.** Prévention des caries
3. Adjonction de sucres variés	☐	☐	**C.** Meilleure digestion des protéines
4. Adjonction de lipides du végétaux rachitisme	☐	☐	**D.** Prévention des infections,

3 **Rappelez la règle de calcul de la ration lactée.**

4 **Calculez la ration lactée pour un enfant de 4,8 kg.**

5 **Indiquez l'âge de la diversification alimentaire.**

6 **Reliez chaque période à son nouvel aliment.**

1. 4-5 mois	☐	☐	**A.** Viande
2. 6 mois	☐	☐	**B.** Farine sans gluten
3. 8 mois	☐	☐	**C.** Fruits, légumes
4. 12 mois	☐	☐	**D.** Œufs, recettes complexes

7 **Précisez les avantages et les inconvénients des préparations en petits pots.**

8 **Complétez le tableau ci-après en indiquant les aliments et les rations proposées pour Zora (8 mois). Choisissez les données correctes.**

– Lait : 100 mL, 210 mL, 500 mL, facultatif, indispensable.

– Farine : 2 cuillères à café, 8 cuillères à café, facultative, indispensable.

– Viande : 10 g, 20 g, 60 g, mixée, en morceaux.

– Légumes : purée de légumes mixés, 50 g, 150 g, 260 g.

S'entraîner

– Produits laitiers : ½ petit suisse, ¼ de reblochon, 1 portion de roquefort.

– Fruits : compote de pommes, 1 pomme crue, ½ pot de fruits.

– Eau : ¼ de verre, 1 verre, à volonté.

Répartition des repas sur 24 heures		Rations proposées
Matin (repas lacté)	Lait	
	Farine	
Midi (repas diversifié)	Viande	
	Légumes	
	Produits laitiers	
	Fruits	
	Eau	
16 heures (goûter lacté)	Lait	
	Fruits	
Soir (repas diversifié)	Légumes	
	Produits laitiers	
	Féculents	
	Fruits	
	Eau	

Chapitre

13 Les régimes alimentaires de l'enfant

Mots-clés

- Allergies
- Régimes

Situation

La prévention des allergies alimentaires

La famille de Mme K. présente un terrain allergique depuis deux générations. Cette jeune maman est inquiète pour son fils Jules (9 mois) qui ne supporte pas les œufs et les fraises. De ce fait, elle se rend chez l'allergologue sur les conseils du pédiatre afin d'effectuer des tests. Dans la salle d'attente, son attention se porte sur ce document.

LES ALLERGIES ALIMENTAIRES

Les allergies alimentaires ont doublé au cours des 5 dernières années. Aujourd'hui, près d'1 nourrisson sur 10 souffre de cette pathologie qui doit être décelée au plus tôt. Certains choix d'aliments semblent meilleurs que d'autres.

Le symbole AA de HIPP facilite votre choix en vous montrant les produits adaptés à l'alimentation de votre enfant. La gamme de produits HiPP portant le symbole AA, a été conçue pour une alimentation prévenant le risque allergique. La gamme se décline en 15 produits dès 4 mois ou 8 mois. Elle se distingue facilement grâce à son repère AA.

Le facteur héréditaire (terrain atopique)

S'il y a des personnes allergiques dans la famille, le risque est d'autant plus important. Ainsi, lorsque les deux parents sont allergiques, l'enfant a 70 % de risques de développer une allergie à son tour. Il faut déjà s'en préoccuper au stade de la grossesse en faisant passer des tests aux futurs parents pour confirmer le risque et prendre le plus de précautions possible en déconseillant à la femme enceinte l'absorption de produits allergisants. Citons par exemple les cacahuètes.

À l'école, un PAI (Projet d'Accueil Individualisé) est établi pour l'enfant allergique par le médecin scolaire. Ce projet comporte la liste des allergènes responsables d'allergies chez cet enfant et la conduite à tenir en cas de réaction allergique chez cet enfant.

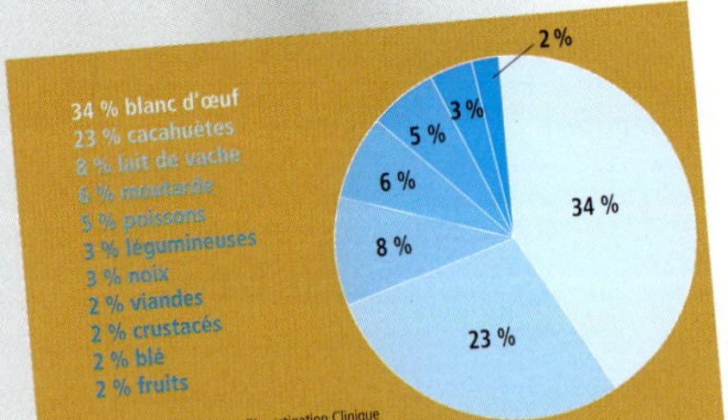

Source : CICBAA (Cercle d'Investigation Clinique et Biologique en Allergologie Alimentaire).

Document 2.9
www.bebe-au-naturel.com

L'OBÉSITÉ INFANTILE

L'obésité chez les enfants est une source d'inquiétude à l'échelle planétaire en raison des maladies qui y sont reliées et qui deviennent de plus en plus courantes.

L'obésité chez les enfants est un problème global en pleine croissance. Le problème est devenu si inquiétant que plusieurs organisations internationales étudient très sérieusement la question, notamment l'Organisation mondiale de la Santé (OMS). Selon cette dernière, des mesures doivent être immédiatement prises afin de contrer cette épidémie et ses répercussions. (…)

Ce document vous présente la définition de l'obésité chez les enfants, les conséquences et les causes, quelques conseils et des liens Internet sur le sujet.

QU'EST-CE QUE L'OBÉSITÉ INFANTILE ?

On définit généralement l'obésité par un poids représentant plus de 20 % du poids santé, ce dernier étant calculé selon l'indice de masse corporelle (rapport poids/taille). Chez l'enfant de 0 à 36 mois, on utilise la courbe de croissance pour savoir si son poids est excessif ou trop faible.

L'INDICE DE MASSE CORPORELLE

L'indice de masse corporelle (IMC), tel que mesuré pour les adultes, n'est pas adéquat pour les enfants et les adolescents, étant donné que la répartition des tissus graisseux est en constante évolution pendant la croissance et qu'elle n'est pas la même chez les garçons et chez les filles. Un indice a été spécifiquement développé pour les enfants, en tenant compte de l'âge et du sexe.

L'IMC corporelle pour enfants (ou IMC selon l'âge) permet d'identifier si un enfant a un « poids excessif » ou s'il est « susceptible de présenter un poids excessif ». L'IMC obtenu est interprété selon des courbes spécifiques. (…)

LES CONSÉQUENCES DE L'OBÉSITÉ

Un enfant qui a un poids excessif ne sera pas automatiquement obèse à l'âge adulte. Toutefois, plusieurs études tendent à démontrer qu'après l'âge de 8 ans, il existe bel et bien un lien entre le poids de l'enfant et son poids à l'âge adulte.

Plusieurs risques médicaux sont liés à un poids excessif chez l'enfant dont, entre autres :

– l'hypertension artérielle ;
– la hausse des triglycérides (graisse dans le sang), augmentant ainsi les risques de maladies cardiovasculaires ;
– le diabète ;
– des problèmes articulaires (les genoux, par exemple) qui limiteront éventuellement les activités sportives ;
– le syndrome d'apnée du sommeil (pour les enfants très obèses), se résumant à un mauvais sommeil et à la somnolence pendant la journée, ce qui peut mener à des troubles de la scolarité en réduisant les capacités de mémorisation et d'attention.

Certaines études auraient démontré un lien entre l'obésité et certaines formes de cancer.

En plus de ces problèmes physiques, les enfants obèses sont souvent rejetés des autres enfants et sont davantage susceptibles d'avoir une mauvaise estime de soi […].

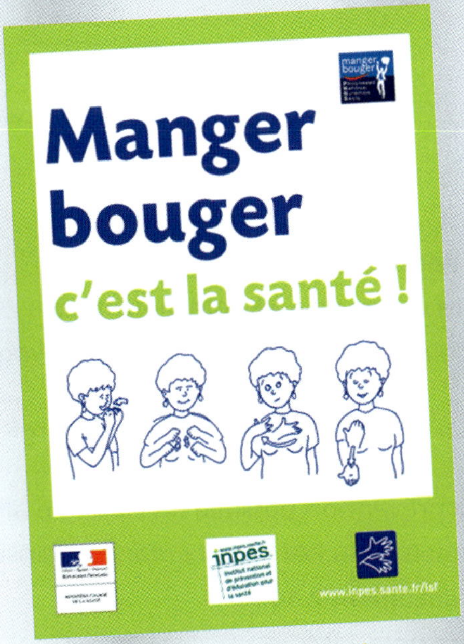

Document 2.10
L'obésité infantile.
www.mamanpourlavie.com
Visuel « Manger, Bouger »

NUTRITION – ALIMENTATION

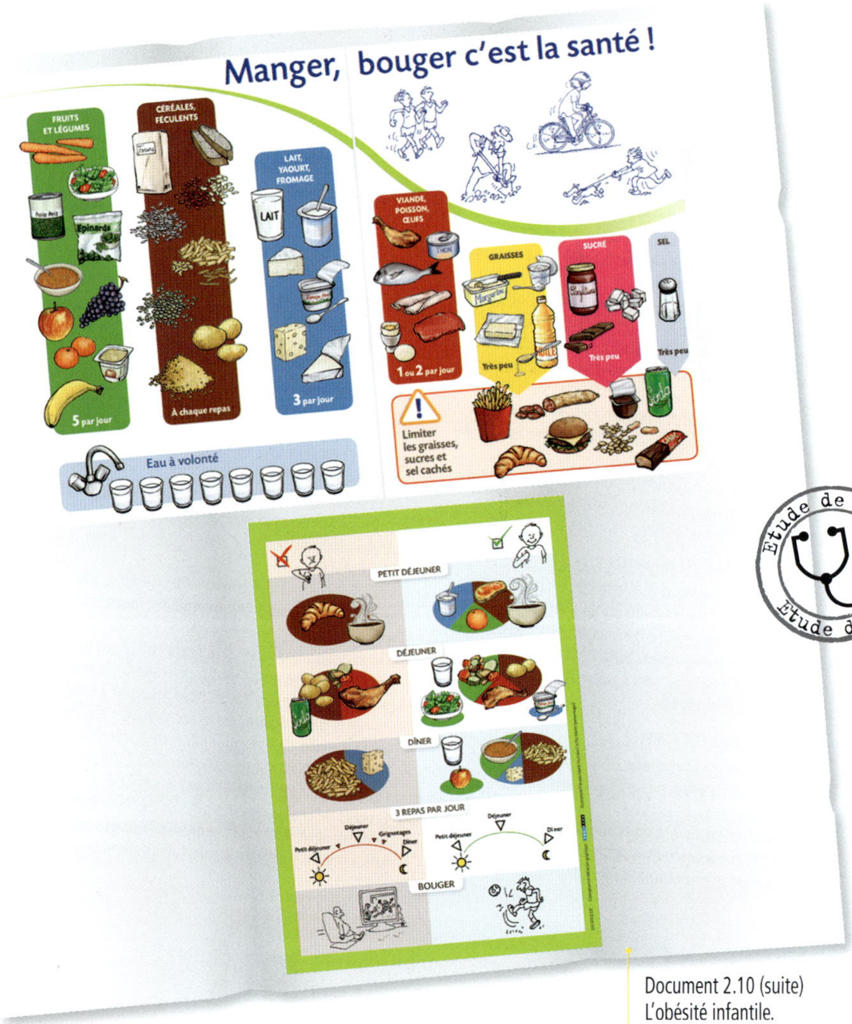

Document 2.10 (suite)
L'obésité infantile.
www.mamanpourlavie.com
Visuel « Manger, Bouger »

Questions

En utilisant le document 2.9 :

- Expliquez ce qu'est une allergie alimentaire.
- Nommez deux aliments susceptibles de provoquer des allergies alimentaires.
- Proposez une conduite à tenir en cas d'allergie alimentaire déclarée.
- Indiquez la prévention possible de l'allergie alimentaire.
- Indiquez l'intérêt du PAI pour l'enfant scolarisé.

En utilisant le document 2.10 :

- Définissez le sigle « IMC ».
- Indiquez son utilité.
- Indiquez les risques médicaux liés à l'obésité.
- Précisez cinq règles de bonne conduite alimentaire afin de prévenir l'obésité.

Il existe de nombreuses pathologies chez l'enfant pour lesquelles un régime alimentaire est prescrit par le médecin.

1 Les régimes des troubles digestifs courants[1]

A) Le régime des vomissements

Les vomissements provoquent une fatigue et un amaigrissement de l'enfant. Il est donc nécessaire d'appliquer un régime basé sur deux principes essentiels :
– l'*épaississement* du biberon ou du repas ;
– le *fractionnement* des repas.

B) Le régime de la diarrhée

La diarrhée provoque une perte d'eau et d'électrolytes pouvant entraîner une déshydratation. Le régime est basé sur trois grands principes :
– supprimer le lait et les aliments accélérant le *transit intestinal* (fruits acides, crudités, etc.) ;
– donner des aliments riches en *pectine* (carottes, riz, etc.) ;
– compenser les pertes d'*eau* et d'*électrolytes*.

C) Le régime de la constipation

Ce régime se fonde sur trois principes :
– diminuer les aliments *ralentissant le transit intestinal* (riz, tapioca, etc.) ;
– augmenter les aliments *accélérant le transit* : jus de fruits acides (ex. : citron, orange, pamplemousse), légumes riches en fibres (ex. : crudités) ;
– augmenter l'*apport hydrique* en proposant de l'eau, des jus de fruits, des tisanes.

D) Des exemples de journées alimentaires

Nous vous proposons deux journées alimentaires :
– l'une pour l'enfant atteint de diarrhée légère ;
– l'autre pour l'enfant atteint de constipation légère (*cf.* Tableaux 2.24 et 2.25).

Tableau 2.24 Journée alimentaire pour Marco, 1 an (diarrhée)[a]

8 h	Petit-déjeuner	Une préparation anti-diarrhéique (210 mL + 7 mesurettes)
10 h		Un biberon de Coca-Cola© dégazéifié[b]
12 h	Déjeuner	– Un plat de riz – 30 g de blanc de poulet – Un petit pot de pomme/coing – De l'eau à volonté
16 h	Goûter	– Un morceau de pain + de la gelée de coing – De l'eau à volonté
19 h	Dîner	– Une soupe de carottes fraîches – Une petite banane écrasée – De l'eau à volonté

a. Ceci est donné à titre indicatif. Pour des troubles digestifs plus graves, un autre régime peut être prescrit. Cela relève des compétences du médecin et du personnel paramédical.
b. Le Coca-Cola® est conseillé par beaucoup de médecins, mais ce choix doit être adapté à chaque situation et la quantité doit rester limitée.

1. Ceci est donné à titre indicatif. Pour des troubles digestifs plus graves, d'autres régimes peuvent être prescrits. Cela relève des compétences du médecin et du personnel paramédical.

Tableau 2.25 Journée alimentaire pour Fatima, 3 ans (constipation)[a]

8 h	**Petit-déjeuner**	– Un biberon de lait de vache (210 mL) – Une tartine beurrée + confiture d'orange – Jus de pruneaux
12 h	**Déjeuner**	– Une entrée de crudités (tomates assaisonnées) – 50 g de rôti de dindonneau – Une purée d'épinards – Un demi-pamplemousse – De l'eau à volonté
16 h	**Goûter**	– Un yaourt nature – Un biscuit
19 h	**Dîner**	– Une soupe à base de lait et de légumes – Une salade de haricots verts – Une tartine de fromage – Une compote d'abricots

a. Ceci est donné à titre indicatif. Pour des troubles digestifs plus graves, un autre régime peut être prescrit. Cela relève des compétences du médecin et du personnel paramédical.

2 Le régime d'un enfant diabétique

Le diabète est dû à un déficit de la sécrétion d'insuline. De ce fait, le taux de sucre est augmenté dans le sang et provoque soif, envie d'uriner, faim et fatigue.
Le but du régime est d'apporter à l'enfant les nutriments nécessaires à sa croissance, en répartissant les aliments choisis de façon équilibrée tout au long de la journée.
Ce régime doit :
- *diminuer la consommation* de :
  - sucres simples (présents dans les confitures, miel, pâtisseries, sodas, etc.)[2],
  - graisses ;
- *maintenir la consommation* de :
  - protéines (aliments bâtisseurs, nécessaires à la croissance),
  - féculents (riches en amidon : glucide complexe, minéraux),
  - fruits et légumes (sources de bons glucides),
  - lait (source de calcium),
  - eau +++ ;
- *bien répartir l'alimentation au cours de la journée*, afin que l'organisme ait une quantité équilibrée de nutriments, et donc que la glycémie soit maintenue constante dans le sang.

Étude de cas

LE DÉJEUNER DE CAPUCINE

Le déjeuner de Capucine, enfant diabétique de 5 ans :
- salade de tomates persillées + citronette (huile de tournesol + citron) ;
- poulet grillé ;
- riz (+ une noisette de beurre) ;
- un yaourt non sucré (possibilité de mettre un édulcorant) ;
- un morceau de pain ;
- une pêche ;
- eau

2. Notons que les sucreries ne sont pas totalement interdites si l'enfant est traité et suivi, mais il faut de préférence les consommer avec d'autres nutriments afin d'étaler l'absorption du glucose et éviter les variations brutales du taux de glucose dans le sang.

3 Le régime de l'enfant obèse

On considère qu'un enfant est obèse quand la différence entre le poids et la taille a un écart important (chiffré sur une échelle de valeurs).

Le test de l'IMC

Pour savoir si votre enfant est dodu ou obèse, prenez dans son carnet de santé la courbe correspondant à l'indice de masse corporelle (IMC = poids / taille^2).

1. Votre enfant est dodu ou en surpoids si le chiffre obtenu est au-dessus du 97e percentile (qui correspond à une ligne d'IMC passant par 25 à l'âge de 18 ans).

2. Votre enfant est obèse si le chiffre obtenu est au-delà d'une ligne d'IMC passant par 30 à l'age de 18 ans.

Le régime a pour but de diminuer la quantité d'aliments et de faire un choix qualitatif répondant aux besoins de croissance de l'enfant. Il est généralement associé à l'exercice physique, indispensable pour lutter contre l'obésité.
De plus, des conseils d'hygiène alimentaire doivent être prodigués à ces enfants et à leurs familles, car on retrouve souvent à l'origine de l'obésité de mauvaises habitudes alimentaires et un mauvais rythme de vie (sédentarité excessive).

A) Le nourrisson

Il faut conseiller l'allaitement maternel ou un lait adapté et ne pas donner de lait de vache avant l'âge de 1 an. La diversification ne doit pas être trop précoce et les portions doivent être augmentées progressivement en tenant compte de la courbe pondérale[3]. Il faut aussi penser à stimuler la motricité, en laissant le bébé le plus possible sur son tapis d'éveil et en diminuant le temps de transat (qui ne lui permet de faire bouger que sa tête et ses jambes !).

B) Le jeune enfant

Dès la 2e année, l'enfant peut consommer les mêmes aliments qu'un adulte mais l'attention doit se porter sur les quantités qui doivent augmenter raisonnablement, c'est-à-dire selon les besoins alimentaires liés à l'âge et à la croissance de l'enfant en respectant certaines règles d'hygiène de vie (*cf.* ci-après).

4 Le régime restreint en sodium (pour les pathologies rénales et cardiaques)

Ce régime est indiqué pour les enfants atteints de troubles rénaux, cardiaques et hépatiques, pour ceux qui ont un traitement à base de cortisone. La durée du régime est fonction de la maladie et reste à l'appréciation du médecin traitant. Le but du régime est de diminuer le sel de l'alimentation.
Exemples de produits salés : les fromages, les charcuteries, les conserves salées, les frites, etc., qui seront proposés en quantités très réduites, voire supprimés de l'alimentation.

3. C'est le rôle du pédiatre (ou éventuellement de la puéricultrice de la crèche) de conseiller les parents sur les quantités alimentaires à proposer en fonction de l'âge et du poids du bébé.

Rôle du professionnel de l'enfance

Le professionnel de l'enfance doit conseiller aux parents certaines règles d'hygiène alimentaire et d'hygiène de vie. Il veillera à :

– bien structurer la journée alimentaire ;

– éviter à l'enfant le grignotage entre les repas ;

– lui apprendre à manger lentement et à mâcher ses aliments ;

– proposer de l'eau systématiquement à table ;

– éviter de le récompenser par des friandises qui ne doivent pas être valorisées mais intégrées dans l'alimentation quotidienne ;

– l'encourager à bouger (vélo, roller, trottinette, piscine, etc.) en plus des sports qu'il pratique ;

– réglementer le nombre d'heures passées devant la télé et les jeux vidéo (moins de 2 h par jour).

5 Le régime sans gluten (pour la maladie cœliaque)

La maladie cœliaque se traduit par des troubles du métabolisme intestinal, dus à une intolérance au gluten. Le gluten est une molécule protidique insérée dans les grains d'amidon (ex. : blé, orge, avoine, maïs, millet).

– Le but du régime est de *supprimer* le gluten de l'alimentation, et donc d'interdire tout ce qui contient du gluten (le pain, les pâtes, la farine, les gâteaux, etc.)

– La prévention de la maladie cœliaque passe par l'interdiction de gluten dans les aliments destinés aux nourrissons[4].

6 Le régime sans protéines du lait de vache

L'intolérance aux protéines du lait de vache (IPLV) se manifeste très tôt, dès l'introduction des laits infantiles dans l'alimentation. À l'origine, on remarque un terrain allergique familial. Cette pathologie est héréditaire.

Cette intolérance se manifeste par des troubles digestifs aigus (diarrhées, vomissements, etc.)

À l'origine de l'allergie : un type de protéines contenues dans le lait de vache.

Le but du régime est de donner des laits dépourvus de protéines allergisantes.

Rôle du professionnel de l'enfance

Les régimes alimentaires sont source de contraintes et d'inquiétude pour l'enfant et son entourage. Il est donc important d'expliquer leur bien-fondé. En collectivité d'enfants, le personnel veillera à :

– l'application stricte des régimes (attention aux aliments interdits mis à portée de main de l'enfant !) ;

– entourer l'enfant affectivement pour compenser ses frustrations ;

– l'aider à supporter cette « différence » :

• mettre des mots sur sa souffrance,

• lui expliquer la situation en restant optimiste,

• répondre clairement à ses questions, etc.

---

4. La plupart des aliments pour nourrissons sont obligatoirement dépourvus de gluten. La mention « sans gluten » est visible sur l'étiquetage. *Exemple* : les petits pots pour bébés n'en contiennent pas.

Retenir

- Les régimes alimentaires doivent répondre *spécifiquement à une pathologie*. Ainsi, ils peuvent par exemple limiter/interdire la consommation de certains aliments ou au contraire préconiser leur consommation.
- En cas de régime alimentaire, il est important d'être encadré par un médecin.
- Les régimes des troubles digestifs courants sont ceux des vomissements, de la diarrhée, et de la constipation.
- Les régimes des pathologies les plus courantes sont ceux du diabète et de l'obésité.

S'entraîner

1 **Nommez les troubles digestifs courants.**

2 **Précisez pour chacun de ces troubles deux principes de régimes.**

3 **Indiquez les précautions à prendre pour le régime d'un enfant diabétique.**

4 **Définissez l'obésité.**

5 **Listez cinq règles de bonne conduite pour lutter contre l'obésité.**

6 **Nommez trois autres pathologies nécéssitant des régimes particuliers.**

7 **Pour chaque situation, complétez les « pointillés » avec les mots-clés qui conviennent : *jus d'orange pressée, sucres simples, épaissir le biberon, carottes et de riz, activité physique, aliments salés*.**
Situations :

a. Jules (4 mois) vomit beaucoup. Ses parents consultent le médecin qui leur conseille d'.................................

b. Émilie (2 ans) a des selles molles depuis ce matin. À la crèche, la puéricultrice lui propose à midi un plat de ....

c. Zoé (3 ans) a eu des selles dures. À la crèche, la puéricultrice lui propose à 10 h un ....

d. Coline a une pathologie rénale. Le médecin a demandé aux parents de limiter l'apport en ....

e. Marcos (5 ans) est diabétique ; le médecin a prescrit la suppression des ....

f. Marie (6 ans) a un poids qui dépasse les normes de son âge. Le médecin a conseillé aux parents de diminuer sa ration alimentaire et de lui faire pratiquer une ....

Chapitre

14 L'éducation alimentaire de l'enfant

Mots-clés

- Perception sensorielle
- Habitudes alimentaires
- Goûts
- Saveurs

Situation

Les activités de « la semaine du goût »

Durant la semaine du goût, de nombreuses activités sont proposées aux enfants de l'école maternelle de la ville d'A. À titre d'exemple :

– Lundi : marché à la ferme + confection d'une salade de fruits avec les courses.

– Mardi : loto des saveurs. Intervention du cuisinier.

– Jeudi : visite d'une boulangerie. Réalisation de la « carte des saveurs de la langue ».

– Vendredi : confection d'une tarte.

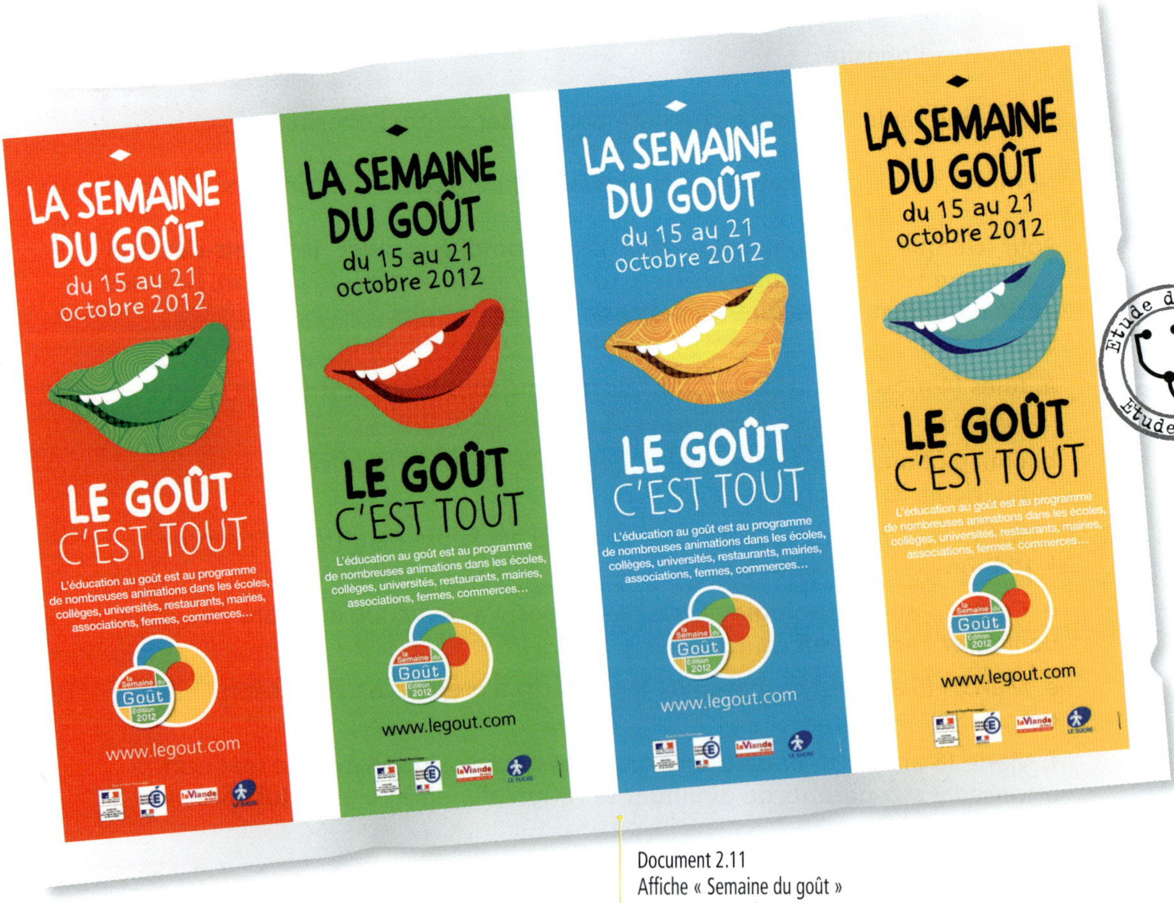

Document 2.11
Affiche « Semaine du goût »
© La Semaine du Goût

Étude de cas

LES MÉCANISMES DU GOÛT

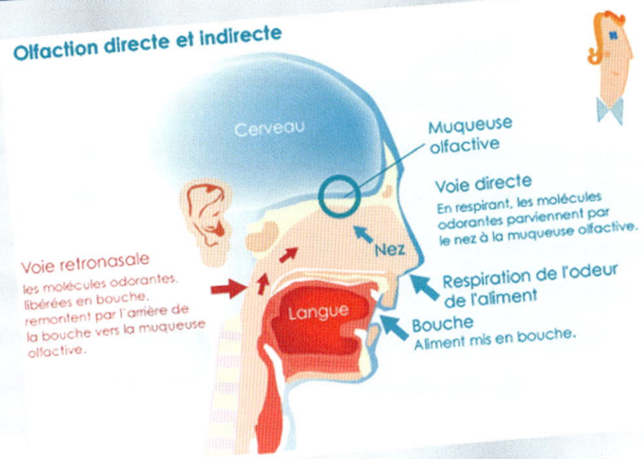

La vue nous renseigne sur ce que nous mangeons : la couleur, la forme, la présentation peuvent nous mettre en appétit ou nous induire en erreur.

L'ouïe est un sens secondaire dans la perception des aliments qui apporte certains renseignements, comme le croustillant de la croûte de pain.

L'odorat est notre sens le plus primitif mais aussi le plus subtil qui nous révèle des milliers d'arômes par voie directe ou indirecte. L'homme est doté d'une machinerie olfactive remarquable. Si nos performances demeurent limitées, c'est que nous ne cultivons pas ce fabuleux potentiel.

L'olfaction directe, par le nez, précède la mise en bouche et nous renseigne sur l'odeur des aliments.

L'olfaction rétro-nasale permet de percevoir les molécules odorantes qui se dégagent lors de la mastication et de la déglutition. Un nez « bouché » suite à un rhume réduit considérablement la faculté de goûter, car cela empêche la circulation de l'air vers la cavité rétro-nasale et donc l'identification des arômes.

Dans les deux cas, les molécules odorantes stimulent les récepteurs des cellules nerveuses (neurones) de la muqueuse olfactive située dans la cavité nasale.

Un arôme peut être constitué de plusieurs centaines de composés volatils : on compte plus de 800 composés dans l'arôme de café.

Pour déceler la présence d'un composé volatil, les personnes les plus sensibles ont besoin de 1 000 fois moins de molécules que les personnes les moins sensibles. Ce caractère est héréditaire et ne dépend que de la substance considérée. Ainsi, un individu peut être 100 fois plus sensible qu'un autre à l'odeur d'anis et le contraire pourra s'observer pour une autre substance. En fait, nous sommes tous différents et uniques, ce qui rend la communication particulièrement riche mais difficile en matière d'odeurs et d'arômes.

LE GOÛT

Sur la surface de la langue, on retrouve des **papilles**. Des bourgeons du goût se situent sur certaines de ces papilles. Les bourgeons du goût contiennent des cellules sensorielles. Sur la paroi de ces cellules se trouvent des récepteurs (protéines) et des canaux ioniques. Certaines molécules sapides se fixent sur les récepteurs ; les ions (comme l'ion sodium, responsable de la saveur salée) agissent directement sur les canaux des membranes cellulaires, modifiant directement le potentiel électrique des cellules réceptrices. La bouche et la gorge contiennent également des cellules sensorielles qui participent à l'élaboration du goût. Les récepteurs sensoriels transforment les caractéristiques physico-chimiques des aliments en signaux électriques véhiculés par les nerfs jusqu'au cerveau. La sapidité (par la bouche) ne constitue environ que 20 % de l'ensemble des informations sensorielles perçues lors de la mise en bouche d'un aliment. L'olfaction rétro-nasale apporte plus des trois-quarts des informations liées au « goût ».

LE RÔLE DU CERVEAU

Tous les récepteurs sensoriels transmettent au cerveau, via les nerfs, les informations correspondant aux caractéristiques des aliments. Le traitement du message sensoriel fait intervenir différentes zones du cerveau : une zone des émotions, une zone de mémorisation, une zone de comparaison aux souvenirs, une zone d'analyse de la nature et de l'intensité du message. Le cerveau décode les informations, les compare aux sensations semblables déjà perçues et les traduit en une « image de l'aliment ».

Étude de cas

Document 2.12
Les mécanismes du gout.
Institut de Qualité de l'Aliment, http://iqa.vendee.fr/les-mecanismes-du-gout.htm
Source : Conseil général de la Vendée

Fiche Info 1

Les différentes dimensions de l'alimentation

Les significations et déterminismes du comportement alimentaire sont multiples **[1]**. L'acte de manger se décline beaucoup plus largement qu'à travers la satisfaction d'un besoin biologique. Il se trouve au carrefour de l'affectif, du culturel et du social.

Selon les personnes, les aliments sont porteurs de différents rôles : rôle nourricier de maintien de vie, mais aussi de marque d'affection, rôle hygiéniste de maintien de la forme et de la santé, rôle hédoniste (goûts et préférences alimentaires, plaisir de manger), rôle social et d'identification.

Chaque personne se construit sa propre histoire alimentaire qui résulte de l'interaction de différents facteurs biologiques et culturels.

Le patrimoine biologique va influencer les besoins nutritionnels, les aptitudes sensorielles, les comportements. Les différenciations individuelles vont apparaître à travers les comportements alimentaires (certaines personnes mangent plus ou moins vite), les prises alimentaires (gros mangeurs, petit mangeurs) et la perception des odeurs et des saveurs.

Le patrimoine culturel est également déterminant dans la construction de la trajectoire alimentaire. Il s'agit de l'existence de modèles, repérés ou non, qui déterminent les comportements. L'influence culturelle est présente dès la naissance et s'enrichit par la suite.

L'alimentation est donc un vecteur d'identité et de communication. Elle permet de marquer ses différences par l'identification ou par l'opposition au groupe. Les valeurs, les croyances et les aspirations mises en jeu sont en constante mutation. L'ensemble de ces éléments relativise l'aspect normatif qui fonde certaines recommandations nutritionnelles.

Il est donc important de respecter les différents schémas alimentaires et les choix qui en découlent.

Les grands déterminants du comportement alimentaire

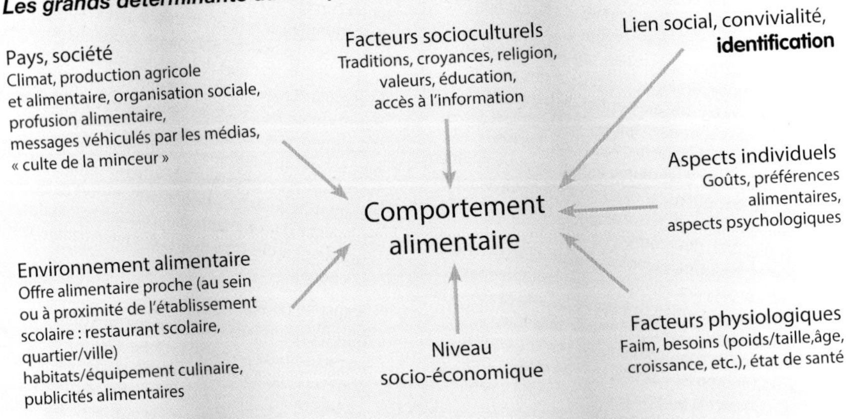

Références

[1] Institut national de prévention et d'éducation pour la santé. *Alimentation atout prix*. Saint-Denis : Inpes, 2005.

Document 2.13
Les différentes dimensions de l'alimentation.
www.inpes.sante.fr

Questions

En utilisant le document 2.11 :

- Indiquez l'utilité de la Semaine du goût.
- Nommez les différentes saveurs que l'on peut retrouver sur une carte des saveurs.

En utilisant le document 2.12 :

- Nommez les deux sens majeurs impliqués dans la découverte du goût.
- Nommez les deux organes participant à la gustation.
- Indiquez le rôle des autres sens.
- Précisez le rôle du cerveau.

En utilisant le document 2.13 :

- Indiquez les différents rôles de l'alimentation.
- Précisez l'influence du patrimoine biologique.
- Énumérez les autres facteurs influençant notre comportement alimentaire.

1 La perception sensorielle des aliments et les facteurs d'influence

Les récepteurs du goût et de l'odorat sont le siège des perceptions sensorielles des aliments.

A) Le goût

Le siège de la perception du goût est la région buccale, principalement la langue. Cette dernière est pourvue de papilles gustatives qui contiennent des récepteurs appelés bourgeons gustatifs. On trouve également ces bourgeons au niveau du pharynx et du haut de l'œsophage.
Il existe quatre saveurs fondamentales : le sucré, le salé, l'acide et l'amer. Cela n'exclut pas d'autres sensations gustatives (saveurs piquante, métallique, etc.) Chaque saveur a une localisation sur la langue (*cf.* Figure 2.8).

Figure 2.8 Perception des saveurs sur la langue

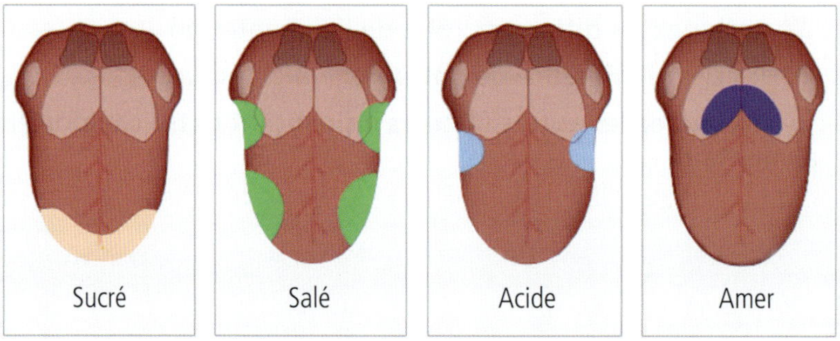

B) L'odorat

Le siège de la perception de l'odorat est la muqueuse olfactive située dans les fosses nasales. Les récepteurs olfactifs captent les molécules chimiques et transmettent au cerveau un influx nerveux. Ils participent ainsi à la perception du « goût » des aliments.

C) Les *stimuli*

L'appétit et le manque d'appétit sont liés à l'existence de différents *stimuli* :
– *stimuli métaboliques* : notre organisme nous informe de nos besoins alimentaires. Par exemple, le manque de sucre peut se traduire par un léger malaise et une sensation de faim qui sera corrigée par un apport de nourriture. Le besoin d'eau se traduit par une sensation de soif ;
– *stimuli psycho-sensoriels* : l'odeur, la vue des aliments, leur saveur jouent un rôle essentiel dans l'envie de manger ou au contraire peuvent déclencher le rejet ;
– *stimuli socioculturels* : dans chaque société, certains aliments sont appréciés alors qu'ils sont dépréciés dans d'autres. Exemples :
- les Français apprécient les escargots, les cuisses de grenouille, etc., aliments méprisés par les Anglais,
- les Japonais apprécient le poisson cru,
- les Suédois associent les plats à la fois sucrés et salés.

> **Étude de cas**
>
> ## L'ALTÉRATION DU GOÛT
>
> Marie (6 ans) est assise à la table familiale pour prendre son repas de midi, mais elle ne mange pas. Elle dit à sa mère qu'elle n'a pas faim car le plat qu'elle a fait « n'a pas de goût » ! Sa maman lui explique que ce n'est pas exact, qu'il a le même goût que les autres jours, mais qu'elle ne l'apprécie pas aujourd'hui car elle est enrhumée.

La perception du goût et des odeurs peut en effet être modifiée lors d'un rhume, ce qui modifie l'appétit des personnes.

D) Les critères d'acceptabilité des aliments

Pour faire accepter une préparation culinaire, il faut veiller à :
- la *qualité du produit* ;
- une *hygiène de la préparation* (un plat protégé est meilleur pour la santé) ;
- une *présentation attrayante* (un plat bien présenté est mangé avec appétit) ;
- une *bonne température* des plats ;
- une certaine *convivialité* lors du repas.

E) Les facteurs concourant à la mise en valeur des plats

Pour que l'alimentation donne du plaisir aux convives à qui elle est destinée, il faut :
- choisir un matériel de qualité (assiettes et plats coordonnés) ;
- décorer la table (fleurs) ;
- procéder aux décorations des mets.

2 L'apprentissage des saveurs et des textures

A) Les saveurs

L'apprentissage des saveurs commence très tôt.

– Certains spécialistes disent que le liquide amniotique change de goût en fonction de l'alimentation de la mère et qu'ainsi le fœtus s'initie à différentes saveurs.

– Après la naissance, la grande découverte des arômes continue avec l'allaitement puisque le lait est parfumé par les aliments ingérés par la mère (certains spécialistes ont constaté que l'ail et le chou lui donnent un goût particulier).

– Vers 6 mois, la diversification alimentaire permet de poursuivre cet éveil. Voici quelques conseils donnés par les professionnels de l'enfance. Il est conseillé de :
  - *éviter un excès de mets aux goûts forts.* Une fois que l'enfant est familiarisé avec différents aliments (à introduire l'un après l'autre), il est souhaitable d'associer des mets goûteux à des saveurs moins intenses ;
  - pour rehausser la saveur des légumes sans la dénaturer, *utiliser les épices*, excellentes pour la santé. *Exemples* : la coriandre et la carotte font bon ménage, le cumin se marie bien avec le potiron et le thym exalte le chou-fleur ;
  - lui faire découvrir les *variations de consistances*. *Exemples* : on peut proposer une consistance légèrement compacte (comme la purée de pommes de terre), avec une plus liquide (ex. : un coulis de tomate).

B) Les textures

La découverte de nouvelles textures doit commencer tôt et se faire graduellement : on offrira d'abord des aliments de consistance fluide puis pâteuse pour progressivement atteindre le stade des aliments semi-solides puis solides.

Pour obtenir la consistance désirée, il suffit de diminuer chaque semaine, puis chaque jour, le temps de mixage des aliments ou d'utiliser les différentes grilles du moulin à légumes en partant de la plus fine.

Rôle du professionnel de la petite enfance

Les professionnels de l'enfance conseillent aux parents de jeunes enfants :

– de varier les saveurs et les textures des aliments ;

– de le faire tous les jours et en cas de refus de réitérer les essais.

Il faut savoir que varier et associer les textures est une façon d'aider l'enfant à les accepter. Les modifications de texture doivent être introduites entre 7 et 8 mois (débuts de la dentition). Plus tard, le bébé risque de s'installer dans l'habitude du « tout lisse » et de refuser les morceaux dans le cadre du « syndrome du mixer » qui touche les enfants trop longtemps nourris aux purées fluides et aux seuls petits pots.

3 Le comportement et les habitudes alimentaires

Plusieurs facteurs influent sur notre comportement alimentaire.

A) Les facteurs socioculturels

– Le *lieu de vie*. Exemple : on constate des variations de la campagne à la ville.
– Le *milieu socioprofessionnel*. Exemple : on constate des différences selon la catégorie socioprofessionnelle.
– La *situation familiale*. Exemple : on constate des variations selon la situation familiale (marié, célibataire, père ou mère de famille, etc.)
– La *religion*, la *nationalité*. Ces facteurs influencent aussi les habitudes alimentaires. Exemple : une personne de religion musulmane ne mangera pas de porc, une personne de culture orientale préfèrera le couscous et une personne japonaise, le sushi.

C) Les modes alimentaires

On peut incriminer les modes alimentaires préjudiciables à la santé.
Exemples :
– les repas « *rapides* » (type *fast-food*) ;
– les repas pris dans les *cafétérias* (souvent *hypercaloriques* et *déséquilibrés*) ;
– les repas « *minceur* » (*hypocaloriques*) vus sur des publicités.
On peut également citer les modes alimentaires aux goûts exotiques ou orientaux qui relèvent des échanges culturels et élargissent le goût et les connaissances.

4 Les troubles du comportement alimentaire

Les troubles du comportement alimentaire du nourrisson constituent pour les familles une grande source d'inquiétude et un motif fréquent de consultation pédiatrique.

A) L'attitude de l'enfant

Il faut observer l'enfant au cours du repas, il exprime son refus de différentes manières.
– *En pleurant* : tout en ayant l'air d'avoir faim, l'enfant déglutit difficilement (douleur à la déglutition).

– *En s'opposant* : l'enfant serre les lèvres, détourne la tête, d'emblée ou après avoir absorbé une quantité appréciable de nourriture.
– *En étant passif* : l'enfant reçoit la nourriture et la recrache, ou déglutit la nourriture introduite d'autorité dans la bouche et vomit en fin de repas.

B) L'attitude de la mère

La mère est-elle disponible ou non pour son enfant ? Dans quelle catégorie se situe-t-elle ? Les deux extrêmes étant :
– la *permissivité* : elle laisse l'enfant faire des expériences (manger seul, jouer avec la nourriture, etc.) ou lui donne des sucreries pour le repas ;
– la *rigidité* : elle nourrit l'enfant jusqu'à un âge avancé, pour éviter qu'il « salisse » ou pour aller plus vite.
Il faut savoir que :
– les *propres conduites alimentaires* de la mère, en lien avec son passé (antécédents d'anorexie, de boulimie, etc.), interfèrent sur sa façon de nourrir son enfant ;
– l'*atmosphère familiale* interfère également. Est-elle sécurisante ou non pour l'enfant ? Les parents se disputent-ils au moment des repas ?

C) L'anorexie d'opposition

L'anorexie d'opposition est la forme la plus fréquente.
– *Chez le nourrisson* : il s'agit généralement d'un enfant dont l'appétit est considéré comme normal et qui, brutalement, n'a plus faim et commence à laisser tout ou une partie de son biberon. Sa mère, qui n'accepte pas ce changement de comportement, a voulu le forcer ; il vomit, refuse ses biberons. La progression pondérale s'est arrêtée, le forcing alimentaire s'est accru et le cercle vicieux s'est installé.
– *Chez l'enfant plus grand* : la narration par la famille d'un repas « type » est éloquente. Les parents ont tout essayé : le jeu, la musique, les cris, la menace, les changements de nourriture. Cette lutte entre une mère angoissée et son enfant aboutit à l'installation chez l'enfant d'une frustration qu'il manifeste selon des modalités propres à son âge (cris, troubles du sommeil, refus d'alimentation).

Rôle du professionnel de la petite enfance

a. La méthode pour résoudre le conflit d'opposition mère/enfant

L'objectif est de permettre à la mère et à son enfant de dépasser le conflit et de retrouver un climat serein au moment du repas.

Le repas est un moment privilégié pour la relation individuelle. Ce qui nécessite de la part de la mère ou de la personne nourricière :

– de la *disponibilité* : elle doit veiller à se consacrer entièrement à l'enfant au moment du repas et respecter son rythme alimentaire. Durant le repas, il est recommandé d'écarter tout ce qui peut venir troubler le « tête-à-tête » avec l'enfant (lecture, télévision, etc.). Même lorsqu'il a fini son repas, le nourrisson apprécie encore le contact corporel et la voix de sa mère ;

– de la *souplesse* et de la *patience* : au moment du sevrage, il faut permettre à l'enfant de découvrir, peu à peu, des aliments nouveaux. Le regard et les paroles prononcées à ce moment-là ont une force qui n'est pas étrangère à la manière dont il va accueillir ces nouveautés.

b. Méthode pour prévenir les refus alimentaires

Il est conseillé de :

– ne pas insister pour que l'enfant finisse ses repas ;

– proposer des quantités plus faibles et resservir au besoin ;

– varier l'alimentation et les présentations.

Il faut éviter :

– de remplacer un aliment par un autre quand l'enfant n'en veut pas ;

– d'enrichir l'alimentation sous prétexte de mieux nourrir ;

– de modifier brutalement les habitudes alimentaires ;

– de jouer avec l'enfant au cours du repas.

5 Les maladies nutritionnelles

Les maladies nutritionnelles sont des maladies résultant d'apports nutritionnels déséquilibrés (certains éléments peuvent être pris en excès ou au contraire en quantité insuffisante).

A) Les conséquences des excès

– Excès en graisse (alimentation hyperlipidique) : risque d'obésité, d'hypertension.
– Excès en sucre (alimentation hyperglucidique) : risque d'obésité, de caries.

B) Les conséquences des carences

– Carences en fer : risque d'anémie.
– Carences en calcium : risque de rachitisme.
– Carences en vitamine C : risque d'infections, de scorbut.
– Carences en vitamine D : risque de rachitisme.

Retenir

- **À l'origine de la *perception sensorielle* des aliments, il faut citer le goût et l'odorat.**
- **Il existe de nombreux « *stimuli* » qui stimulent l'appétit. Ils sont d'origine métabolique, psycho-sensorielle, socio-culturelle.**
- **L'enfant doit apprendre très tôt les *saveurs* des aliments et les différentes *textures* (qui stimulent l'apprentissage du goût) : texture fluide, pâteuse, semi-solide et solide.**
- **Plusieurs facteurs influencent notre comportement alimentaire : les facteurs socio-culturels (situation familiale, religion, nationalité, etc.), et les modes alimentaires (repas rapides, repas minceur, etc.)**
- **Les *troubles alimentaire*s de l'enfant constituent une source d'inquiétude pour les parents (en particulier l'anorexie et l'obésité qu'il faut prévenir) :**

  – l'*observation de l'enfant* au cours du repas permet de déceler les troubles alimentaires. L'enfant peut s'opposer de façon active ou passive à la mère ;

Retenir

– l'*observation de la mère* au cours du repas est également très significative. Elle peut être permissive ou rigide ;

– l'*ambiance du repas* est à prendre en considération. Le climat familial retentit sur le comportement de l'enfant à table.

- Les *maladies nutritionnelles* sont des maladies résultant d'apports déséquilibrés. Citons en particulier les excès en graisse et en sucre à l'origine de l'obésité.

S'entraîner

1 **Expliquez le role du nez et de la langue dans la perception du goût et des saveurs.**

2 **Citez les différents *stimuli* de l'appetit.**

3 **Indiquez trois conseils pour l'apprentissage des saveurs chez le jeune enfant.**

4 **Nommez trois troubles du comportement alimentaire de l'enfant.**

5 **Listez les facteurs socioculturels pouvant influencer nos habitudes alimentaires.**

6 **Situation : les traditions alimentaires de Fatiha**

Fatiha (38 ans), célibataire, d'origine marocaine, habite à Marseille depuis 5 ans. Elle vit avec sa fille Sonia (2 ans ½) à qui elle veut faire apprécier la cuisine de son pays d'origine et celle de son pays d'adoption (Fatiha apprécie autant le couscous que la daurade au beurre). Elle fait le ramadan chaque année. Sa fille ne mange pas avec elle. De ce fait, au moment du repas, elle vient souvent solliciter sa mère. Les pâtisseries marocaines sont ce qu'elle préfère et Fatiha ne sait pas les lui refuser ! Sonia réclame aussi dans la journée (en pleurant) les bonbons multicolores que Fatiha a regroupés dans des bocaux très décoratifs sur le buffet (elle les propose souvent à des amis de passage). Fatiha connaît les risques de ses habitudes alimentaires et cette année, elle s'est promis de faire un « régime » car elle pèse 75 kg et « voudrait pouvoir enfiler ses jeans sans problème » (dit-elle).

a. Expliquez l'attitude de l'enfant et la réponse de sa mère.

b. Expliquez les conséquences des habitudes alimentaires sur la santé de la mère et de sa fille.

c. Citez trois types de *stimuli* dans le domaine alimentaire. Quels sont ceux évoqués dans le texte ?

Chapitre

15 Les contaminations alimentaires

Mots-clés

- Intoxication
- Toxi-infection alimentaire
- TIAC
- Salmonellose
- Toxines
- Parasitose
- Contamination chimique

Situation

La salmonellose à l'école

Il y a quelques semaines, les journaux nationaux relataient un cas de salmonellose due à l'ingestion de glaces à la crème proposées à la cantine de l'école maternelle et qui a provoqué le décès d'un enfant et l'hospitalisation de 8 autres pour diarrhée grave. Il s'agit d'une TIAC (Toxi-infection alimentaire collective). Que ce soit dans le cadre scolaire ou dans toute autre circonstance, cet événement est toujours un drame et il faut savoir prendre toutes les mesures d'hygiène préventive pour éviter les toxi-infections alimentaires. Voyons les conseils dispensés par les spécialistes sur l'affiche ci-après.

« LUTTONS CONTRE LA SALMONELLOSE »

La salmonellose est une toxi-infection alimentaire due au *salmonella* (bactérie). Elle apparaît entre 6 heures et 48 heures après l'ingestion de produits lactés périmés (crèmes, gâteaux, glace). Elle est parfois due à un mauvais entretien du réfrigérateur. Elle peut provoquer des diarrhées importantes et une forte fièvre et causer la mort. La seule arme pour la prévenir, c'est l'hygiène sous toutes ses formes. Il est vivement recommandé de :

– nettoyer son réfrigérateur toutes les semaines avec du vinaigre ou de la javel (diluée) ;
– bien se laver les mains lorsqu'on fait la cuisine ;
– laver les aliments à consommer crus avant de les ranger dans le réfrigérateur ;
– ôter les sur-emballages des conserves et produits alimentaires ;
– bien lire les dates limites sur les emballages ;
– éviter de rompre la chaîne du froid ;
– ne pas recongeler un produit décongelé ;
– respecter des règles d'hygiène strictes (nettoyage de la cuisine, des plans de travail) ;
– ne pas conserver les aliments à base de crème pour les repas destinés aux enfants.

Étude de cas

Document 2.14

L'INTOXICATION ALIMENTAIRE D'ORIGINE BACTÉRIENNE

Si notre environnement est rempli de bactéries, toutes ne se ressemblent pas : certaines sont inoffensives et d'autres peuvent être potentiellement pathogènes, essentiellement parce que la nocivité d'une bactérie est fonction de sa virulence et de la sensibilité de la personne atteinte (une même bactérie peut rendre une personne malade et pas une autre…)

L'INGESTION DE BACTÉRIES ENTRAINE-T-ELLE FORCÉMENT UNE INFECTION ?

Non, un grand nombre de paramètres doivent être pris en compte :
– le type de bactérie. Ce n'est pas parce que deux bactéries portent le même nom qu'elles ont les mêmes propriétés. Inoffensives ou potentiellement pathogènes, cela dépend de la souche ;
– La dose de bactéries ou de toxines ingérée. En général, certaines conditions favorisent la prolifération des bactéries (température ambiante ou cuisson à faible température, décongélation puis recongélation, etc.) et d'autres les tuent ou les ralentissent (froid, cuisson à forte température à coeur de l'aliment, etc.)
– La sensibilité de la personne qui a ingéré. Certaines personnes sont plus sensibles aux bactéries pathogènes (celles dont le système immunitaire est affaibli, les femmes enceintes, nourrissons et enfants, les personnes âgées, etc.) quand d'autres peuvent au contraire être des porteurs sains (pouvant porter certaines bactéries pathogènes en elles.

D'OÙ PEUVENT VENIR LES BACTÉRIES RESPONSABLES D'UNE INTOXICATION ALIMENTAIRE ?

Elles peuvent provenir d'un aliment ou des mains d'une personne contaminée. Pour chaque type de bactérie, existe un milieu appelé réservoir où elle est présente naturellement : pour certaines il s'agit de l'environnement (terre, végétaux, eaux, etc.), pour d'autres il s'agit des animaux ou des hommes (intestins et matières fécales, peau, muqueuses, etc.) En fonction de leur réservoir, ces bactéries vont être être présentes plus fréquemment sur certains types d'aliments (en général des aliments crus : lait cru, viande, oeufs, fruits et légumes, etc.) ou chez certaines personnes.

POURQUOI LA MAJORITÉ DES INTOXICATIONS ALIMENTAIRES SONT-ELLES D'ORIGINE DOMESTIQUE ?

Si ces contrôles permettent de s'assurer que le produit est propre à la consommation, ils ne peuvent garantir de sa stérilité. C'est pourquoi il est important d'observer quelques règles simples qui permettent de maintenir en très faible quantité les bactéries éventuellement déjà présentes.
– Respecter la chaîne du froid : des courses à la maison, réfrigérateur entre 0 et 4 °C, plats mis au réfrigérateur rapidement après préparation ou ouverture, pas de recongélation d'un produit décongelé, etc.
– Se laver les mains avant de cuisiner, avant de se mettre à table et après être passé aux toilettes (pour éviter que des bactéries pathogènes portées à l'insu de la personne qui cuisine ne se retrouvent sur ses mains, puis sur des aliments qui rendront une autre personne malade).
– Laver ce qui a touché les aliments crus (pour éviter une contamination croisée depuis les mains/plans de travail/ustensiles de cuisine/réfrigérateur vers d'autres aliments).
– Laver les fruits et legumes.
– Faire cuire à coeur les viandes, en particulier celles hachées, ou plats à base d'oeufs (pour éliminer d'éventuelles bactéries qui y seraient présentes).

Étude de cas

Document 2.15
L'intoxication alimentaire d'origine bactérienne.
www.alimentation.gouv.fr

NUTRITION – ALIMENTATION

Questions

En utilisant le document 2.14 :

- Définissez la salmonellose.
- Indiquez ce qu'est une TIAC.
- Énoncez les symptômes qui caractérisent la toxi-infection.
- Énoncez parmi les mesures pré-citées, une mesure essentielle à respecter aussi bien à domicile qu'en collectivité.

En utilisant le document 2.15 :

- Listez les différents réservoirs pouvant contenir des bactéries pathogènes et indiquez les paramètres les favorisant.
- Expliquez l'originie domestique des intoxications alimentaires.

Comprendre

Une toxi-infection alimentaire est une maladie, souvent infectieuse et accidentelle, contractée suite à l'ingestion de nourriture ou de boisson contaminées par des *agents pathogènes*, qu'il s'agisse de bactéries, virus, parasites ou prions. Pour les maladies d'origine alimentaire provoquées par l'ingestion de produits non comestibles ou toxiques (intoxications médicamenteuses, métaux lourds, empoisonnement, champignons vénéneux, produits chimiques), on parle seulement d'intoxication alimentaire.

1 Les toxi-infections alimentaires

A) Les principaux micro-organismes responsables

Les bactéries

Citons quelques toxi-infections causées par des bactéries (*cf.* Tableau 2.26).

Tableau 2.26 Les bactéries

Bactéries	Dysfonctionnements
Salmonella	C'est la salmonellose. Les troubles apparaissant entre 6 et 48 h après ingestion : diarrhées importantes et fièvre. Peut être mortelle chez les enfants, les personnes âgées et les personnes immunodéprimées.
Staphylococcus aureus	Signes se manifestant peu de temps après l'ingestion (environ 3 h) : nausées, vomissements, coliques, maux de tête.
Clostridium botulinum	C'est le botulisme. Incubation de 5 h à 5 jours. Les troubles provoqués sont : douleurs abdominales, vomissements, troubles oculaires, paralysies.
Bacillus cereus	Incubation de 12 à 24 h. Les troubles provoqués sont : nausées, vomissements, diarrhée sans fièvre. Guérison spontanée après 24 h.
Listeria monocytogenes	Infection rare mais grave. Les symptômes sont proches de ceux de la grippe : maux de gorge, fièvre.

Les virus

Dans le cas d'une intoxication alimentaire causée par un virus, le vomissement, la diarrhée, les crampes, le mal de tête, la fièvre et les frissons commencent de 12 à 48 heures après avoir mangé de la nourriture contaminée, surtout dans le cas de fruits de mer.

Les parasites

Les aliments jouent le rôle de vecteurs contaminants. Ainsi, l'homme peut être contaminé par de la viande ou de la chair de poisson parasité. Citons quelques toxi-infections causées par des parasites (*cf.* Tableau 2.27).

Tableau 2.27 Les parasites

Parasites	Dysfonctionnements
Oxyure	L'oxyurose : démangeaisons au niveau de l'anus ; douleurs abdominales ; selles molles ; troubles du sommeil (insomnies, démangeaisons) ; apparition de vers dans les selles.
Ascaris	L'ascaridiose : démangeaisons cutanées sur le corps ; toux avec douleurs thoraciques ; douleurs abdominales ; on retrouve des vers dans les selles (ou le laboratoire met en évidence des œufs).
Tænia	Le tæniasis : les troubles digestifs sont discrets ; on retrouve des anneaux dans les selles.
Anisakis	L'anisakiase : nausées, vomissements et diarrhées.

Un agent non conventionnel : le prion

L'encéphalite spongiforme bovine (ESB) ou maladie de la vache folle est une toxi-infection alimentaire due à un prion, agent infectieux dont la taille est inférieure aux bactéries et aux virus. L'ingestion de viande contaminée (ainsi que le contact direct avec l'animal malade) semble pouvoir transmettre la maladie de l'animal à l'homme, mais on connaît encore très mal les conditions précises de cette transmission.

B) Un cas particulier : le choc histaminique

L'ingestion de l'histamine présente dans les poissons frais mis en conserve, les coquillages et parfois les crustacés, peut déclencher chez un sujet sensible des troubles décrits ci-dessous.

Signes : ils apparaissent une demi-heure après les repas :
- malaise ;
- rougeur de la face et du cou ;
- baisse de la tension artérielle.

Un traitement immédiat est indispensable.

C) La prévention des toxi-infections alimentaires

Il est vivement conseillé de :
- choisir des produits frais ;
- vérifier les dates de péremption ;
- vérifier la DLC (date limite de consommation) ;
- vérifier la DLUO (date limite d'ulitisation optimale) ;
- suivre les indications de conservation des produits ;
- ne jamais interrompre la chaîne du froid ;
- ne jamais recongeler un aliment décongelé ;
- veiller à l'application des règles d'hygiène dans les cuisines :
  - matériel,
  - mains du personnel,
  - préparation des aliments ;
- connaître les règles concernant les PCEA[1] ;
- appliquer des règles d'hygiène strictes lors de la confection de « conserves familiales ».

D) La prévention des parasitoses

La contamination se fait par voie digestive.

Les aliments-vecteurs sont des aliments souillés par les œufs de parasite (fruits, légumes mal lavés, viande mal cuite). L'ingestion d'œufs peut se faire aussi par des mains sales.

La prévention est essentielle, elle consiste à veiller à :
- l'éducation de l'hygiène de l'enfant (lavage des mains avant les repas, après les selles) ;
- le lavage soigneux et la cuisson correcte des aliments (fruits, légumes et viande).

1. Les PCEA sont des préparations culinaires élaborées à l'avance dont la distribution peut être différée dans le temps ou dans l'espace.
– Les PCEA sont préparées en cuisine centrale. Lorsqu'elles sont conditionnées, refroidies puis stockées à +3 °C, elles doivent être consommées dans les 3 jours qui suivent leur préparation. C'est la liaison froide.
– Lorsque les PCEA sont maintenues à +63 °C, elles peuvent être transportées pour une consommation le jour même. C'est la liaison chaude.

2 Les intoxications alimentaires : les contaminants chimiques

Une substance chimique peut être introduite dans les aliments ou dans les boissons. Citons quelques exemples.

A) La contamination par les métaux

Le mercure

Contamination de l'homme par voie alimentaire : le poisson. L'ingestion de mercure entraine :

- une irritation des voies aériennes ;
- une brûlure de la bouche après ingestion ;
- un goût métallique ;
- une hyper salivation ;
- des troubles digestifs s'accompagnant de diarrhée parfois sanglante ;
- une sensation de brûlure au niveau de l'anus et d'envie continuelle d'aller à la selle ou d'uriner.

Le système nerveux est également susceptible d'être atteint par une intoxication au mercure.

Le plomb

Contamination de l'homme par voie alimentaire : eau de boisson, aliments d'origine végétale contaminés à partir du sol et des retombées atmosphériques, et aliments en contact avec le plomb lors des procédés de transformation et de stockage (cas du vin et de certaines conserves). Atteinte grave du système cérébral.

Le cadmium

L'ingestion de cadmium peut entraîner des lésions rénales chez les personnes âgées.

B) La contamination par les pesticides, les additifs alimentaires et les médicaments vétérinaires

Les engrais et les pesticides peuvent être retrouvés dans les végétaux.
Les antibiotiques peuvent être retrouvés dans la viande.
L'ingestion de telles substances chimiques a un effet néfaste sur la santé de l'homme : 90 % des pesticides sont considérés neurotoxiques. Ils ont également des effets cancérigènes et tératogènes.

C) La contamination par des toxines naturelles

Les aliments d'origine animale et végétale peuvent être contaminés par des toxines chimiques produites naturellement. Effets : atteinte neurologique, paralysie, troubles digestifs, cancer, etc.

Retenir

- On distingue *trois symptomatologies* différentes pour les intoxications alimentaires : digestive (avec diarrhées, vomissements), neurologique (avec troubles du système nerveux) et allergique (choc histaminique).
- Les micro-organismes responsables des toxi-infections alimentaires sont : les salmonelles, les staphylocoques, les virus, les parasites (oxyures, ascaris, etc.), le prion.
- Certaines mesures d'hygiène sont indispensables pour prévenir les toxi-infections et les parasitoses chez l'enfant.
- Une *prévention active et efficace* doit être instaurée dans les collectivités (crèches, écoles) pour prévenir les TIAC et les parasitoses.
- Des substances toxiques peuvent être introduites dans les aliments. Il est important de respecter les conseils d'emploi, notamment chez la femme enceinte et chez les enfants de moins de 3 ans.

S'entraîner

1. **Définissez l'expression « toxi-infection alimentaire ».**
2. **Identifiez les principaux types d'intoxication alimentaire.**
3. **Énoncez cinq conduites à tenir pour éviter une toxi-infection alimentaire.**
4. **Listez les différents contaminants chimiques des aliments.**
5. **Proposez une conduite à tenir afin de limiter la consommation d'aliments contaminés.**
6. **Situations**

– Amalia (5 ans) a depuis 1 mois quelques troubles digestifs (selles molles, nausées) qui inquiètent ses parents. Ce matin, sa mère a trouvé des anneaux blancs, mous dans ses selles.

– Joe (6 ans) se gratte et tousse. Ses parents pensaient à une maladie éruptive infantile mais il n'a pas d'éruption. Ce matin, sa mère a trouvé des vers dans ses selles. Le médecin suspecte une parasitose due à un ver de 10 à 15 cm de long.

– Julie (2 ans) a été ramenée fiévreuse de la crèche par son papa. Elle vomissait et ses selles étaient liquides.

– Philippine (5 ans) a été hospitalisée car elle présentait des troubles oculaires, des maux de tête et des vomissements. Arrivé à l'hôpital, l'enfant présentait aussi une paralysie de la gorge.

– Flora (4 ans) a des démangeaisons à l'anus, des selles molles et des troubles du sommeil. On a retrouvé des petits vers dans ses selles. Le médecin suspecte une parasitose due à un ver très long (segmenté en anneaux).

– Tania (6 ans) a eu un malaise à la cantine après le déjeuner. Elle avait le visage tout rouge, elle se sentait très mal et ne pouvait plus marcher. Le directeur de l'école a appelé le SAMU.

a. Dans le tableau ci-après, indiquez les pathologies des enfants à l'aide des mots-clés suivants : *botulisme, tæniasis, salmonellose, oxyurose, choc histaminique, ascaridose*.

Enfants	Pathologies	Causes
Amalia		
Joe		
Julie		
Philippine		
Flora		
Tania		

b. Complétez le tableau ci-dessus en plaçant les mots-clés suivants dans les causes probables de ces pathologies : *salmonelles, cl. botulinum, tænia, histamine, oxyure, ascaris*.

Partie 3

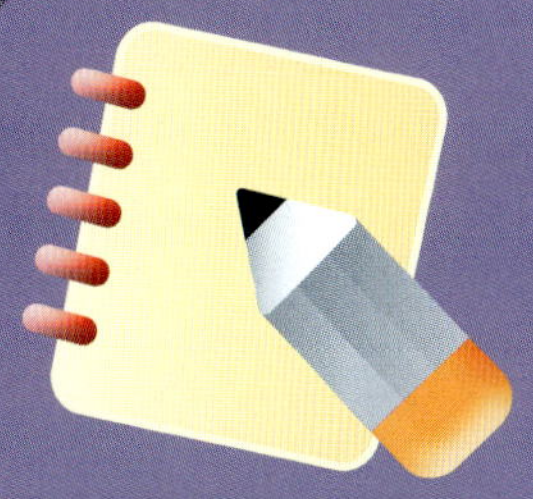

Sciences médico-sociales

Chapitre

16 L'enfant

Mots-clés

- Développement somatique
- Développement moteur
- Locomotion
- Latéralisation
- Préhension
- Développement affectif
- Développement cognitif

Situation

Martin est malade

M. et Mme P. sont très inquiets. Leur fils Martin (3 mois) est malade. Il a de la fièvre (38,4 °C), les yeux rouges, il est grognon, agité et refuse son repas. N'arrivant pas à joindre leur pédiatre, ils consultent le carnet de santé afin de voir les actions immédiates à mener pour lutter contre l'hyperthermie.

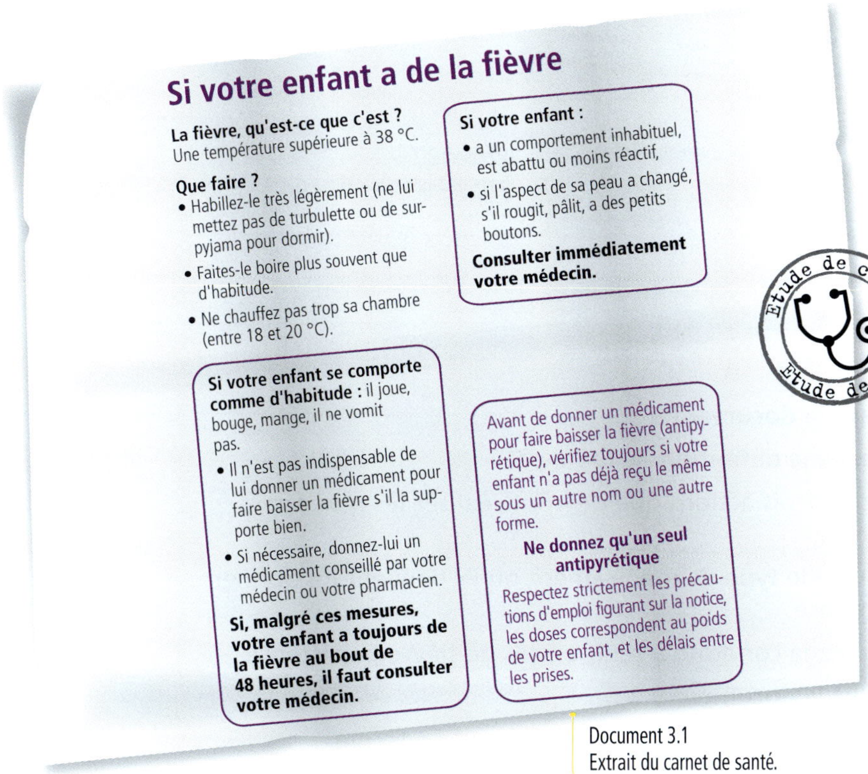

Si votre enfant a de la fièvre

La fièvre, qu'est-ce que c'est ?
Une température supérieure à 38 °C.

Que faire ?
- Habillez-le très légèrement (ne lui mettez pas de turbulette ou de surpyjama pour dormir).
- Faites-le boire plus souvent que d'habitude.
- Ne chauffez pas trop sa chambre (entre 18 et 20 °C).

Si votre enfant :
- a un comportement inhabituel, est abattu ou moins réactif,
- si l'aspect de sa peau a changé, s'il rougit, pâlit, a des petits boutons.

Consulter immédiatement votre médecin.

Si votre enfant se comporte comme d'habitude : il joue, bouge, mange, il ne vomit pas.
- Il n'est pas indispensable de lui donner un médicament pour faire baisser la fièvre s'il la supporte bien.
- Si nécessaire, donnez-lui un médicament conseillé par votre médecin ou votre pharmacien.

Si, malgré ces mesures, votre enfant a toujours de la fièvre au bout de 48 heures, il faut consulter votre médecin.

Avant de donner un médicament pour faire baisser la fièvre (antipyrétique), vérifiez toujours si votre enfant n'a pas déjà reçu le même sous un autre nom ou une autre forme.

Ne donnez qu'un seul antipyrétique

Respectez strictement les précautions d'emploi figurant sur la notice, les doses correspondant au poids de votre enfant, et les délais entre les prises.

Document 3.1
Extrait du carnet de santé.

Étude de cas

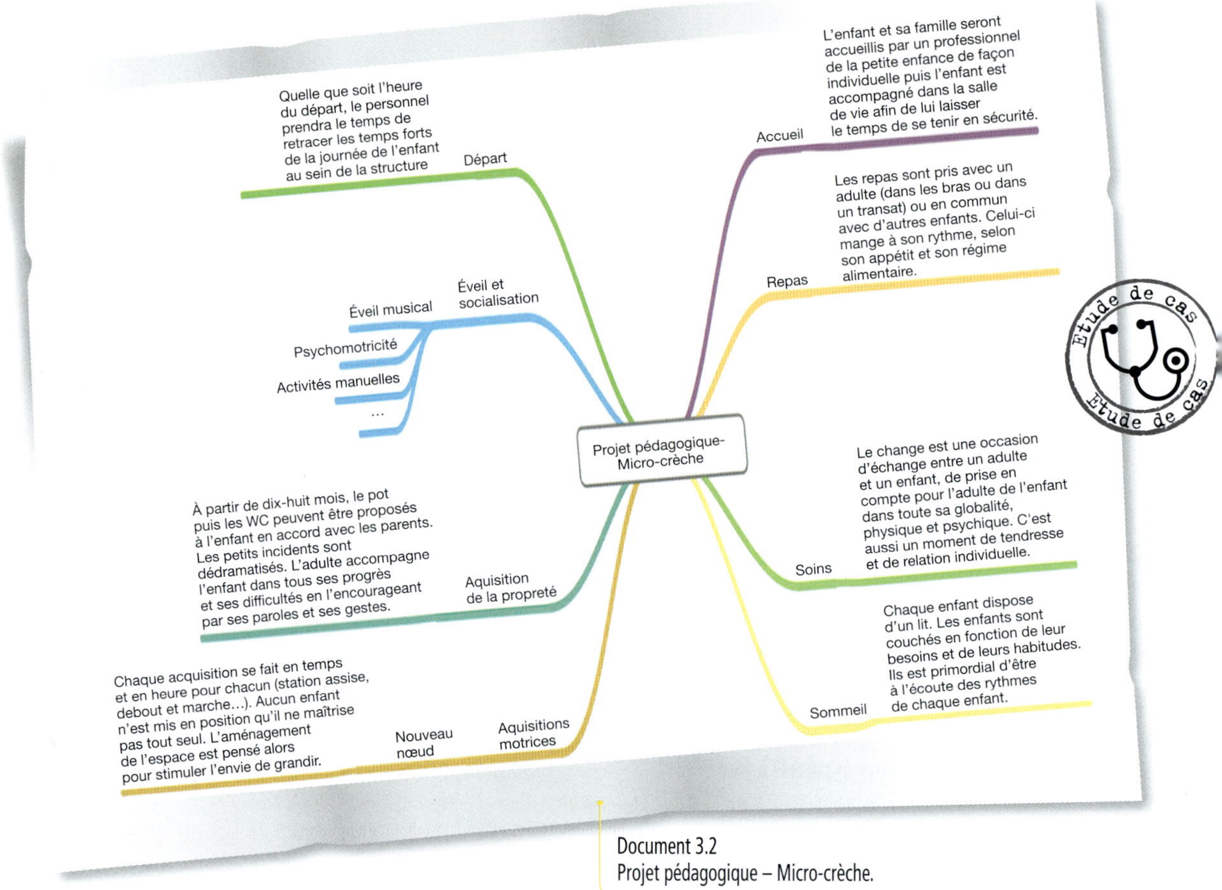

Document 3.2
Projet pédagogique – Micro-crèche.

Questions

En utilisant le document 3.1 :

- Indiquez la définition de la fièvre.
- Citez les trois actions que devront réaliser les parents de l'enfant.
- Nommez le type de médicament qu'ils peuvent lui donner dans l'urgence.
- Indiquez la conduite à tenir en cas de fièvre persistante.

En utilisant le document 3.2 :

- Precisez pour chaque activité l'objectif en terme de développement affectif, intellectuel et social.
- Nommez des actions/activités correspondant aux facteurs de développement suivants :
  – facteur alimentaire ;
  – rythme de vie ;
  – exercice physique.

Pour l'épanouissement harmonieux de sa personnalité, l'enfant a besoin d'amour et de compréhension. L'intérêt supérieur de l'enfant doit être le guide de ceux qui ont la responsabilité de son éducation, de son éveil et de sa protection. Cette responsabilité incombe en priorité à sa famille mais aussi à tous les professionnels de la petite enfance.

1 Le développement de l'enfant de 0 à 6 ans

Le développement de l'enfant est un processus global de croissance qui englobe les développements somatique, sensori-moteur, affectif, intellectuel et social.
De nombreux facteurs concourent à cette croissance en la stimulant ou en la freinant.

A) Le développement somatique

Le développement somatique[1] signifie le processus de « la croissance du corps ». C'est un processus de maturation lente de l'organisme comprenant l'augmentation de la taille, du poids (ou développement staturo-pondéral[2]) et l'évolution dentaire.

La croissance staturo-pondérale (0 à 6 ans)

La croissance staturo-pondérale est la croissance de la taille et du poids. Elle évolue considérablement au début de la vie.

- *L'évolution de la taille*

La taille est la hauteur de l'enfant, du sommet du crâne aux talons. Elle se mesure à l'aide d'une toise. Suivant son âge, l'enfant sera allongé ou debout, pieds nus, talons contre la toise (*cf.* Figure 3.1).
La croissance de l'enfant est très rapide jusqu'à l'âge de 12 mois, puis elle ralentit de 2 à 4 ans et reste lente jusqu'à la puberté. Elle est normale si elle se situe dans la moyenne du groupe de référence. L'utilisation de chiffres-repères est utile à l'évaluation du gain statural (*cf.* Tableau 3.1).

Tableau 3.1 Le gain statural annuel de la naissance à 6 ans

Âges	Taille (approximative)	Repères
Nouveau-né	*50 cm*	
1 an	75 cm	10 cm par année
2 ans	85 cm	
3 ans	95 cm	
4 ans	*1 mètre*	*(Taille de naissance × 2)*
5 ans	1,05 m	5 cm de plus
6 ans	1,10 m	5 cm de plus

1. *Soma* signifie corps.
2. *Staturo* signifie taille et *pondéral* veut dire poids.

Figure 3.1 La mensuration du petit et du grand enfant

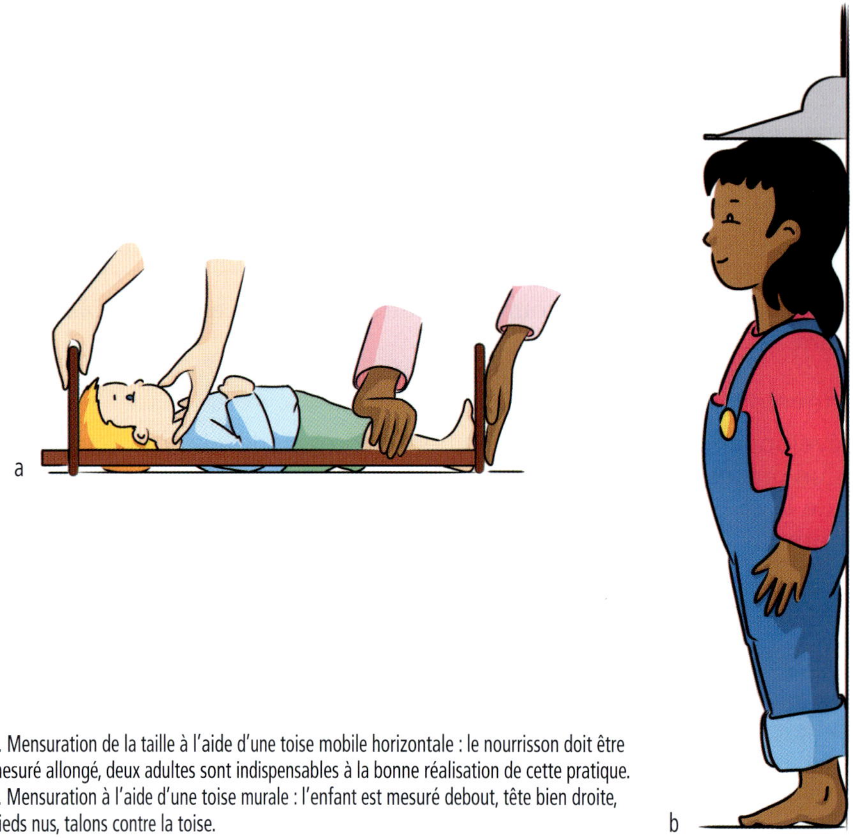

a. Mensuration de la taille à l'aide d'une toise mobile horizontale : le nourrisson doit être mesuré allongé, deux adultes sont indispensables à la bonne réalisation de cette pratique.
b. Mensuration à l'aide d'une toise murale : l'enfant est mesuré debout, tête bien droite, pieds nus, talons contre la toise.

- *L'évolution du poids*

La croissance du poids est en étroite relation avec le poids de naissance et est influencée par l'alimentation. Il est important de ne pas évaluer le poids au jour le jour mais d'observer l'allure générale de la *courbe de poids*.

– *Durant la 1re année* : on évalue le gain pondéral par trimestre (*cf.* Tableau 3.2). La croissance pondérale de l'enfant est très rapide. Pour évaluer le poids de l'enfant, il faut savoir que :

- *de la naissance* à *10 jours* : l'enfant perd environ 1/10e de son poids de naissance, puis le récupère[3] ;
- *à 10 jours*, il retrouve son poids de naissance ;
- *ensuite*, il prend régulièrement du poids.

Tableau 3.2 Le gain pondéral la 1re année

Périodes	Gain pondéral moyen	
	Par jour	Par mois
Le 1er trimestre	25 à 30 g	750 à 900 g
Le 2e trimestre	20 g	600 g
Le 3e trimestre	15 g	300 à 400 g
Le 4e trimestre	10 g	200 à 300 g

3. Ceci reste théorique, car de nombreux enfants récupèrent leur poids de naissance plus tôt.

– *De la 2*e *à la 6*e *année* : on évalue le gain pondéral annuellement (*cf.* Tableau 3.3).

Tableau 3.3 Le gain pondéral annuel de 1 à 6 ans

Périodes	Gain pondéral moyen annuel
De 1 à 2 ans	2,5 à 3 kg
De 2 à 3 ans	1,8 à 2 kg
De 3 à 4 ans	1,8 à 2 kg
De 4 à 5 ans	1,650 à 2 kg
De 5 à 6 ans	1 à 1,500 kg

Pour évaluer rapidement le poids de l'enfant, on se base sur des repères. Ces repères ne sont que des indications approximatives basées sur le *poids de naissance* (PN) (*cf.* Tableau 3.4).

Tableau 3.4 Les repères de la croissance pondérale de 0 à 6 ans

Âge de l'enfant	Repères	Poids (approximatif)
Naissance	Poids de naissance (PN)	3,250 kg
5 mois	PN × 2	6,5 kg
8 mois		8 kg[a]
1 an	PN × 3	10 kg
2 ans	PN × 4	13 kg
3 ans	PN × 4 (+ 1,500 kg)	14,500 à 15 kg
4 ans	PN × 5	16,500 à 17 kg
5 ans	PN × 5 (+ 1,650 kg)	18,500 à 19 kg
6 ans	PN × 6	19,500 à 20 kg

a. 8 = 8 (repère).

- *La comparaison des courbes staturo-pondérales*

Les figures 3.2 et 3.3 montrent l'évolution d'une courbe de poids et d'une courbe de taille d'un enfant du 12e mois au 36e mois.
La courbe doit être comprise dans l'intervalle des deux moyennes de référence.

Figure 3.2 Évolution de la taille (Dr Sempé)

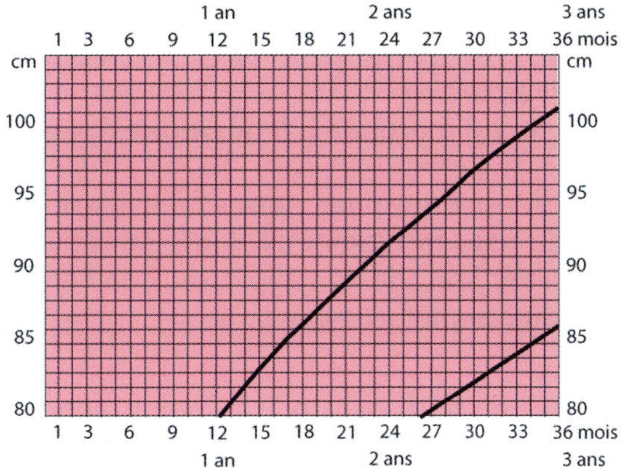

Figure 3.3 Évolution du poids (Dr sempé)

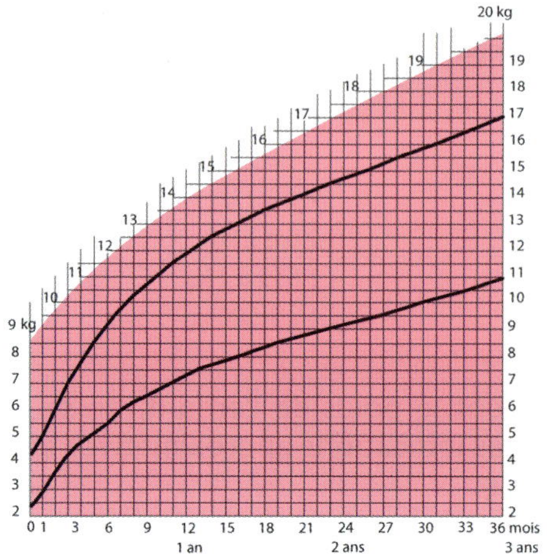

● *Exercice pratique pour le calcul du poids*

Pour calculer le poids de Julie (2 mois) pesant à la naissance 3,250 kg, il faut procéder méthodiquement (*cf.* Tableau 3.5).

Tableau 3.5 Calcul du poids de Julie

Périodes	Calculs	Gains de poids	Donc	Le poids de Julie est de
De 0 à 10 jours	Perte de poids physiologique	0	À 10 jours	3,250 kg
De 10 jours à 1 mois	25 g × 20 jours	500 g	À 1 mois	3,750 kg
De 1 mois à 2 mois	25 g × 30 jours	750 g	À 2 mois	4,500 kg

L'évolution morphologique

On constate que les proportions du corps sont différentes selon l'âge : la hauteur de la tête du nouveau-né correspond au quart de la longueur de son corps, alors que celle de l'adulte correspond au 1/8e (*cf.* Partie 1).

Les indices de croissance de l'appareil locomoteur

● *Les points d'ossification articulaires*

La croissance de l'enfant est marquée par des indices osseux appelés points d'ossification.

Un point d'ossification est un espace permettant d'apprécier la formation du tissu osseux à partir du tissu cartilagineux. Ainsi, en radiographiant les articulations, on peut déterminer le stade de l'*âge osseux* de l'enfant ; par exemple : les points d'ossification du poignet (*cf.* Partie 1).

● *L'ossification crânienne*

Les os du crâne passent d'abord par un état membraneux avant de devenir osseux. On appelle « fontanelles » les régions encore membraneuses (*cf.* Partie 1) :

– la *fontanelle antérieure* est ossifiée tardivement, vers l'âge de 1 an ½ ;
– la *fontanelle postérieure* est ossifiée vers l'âge de 3 à 4 mois.

Le développement viscéral

- *Le rythme cardiaque*

– *À la naissance* : le rythme cardiaque est de 120 à 130 battements par minute (bat/min) (chez l'adulte, il est d'environ 70 bat/min).
– *De 2 à 6 ans* : 100 bat/min.

- *La fréquence respiratoire*

– *À la naissance* : la fréquence respiratoire est de 40 à 50 mouvements par minute (mouv/min) (chez l'adulte, elle est de 20 mouv/min).
– *De 2 à 6 ans* : 30 mouv/min.

L'évolution de la dentition

L'évolution de la dentition se déroule en deux temps. Il y a d'abord la dentition de lait (de 6 mois à 30 mois) composée de 20 dents. Puis la dentition définitive se met en place à partir de 6-7 ans. Elle s'achève à l'âge adulte lorsque apparaissent les dents de sagesse. Elle est alors composée de 32 dents. Le tableau 3.6 indique les âges moyens d'apparition de la dentition temporaire.

Tableau 3.6 Moyennes de référence d'apparition de la dentition temporaire

Schémas	Dents	Nombre[a]	Repères	Âges moyens d'apparition[a]	Chute et remplacement
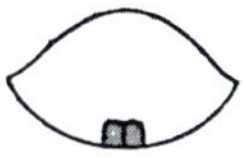	Incisives médianes inférieures	2		Vers 6 mois	Vers 6 ans
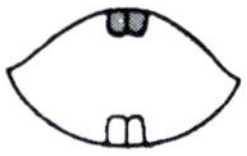	Incisives médianes supérieures	2		Vers 8 mois	Vers 7 ans
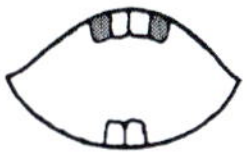	Incisives latérales supérieures	2		Vers 10 mois	Vers 7 ans
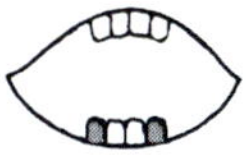	Incisives latérales inférieures	2	**1 an = 8 dents environ**	Vers 12 mois	Vers 7 ans et demi
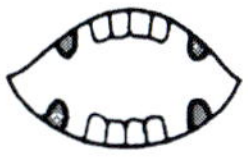	Premières molaires inférieures et supérieures	2 + 2		Vers 12 à 18 mois	Vers 12 ans
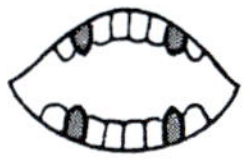	Canines inférieures et supérieures	2 + 2	**2 ans = 16 dents environ**	Vers 18 à 24 mois	Vers 11 ans
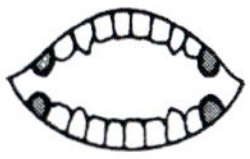	Deuxièmes molaires inférieures et supérieures	2 + 2	**3 ans = 20 dents environ**	Vers 24 à 30 mois	Vers 13 ans

a. Nombre et âge approximatifs.

B) Le développement sensori-moteur

Les capacités sensori-motrices vont évoluer progressivement à partir de la naissance.

Le développement sensoriel

Le développement sensoriel est celui du fonctionnement des organes des sens : l'audition, la vision, le toucher, l'olfaction et la gustation.

● *Les capacités sensorielles du nouveau-né*

– L'*audition* : le nouveau-né *entend* dès la naissance et semble reconnaître la voix de sa mère.

– La *vision* : le nouveau-né est capable de *fixer* le visage de l'adulte placé devant lui et réagit à la lumière vive.

– Le *toucher* : le nouveau-né *apprécie* le contact (il aime être pris dans les bras, caressé).

– L'*olfaction* : le nouveau-né est capable de *reconnaître* l'odeur de sa mère et celle du lait maternel.

– La *gustation* : le nouveau-né apprécie les *saveurs sucrées* et il est incommodé par les saveurs amères ou acides.

● *Les signes indicateurs du développement sensoriel* *(cf. Tableau 3.7)*

Le développement sensoriel évolue considérablement entre le 1er et le 3e mois pour :

– la vision, il s'agit de la *poursuite oculaire ;*

– l'audition de la *réaction aux bruits* et ensuite de l'identification et de la localisation des sons.

Tableau 3.7 Signes indicateurs du développement sensoriel chez l'enfant (vision et audition)

Dessins	Âge	La vision	L'audition
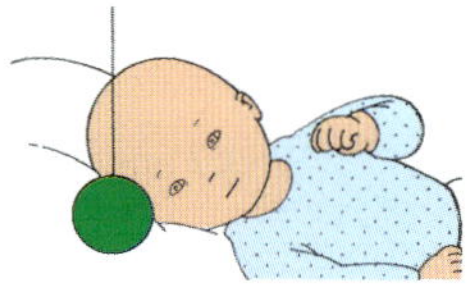	1 mois	Le nourrisson peut *suivre des yeux* un objet proche de lui, de grosse taille, qui se déplace sur une ligne médiane jusqu'à un *angle de 90°*.	Il est *apaisé* par la musique douce ou la voix de sa mère.
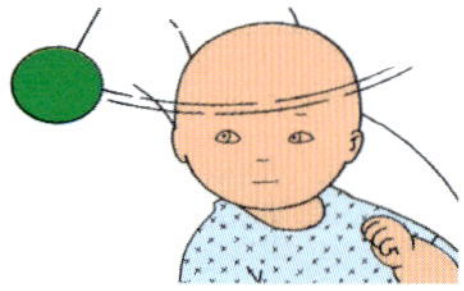	2 mois	Le nourrisson peut *suivre des yeux* un objet proche de lui, de grosse taille, qui se déplace sur une ligne médiane d'un côté à l'autre du lit (*angle de 180°*).	Il commence à *identifier* les sons familiers (ex. : la préparation d'un biberon, la voix de sa mère).
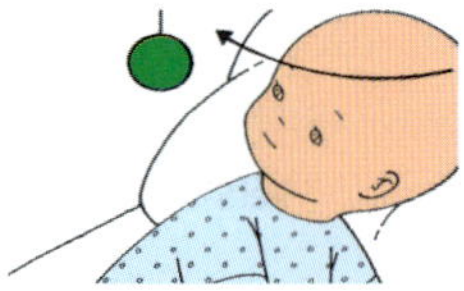	3 mois	Le nourrisson peut *tourner la tête* pour suivre des yeux un objet en mouvement.	Il localise les bruits familiers (ex. : claquement de porte) et tourne la tête vers la porte. Ses capacités visuelles et auditives sont identiques à celles de l'adulte.

Le développement moteur

● *Les différents aspects de la motricité*

– Les *postures* : on entend par postures le maintien de la tête et du tronc (ainsi, le jeune enfant va passer de la position allongée à la position assise, puis debout).

– La *préhension* : on entend par préhension la prise des objets par la main (elle permet à l'enfant de découvrir son environnement).

– La *locomotion* : on entend par locomotion, l'acquisition de la marche (elle s'acquiert progressivement entre l'âge de 12 à 18 mois).

– La *latéralisation* : on entend par latéralisation la dominance de certaines fonctions à un côté du corps humain (le plus souvent, c'est le côté droit qui domine).

– Les *réflexes archaïques chez le nouveau-né* : il s'agit de mouvements involontaires présents de la naissance jusqu'aux alentours du deuxième mois. La présence de ces réflexes indique le bon développement du cerveau. Citons le réflexe de la *marche automatique* : lorsqu'on maintient le nouveau-né debout, il amorce quelques pas (*cf.* Figure 3.4).

Figure 3.4 Le réflexe de la marche automatique

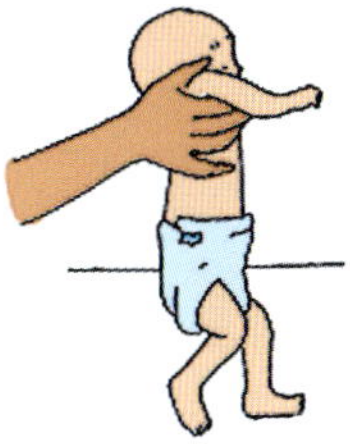

- *Les différents stades de l'évolution motrice*

– *Acquisition du contrôle de la tête et du tronc.* Progressivement, le tonus des muscles de la tête et du tronc va se développer et permettre certaines postures à l'enfant (*cf.* Tableau 3.8).

– *Acquisition de la position debout et de la marche.* Entre 10 et 14 ou 15 mois, avant d'acquérir la maîtrise complète de la marche, le jeune enfant passe par trois grandes étapes de l'évolution motrice (*cf.* Tableau 3.9).

Tableau 3.8 Acquisition du contrôle de la tête et du tronc

Schémas	Acquisitions et âges	Signes indicateurs
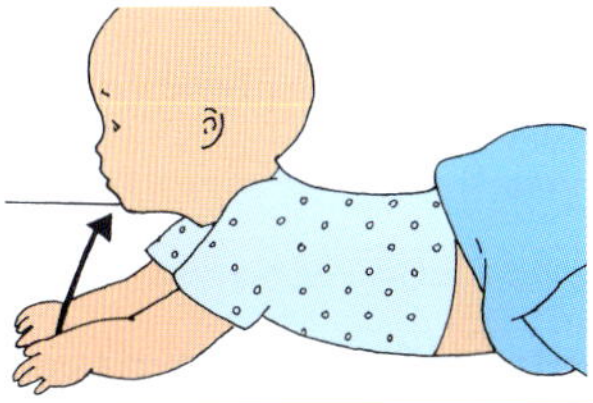	a. **L'enfant se redresse** : – sur les bras (vers 3 mois)	En position horizontale, l'enfant se met sur les avant-bras et rehausse la tête
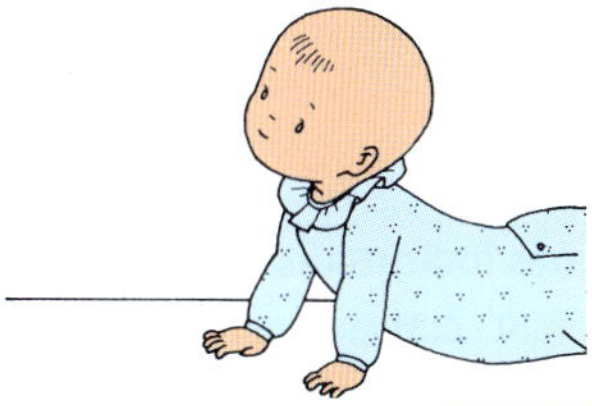	– sur les mains (vers 6 mois)	L'enfant relève complètement le buste en tirant sa tête en arrière (il fait le « phoque »)
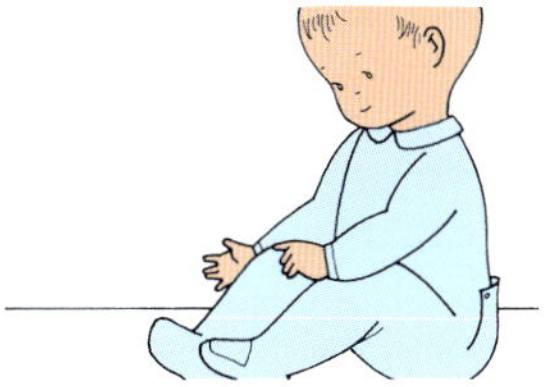	b. **L'enfant tient assis seul** vers 8 mois	L'enfant acquiert la position assise (les muscles du dos sont plus fermes). Il est également capable de rouler du dos sur le ventre et du ventre sur le dos quand il est allongé

Tableau 3.9 Acquisition de la position debout et de la marche

Schémas	Acquisitions et âges[a]	Signes indicateurs
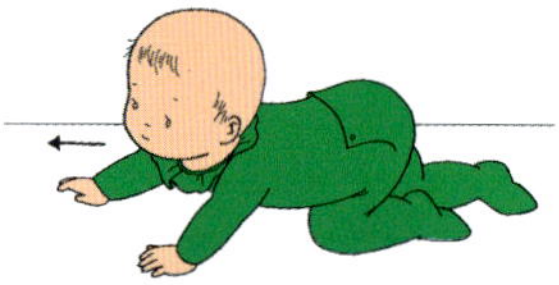	*L'enfant marche à 4 pattes* (vers 10 mois)	*L'enfant marche à 4 pattes* en se tenant sur les mains et sur les genoux et part à la découverte de l'environnement
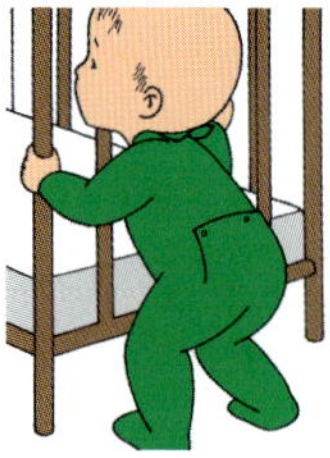	*L'enfant se met debout* (vers 11 mois)	*L'enfant se met debout seul* en se tenant à un support fixe (ex. : le lit, une chaise)
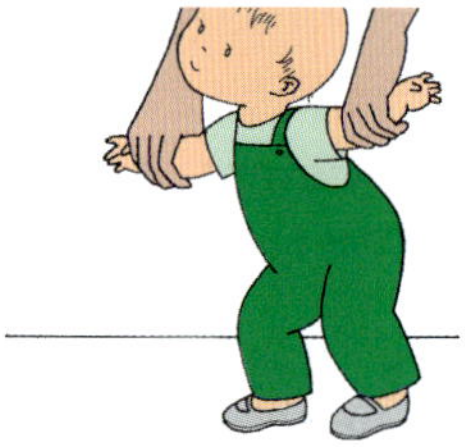	*L'enfant marche tenu* (vers 12 mois)	*L'enfant marche tenu* par un adulte : • d'abord par les deux mains de l'adulte • puis par une seule main
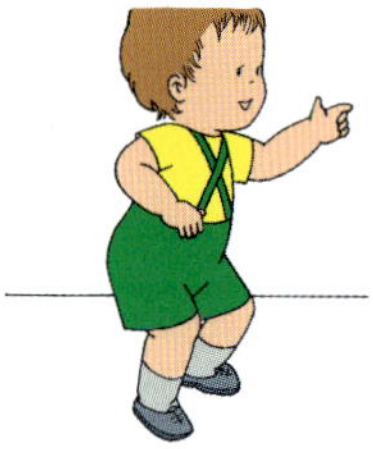	*L'enfant marche seul* (vers 14 mois)	*L'enfant marche seul*. C'est le début de l'autonomie motrice (au début, il tient les jambes écartées pour maintenir l'équilibre)

a. Âges moyens de référence (chaque enfant a son propre rythme de développement).

● *La progression de la motricité*

Entre 18 mois et 2 ans, la motricité du jeune enfant évolue en passant par trois grandes étapes (*cf.* Tableau 3.10).

Tableau 3.10 Progression de la motricité de 18 mois à 2 ans

Schémas	Acquisitions et âges	Signes indicateurs
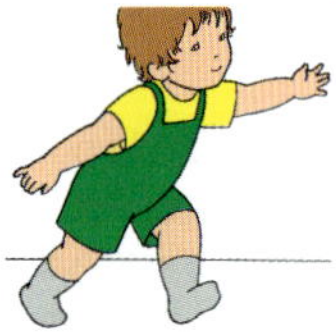	L'enfant peut courir (vers 18 mois)	L'enfant court en tenant les bras en balanciers pour maintenir l'équilibre
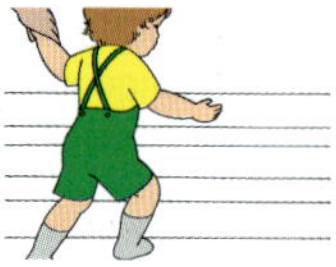	L'enfant peut monter et descendre l'escalier : – vers 21 mois – vers 2 ans	 – Il monte l'escalier tenu par l'adulte – Il monte et descend l'escalier seul

La préhension manuelle

La préhension manuelle est la prise des objets avec la main. Elle va évoluer par stades successifs au cours desquels l'enfant montre des compétences nouvelles (sur le tableau 3.11 sont indiqués les âges moyens de cette évolution).

Tableau 3.11 Évolution de la préhension manuelle

a. Vers le 1er/2e mois On observe le *grasping* (acte réflexe d'agrippement au contact de l'objet)	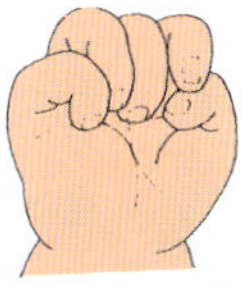
b. Vers le 3e/4e mois On observe la *préhension au contact* (acte réflexe au contact d'un objet placé dans la main)	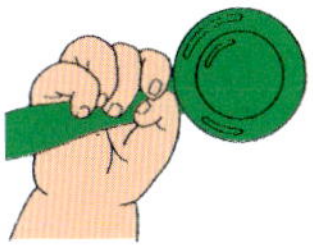
c. Du 5e au 12e mois – L'enfant acquiert la *préhension volontaire* de l'objet. Elle est palmaire et imprécise, d'abord.	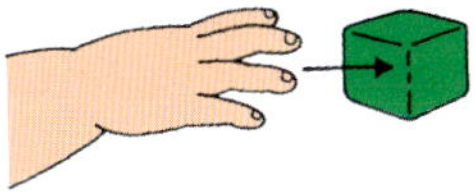
– Puis l'enfant acquiert la *préhension en « pinces »* : • pince inférieure (vers le 7e/8e mois) (l'objet est saisi entre le pouce et le petit doigt, *cf.* 1)	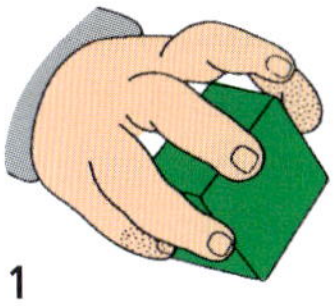 1 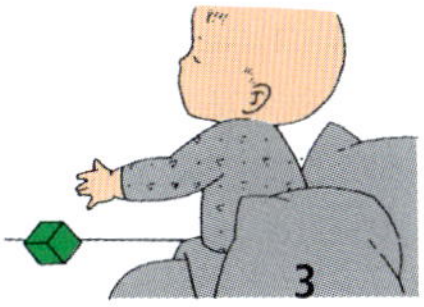 3
• pince supérieure (vers le 9e/10e mois) (l'objet est saisi entre le pouce et l'index, *cf.* 2) – L'enfant acquiert le relâchement volontaire de l'objet (c'est un relâchement global et imprécis, *cf.* 3)	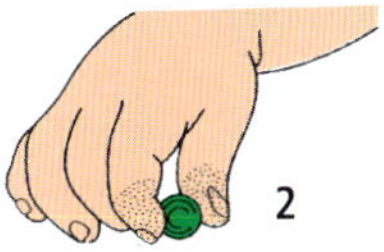 2
d. Vers 1 an ½ L'enfant acquiert le *relâchement fin* et précis (ex. : il peut introduire des pastilles dans le goulot d'une bouteille)	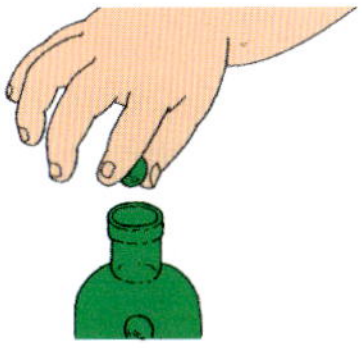
e. Vers 2 ans L'enfant peut manipuler les objets avec une grande précision (ex. : il tient bien sa cuillère)	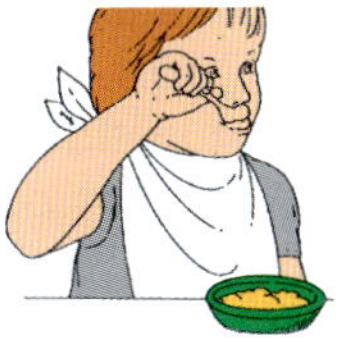

La latéralisation

La latéralisation est la dominance de certaines fonctions attribuées à un côté du corps humain. Par exemple, s'il y a une dominance fonctionnelle du côté droit, il s'agit d'un enfant droitier, du côté gauche, il s'agit d'un gaucher. Dans le cas de latéralisation croisée, l'enfant est, par exemple, droitier de la main et gaucher du pied.

Étude de cas

JEAN ET MAXIME

Jean, éducateur, demande à Maxime de taper le pied dans un ballon.
Après une course de 2 à 3 minutes, le pied choisi par l'enfant indiquera sa latéralisation dominante au niveau des membres inférieurs. Si l'éducateur demande à Maxime de dessiner, le choix de la main par l'enfant sera révélateur de sa latéralisation dominante.
Maxime étant droitier, il choisit le pied droit et la main droite.

La latéralisation est importante dans l'évolution de la personnalité de l'enfant, car elle participe à :
- l'idée que l'enfant se fait de lui-même ;
- l'établissement du *schéma corporel* ;
- la perception de son corps et de son environnement par rapport à l'*axe de son corps.*

Le contrôle des sphincters

Le contrôle des sphincters aboutit à l'acquisition de la propreté. C'est une étape essentielle de l'autonomie de l'enfant ; acquisition *naturelle*, spontanée, elle ne nécessite pas d'apprentissage.

- *Les facteurs d'acquisition du contrôle des sphincters*

Trois impératifs sont essentiels à l'acquisition de la propreté :
- une *maturation des nerfs* lui permettant le contrôle volontaire des sphincters : ainsi l'enfant va pouvoir ressentir que sa vessie est pleine ou que son intestin contient des selles ;
- une *maturation intellectuelle* : l'enfant doit être capable de prendre conscience de son besoin et de faire le lien entre ce qu'il ressent et le fait d'aller sur le pot ;
- une *maturation affective* : l'enfant doit avoir envie de faire comme les grands… et de faire « plaisir » à l'adulte.

- *Les facteurs de régression du contrôle des sphincters*

La maîtrise des sphincters peut momentanément se perdre lorsque l'enfant vit certaines situations difficiles. Exemples :
- *naissance* d'un petit frère (l'enfant est jaloux) ;
- *séparation* d'avec ses parents (mise à l'école maternelle, etc.) ;
- *divorce* des parents ou décès d'un proche.

- *La progression de la propreté*

L'acquisition de la propreté est très progressive :
- vers *18 à 21 mois*, l'enfant peut maîtriser le *sphincter anal* (un « point de repère » est l'acquisition par l'enfant de la préhension manuelle fine et précise) ;
- vers *2 ans*, l'enfant peut maîtriser le *sphincter vésical* (qui est beaucoup plus fragile). À cet âge, la propreté sera d'abord *diurne* puis deviendra progressivement *nocturne*. (le sommeil est trop profond chez le jeune enfant, ce qui l'empêche de prendre conscience de son besoin) ;
- vers *3 ans*, l'enfant peut acquérir la propreté complète (c'est une condition de l'entrée à l'école maternelle).

c) Le développement affectif, intellectuel et social

L'enfant manifeste rapidement un besoin de chaleur humaine et d'attachement et fait la démonstration de capacités intellectuelles qui vont progresser avec l'âge.

Les modes d'expression et de communication

Dès la naissance, l'enfant possède différents outils de communication qu'il utilise dans ses échanges avec autrui.

● *Les modes d'expression avant le langage*

– Le *regard* : le nouveau-né fixe du regard le visage humain (le partenaire doit lui apporter une réponse pour favoriser l'échange).
– Le *sourire* : le nouveau-né a des *sourires réflexes* qui ne s'adressent à personne, puis vers le 3e *mois*, apparaît le *sourire « social »* : l'enfant sourit à ses parents (le sourire est *discriminatif*).
– Les *pleurs* peuvent signifier différents malaises : la faim, l'inconfort, la douleur, la chaleur, le froid. Le fait de répondre aux pleurs de l'enfant lui permet d'évoluer vers des signaux plus précis et le sécurise.
– Les *expressions faciales* : l'enfant est capable de mimiques variées de la bouche et des yeux, observées dans la communication avec l'adulte qui les provoque et les renforce (*cf.* Figure 3.5).
– Les *gestes et les postures* : avant l'apparition du langage, les enfants utilisent certaines expressions corporelles pour nous signifier leurs désirs et leurs états d'âme.

Figure 3.5 Le regard et les mimiques sont d'excellents instruments de communication !

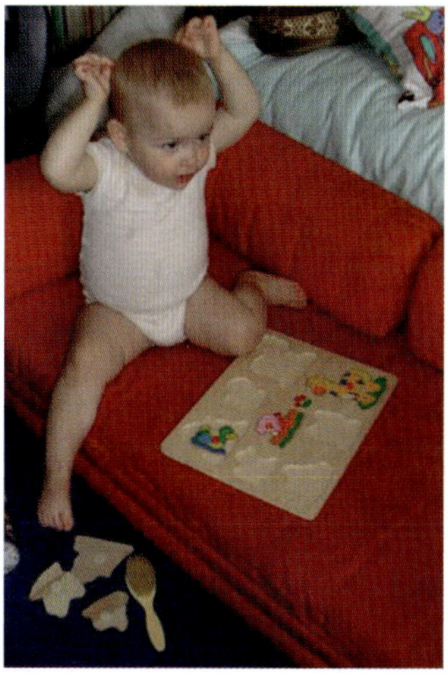

Étude de cas

JULES (11 MOIS)

Pour signifier *un refus de manger*, Jules peut :
– détourner le buste ;
– fermer la bouche ;
– ou dire « non » de la tête…
Pour signifier une *acceptation*, Jules peut :
– sourire ;
– tendre les bras :
– ouvrir la bouche ;
– ou faire « oui » avec la tête.

● *Les étapes de l'évolution du langage*

Le langage évolue progressivement en passant par différentes étapes très caractéristiques, résumées dans le tableau 3.12.

Tableau 3.12 L'évolution du langage de la naissance à 3 ans

Âges approximatifs	Étapes	Caractéristiques et exemples
Le 1er mois	Les vagissements	*Sons rauques* émanant de la gorge (pas encore nasalisés)
Vers le 3e mois	Les vocalises	*Sons plus légers*, riches en *voyelles* (ex. : a, e, euh, ben…)
Vers le 6e mois	Les lallations (ou babillages)	*Sons riches en consonnes* (ex. : re, gru, kru…). L'enfant roucoule, fait des chaînes de syllabes aux sons variés
9e au 12e mois	Les syllabes (monosyllabes puis doubles syllabes)	*Petit jargon sans signification* (ex. : ma, da, puis mama, dada)
1 an	Le « mot phrase »	C'est un mot *significatif* qui, à lui seul, résume toute une phrase. Seule l'intonation permet d'en comprendre le sens général (ex. : les mots « maman » ou « papa »)
Vers 1 an ½-2 ans	Le « langage global significatif »[a]	C'est un *langage sommaire* qui a un sens. Il correspond à des situations très précises (ex. : « papa pati » (Papa est parti)
Vers 3 ans	La « phrase »[b]	L'enfant fait des *phrases explicites* : mal construites au début, elles sont de plus en plus élaborées (avec verbes, ex. : « poupée à Lili couchée », puis « la poupée de Lili est couchée », puis « ma poupée est couchée »)

a. Tests de Brunet-Lezine :
– à 15 mois, l'enfant peut dire 5 mots ;
– à 18 mois, l'enfant peut dire 8 mots.
b. Pour l'entrée en école maternelle, l'enfant est capable de se faire comprendre.

● *L'évolution du graphisme*

Pour laisser une « *trace* » écrite, l'enfant doit être capable de contrôler son geste[4] :

– vers *15 mois*, il produit des *traces* faites spontanément (ex. : traces dans la purée, dans le sable, etc.) ;
– vers *18 mois*, il trace des *gribouillis* (tourbillons, spirales) auxquels il peut donner une signification momentanée (ex. : un chien, s'il voit passer un chien) ;
– vers *3 ans*, il veut représenter des personnes. C'est l'âge du *bonhomme têtard* : composé d'une grosse tête (cercle) avec des yeux et de deux jambes (ce dessin indique la possibilité pour l'enfant de prendre conscience de son propre corps).

Figure 3.6 Le bonhomme têtard

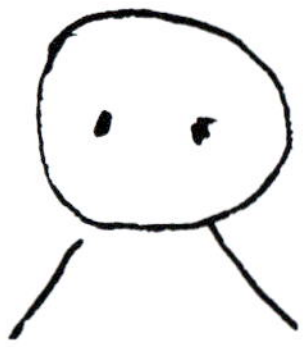

L'acquisition du schéma corporel

Le schéma corporel est « l'image que toute personne a de son corps, dans le temps, dans l'espace ». C'est un élément indispensable à la construction de la personnalité. Le développement du schéma corporel va se faire par étapes.

– De *3 à 6 mois* : l'enfant prend conscience de sa main, puis de son pied.
– À *8 mois* : il se regarde dans un miroir. Au cours des soins, très tôt, on peut demander à l'enfant sa participation (ex. : au moment de la toilette, on peut lui demander de présenter son pied).

4. Maîtrise du tonus musculaire de la main et d'une préhension fine.

– Vers *1 an et demi* : l'enfant sait courir et contourner un obstacle. Il peut nommer et localiser différentes parties de son corps.
– Vers *3 ans* : lors des exercices à l'école maternelle, l'enfant perçoit bien sa position dans l'espace et la durée dans le temps. Le professeur doit proposer des exercices de courte durée, basés sur la coordination, l'équilibre et l'adresse.

L'acquisition de la notion d'espace

Elle évolue progressivement.
– *Vers 7 mois* : l'enfant passe un objet d'une main à une autre (c'est la bilatéralité).
– *Vers 18 mois* : l'enfant découvre l'espace grâce à la marche.
– *Vers 24 mois* : grâce aux jeux d'emboîtage et de remplissage, il peut découvrir les relations spatiales entre les objets.
– *Vers 3 ans* : l'enfant « se cache » (ce qui lui permet d'orienter son corps dans l'espace : haut, bas, devant, derrière).

L'acquisition de la notion du temps

– *Vers 4 ans* : l'enfant ne peut pas encore situer le « demain », « avant », « après ».
– *Vers 5 ans* : l'enfant différencie « matin » et « après-midi », et il distingue « hier » et « demain ».
– *Vers 6 ans* : l'enfant sait indiquer le « jour » de la semaine.

Le développement cognitif

L'intelligence se développe grâce à des expériences concrètes au contact des objets (*cf.* Tableau 3.13).

Le comportement social

L'enfant devient un individu social. Ses relations avec autrui vont évoluer progressivement avec les années.

- *L'évolution des relations avec la mère (l'image maternelle)*

Le jeune enfant va apprendre à se détacher progressivement de sa mère et à acquérir son autonomie.
– De la naissance à 5 mois : période de symbiose
Le jeune nourrisson vit dans un état de fusion avec sa mère. Il est complètement dépendant d'elle.
– Vers 6 mois : période de différenciation
L'enfant commence à se détacher de sa mère qu'il différencie de lui. Il la regarde, la touche et joue avec ses cheveux.
– Vers 8 mois : période de discrimination
L'enfant peut différencier sa mère des autres personnes de son entourage proche. Elle prend beaucoup d'importance. Il a peur de la perdre (c'est la période de la crise d'angoisse).
– De 10 à 16 mois : période d'exploration
L'enfant commence à marcher (à 4 pattes vers 10 mois, puis debout vers 12 mois) et peut s'éloigner de sa mère. Il explore l'espace. Les premiers pas, vers 14 mois, marquent l'autonomie motrice.
– Vers 1 an ½-2 ans : période de rapprochement
L'enfant est partagé entre le désir de s'éloigner de sa mère et de se rapprocher d'elle. Il accepte son absence mais a besoin de conserver sur lui quelque chose qui la lui rappelle. Il oscille entre le désir d'être grand et celui de rester un bébé.
– Vers 3 ans : phase d'individualisation
L'enfant devient enfin un individu à part entière, séparé de sa mère. Il est *un*. *À 3 ans*, pour la première fois, il dit *je* et se positionne comme sujet. Il est prêt à une relation affective basée sur l'échange.

- *L'évolution des relations avec le père*

Au cours des deux premières années de vie, l'enfant peut établir avec son père des relations intenses (variables selon le degré d'attention que le père accorde à l'enfant). Certains pères sont d'emblée très attentifs à l'enfant : ils lui parlent, pratiquent des soins de maternage. Dans ce cas, l'enfant reconnaît vite son père

Tableau 3.13 Le développement cognitif de 0 à 6 ans

Étapes du développement	Études de cas
a. De 0 à 18 mois : l'intelligence sensori-motrice C'est une intelligence *sans pensée*, uniquement pratique, qui se développe grâce à l'expérience concrète. – 1er mois : *actions réflexes* – 2 à 8 mois : *actions découvertes* par hasard	
• sur le corps	– *Nicolas* (2 mois) trouve *par hasard* son pouce et le met à sa bouche. La succion lui procure du plaisir. Dans un second temps, il remet son pouce en bouche dans le but de se procurer du plaisir
• puis sur les objets	– *Maxime* (6 mois) est dans son lit. Il voit un anneau suspendu à une ficelle. Il touche la ficelle, ce qui a pour effet de faire bouger l'objet. Il va *répéter* ce mouvement pour avoir le plaisir de voir bouger l'objet
– 8 à 18 mois : *actions intentionnelles*	– *Clémentine* (10 mois) a vu sa mère cacher sa poupée sous un coussin. Pour la retrouver (but prémédité), elle va soulever le coussin avec sa main (moyen d'action) afin de la récupérer. Son but est ainsi atteint
b. De 18 mois à 3 ans : l'intelligence opératoire concrète L'intelligence opératoire concrète est une intelligence *s'appuyant sur une pensée concrète*. L'enfant n'agit plus par tâtonnements successifs mais il réfléchit avant d'agir. L'intelligence opératoire concrète se manifeste par :	– *Sonia* (2 ans) sait que son père est arrivé car elle voit son ordinateur portable posé sur une chaise – *Kevin* (3 ans) a pris les gants de jardinier de son père et s'est emparé de l'arrosoir, pour entretenir le jardin
• le « jeu symbolique » • l'imitation différée • le langage	– *Jérémy* (3 ans) vient d'avoir une appendicectomie ; il joue au docteur et fait subir à son ours les traitements qu'il a eus durant son hospitalisation : c'est une façon pour lui de se libérer de ses angoisses
c. De 3 à 6 ans : la pensée intuitive prélogique La pensée intuitive est une pensée prélogique : l'enfant parle bien, il cherche à *comprendre la réalité* – l'enfant acquiert les *notions de base* : notions d'espace proche, de temps proche et de nombre (< 20) – l'enfant réfléchit par intuition	– *Amy* (5 ans) et *Gaël* (6 ans) jouent au train : « Mets le train derrière la locomotive, tourne à gauche, teuf teuf teuf… ». Gaël, le soir, dit à son père : « Amène-moi à la gare demain après-midi. » – *Ben* (5 ans) compte les boutons de la robe de sa mère : « Il y en a 12 », dit-il – *Aurore* (4 ans), à la vue de deux verres remplis de limonade, choisit celui qui est le plus haut, qui contient nécessairement le plus de liquide !

et le différencie des étrangers. Il peut avoir les mêmes réactions vis-à-vis du père que vis-à-vis de la mère.
Une « image paternelle » peut émerger peu à peu de la conscience de l'enfant.

- *L'évolution des relations avec d'autres adultes*

Au cours des deux premières années, l'enfant peut établir un rapport étroit avec d'autres adultes. Il faut que ces adultes établissent d'abord un rapport avec lui. C'est la raison pour laquelle, lorsqu'on place l'enfant dans une structure d'accueil, il faut toujours prévoir une *période d'intégration*, période pendant laquelle l'enfant pourra établir un lien avec le professionnel de la petite enfance en la présence sécurisante de l'un de ses parents.
Il semble que le jeune enfant soit capable de supporter plusieurs relations maternantes. Néanmoins, pour que cela se passe bien, il est primordial qu'il n'y ait pas de conflit entre les différents adultes qui s'occupent de lui.

- *L'évolution des relations avec la fratrie*

La relation d'un enfant avec ses frères et sœurs est toujours très forte, marquée par des sentiments ambivalents d'amour et de haine.
– *C'est une relation conflictuelle*. Tous les prétextes sont bons pour qu'éclatent les conflits. Les enfants réclament l'arbitrage parental, afin de les tester et d'obtenir une réponse à la question de savoir qui est le plus aimé.
– *C'est une relation aimante et complice*. Au-delà des conflits, il y a aussi l'amour fait d'alliance et de complicité. Le vécu commun rapproche les frères et sœurs :
  - l'arrivée d'un nouveau-né dans la famille crée chez l'enfant une grande variété de sentiments contradictoires : intérêt, curiosité, envie, amour, mais aussi inquiétude, peur, hostilité, jalousie ;
  - le plus souvent, l'aîné s'identifie au bébé. Il veut être traité comme le bébé.

Etude de cas

BEN ET TAHAR

Ben (5 ans) est très jaloux de Tahar (2 ans), son petit frère.
Ben sollicite parallèlement davantage l'attention de ses parents. Hier, il a même réclamé le biberon à la place du petit déjeuner habituel.
Depuis sa naissance, il manifeste envers son frère une agressivité que les parents ne comprennent pas. Il le pousse, lui tire les cheveux et semble heureux de le voir pleurer.
Il est important que les parents comprennent les sentiments de jalousie de leur enfant et reconnaissent que son agressivité est une manifestation de désarroi. Ils doivent aider l'enfant à comprendre que l'amour de l'un n'exclut pas l'amour de l'autre. Il faut l'inviter à aller dire « bonjour » à son petit frère, à lui parler, à le toucher.

- *L'évolution des relations avec les autres enfants*

La capacité de l'enfant à établir une relation avec un autre enfant se fait progressivement au cours de son développement.
– *À partir de 9-10 mois : « moi et quelque chose d'autre »*. L'enfant commence à se différencier des autres. Il commence à se rendre compte qu'il a en face de lui quelqu'un qui ne fait pas partie de lui, mais il ne se rend pas encore compte que ce sont d'autres enfants (il aime toucher leur corps, leur visage, leurs cheveux).
– *À partir de 18 mois : « moi et les autres »*. L'enfant commence à être capable d'avoir une véritable relation avec un autre enfant. La communication est essentiellement non-verbale (l'enfant sourit, il penche la tête sur le côté, lui offre un objet).

– *À partir de 2 ans : « moi avec les autres »*. Les enfants se différencient bien l'un de l'autre. Ils sont capables de jouer ensemble (soit dans un climat d'entente soit dans un climat plus ou moins agressif). Le jeu symbolique occupe une large part de leur activité spontanée.

Le passage du jeu individuel au jeu collectif

L'évolution du jeu est liée à la capacité de l'enfant à établir une relation avec un autre enfant.

Les étapes de l'évolution du jeu

On distingue :

– le *jeu individuel ou solitaire* : c'est le jeu de l'enfant seul. *Jusqu'à 1 an*, le jeu est toujours individuel. L'enfant joue à découvrir son corps, il découvre ses mains, puis ses pieds. Puis il s'intéresse aux objets, les suce, les mord, les manipule ;

– le *jeu parallèle* : c'est un jeu similaire à celui d'un autre enfant, qui se fait d'une manière indépendante et *juxtaposée*. Ce jeu se retrouve *à partir de 10 mois*, dès que l'enfant commence à se déplacer ;

Étude de cas

OBSERVATION DES JEUX À LA CRÈCHE

Élise (10 mois) marche à 4 pattes dans la pièce, elle est bientôt rejointe par Massimo (10 mois).

Zoé et Ben (14 et 16 mois) jouent côte à côte dans le sable.

Chacun remplit son seau sans se soucier de ce que fait l'autre. L'activité de l'enfant est stimulée par l'activité de son compagnon. Il peut parfois imiter ce que l'autre fait.

Maxime et Émilie (2 ans) déplacent ensemble une caisse de jouets assez lourde.

Samantha, Clémentine et Maxime jouent ensemble à la poupée.

Samantha dit à Maxime qu'il est le papa et qu'il doit partir au travail. Elle donne le biberon à sa poupée pendant que Clémentine fait la cuisine.

– le *jeu associatif* : c'est un jeu avec les autres, mais sans répartition des tâches. Chaque enfant agit pour son propre plaisir. Le jeu associatif est à la limite du jeu individuel et du jeu collectif ;

– le *jeu coopératif* : il s'agit d'un jeu en commun avec organisation du travail en fonction d'un but. Ce jeu coopératif commence à se mettre en place *à partir de 3 ans* et se retrouve dans les jeux symboliques collectifs ;

– les *jeux sociaux* : ces jeux apparaissent *à partir de 7-8 ans*. Ils comportent des règles codifiant les rapports entre les joueurs.

Les facteurs favorisant l'évolution du jeu

L'évolution du jeu individuel vers le jeu collectif est liée :

– au *développement intellectuel* : l'apparition du jeu collectif va de pair avec le déclin de l'égocentrisme ;

– au *développement de la sociabilité* : l'enfant doit prendre conscience qu'il existe en tant qu'individu, que les autres existent.

L'intériorisation des normes sociales

L'intériorisation des normes sociales est l'un des deux mécanismes fondamentaux de la socialisation.

Une norme sociale est une règle de conduite imposée à l'ensemble des individus et qui permet au groupe de fonctionner.

Pour l'enfant, l'intériorisation des normes sociales se réalise grâce à deux facteurs.

– L'*imitation* : l'enfant dans son désir d'être grand imite l'adulte dans son comportement et par la même occasion reproduit le respect des normes sociales.
– La *sanction* : celle-ci peut être positive ou négative. La sanction positive (récompense, félicitations, etc.) renforce le comportement de respect des normes sociales. La sanction négative (punition) est à éviter car inefficace chez l'enfant.

● *Le rôle de l'adulte*

À la crèche, le rôle des animatrices est d'aider les enfants à développer des relations harmonieuses entre eux.
Elles doivent :
– expliquer aux enfants les règles de l'échange et de la convivialité ;
– les laisser gérer leur conflit sans intervention intempestive ;
– aménager l'espace et leur donner suffisamment d'objets pour limiter les situations conflictuelles.

D) Les besoins de l'enfant et les facteurs de développement

De nombreux facteurs interviennent dans le développement de l'enfant.

Les facteurs génétiques

Il est rare que des parents grands et forts aient des enfants petits et maigres, telle est la loi de l'hérédité (le support du caractère héréditaire est situé dans le chromosome de la cellule) !

Les facteurs hormonaux

Différentes hormones agissent sur la croissance, et particulièrement l'hormone somatotrope (appelée hormone de croissance), sécrétée par l'hypophyse, pendant la phase de sommeil lent (d'où l'importance du respect du sommeil de l'enfant).

Les facteurs alimentaires

L'alimentation doit être équilibrée en qualité et en quantité. Les nutriments énergétiques et les nutriments non-énergétiques sont nécessaires.

● *Les nutriments énergétiques*

Ce sont principalement les protéines qui aident à la fabrication des tissus du corps (éléments dits bâtisseurs), on les trouve dans les laitages et les VPO (viande-poisson-œuf).

● *Les nutriments non-énergétiques*

– Les éléments minéraux tels que le calcium et le phosphore (que l'on trouve dans le lait et les produits laitiers).
– Les vitamines, telles que :
  • les vitamines A et D (que l'on trouve dans les carottes, les laitages et les poissons) ;
  • celles du groupe B (que l'on trouve dans les céréales).

Les rythmes de vie de l'enfant

Les rythmes biologiques sont de véritables horloges de la vie, déterminant l'alternance de la veille et du sommeil. Il est important que les adultes les connaissent car les besoins individuels de sommeil sont variables d'un enfant à l'autre.

● *Les phases de sommeil*

La durée et la succession des phases du sommeil d'un enfant diffèrent de celles de l'adulte et varient selon l'âge (*cf.* Figure 3.7).

Figure 3.7 Les phases du sommeil de l'enfant de plus de 2 ans

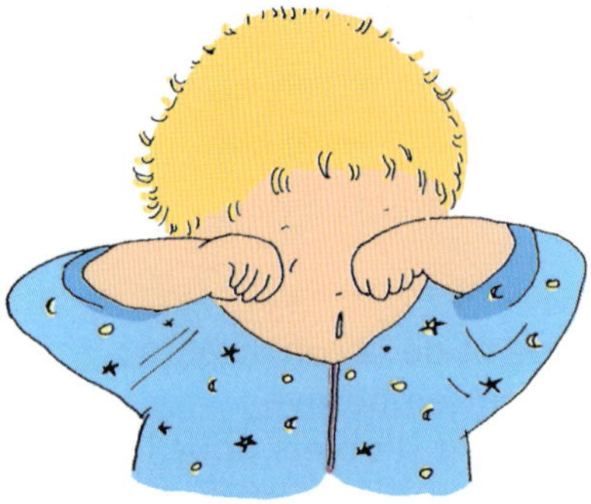

Stade 1 : l'endormissement
– **Caractéristiques** : l'enfant se frotte les yeux, baille cherche un appui… Parfois, l'enfant s'endort sur place. Dans ce cas, il faut attendre le début de la période de sommeil lent pour le transporter dans son lit.
– **Durée** : 5 à 10 min.

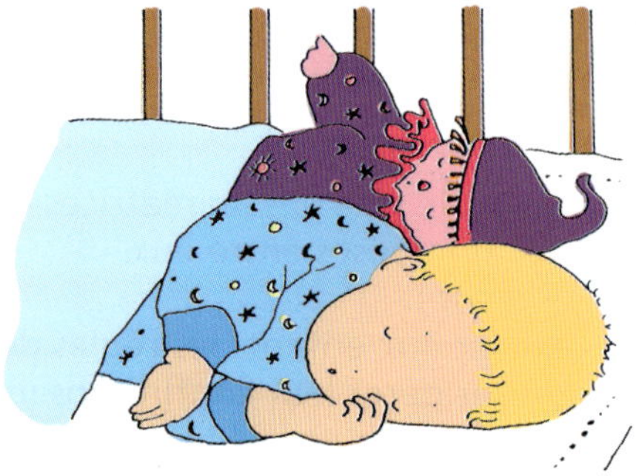

Stade 2 : le sommeil léger (ou lent)
– **Caractéristiques** : le moindre bruit peut réveiller l'enfant.
– **Durée** : 20 min.

Stades 3 et 4 : le sommeil rapide (profond et très profond)
– **Caractéristiques** : le sommeil est très calme, le visage est détendu, pas de mouvements, ralentissement respiratoire, baisse de la température du corps.
– **Durée** : 1 heure au total.

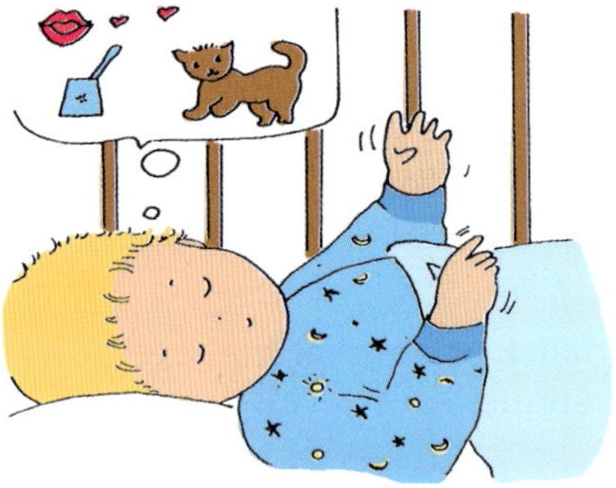

Stade 5 : le sommeil paradoxal (ou rêve)
– **Caractéristiques** : le sommeil est agité, mais profond, respiration irrégulière, mimiques du visage, mouvements du corps, sueur… C'est le stade des rêves !
– **Durée** : 10 à 20 min.

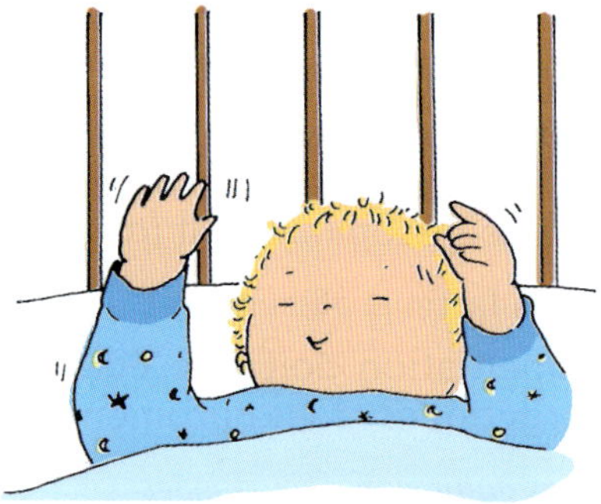

Stade 6 : la disposition à l'éveil (ou période de transition)
– **Caractéristiques** : mouvements du corps, profonds soupirs, augmentation du tonus musculaire, perception des bruits extérieurs[a].
– **Durée** : quelques minutes.

a. C'est une période intermédiaire, très courte, où il est posible de réveiller l'enfant (si cela s'avère indispensable).

Les rythmes individuels

Les rythmes de vie de l'enfant sont liés à sa maturation physiologique. Dans les établissements de la petite enfance, le « suivi » des rythmes individuels journaliers devrait être instauré, au moins jusqu'à l'âge de 18 mois.

Étude de cas

LA FEUILLE DE RYTHME DE JOHANN (10 MOIS)

L'observation de la feuille de rythme de Johann qui se trouve à la crèche depuis l'âge de 6 mois, montre que si on répond bien aux besoins individuels de l'enfant, deux journées ne sont jamais totalement identiques.

Pour répondre efficacement aux besoins de l'enfant, l'adulte doit apprendre à l'observer afin de repérer quand il a sommeil, quand il a faim, etc.

Sur la feuille de rythme de Johann (*cf.* Figure 3.8), on constate que :
- les heures du déjeuner se situent entre 11 et 13 heures ;
- les heures du dîner se situent autour de 19 heures.

Figure 3.8 La feuille de rythme journalier (en crèche)

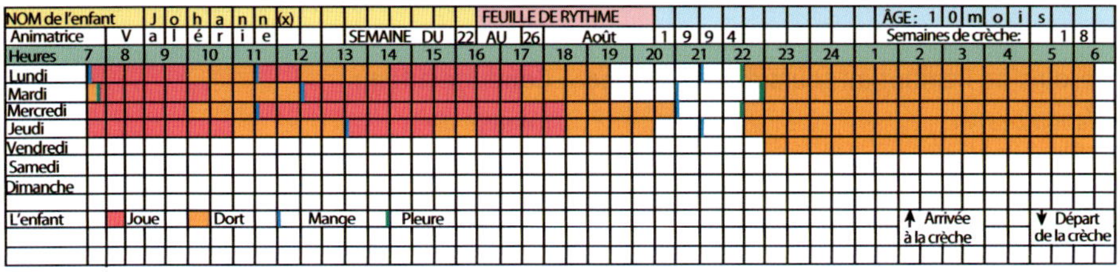

- *La résistance à la fatigue physique et aux maladies*

Elle peut varier dans certaines conditions de :
- logement (habitat salubre ou insalubre) ;
- environnement (sans pollution et peu bruyant) ;
- facteurs climatiques (ni trop chaud, ni trop froid, ni trop humide).

- *L'exercice physique*

Les activités physiques pratiquées modérément ont des effets bénéfiques sur la croissance ; en revanche, à un rythme trop intensif, le sport peut ralentir ou même stopper le processus de croissance (phénomène produit au niveau des cartilages de conjugaison de l'os).

Les besoins affectifs de communication et de stimulation : le rôle de l'adulte

Les besoins affectifs de l'enfant sont toujours vitaux. L'adulte doit les satisfaire (*cf.* Tableau 3.14).

L'influence du milieu socioculturel

On parle d'influence chaque fois qu'il s'agit d'orienter chez autrui des comportements sans avoir à user de contrainte, ni de promesse.

- *Les définitions*

– Le *milieu social* est un ensemble de personnes qui conditionnent notre existence (ex. : milieu familial, professionnel, culturel, etc.)

– La *culture* est l'ensemble des valeurs, des habitudes, des façons de vivre et de penser, de tous les membres d'une société.

– Le *milieu socioculturel* comprend les facteurs sociaux et culturels faisant partie d'un ensemble : famille, culture, école, catégorie professionnelle, classe sociale (ce milieu intervient de façon favorable ou non dans l'éducation).

– La *socialisation* est un processus d'interaction sociale à travers lequel nous apprenons la culture d'une société, en l'intégrant à notre personnalité. Dans la socialisation, l'apprentissage joue un rôle important dans lequel l'imitation d'un modèle est déterminante.

Tableau 3.14 Besoins affectifs de communication et de stimulation

a. Besoins de l'enfant les deux premières années	**Conduite à tenir (rôle de l'adulte)**
Le nourrisson a besoin : – d'affection – d'avoir des repères fixes – d'un rythme de vie régulier – d'un environnement stimulant – d'un environnement apaisant de sécurité	*L'adulte doit :* – prendre l'enfant dans ses bras, le caresser – éviter de changer de modes de garde, de domicile – respecter le rythme de vie de l'enfant (repos, repas, etc.) – lui parler souvent, répondre à ses signaux – lui proposer des jouets et jeux adaptés – surveiller les enfants
b. Besoins de l'enfant au cours de la 3e année	**Conduite à tenir**
L'enfant a besoin : – d'affirmer sa *personnalité* naissante d'*autonomie* – d'*ouverture aux autres* (âge des premiers copains) – de repères et de règles – d'être valorisé	*L'adulte doit :* – être à l'écoute de l'enfant et tenir compte de ses désirs – lui proposer des jeux collectifs – lui expliquer les « interdits » et les adapter à son âge – le féliciter à bon escient
c. Besoins de l'enfant de 3 à 6 ans	**Conduite à tenir**
L'enfant a besoin : – d'être inséré dans un « *groupe d'enfants* » (afin de développer sa personnalité), le copain va être à la fois : • un modèle (on veut l'imiter) • un moyen (on veut l'utiliser) • un obstacle (on veut l'éliminer) – de *se défouler* dans les jeux actifs qui le libèrent de ses tensions et de ses conflits intérieurs – de « *jeux symboliques* » : jouer des rôles lui permet de mieux accepter le monde des adultes	*L'adulte doit :* – réduire l'agressivité dans le groupe d'enfants – favoriser les jeux en groupes restreints – surveiller les jeux de groupes – canaliser les différents besoins de l'enfant au moyen des jeux. Ainsi : • les jeux moteurs canaliseront l'agressivité • les jeux collectifs : la socialisation • les jeux de rôle : l'imitation de l'adulte • les activités manuelles : la créativité et la valorisation de soi
d. Besoins de l'enfant à partir de 6 ans	**Conduite à tenir**
L'enfant a besoin d'appartenir à un « groupe social » : • le *groupe familial* qui sécurise l'enfant et lui fait prendre confiance en lui • le *groupe scolaire* qui développe un esprit de « corps social » • le *groupe sportif* qui développe le caractère de l'enfant et la coopération qui sont la loi de cet âge	*L'adulte doit :* – soutenir l'enfant de son affection – veiller à créer une ambiance sécurisante – éviter l'hyperscolarisation : l'enfant a autant besoin de sport et de détente que d'études – dépister les difficultés scolaires – l'insérer dans un club sportif – dépister les conséquences de l'abus de sport

- *Les groupes d'influence*

On distingue deux grands groupes d'influence socioculturelle.

– Le *groupe d'appartenance* : ce groupe n'est pas choisi par l'individu. Il lui est en quelque sorte « imposé » (ex. : famille, catégorie professionnelle, couche sociale, classe d'âge).

– Le *groupe de référence* : tout groupe social, national ou extra-national, peut être pour un individu, un groupe de référence (ex. : les Parisiens pour les provinciaux, les habitants de Neuilly pour les Parisiens). L'individu choisit généralement son groupe de référence en fonction de ses goûts et de ses aspirations propres.

- *Les étapes de l'influence socioculturelle*

– *Influence du milieu familial* : l'individu subit l'influence familiale dès les premiers jours après sa naissance. À travers la manière dont il est langé, nourri, manipulé, etc., les membres de sa famille lui transmettent une manière de faire et d'être, un rythme de vie (les psychologues disent que l'image du père se retrouve dans la relation « maître-élève » ou « employé-patron » dans l'entreprise).

– *Influence de l'école et du quartier* : vers l'âge scolaire, l'école intervient à son tour pour apprendre à l'enfant son comportement en société. Ensuite viendra l'influence du quartier, de la bande, et de la rue.

– *Influence des autres institutions* : les médias, l'entreprise, les clubs, associations, etc., sont aussi des institutions sociales qui interviennent en tant qu'agents de socialisation. Elles ont leur part d'influence sur l'individu.

Une institution vise toujours à faire durer, à reproduire les mêmes comportements, suivant une forme qui a été donnée une fois pour toutes. Elle est donc essentiellement éducative ou formative.

Une socialisation réussie est celle où les normes sociales ne sont pas vécues comme des contraintes externes.

Figure 3.9 Le goûter d'anniversaire de Camille

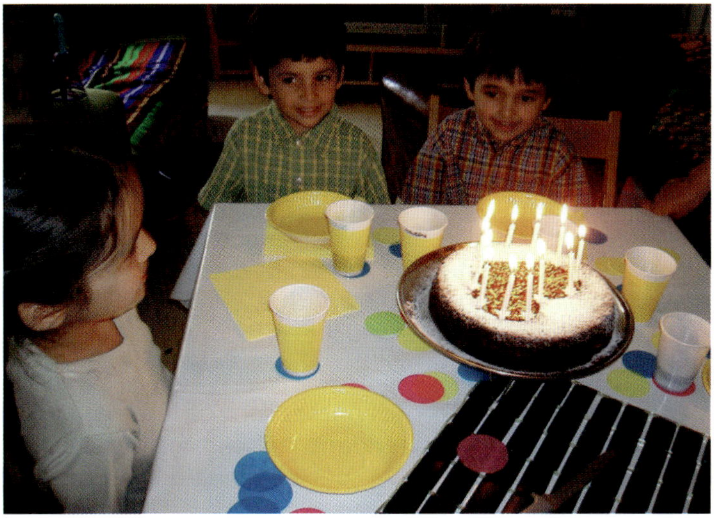

L'enfant est rattaché à un groupe socioculturel dès sa naissance. La famille et les copains de classe ou de voisinage, en sont les premiers représentants. Les anniversaires sont l'occasion de réunir tous les membres du groupe.

Le confort, la salubrité et l'hygiène de l'enfant

- *L'aménagement du lieu de vie et la répercussion sur sa santé*

Préserver le confort de l'enfant, c'est tout d'abord lui réserver un espace personnel, si possible :
- bien exposé, calme ;
- avec une température assez constante ;
- avec une aération suffisante.

Le non-respect de ces différents critères est une entrave à la santé de l'enfant :
- une température trop élevée pourra provoquer des malaises ou, chez le nourisson, une *hyperthermie* ;
- une atmosphère enfumée ou polluée donne des *troubles respiratoires* (irritation, pharyngites, bronchites) ;
- une atmosphère trop bruyante peut provoquer des *troubles du sommeil, de l'irritabilité, une baisse des capacités d'attention*, etc.

- *Le choix du matériel de puériculture*

Le matériel de puériculture doit être bien choisi (*cf.* Partie 4).

- *Les sorties*

Les sorties procurent l'air et le soleil indispensables à la santé de l'enfant. Cependant, il faut tenir compte des besoins et de l'âge de l'enfant. En effet, un nourrisson a besoin d'une vie calme et régulière. Pour lui, une promenade à la campagne est plus bénéfique qu'un long voyage.
- *Précautions à prendre pour la sortie*. En été, par forte chaleur, il faut :
  - mettre un chapeau à l'enfant ;
  - équiper les poussettes d'un parasol (il faut savoir que la capote relevée favorise le « coup de chaleur ») ;
  - protéger le lit contre les insectes (guêpes, moustiques, etc.) au moyen d'un voilage.
- *Matériel des sorties* : il existe de nombreux modèles de poussettes (*cf.* Chapitre 20, Partie 4).

2 Les anomalies du développement

A) Les troubles et les maladies de l'enfant

Les maladies infectieuses

Les maladies infectieuses de l'enfant sont très contagieuses :
- certaines maladies donnent lieu à des éruptions ; elles sont appelées « maladies éruptives » (*rubéole, rougeole, scarlatine, varicelle*) ;
- d'autres sont non-éruptives (*coqueluche, oreillons*).

- *Les phases de l'évolution*

Au cours de ces maladies, différentes phases sont observées.
- L'*incubation* : c'est la période pendant laquelle les symptômes ne sont pas encore apparents, mais où l'enfant « couve » sa maladie et où il est déjà contagieux pour les autres.
- L'*invasion* : c'est l'apparition des premiers symptômes de la maladie. Ils sont le plus souvent non spécifiques (ex : un rhume, de la fièvre, etc.)
- La *période d'état* : c'est l'apparition des symptômes caractéristiques de la maladie (en particulier « l'éruption » pour les maladies éruptives).

● *Les caractéristiques des différentes maladies infectieuses*

▲ ***Les phases*** ***(cf.*** **Tableau 3.15*)***

Chaque maladie présente des phases et une évolution bien caractéristiques qui orientent la conduite à tenir.

Tableau 3.15 Les caractéristiques des différentes maladies infectieuses de l'enfant

Maladies	Agents responsables	Les 3 phases		
		Incubation	**Invasion**	**État**
Rubéole	Virus	15 jours (environ)	1 à 2 jours : – Fièvre 38 °C – Rhume – Ganglions au cou	– Éruption cutanée sur tout le corps : macules rouges – Fièvre modérée
Rougeole	Virus	10 jours (environ)	3 à 4 jours : – Fièvre 39 °C – Rhume – Yeux larmoyants	– Éruption cutanée sur le corps : macules rouges – Yeux larmoyants – Fièvre – Toux
Scarlatine	Bactérie	3 à 4 jours (environ)	– Fièvre 39 °C à 40 °C – Angine rouge – Vomissement	– Éruption cutanée : *plaques rouges sans intervalles de peau saine* – Fièvre – Angine rouge
Varicelle	Virus	15 jours (environ)	1 jour : silencieuse	– Éruption cutanée en trois phases : • *macules* • *vésicules* • *croûtes* – Prurit – Fièvre légère
Oreillons	Virus	21 jours (la plus longue)	1 à 2 jours : – Fièvre 38 °C à 39 °C – Maux de tête	– *Gonflement* douloureux au niveau du cou – Gorge rouge – Douleurs à la mastication
Coqueluche	Bactérie	7 jours (environ)	7 à 15 jours : – Toux sèche – Pas de fièvre	– *Quinte* : toux caractéristique (5 secousses expiratoires suivies d'une longue inspiration sifflante, appelée « chant du coq »)

▲ ***Les caractéristiques de l'éruption cutanée***

– L'éruption cutanée prend différentes formes qui permettront de diagnostiquer le type de maladie infectieuse (*cf.* Figure 3.10).
– L'évolution de l'éruption est variable selon le type de maladie infectieuse (*cf.* Figure 3.11).

Figure 3.10 Caractéristiques des formes d'éruption dans les maladies éruptives

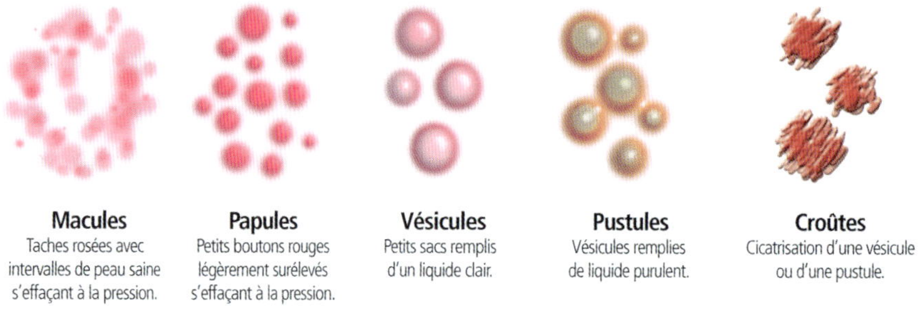

Figure 3.11 Évolution de l'éruption lors des maladies éruptives chez l'enfant

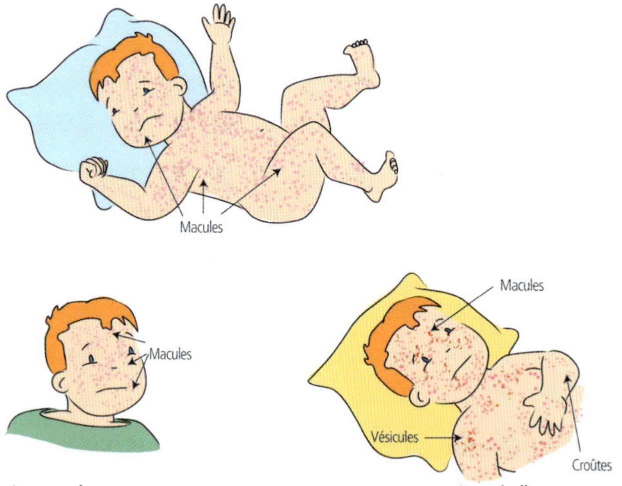

La rougeole

L'éruption débute au visage puis atteint le tronc et les membres.

La varicelle

L'éruption évolue, en trois poussées, sur tout le corps de l'enfant.

● *L'importance de la prévention*

Dans les collectivités d'enfants, ces maladies peuvent évoluer en petites épidémies, d'où l'importance de l'information donnée aux parents par les professionnels, au moyen des tableaux d'affichage. Ils participent aussi activement à la prévention, car la plupart de ces maladies peuvent être évitées par la vaccination.

Les parasitoses

Les parasitoses sont très contagieuses et se transmettent souvent en milieu scolaire. Elles nécessitent de la part des professionnels une attention vigilante (le prurit est très révélateur) pour éviter les petites épidémies (*cf.* Tableau 3.16).

Tableau 3.16 Les parasitoses chez l'enfant

	Gale	Pédiculose	Oxyurose
Agents responsables (parasites)	Sarcopte	Poux	Oxyurose (petit ver rond)
Facteurs favorisants	Mauvaise hygiène personnelle ou de la literie	Mauvaise hygiène des cheveux ou épidémie scolaire	Contamination par voie orale (mains sales)
Signes indicateurs	Petits sillons très fins avec vésicules perlées	Adhésion aux cheveux de lentes (de la taille d'une tête d'épingle)	Le petit ver présent dans l'intestin se fixe sur l'anus
Signes accompagnateurs	Prurit cutané	Prurit du cuir chevelu	Prurit anal
Localisation	Tous les plis (visage épargné)	Cuir chevelu	Anus
Conduite à tenir (localement)	– Hygiène générale – Désinfectant cutané (sur prescription)	– Hygiène des cheveux – Hygiène des peignes – Poudre antipoux	– Hygiène générale – Traitement de la famille
Prévention	– Hygiène générale quotidienne – Éviction scolaire de l'enfant atteint	– Hygiène quotidienne des cheveux – Surveillance des cheveux	– Hygiène générale quotidienne – Éducation de l'enfant à l'hygiène

Les affections de la peau et des muqueuses

Les affections de la peau et des muqueuses nécessitent des soins spécifiques et surtout des mesures de prévention efficaces en collectivités, car elles sont douloureuses pour l'enfant et très contagieuses (muguet, impétigo, etc.) (*cf.* Tableau 3.17).

Tableau 3.17 Les caractéristiques des différentes affections de la peau

	Érythème fessier	Eczéma	Impétigo	Muguet
Origine	Mauvaise hygiène (macérations, etc.) ou diarrhée aiguë	Origine allergique (souvent)	Bactérie	Champignon (*Candida albicans*)
Signes indicateurs *1. Début*	Simple irritation aux fesses	Plaques rouges au visage	Petite bulle remplie d'un liquide clair	Rougeur diffuse de la bouche
2. État	Plaques rouges : – luisantes – suintantes	Vésicules qui se rompent et suintent	La bulle se remplit d'un liquide trouble et se rompt	Petits points blancs, succion douloureuse
3. Fin	Assèchement et cicatrisation	Croûtes puis desquamation	Croûtes saillantes jaunâtres	
Signes accompagnateurs	Douleur localisée	Prurit		Douleur localisée
Localisation	Aux plis de l'aine	D'abord au visage, puis extension à tous les plis	D'abord au visage, puis extension à tout le corps	Sur la muqueuse buccale
Conduite à tenir (localement)	Hygiène +++ Air et soleil Produits asséchants	Hygiène +++ Antiseptiques Produits asséchants	Hygiène +++ Antiseptiques Produits asséchants	Soins de bouche au bicarbonate Antifongique local (sur prescription)
Prévention	Changes réguliers et corrects (bien rincer, bien sécher)		Changes réguliers et corrects (bien rincer, bien sécher)	Hygiène stricte des mains et du matériel, des repas et des jeux

Les troubles du tube digestif

Les vomissements

Le vomissement est le rejet actif, total ou partiel, par la bouche, du contenu de l'estomac.

– *Causes* : les causes des vomissements sont nombreuses. Certaines sont occasionnelles, d'autres sont chroniques. Citons quelques exemples (*cf.* Tableau 3.18).

Tableau 3.18 Principales causes des vomissements

Causes	Vomissements occasionnels	Vomissements chroniques
Infectieuses	Infections aiguës (ORL, urinaire, etc.)	Infections chroniques (ORL, urinaires)
Digestives	Urgences chirurgicales : – appendicite – étranglement herniaire – occlusions	– Malformations digestives (sténose du pylore) – Intolérances (IPLV)[a]
Intoxications	Aiguës (médicamenteuses, toxiques)	
Diététiques	Indigestion	– Suralimentation – Sous-alimentation
Neurologiques	Méningite	Hypertension intracrânienne

a. IPLV : intolérance aux protéines de lait de vache.

– *Clinique*. Il faut préciser :

- le caractère des vomissements, par exemple : explosif (en jet) ou passif ; douloureux ou non (pleurs, agitation) ;
- l'aspect : alimentaire, bilieux (vert-jaune), sanglant (rouge-noirâtre, etc.) ;
- les signes d'accompagnement (fièvre, douleurs abdominales, diarrhée).

Conduite à tenir

Au cours du repas

– Vérifier le débit de la tétine ;

– créer une atmosphère calme ;

– maintenir l'enfant en position demi-assise.

Après le repas

– Garder l'enfant le plus droit possible pour le rot ;

– prendre l'enfant avec douceur et le recoucher en position orthostatique ;

– noter la consistance et la quantité des aliments ingérés.

La diarrhée

La diarrhée aiguë se traduit par l'émission de selles anormales, fréquentes et abondantes. Elle doit être vite traitée car elle fait courir à l'enfant un risque de déshydratation aiguë.

– *Causes*. Elles peuvent être d'origine :

- *infectieuses* (les plus fréquentes), par exemple : les infections digestives ou extra-digestives (lors d'otites, de rhumes, etc.) ;
- *non-infectieuses*, par exemple : sorties des dents, erreurs diététiques, réactions aux médicaments (antibiotiques, etc.)

– *Clinique*. Il faut préciser :
- le *caractère de la diarrhée* : le nombre de selles par jour, leur aspect (liquides ou molles, etc.), la présence éventuelle de sang, de glaires, etc., leur couleur (verte, jaune, etc.), leur odeur (aigre, fétide).
- les *signes associés* : fièvres, vomissements, anorexie, maux de ventre, etc., chute du poids de l'enfant (évaluer la perte de poids par rapport au dernier poids).
- le *régime alimentaire.*

Conduite à tenir

Prendre des mesures d'hygiène préventive :
– nettoyer le plan de travail, le coussin de change ;
– renouveler souvent la serviette de toilette personnelle ;
– se laver les mains après chaque change ;
– isoler et désinfecter (eau de Javel) le linge souillé de selles ;
– tenir la poubelle fermée pour les couches sales.
***Assurer le confort de l'enfant* en le changeant aussi souvent que nécessaire (prévention de l'érythème fessier).**
***Appliquer les mesures diététiques* (rôle de la puéricultrice) :**
– supprimer le lait, les jus de fruit, etc. ;
– donner des aliments antidiarrhéiques ;
– lui proposer souvent à boire (pour prévenir la déshydratation).

Les troubles de l'équilibre thermique

L'hyperthermie

L'hyperthermie est une élévation anormale de la température au-dessus de 37,5 °C. Les complications peuvent être graves chez le jeune enfant (convulsions, déshydratation aiguë). La lutte contre l'hyperthermie est donc une préoccupation fondamentale.
Ses causes sont multiples :
– hyperthermie liée à une *infection* (maladies éruptives, otite, rhinopharyngite, angine, etc.) ;
– hyperthermie consécutive à une *vaccination* (ex. : contre la coqueluche et la rougeole) ;
– hyperthermie consécutive à un *coup de chaleur.*

Conduite à tenir

– Reconnaître chez l'enfant les signes accompagnant la fièvre (il mange mal, il est grognon, il a le front chaud, etc.)
– Prévenir la puéricultrice (ou la responsable).
– Prendre la température de l'enfant et le surveiller régulièrement.
– Baisser la température de la pièce et découvrir l'enfant.
– Lui donner à boire : des boissons fraîches, bouillons de légumes froids (prévention de la déshydratation).
– Participer à la lutte contre l'hyperthermie par des vêtements adaptés.
***NB* : à la crèche, la puéricultrice administre les traitements antipyrétiques en veillant à respecter les dosages prescrits.**

● *L'hypothermie*

L'hypothermie est une baisse anormale de la température au-dessous de 36 °C. Chez le nouveau-né et le nourrisson, elle doit être prévenue. Chez l'enfant plus grand, elle peut être liée à :
- un état de choc ;
- certaines maladies ;
- des refroidissements (causes extérieures).

● *Les maladies chromosomiques*

Certaines maladies sont dues à une anomalie portant sur le nombre de chromosomes : c'est par exemple le cas de la *trisomie 21* (ou *mongolisme*). Cette maladie résulte de la non-séparation de la paire de chromosomes 21 au moment de la formation de l'ovule. Un ovule possède donc deux chromosomes 21. Au moment de la fécondation, son union avec un spermatozoïde possédant un chromosome 21 donne naissance à un œuf porteur de trois chromosomes 21 (le risque de donner naissance à un enfant porteur de la trisomie 21 augmente en fonction de l'âge maternel).

Les maladies génétiques

Une maladie génétique est due à un gène anormal, porté par un chromosome parental et transmis à l'enfant au moment de la fécondation.
Certaines maladies héréditaires sont dues à une anomalie portant sur un ou plusieurs gènes. Certaines, « rares », sont récessives, d'autres sont dominantes.
La *mucoviscidose* est une maladie codée par un gène récessif :
- pour que l'enfant présente la maladie, il faut que ses deux parents lui aient transmis le gène malade ;
- si l'enfant ne reçoit qu'un seul gène malade, il ne souffrira pas de la maladie, mais il sera porteur de la tare qu'il pourra transmettre à sa descendance.

La mort subite du nourrisson (MSN)

La mort subite du nourrisson est le décès brutal et inattendu d'un enfant de moins de 6 mois. Le nourrisson est découvert mort dans son lit, le plus souvent après le sommeil de la nuit ou celui de la sieste.
- *Quelques pathologies* ont été identifiées, mais elles n'expliquent toujours pas à elles seules le décès :
  - l'hyperthermie ;
  - les infections ORL ;
  - le reflux gastro-œsophagien (responsable d'une fausse route) ;
  - l'apnée du sommeil (ex. : chez les prématurés).
- *La position de sommeil* favoriserait la MSN, et plus particulièrement la *position ventrale* (c'est la raison pour laquelle on préconise de coucher les bébés sur le dos).
- La *température de la pièce* joue également un rôle favorisant si elle est trop élevée lors du sommeil de l'enfant, de même qu'un enfant trop couvert.
- *Aucune cause* n'est retrouvée dans 20 % des cas.

À l'heure actuelle, la mort subite est considérée comme inexpliquée.

Conduite à tenir

Il faut autant que possible prévenir le risque de MSN :
– choisir la position dorsale de sommeil ;
– ne pas trop couvrir l'enfant pour la sieste ;
– adapter l'environnement (température de la pièce autour de 18 °C pour la sieste) ;
– proscrire couettes, oreillers, etc.

Les comportements face à la maladie

Lors d'une hospitalisation, le jeune enfant (en particulier en dessous de 3-4 ans) éprouve des peurs fondamentales et peut même manifester des réactions de non-adaptation au milieu hospitalier.

- *Les réactions de l'enfant hospitalisé*

L'enfant ressent deux types de peurs :
– la *peur de l'inconnu* (l'hôpital est pour lui un monde froid, hostile, étranger) ;
– la *peur de perdre ses parents* (l'absence de sa mère est vécue comme un abandon).

Conduite à tenir

Dans le but de réduire les effets néfastes de l'hospitalisation de l'enfant, il est conseillé de :
– encourager l'hospitalisation conjointe (mère-enfant)[1] ;
– proposer des activités diverses à l'enfant (jeux, télévision) ;
– préparer l'enfant (et les parents) à l'hospitalisation :
• expliquer à l'enfant le motif de l'hospitalisation,
• informer les parents sur le déroulement de l'hospitalisation,
• remettre à l'enfant un livre à colorier lui permettant de comprendre les soins qu'on lui fait (*cf.* Figure 3.12).

1. Aujourd'hui, grâce à l'opération « pièces jaunes », de nombreux hôpitaux développent ce service et créent des « maisons des parents » pour faciliter la présence des parents auprès des enfants malades.

- *Les réactions du nourrisson à la douleur*

Lors d'un soin au nourrisson malade, le personnel peut observer les signes suivants (significatifs de la douleur) :
– les mimiques douloureuses (plissement des yeux ou du front) ;
– la crispation du visage, des doigts ;
– les cris (répétitifs, aigus, douloureux, etc.) ;
– le regard absent, difficile à capter ;
– les agitations incessantes, trémulations.

Les réactions du grand enfant à la douleur

Les réactions de l'enfant à la douleur sont très variables selon son âge et sa sensibilité.

– *Les réactions psychologiques.* L'enfant ressent la douleur comme une punition :
- il *se culpabilise* (il pense qu'il a été méchant) ;
- il *se sent différent d'autrui*, dévalorisé, diminué, maltraité, etc. ;
- il *ne comprend pas la souffrance physique* (il en a peur, ne peut la maîtriser) ;
- il est *triste, anxieux* ;
- il est parfois en *colère* et *agressif* envers l'adulte (souvent avec le personnel de soins).

– *Les réactions comportementales.* L'enfant qui souffre adopte certaines attitudes que le personnel de santé connaît bien :
- il adopte une *attitude* dite *antalgique* par une économie de mouvements (il est prostré, en repli) ;
- il *régresse* : il tend à réadopter des habitudes de bébé (sucer le pouce, se faire nourrir au biberon) ;
- il se *plaint*, il *crie*, etc.

Les réponses aux besoins spécifiques de l'enfant malade et de ses parents

Le soignant doit avoir les capacités d'apporter des réponses aux besoins de l'enfant malade et de ses parents (*cf.* Conduite à tenir, ci-après).

Conduite à tenir

***Dès l'entrée à l'hôpital*, il faut :**
– accueillir chaleureusement l'enfant et ses parents ;
– lui présenter le service et ses voisins de chambre ;
– lire avec lui le carnet d'hôpital (*cf.* Figure 3.12) ;
– ne pas le coucher systématiquement ;
– lui permettre de garder son objet préféré (ours, etc.) ;
– s'informer auprès des parents des habitudes de l'enfant : rythme de vie, rites d'endormissement ;
– suggérer à l'un des parents de rester auprès de l'enfant.

***En présence d'un enfant qui souffre*, il faut :**
– être attentif lors des soins d'hygiène à la position du corps (ex. : repli sur soi), l'aspect du visage, des mains (contractées ou non) ;
– être attentif (lors des passages dans la chambre) à l'absence d'intérêt (pour les jeux, les copains, etc.) ;
– le laisser *exprimer* sa détresse ou sa colère ;
– *transmettre* immédiatement à la puéricultrice les réactions de l'enfant ;
– trouver des *distractions* pour l'enfant (s'il le souhaite).

***Conseils aux parents* : nous les avons résumés sous forme de bande dessinée (*cf.* Figure 3.13).**

Figure 3.12 Présentation de l'hôpital à l'enfant et à sa famille (extrait du carnet d'accueil à l'hôpital)

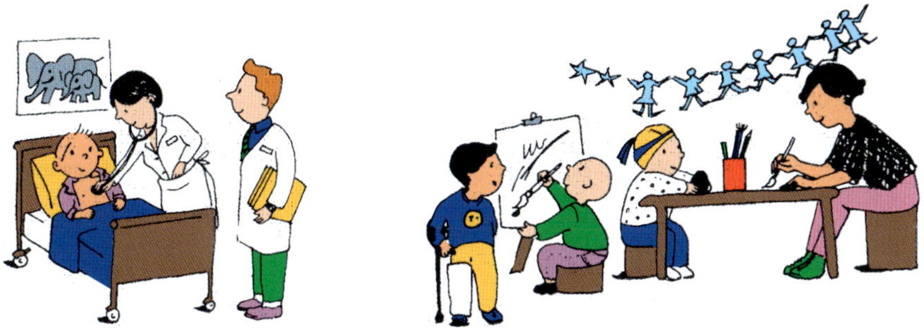

À 8 h 00, l'infirmière passe me voir dans ma chambre. Que fait-elle ?

L'après-midi, je vais en salle de jeux ; on peut dessiner, peindre. Quels sont mes jeux préférés ?...

- *Le statut du malade (droits de l'enfant mineur hospitalisé)*

L'enfant mineur de moins de 15 ans, hospitalisé, fait l'objet d'une législation spéciale, dont nous verrons deux aspects essentiels : les obligations des parents de l'enfant et celles des médecins, du personnel et de l'administration de l'hôpital.

– *L'autorisation indispensable des parents* : les parents doivent signer une autorisation écrite pour tout ce qui concerne l'hospitalisation de leur enfant. En cas d'urgence, les médecins peuvent se dispenser de l'autorisation écrite.

– *Le respect du mineur hospitalisé* : le mineur doit être informé par les médecins de son traitement, dans un langage clair et compréhensible, adapté à son niveau intellectuel[5]. Le personnel de soins doit activement participer à cette communication. La suspicion de maltraitance doit être déclarée. L'agent hospitalier qui signalera la maltraitance est dispensé exceptionnellement de l'obligation du secret professionnel. En cas de mauvais traitements, constatés ou supposés, au moment de l'admission ou du séjour du mineur à l'hôpital, le personnel de soins a le devoir d'en faire la déclaration.

B) Le handicap de l'enfant[6]

Aujourd'hui, de nombreuses mesures sont mises en œuvre pour dépister le plus tôt possible le handicap et éviter son apparition ou son évolution. De plus, des mesures d'intégration dans certaines structures d'accueil (spécialisées ou non), permettent à l'enfant de mieux vivre son handicap.

Les causes du handicap et le dépistage

Les causes du handicap sont nombreuses et variées.

- *La période anténatale*

– *Les handicaps héréditaires* : ils sont d'origine génétique. Il s'agit de maladies transmises par les gènes (chromosomes), ex. : l'hémophilie, la myopathie.

– Il s'agit de malformations contractées par le fœtus au cours de sa vie intra-utérine, par exemple :

- les *maladies de la mère* (diabète, cardiopathies) ;
- les *intoxications* (alcoolisme, tabagisme) ;
- les infections contractées pendant la grossesse (toxoplasmose, rubéole).

5. Article 226-14 du Code pénal.

6. Par manque de place, nous traitons ce thème de façon concise ; pour plus de détails se reporter au chapitre Handicap de l'enfant *du Guide AP (auxiliaire de puériculture)* de J. Gassier, Elsevier Masson.

SCIENCES MÉDICO-SOCIALES

Conduite à tenir

Les moyens de dépistage, nombreux, permettent de révéler les risques ou d'affirmer un handicap (en particulier le diagnostic anténatal)[1].

1. Voir le livre *Guide AP (auxiliaire de puériculture)* pour plus de détails sur ce diagnostic et les examens qu'il englobe.

Figure 3.13 Conseils aux parents lors de l'hospitalisation de l'enfant

Un enfant malade a besoin de ses parents et il s'adaptera d'autant mieux à l'hôpital que ceux-ci auront eu les gestes et les mots adaptés à la situation. Les parents devront préparer l'enfant à l'hospitalisation et sauront faciliter son adaptation à l'hôpital.

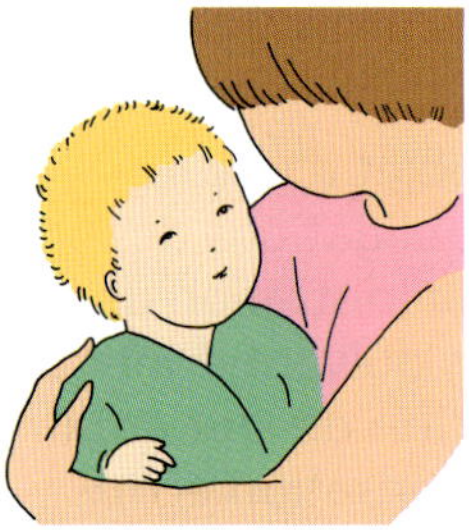

1) Prévenez votre enfant expliquez-lui pourquoi il va à l'hôpital, qu'il reviendra à la maison. Soyez calme et confiant, il le sentira.

2) Préparez le départ à l'hôpital : faites sa valise avec lui, n'oubliez pas ses objets familiers, son ours (ou autre jouet préféré) un petit réveil, un petit poste de radio.

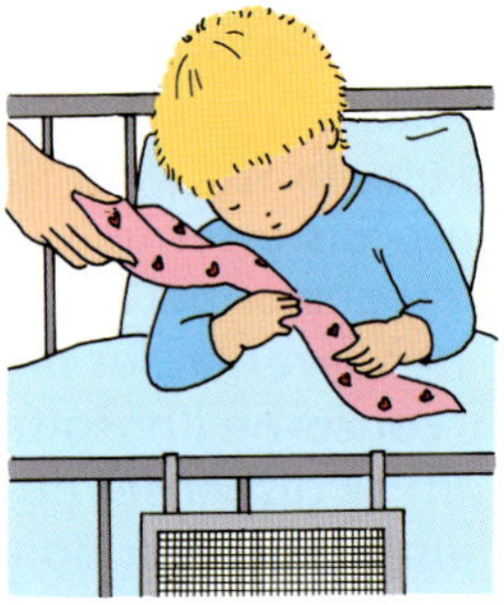

3) Restez auprès de l'enfant jusqu'à l'heure du coucher et si c'est possible demandez à passer la nuit à l'hôpital.

La présence d'un des parents auprès de l'enfant l'aide à guérir. Si elles ne peuvent être permanentes, les visites doivent être fréquentes.

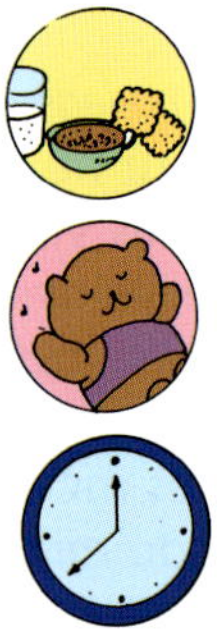

4) Indiquez à l'auxiliaire de puériculture les habitudes de votre enfant (repas, sommeil, doudou…)

Par ailleurs, laissez-lui ses objets familiers (doudou, foulard, jouet…) qui le rassurent

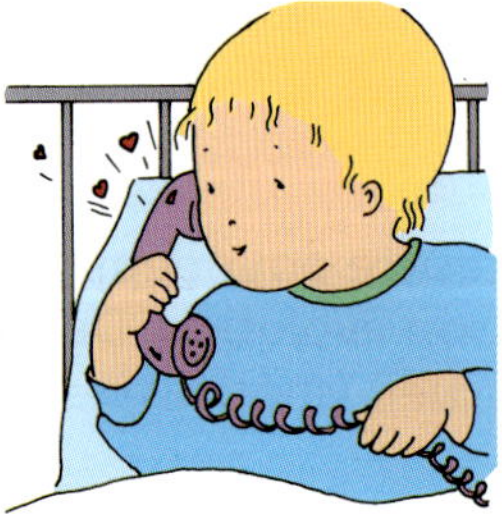

5) Présentez à l'enfant :
– sa chambre,
– ses copains de chambre,
– la salle de jeux,
Faites-le téléphoner à ses copains (tous ces liens sécurisent l'enfant).

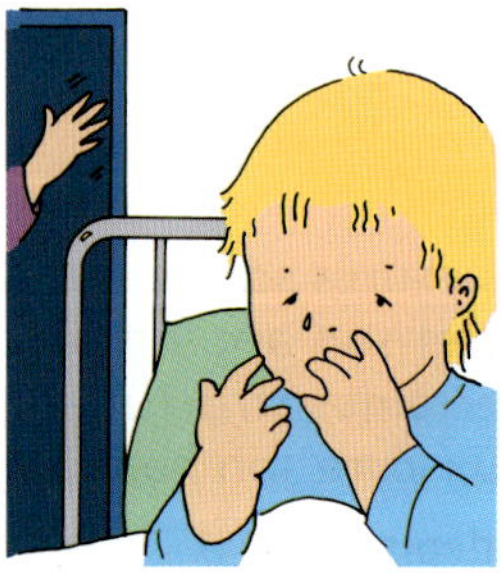

6) Si l'enfant pleure au moment du départ, cela ne doit pas dissuader les parents de venir le voir.

7) Expliquez à l'enfant les soins qu'on lui fait, répondez à ses questions sur sa maladie clairement et simplement. C'est important pour lui. Les mots rassurent l'enfant, le non-dit ou le mensonge sont des facteurs d'angoisse.

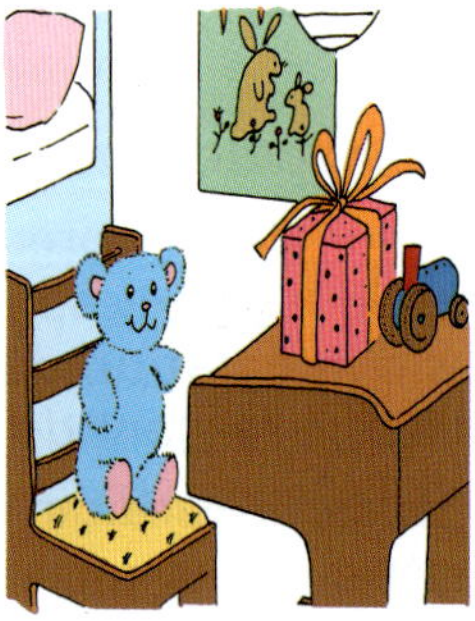

8) Préparez le retour à la maison :
– parlez-lui de la vie familiale ;
– associez-le à vos projets ;
– gardez-lui ses affaires personnelles ;
– ne donnez pas son lit à un frère ou une sœur.

● *Les périodes péri- et postnatale*

– Les *handicaps acquis* : ce sont des handicaps contractés au cours de la 1re année (encéphalite, maladies infectieuses).

– *Origine des handicaps.* À titre d'exemples :

- les accidents obstétricaux, par exemple : la circulaire du cordon ombilical (enroulé au cou du nouveau-né) ;

- les erreurs de manipulation des appareils médicaux, par exemple : une trop forte concentration en oxygène dans un incubateur peut provoquer la cécité ;
- les maladies du nourrisson touchant le système nerveux, par exemple : méningite, encéphalite, etc. ;
- un choc violent, etc.

Conduite à tenir

Le diagnostic postnatal permet de dépister de nombreuses anomalies, et grâce à un traitement approprié immédiat, il permet quelquefois d'éviter l'évolution vers le handicap (c'est le cas pour les cinq anomalies du métabolisme décelées par le test de Guthrie).

Les différents types de handicap

Définition : « le handicap correspond à la perte ou à l'altération d'une fonction, ce qui entraîne une déficience intellectuelle, motrice ou sensorielle ».
Selon le degré de gravité, on parlera de déficience légère, moyenne ou profonde.

La déficience intellectuelle

Elle correspond à une atteinte neurologique. Elle peut être plus ou moins sévère (ex. : la trisomie 21 est une déficience intellectuelle sévère d'origine génétique).

La déficience motrice

Elle correspond à une atteinte de l'appareil locomoteur. Elle peut être plus ou moins sévère. Par exemple :
- la *myopathie* est une anomalie du fonctionnement neuromusculaire ayant comme caractéristique essentielle une déficience motrice ;
- l'*IMC* est liée à des lésions cérébrales qui provoquent une déficience motrice, sans toujours engendrer de déficience intellectuelle.

Les déficiences sensorielles

Exemples :
- le *handicap visuel* (ou cécité) : la personne aveugle a moins de 1/20e d'acuité visuelle. Les causes sont variées (ex. : excès d'oxygène en incubateur, rubéole ou toxoplasmose, diabète maternel, traumatisme violent, etc.) ;
- le *handicap auditif* (ou surdité) : la surdité peut être congénitale ou acquise. Les causes sont variées (la méningite à méningocoque, les encéphalites, la rubéole, etc.)

Les handicaps associés

Il y a trois types de handicaps associés :
- le *plurihandicap* est l'association de deux déficiences physiques, sans altération intellectuelle importante (ex. : un enfant déficient auditif et visuel) ;
- le *polyhandicap* est l'association d'une déficience mentale et d'un ou plusieurs handicaps physiques ou sensoriels (ex. : l'enfant encéphalopathe) ;
- le *surhandicap* est la survenue de troubles relationnels ou de la personnalité chez un enfant déjà handicapé.

La prévention des handicaps

Citons à titre d'exemples tout ce qui participe à la prévention des handicaps :
- la création de centres de planning familial ;
- les services de PMI ;

– les centres de conseil en génétique ;
– le suivi médico-social des femmes enceintes lors des consultations prénatales (conseils, traitements adaptés à chaque cas) ;
– le diagnostic anténatal (dépistage et traitement adéquat) ;
– le diagnostic postnatal (dépistage et traitement adéquat, ex. : si le test de Guthrie est positif, le traitement immédiat du bébé évite le handicap) ;
– les accouchements en centres hospitaliers équipés ;
– le personnel formé et en nombre suffisant ;
– l'adoption de mesures de sécurité et d'hygiène dans l'environnement humain et matériel[7] ;
– l'examen postnatal (avant le 8e jour) et les examens médicaux réguliers de l'enfant de moins de 6 ans ;
– les conseils aux familles dans les centres de PMI, les vaccinations, etc.

Les comportements face au handicap

Les comportements face au handicap seront très différents selon la personne concernée, l'entourage et la société elle-même.

Les réactions de l'enfant handicapé

– *Les réactions selon l'âge*. La prise de conscience du handicap varie avec l'âge de l'enfant :
- vers l'âge de *3 ans*, il perçoit « sa différence » ;
- de *3 ans* à l'âge de *8 ans*, il prend conscience des limites qui lui sont imposées et il ressent une frustration ;
- à partir de *10 ans*, il recherche son identité propre, il va tenter de se rapprocher de jeunes ayant les mêmes difficultés que lui.

– *Les réactions psychologiques générales*. On peut constater (de façon générale) quatre types de réactions :
- *réactions anxieuses* : elles peuvent s'exprimer négativement (par un manque de confiance en soi, par un repli), ou positivement (par le jeu de la volonté, par des attitudes de « dépassement de soi ») ;
- *réactions de passivité* : l'enfant se couche sur le sol, il se rend malade (vomit, etc.) ;
- *conduites régressives* : énurésie, demande le biberon, a besoin d'être pris dans les bras, etc. ;
- *besoins affectifs accrus* : l'enfant demande des caresses, a des excès de jalousie, etc.

Les réactions des parents de l'enfant handicapé

Les réactions des parents tournent autour de quatre pôles, ils ont tendance à :
– *culpabiliser* : de nombreux parents se croient responsables du handicap de leur enfant ;
– *surprotéger l'enfant* : moins s'occuper des autres enfants de la fratrie, du conjoint et le surinvestir affectivement ;
– *se replier sur eux-mêmes* : s'isoler socialement, peu sortir, voir peu ou pas d'amis, etc. ;
– *avoir peur* :
- se sentir chargé d'une mission trop lourde pour eux, démissionner,
- être anxieux pour l'enfant, pour son devenir,
- appréhender le regard de la société sur l'enfant et en souffrir, etc.

7. Les mesures d'hygiène et de sécurité pour l'enfant sont nombreuses. Se reporter aux cours (prévention des accidents domestiques, à voir dans le paragraphe suivant).

- *Les réactions de la société face au handicap*

La société a deux types de réactions[8] :

– *elle est gênée* à la vue d'un être diminué, car l'image de celui-ci n'est pas conforme aux critères de ses valeurs (beauté, santé, rentabilité, etc.) ;

– *elle a une peur inconsciente*, et d'abord celle de subir le même sort (« l'accident n'arrive pas qu'aux autres »).

Étude de cas

LA PRÉVENTION

Afin que la société accepte mieux les personnes handicapées, il faut préparer les jeunes à une meilleure compréhension du handicap par :

– l'information dans les écoles et lycées (conférences, exposés faits par des spécialistes) ;

– des rencontres avec les enfants handicapés (visites, stages, etc.) ;

– l'intégration des enfants handicapés dans les structures accueillant les enfants « dits » normaux (crèche, école, etc.)

Les réponses aux besoins spécifiques de l'enfant (selon le handicap)

La nature du handicap, le degré de l'atteinte, ses interactions avec l'environnement, vont influencer le comportement de l'enfant.

Prenons l'exemple de l'enfant déficient auditif.

Étude de cas

JUSTINE, 6 ANS, DÉFICIENTE AUDITIVE

Justine est très exigeante avec sa mère, elle est agressive et la sollicite en permanence. Elle pleure facilement et son jeu préféré est celui qu'elle partage avec sa poupée dans sa chambre. Sa maman l'a conduite régulièrement dans un centre pour apprendre le langage des signes, mais elle s'y rend avec beaucoup de réticences. Justine n'aime pas jouer avec ses camarades : deux d'entre eux s'étaient moqué d'elle (dit-elle) lors d'un jeu moteur où elle tombait souvent. Elle en a été très affectée.

Ce type de handicap gêne l'enfant dans sa relation avec autrui, il est en recherche et en manque de communication. C'est une frustration permanente. L'adulte doit donc être vigilant pour l'aider à construire par tous les moyens des liens avec autrui. La réponse aux besoins spécifiques de Justine est abordée au sein du *tableau 3.19*.

Les facteurs d'intégration de l'enfant handicapé

L'intégration d'enfants handicapés en structure d'accueil (ex. : la crèche) a fait l'objet d'un rapport qui met en évidence la réussite de l'opération. Ces enfants étaient atteints de handicaps graves parmi lesquels la cécité, les troubles du comportement, le retard intellectuel. Selon ce rapport, l'intégration de l'enfant à la crèche a eu un retentissement positif non seulement sur l'enfant, mais aussi sur sa famille et sur la structure d'accueil.

8. Critères établis par des psychologues, selon des interrogatoires (sondage d'opinion).

Tableau 3.19 Réponse aux besoins spécifiques de l'enfant avec déficit auditif

Comportement de l'enfant avec déficit auditif		Conduite à tenir
Gestuel	– Perte d'équilibre – Troubles du schéma corporel	– Surveiller l'enfant – Proposer des exercices physiques adaptés à son cas ou des séances de kinésithérapie – Ne pas le mettre en situation d'échec
Affectif	– Anxiété – Agressivité – Isolement	– Rassurer, parler, réconforter l'enfant – Être tolérant – L'insérer dans des groupes d'enfants
Cognitif	– Difficultés d'attention – Troubles de la mémorisation – Troubles du langage	– Stimuler l'enfant par des jeux d'éveil adaptés à son handicap – Parler à l'enfant – Lui apprendre le langage des signes

- *Les intérêts pour l'enfant lui-même*

– *Avantages* : la crèche offre à l'enfant atteint d'un handicap des moyens de stimulation, d'éveil, d'échange avec autrui. Elle permet à l'enfant de rencontrer des adultes moins impliqués que ses parents par rapport à son handicap. Étant moins surprotecteurs, ils lui permettent d'accéder à une plus grande autonomie.

– *Inconvénients* : la présence d'un enfant handicapé en crèche, surtout s'il est seul, peut susciter différentes attitudes à effets négatifs (telles que : surprotection des camarades et des adultes, sollicitude excessive, jalousie, régression, culpabilité, pitié).

- *Les intérêts pour la famille*

– *Avantages* : l'intégration de l'enfant handicapé en crèche permet à sa mère de reprendre le travail. De plus, elle trouve à la crèche des professionnels compétents qui la soutiennent, lui donnent des conseils avisés.

– *Inconvénients* : le risque de l'intégration en crèche est de faire croire aux parents à une « normalisation ». Elle les maintient dans l'illusion sur l'avenir de l'enfant. C'est dans la recherche d'une autre institution que les parents prendront conscience du devenir de leur enfant.

- *Les problèmes posés pour le personnel de la crèche*

– *Avantages* : le personnel se sent responsable des progrès de l'enfant, il est valorisé par l'importance de son rôle.

– *Inconvénients* : le personnel a des moments de fatigue, de découragement, et connaît des périodes de conflits, de heurts (entre membres de l'équipe, parfois avec les parents).

La prise en charge de l'enfant handicapé

La loi de février 2005 « pour l'égalité des droits et des chances de la personne handicapée » a créé les Maisons départementales des personnes handicapées (MDPH). Elles sont chargées de l'accueil et de l'accompagnement des personnes handicapées et de leurs familles. Il existe une MDPH dans chaque département. Elle fonctionne comme un guichet unique pour toutes les demandes liées aux diverses situations de handicap.

Conduite à tenir

Le personnel chargé d'accompagner un enfant handicapé dans les structures d'accueil (spécialisées ou non) doit avant tout le sécuriser. Pour cela, il veillera à :

– se comporter d'une façon naturelle avec l'enfant (qui doit se sentir considéré comme les autres) ;

– parler avec tact et douceur à l'enfant ;

– lui annoncer, lui expliquer les soins ;

– sécuriser les parents de l'enfant :

• les écouter (ils ont besoin de parler de l'enfant avec un tiers),

• leur parler avec tact et prudence,

• leur raconter ce qu'a fait l'enfant dans la journée (valoriser l'enfant à leurs yeux),

• les déculpabiliser (souvent les parents se sentent responsables du handicap de l'enfant),

• leur conseiller de s'inscrire dans une association de parents d'enfants handicapés ;

– adapter son comportement au type de handicap de l'enfant, par exemple :

• pour l'enfant déficient visuel :

– annoncer sa venue à ses côtés (pour éviter l'effet de surprise insécurisant),

– lui décrire ce qu'il touche, ce qu'il mange,

– lui proposer des activités adaptées à son handicap (la piscine, la musique, etc.) et lui parler beaucoup au cours des activités ;

• pour l'enfant déficient auditif :

– capter son regard avant de lui parler,

– associer les gestes à la parole,

– l'inciter à parler, à répondre,

– éviter son repli (l'associer à un groupe d'enfants),

– veiller à l'intégration dans le groupe,

– maintenir une présence et une attention permanente.

c) Les accidents de l'enfant

Les accidents domestiques sont nombreux. Ils touchent aussi bien l'adulte que l'enfant. Il faut donc tout faire pour limiter au maximum les risques d'accident au domicile.

Les principales sources d'accidents et la prévention

Tableau 3.20 Accidents domestiques et conduite à tenir

Accidents domestiques	Prévention : conduite à tenir
Les chutes	– Éviter tapis, descentes de lit mal fixées – Mettre des barrières protectrices aux fenêtres, aux escaliers, etc.
Les brûlures	– Vérifier systématiquement la température de l'eau d'un bain, d'une douche – Vérifier la température de tout aliment ou boisson que l'on propose (attention aux micro-ondes) – Ne pas laisser dépasser les queues des casseroles sur la cuisinière – Éloigner les barbecues (danger ++)
L'étouffement	– Ne pas donner de sacs plastiques aux enfants – Donner à manger et à boire lentement
La noyade	– Ne jamais laisser seul un jeune enfant dans une baignoire – Protéger les piscines (réglementation de novembre 2000)
L'électrocution	– Ne pas laisser de rallonges électriques branchées – Ne pas laisser d'appareils électriques dans les salles de bain – Vérifier le bon état des prises, des fils électriques
L'intoxication	– Faire vérifier les appareils et tuyaux de gaz – Vérifier l'efficacité des aérations – Ranger les produits ménagers ou les médicaments hors de portée de l'enfant
L'empoisonnement	– Ranger les produits ménagers ou les médicaments hors de portée de l'enfant – Ne pas mettre de produits d'entretien ou produits chimiques dans des récipients alimentaires (bouteille d'eau, etc.) – Vérifier la date de péremption des produits alimentaires

Les gestes de premiers secours

Porter secours, c'est proposer des gestes appropriés à la situation.
Certains gestes, s'ils sont inappropriés, peuvent être dangereux.
La conduite à tenir procède de deux types de comportement : ce que je peux faire, ce que je ne dois pas faire (*cf.* Tableau 3.21).

Tableau 3.21 Les gestes de premiers secours

Organisation des premiers secours	Conduite à tenir
Dans une situation d'urgence, il faut : – soustraire le blessé au danger immédiat (ex. : couper le courant) – s'assurer de l'état du blessé et le rassurer	Il faut : – ne pas déplacer le blessé, sauf cas de nécessité absolue et risque vital – le mettre en position latérale de sécurité (PLS) – en cas d'hémorragie, comprimer le vaisseau blessé avec la main mais ne jamais mettre de garrot
– prévenir les secours rapidement	– pour appeler police secours, composer le 17 ; pour appeler les pompiers, composer le 18 ; pour appeler le Samu, le 15 ou 112 (appel urgences européen)
– en attendant les secours, adopter des gestes de prudence	– observer l'évolution de l'état du blessé – le couvrir (car tout choc et l'immobilité entraînent un refroidissement) – ne pas retirer les vêtements mais les dégrafer (car ils peuvent gêner ou comprimer) – ne rien donner à boire, ni à manger – ne jamais laisser seule une personne choquée ou blessée

La conduite à adopter en cas d'incendie

Tableau 3.22 Les gestes à faire en cas d'incendie

Organisation des premiers secours	Conduite à tenir
Le feu se propage très vite ; il faut donc agir très rapidement, sans s'affoler	Il faut : – attaquer les flammes en jetant de l'eau à la base régulièrement, par petites quantités, étouffer le feu avec une couverture ou du linge humide – couper l'électricité au compteur, ne pas jeter d'eau avant
– Si le feu n'est pas éteint au bout d'une minute, appelez les pompiers – En présence de monoxyde de carbone ou de gaz (butane, propane), vous devez faire certains gestes primordiaux indiqués ci-contre	– en attendant, calmer les personnes autour de vous – vous calfeutrer dans une autre pièce, si vous n'avez pas pu quitter les lieux – fermer portes et fenêtres de la pièce – inspirer profondément de l'air pur – sortir rapidement la personne – prévenir les pompiers – faire attention aux risques d'explosion – n'allumer ni feu, ni cigarettes, ni électricité

D) Les troubles du comportement de l'enfant

Le jeune enfant peut manifester très tôt des troubles comportementaux, de nature et de degrés divers. Il est très important d'en révéler la cause rapidement, afin de rechercher la conduite à tenir la plus adaptée. Parmi les troubles les plus fréquents, nous trouvons ceux de la motricité, du langage, du sommeil, de l'alimentation et du contrôle des sphincters.

Les troubles de la motricité

On parle de troubles de la motricité lorsque l'enfant, en âge de marcher, ne marche pas ou marche mal.

Lorsque toute cause médicale est écartée, on recherche une cause psychologique pouvant expliquer cette difficulté.

Les troubles de motricité de l'enfant se manifestent de plusieurs façons.

- *Les conduites motrices régressives*

Citons quelques exemples :

- l'enfant marche à quatre pattes, rampe, se traîne au sol ;
- il tombe souvent et crie afin qu'on aille le ramasser ;
- il demande à nouveau le biberon (cela peut être lié à la naissance d'un petit frère) ;
- souvent, il est également atteint d'énurésie.

Étude de cas

DARIO ET SON FRÈRE

Dario (5 ans) vient d'avoir un petit frère.

Au début, il lui donnait le biberon, puis, peu à peu, il a manifesté une agressivité envers le bébé. Aujourd'hui, c'est Dario qui demande le biberon à sa maman et qui « mouille » son lit toutes les nuits.

● *Les réactions anxieuses*

Elles s'expriment chez l'enfant par une peur panique de l'échec (liée au jugement de l'adulte) et un besoin d'approbation d'autrui (de la mère, en particulier).

Les troubles du langage

On peut parler de troubles du langage, lorsque l'enfant, en âge de parler, ne parle pas, construit mal ses phrases ou les déforme. Citons : le zézaiement, le langage puéril et le retard du langage.

● *Le zézaiement*

Certains enfants déforment les phrases en « zozotant ». Exemple : Kathy (4 ans) dit à sa tante « Ze préfère manzer avec toi car toi tu es zentille avec moi ».

● *Le langage puéril*

Certains enfants prononcent mal les mots et ne construisent pas de phrases. Ils gardent un langage « bébé ». Ce comportement régressif témoigne d'un refus de grandir (par attachement excessif à leur maman, dont ils veulent rester dépendants).

● *Le retard de langage*

Certains enfants (en âge de parler) ne prononcent pas un mot, mais comprennent pourtant très bien ce que l'adulte leur dit. Il s'agit souvent d'une « inhibition » psychologique. Ils ne supportent pas le risque de défaillance ou de moquerie de leur entourage. Un jour, ils se mettront à parler et parleront très bien. Ce retard de langage peut aussi se manifester par un retard dans l'apprentissage de la lecture et de l'écriture, pour les mêmes motifs.

Les troubles du sommeil

Les troubles du sommeil sont fréquents, de nature et de degrés très divers. Citons : les troubles de l'endormissement et les terreurs nocturnes.

● *Les troubles de l'endormissement*

Le jeune enfant peut avoir du mal à s'endormir, ce qui traduit le plus souvent des difficultés de séparation d'avec son entourage, la peur du noir, la peur d'être seul dans sa chambre.

Exemple : Margot (6 ans) pleure au moment d'aller au lit. Le soir elle préfère « rester à la télévision » (dit-elle). Elle met une heure avant de s'endormir.

Beaucoup plus grave, mais heureusement rare, est l'insomnie du jeune enfant. Elle peut se manifester quand celui-ci a été brusquement coupé de son milieu familial pour une hospitalisation, par exemple.

● *Les terreurs nocturnes chez l'enfant*

L'enfant parvient à s'endormir et se réveille en pleine nuit en criant. En questionnant l'enfant, les parents trouvent le plus souvent la cause (occasionnelle). Si les troubles persistent, il y aura lieu de consulter un spécialiste.

Exemple : Zoé (4 ans) se réveille souvent la nuit. Elle semble effrayée et crie, demandant à sa mère la permission d'aller dormir dans son lit.

Les troubles de l'alimentation

Les troubles de l'alimentation (boulimie, anorexie, vomissements, etc.) sont très fréquents. Si aucune cause médicale n'est trouvée, ils peuvent traduire de sérieux troubles psychologiques.

Exemple : depuis la séparation de ses parents, Sonia (7 ans) a été prise en charge par sa belle-mère. Elle n'a plus d'appétit, s'alimente peu et maigrit considérablement.

Les troubles du contrôle des sphincters

Les troubles du contrôle des sphincters sont particulièrement difficiles à supporter pour l'enfant et pour l'entourage.

- *L'énurésie*

On appelle énurésie l'absence de contrôle du sphincter vésical. On ne parle pas d'énurésie avant l'âge de 5 ans.

– L'énurésie peut être *diurne*, c'est-à-dire se produire le jour, ou *nocturne*, c'est-à-dire se produire quand l'enfant dort.

– On l'appelle *primaire* lorsque l'enfant n'a jamais pu acquérir la propreté, et *secondaire* quand elle réapparaît alors qu'il était propre. Dans ce cas, elle exprime toujours une souffrance, un mécanisme de régression ou d'opposition, face à un événement mal vécu (séparation, naissance d'un enfant plus jeune).

- *L'encoprésie*

L'encoprésie consiste à ne pas contrôler ses matières fécales. On ne parle pas d'encoprésie avant l'âge de 5 ans.

Comme l'énurésie, elle peut être *primaire* ou *secondaire*. C'est un symptôme plus préoccupant que l'énurésie. Si elle traduit, elle aussi, une souffrance psychologique, elle choisit un mode d'expression beaucoup plus violent et asocial.

Conduite à tenir

Le personnel chargé d'accompagner un enfant manifestant des troubles du comportement dans les structures d'accueil (spécialisées ou non) doit avant tout le sécuriser. Pour cela, il veillera à :
– se comporter d'une façon naturelle avec l'enfant (qui doit se sentir considéré comme les autres enfants) ;
– parler avec tact et douceur à l'enfant, le sécuriser par des paroles bienveillantes ;
– sécuriser les parents de l'enfant :
• les écouter (ils ont besoin de parler de l'enfant avec un tiers),
• les déculpabiliser ;
– veiller à l'intégration de l'enfant dans le groupe ;
– maintenir une présence et une attention permanentes.

Retenir

1. Le développement de l'enfant de 0 à 6 ans

- **Le développement de l'enfant est un processus global de croissance. Il englobe :**

– *le développement somatique* (*soma* signifie « corps ») qui regroupe le développement staturo-pondéral (c'est-à-dire l'évolution de la taille et du poids) ainsi que l'évolution dentaire ;

– *le développement de la motricité* : c'est l'évolution des postures, de la préhension et de la locomotion, qui progresse par étapes caractéristiques ;

Retenir

– *le développement cognitif* : c'est l'évolution de l'intelligence. Il y a d'abord l'intelligence sensori-motrice puis celui de l'intelligence opératoire concrète et vers 3 ans apparaît la pensée intuitive. Le langage évolue également par étapes. C'est vers 3 ans que l'enfant maîtrise généralement le langage (âge de l'entrée en maternelle) ;

– *le développement affectif* : c'est-à-dire la nature de la qualité des liens que l'enfant tisse avec son entourage et principalement avec ses parents. Les besoins affectifs de l'enfant sont vitaux et l'adulte doit les satisfaire ;

– *le développement social* qui se traduit par le désir de l'enfant de communiquer avec autrui, d'entrer en contact avec son entourage. Ses relations avec autrui évoluent progressivement au fil des années. De relations conflictuelles ou individuelles, il va passer à des relations basées sur l'échange et la coopération ;

– l'acquisition du « *schéma corporel* » est un élément indispensable du développement. Elle se fait par étapes de la naissance jusqu'à l'âge de 3 ans ;

– *les besoins de l'enfant et les facteurs de développement.*

- De nombreux facteurs interviennent dans le développement de l'enfant parmi lesquels des *facteurs alimentaires*. L'alimentation de l'enfant doit être équilibrée sur les plans qualitatif et quantitatif, c'est-à-dire apporter en quantité suffisante des aliments de chaque groupe.
- Le *rythme de vie* de l'enfant doit être respecté, en particulier ses *besoins de sommeil* qui participent à l'évolution de sa croissance.

2. Les troubles, les maladies et les anomalies du développement

- Il faut prévenir chez l'enfant les *maladies infectieuses* (rougeole, varicelle, etc.), les *parasitoses* (pédiculose, oxyurose, etc.), les *affections de la peau* (muguet, érythème), du *tube digestif* (diarrhée, vomissements) et les *troubles de l'équilibre thermique* (hyper- ou hypothermie).
- *Les droits de l'enfant mineur hospitalisé* doivent être connus et respectés à plusieurs niveaux.
- Les *causes des accidents et des handicaps* chez l'enfant sont identifiées et la plupart peuvent être prévenues par une plus grande vigilance. Des *techniques de secourisme* doivent être maîtrisées par les professionnels de l'enfance, pour apporter les premiers secours de façon efficace dans les structures d'accueil.
- *Le rôle du professionnel* : le professionnel de l'enfance doit connaître les normes du développement pour apprécier son évolution et savoir déceler à temps les éventuelles anomalies. Il doit mettre en œuvre une prise en charge globale qui respecte l'hygiène de vie, le confort, la sécurité, et assurer un relationnel de qualité.

S'entraîner

1 **Définissez les termes suivants.**

a. Réflexe archaïque.

b. Développement somatique.

c. Latéralisation.

d. Socialisation.

e. Handicap.

2 **Nommez :**
a. 3 maladies infantiles.

b. 3 types de parasitoses.

c. 3 types d'affections de la peau et des muqueuses.

3 **Situation 1**
Agathe (5 ans) décroche le combiné téléphonique et dit qu'elle appelle Laura (l'amie de maman). Romain (5 ans ½), son ami, joue avec elle et l'écoute. Agathe fait les questions et les réponses :

« Comment vas-tu chérie ? Ah ! tu vas mal ? C'est bête ça ! (…) Pourquoi ? Ah ! C'est Tom ! »

Puis Agathe fait des grimaces, pince la bouche, fait semblant de fumer une cigarette, se tortille sur son siège… Maman, qui a tout entendu, lui dit de loin : « As-tu bientôt fini cette comédie ? »

a. Exposez les caractéristiques de la personnalité de l'enfant de 4-5 ans et de ses jeux.

b. Indiquez les attitudes que l'adulte doit adopter avec l'enfant de cet âge.

4 **Situation 2**
– Zoé (1 mois) est dans son berceau… Elle vient de s'endormir après une longue séance de pleurs… L'assistante maternelle, Marina, l'a bercée un moment car elle pleurait toujours. Elle a d'abord regardé vaguement la fenêtre de sa chambre où filtrait un rayon de soleil puis elle a recommencé à pleurer. Marina lui a parlé un instant, elle continuait, émettant des sons graves, « gutturaux » (venant des voies nasales profondes). Marina a pris Zoé dans ses bras et l'a changée et, peu après, elle s'est rendormie, paisiblement.

– Il est 15 h 30, Hugo (7 mois) se réveille. Après avoir sucé ses mains un court moment, il se met à crier. Marjorie (l'assistante maternelle) se lève pour lui donner un biberon, mais, au moment de le recoucher, Hugo se contorsionne. Le petit lit devient un peu étroit pour ses nouveaux exploits. Marjorie le couche sur le tapis de sol. Là, il se met sur le ventre, prend un cube, l'explore, le porte à la bouche et le perd. Puis il commence une série d'exercices : il roule du ventre sur le dos et se retrouve dans un coin de la pièce. Il essaie de s'asseoir sans y parvenir, alors il se remet à pleurer.

a. Énoncez la cause des pleurs de Zoé et de ceux de Hugo. Définissez les pleurs de Zoé.

b. Comparez la forme de réveil de Zoé et celle de Hugo.

c. Énoncez les caractéristiques du développement moteur et sensoriel de chaque enfant.

d. Précisez les aspects du rôle de chacune des professionnelles.

Chapitre

17 Le cadre juridique et institutionnel de l'enfant et de la famille

Mots-clés

- Structures sanitaires et sociales
- Modèles familiaux
- Filiation
- Autorité parentale
- Protection sociale
- Certificats de santé
- Carnet de santé
- Prestations familiales
- Convention des droits de l'enfant

Situation

Le suivi de Camille à la PMI

Pour le suivi médical de leur fille Camille (6 mois), M. et Mme M. se rendent à la PMI de leur quartier. Dans la salle d'attente, ils consultent le document ci-après qui va guider leur entretien avec les professionnels de santé.

Étude de cas

BÉBÉ EST NÉ

Vous cherchez :

- des informations relatives à la santé de bébé
- des conseils concernant le développement de votre enfant
- un mode de garde

Vous vivez des périodes de doute ou de difficultés

Dès la sortie de la maternité ou suite à l'hospitalisation de votre enfant, vous pouvez bénéficier d'un accompagnement à domicile ou au centre médico-social.

Pour votre enfant, les équipes de professionnels de Protection Maternelle et Infantile (PMI), médecins, puéricultrices, infirmières ou sages-femmes, peuvent vous apporter un suivi médical adapté lors des consultations de nourrissons.
Pour vous, une écoute, un soutien personnalisé, une aide pour répondre à vos interrogations.

Document 3.3
PMI guide maternité.
Conseil général du Gard

L'ÉVOLUTION DE LA FAMILLE

DÉFINITION

Le mot « famille » peut prendre deux sens différents. Il peut désigner :
– l'ensemble des personnes qui ont des liens de parenté et d'alliances tels que grands-parents, oncles, tantes, cousins ;
– un groupe de personnes vivant ensemble dans le même foyer, généralement les parents et les enfants.

La famille est donc à la fois une institution sociale, juridique et économique, qui existe dans toutes les sociétés humaines. Elle comporte au moins deux personnes :
– soit un couple, marié ou non, avec ou sans enfants ;
– soit un adulte seul avec un ou plusieurs enfants.

On sait que la définition d'une famille évolue avec son époque. En effet, au cours des siècles, la famille a subi de nombreux changements. Actuellement, la famille dite « *nucléaire* » (ou traditionnelle) devient : *monoparentale*, *recomposée* (élargie), ou même *homoparentale* (lorsque les parents ont le même sexe).

Quelle que soit la catégorie de la famille, celle-ci doit répondre aux articles du Code civil ; citons quelques articles :

Art. 371 – L'autorité parentale est un ensemble de droits et de devoirs ayant pour finalité l'intérêt de l'enfant. Elle appartient aux père et mère jusqu'à la majorité ou l'émancipation de l'enfant pour le protéger de sa sécurité, sa santé ou sa moralité, pour assurer son éducation et permettre son développement, dans le respect de sa personne. Les parents associent l'enfant aux décisions qui le concernent selon son âge et son degré de discernement.

Art. 372 – L'enfant, à tout âge, doit honneur et respect à ses père et mère.

Art. 373 – L'enfant ne peut sans permission des père et mère quitter la maison familiale et il ne peut en être retiré que dans les cas de nécessité que détermine la loi.

Art. 374 – L'enfant ne doit pas être séparé de ses frères et sœurs, sauf si cela n'est pas possible ou si son intérêt commande une autre solution. S'il y a lieu, le juge statue sur les relations personnelles entre les frères et les sœurs.

Document 3.4
L'évolution de la famille.

LES DIFFÉRENTS MODES DE GARDE

Il existe de nombreux modes d'accueil pouvant répondre à vos besoins selon l'âge de votre ou vos enfants.

Pour les tout petits, **un accueil collectif** est assuré dans les établissements tels que les crèches, les micro-crèches, les haltes-garderies, les structures multi-accueil ou encore les jardins d'enfants. Ces établissements sont soumis au respect d'une réglementation et font l'objet d'un avis ou d'une autorisation de fonctionnement délivrée par le Président du conseil général après avis des services de la protection maternelle et infantile (PMI).

Vous pouvez également choisir l'accueil par **une assistante maternelle** qui, pour être autorisée à accueillir des enfants à son domicile, doit être titulaire d'un agrément délivré par le Président du conseil général.

Il vous est également possible de faire garder votre enfant **à votre domicile** (éventuellement en garde partagée), avec une professionnelle employée par vos soins ou par l'intermédiaire d'un organisme agréé par l'État.

Si votre enfant est scolarisé, vous pouvez recourir aux **accueils de loisirs** qui fonctionnement durant la période scolaire (avant et après les heures de classe) et/ou pendant les vacances. Ils proposent des activités de loisirs éducatifs et de détente aux enfants et font l'objet d'une déclaration auprès des services de la direction départementale de la cohésion sociale (DDCS) ou de la direction départementale de la cohésion sociale et de la protection des populations (DDCSPP).

Document 3.5
Modes de garde.
www.mon-enfant.fr

SCIENCES MÉDICO-SOCIALES

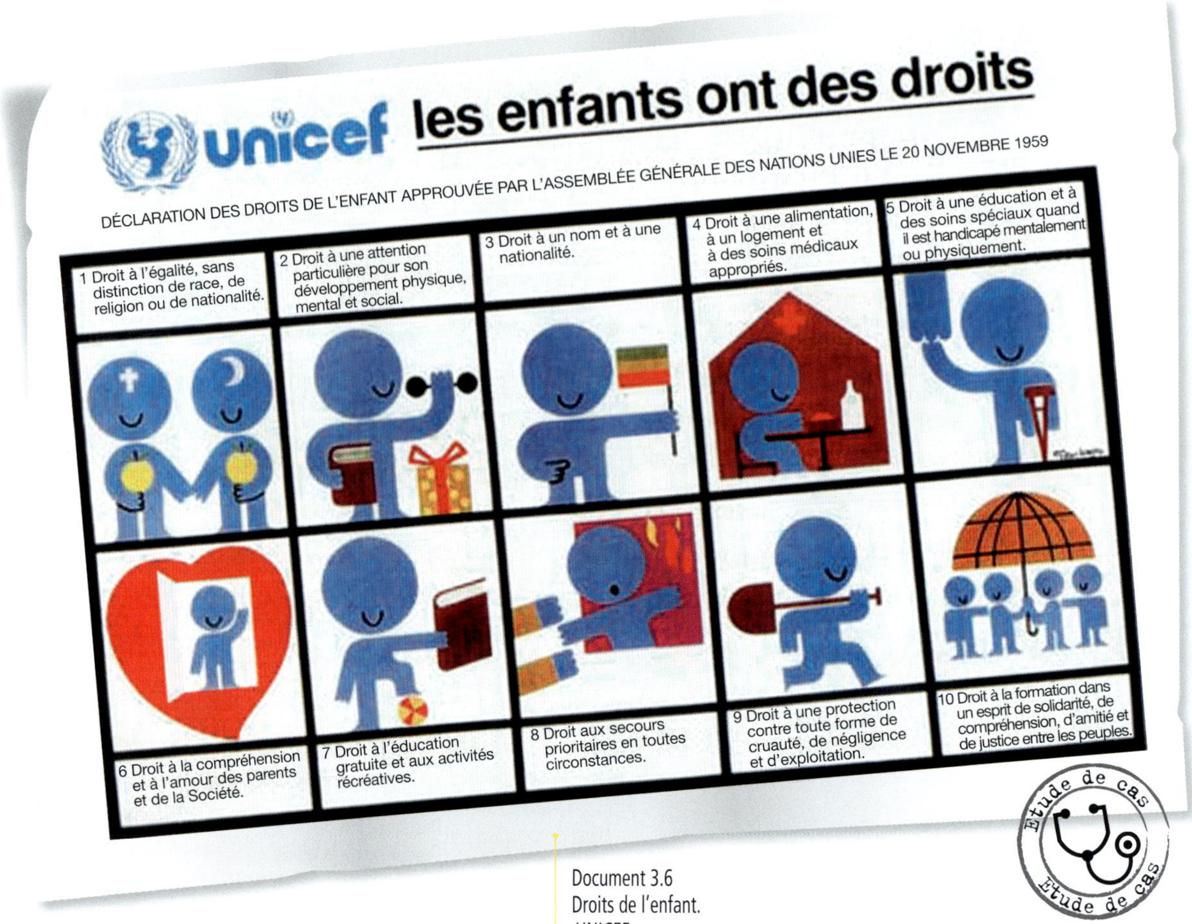

Document 3.6
Droits de l'enfant.
UNICEF

Questions

En utilisant le document 3.3 :

- Listez les services proposés par la PMI.
- Expliquez les avantages de la pluridisciplinarité de l'équipe de la PMI.
- Listez les objectifs de la consultation en PMI.

En utilisant le document 3.4 :

- Définissez le terme « famille ».
- Énumérez les différents types de modèles familiaux.

En utilisant le document 3.5 :

- Nommez les deux types d'accueil pour les enfants de moins de 6 ans.
- Précisez les critères de choix d'une structure pour les parents.

En utilisant le document 3.6 :

- Nommez l'émetteur du document.
- Précisez l'objectif de ce document.

1 Le cadre politique et administratif de la France

A) Le cadre politique

La France est l'une des plus anciennes nations d'Europe. C'est aujourd'hui un État régi par de grandes règles.

L'État et la constitution

L'*État* est constitué de :
– une nation, c'est-à-dire une collectivité humaine ;
– un territoire, c'est-à-dire un lieu de vie pour cette collectivité humaine ;
– un gouvernement, c'est-à-dire une autorité qui gère cette collectivité.

La *Constitution* affirme la volonté des gouvernants de protéger les droits des citoyens. Elle garantit du respect des *libertés publiques*.

● *Le rôle de la Constitution*

La Constitution reconnaît à l'individu deux sortes de droits.

– Les *droits personnels*, exemples :
  • le droit de propriété (droit de posséder des biens) ;
  • les libertés de personne (liberté de circulation, du mariage) ;
  • la liberté de la pensée (liberté de conscience, de religion) ;
  • la liberté de groupement (liberté de réunion, liberté syndicale).
– Les *droits collectifs*, exemples :
  • le droit de vote ;
  • le droit au travail ;
  • le droit à la protection sociale.

● *Les caractéristiques : les « trois pouvoirs »*

La République française est fondée sur le principe de séparation des trois pouvoirs : le pouvoir législatif, le pouvoir exécutif et le pouvoir judiciaire.

– Le *pouvoir législatif :* il revient au Parlement (Assemblée nationale et Sénat), qui détient le pouvoir de voter les lois.
– Le *pouvoir exécutif :* il revient au Président de la République et au gouvernement, qui détiennent le pouvoir de rendre publiques les lois et de les faire appliquer.
– Le *pouvoir judiciaire :* il est exercé par les tribunaux qui ont pour fonction de faire respecter les lois et de punir les infractions.

Le président de la République et le gouvernement

● *L'élection et le rôle du président de la République*[1]

Le président de la République est *élu pour cinq ans* au suffrage universel direct par un scrutin majoritaire à deux tours. Tous les Français âgés de plus de 18 ans et inscrits sur les listes électorales peuvent participer au vote.

Le *rôle* du président est de veiller au respect de la Constitution, d'assurer le fonctionnement des pouvoirs publics et d'être le garant de l'indépendance nationale et de l'intégrité du territoire.

Le président de la République exerce certains de ses *pouvoirs* conjointement avec le Premier ministre et les ministres responsables.

● *L'organisation du gouvernement*

Chaque membre du gouvernement a un rôle bien particulier.

1. Constitution de 1958 (article modifié en 2000).

– Le *président de la République* nomme le Premier ministre et les autres membres du gouvernement et préside le Conseil des ministres.
– Le *Premier ministre* choisit les ministres et dirige l'action du gouvernement.
– Les *ministres d'État* sont titulaires de ministères importants : ils ont un titre honorifique et peuvent être chargés de missions particulières.
– Les *ministres à portefeuille* sont chargés d'un ministère ou d'un portefeuille.
– Les *secrétaires d'État* sont chargés d'un service dépendant d'un ministère : ils aident à la gestion d'un ministère.

Le Parlement et l'élaboration des lois

● *La composition du Parlement*

Le Parlement comprend l'Assemblée nationale et le Sénat. Le Parlement est donc constitué de deux assemblées, ce qui permet la répartition du pouvoir législatif en évitant la suprématie d'une seule assemblée.

● *Le rôle du Parlement*

Trois domaines relèvent de la compétence du Parlement :
– le Parlement vote les lois ;
– le Parlement vote le budget de l'État (loi de finances) ;
– le Parlement fixe les principes fondamentaux de la Nation, comme l'organisation de la Défense nationale.

L'élaboration et le vote d'une loi

Différentes étapes mènent à l'adoption d'une loi ordinaire ; c'est ce que l'on nomme « procédure législative ». Cette procédure comporte quatre étapes :
– un nouveau texte de loi est déposé sur le bureau des assemblées ;
– le projet de loi est examiné par les parlementaires, puis les textes sont discutés par les assemblées. Des modifications (amendements) du texte primitif peuvent être proposées ;
– le Président de chaque assemblée soumet le texte au vote des parlementaires ;
– la loi votée est signée par le président de la République : c'est la promulgation. Elle est ensuite publiée au *Journal Officiel de la République française*. À partir de cette date, « nul n'est censé ignorer la loi ! ».

B) Le cadre administratif

En France, les pouvoirs de décision doivent être répartis.
Il y a décentralisation quand la loi accorde à des organes élus par une collectivité, un pouvoir de décision sur les affaires locales.
Ainsi, chaque collectivité territoriale doit pouvoir s'organiser.

L'organisation des collectivités territoriales

● *La commune*

Elle se compose du maire et du conseil municipal.
– *Le rôle du maire :*
- il est officier d'état civil et officier de police judiciaire ;
- il délivre certains certificats (ex. : extraits d'actes de naissance) ;
- il est chargé de veiller à l'application des lois de l'État.

– *Le rôle du conseil municipal :*
- il vote le budget municipal (prévision des recettes et dépenses) ;
- il administre les services communaux : voierie, assainissement, services culturels, écoles, maisons de retraite, crèches et centre communal d'action sociale (CCAS) dont les missions sont importantes.

– *Les missions du CCAS :*
- constituer les dossiers d'aide sociale, de RSA, d'aide médicale, etc. ;
- appliquer les règlements relatifs à l'hygiène publique (hygiène du milieu, de l'eau, assainissement, ordures ménagères, etc.)

● *Le département*

Le département est divisé en cantons. Les élections ont lieu au niveau des cantons ; on parle d'*élections cantonales*. Chaque canton élit un conseiller général. À la tête du département, le préfet est nommé par l'État.

– *Le rôle du président du conseil général :*
- il détient des pouvoirs de police (circulation sur les dépendances domaniales) ;
- il organise l'action sanitaire et sociale.

– *Le rôle du préfet de département :*
- il est le représentant de l'État dans le département. Il siège à la Préfecture ;
- il veille à l'exécution des lois et il est responsable de l'ordre public ;
- il dirige les services extérieurs de l'État dans le département (ex. : délivrance des cartes grises, cartes de séjour, cartes d'identité, etc.)

● *La région*

La France est constituée de 22 régions métropolitaines. La région est dirigée par le conseil régional qui élit un président. Ce dernier dispose dans la région des mêmes pouvoirs que le maire, ou le président du conseil général, dans leur propre collectivité territoriale.

– *Le rôle du conseil régional :*
- il gère le développement économique et social de la région ;
- il planifie l'aménagement du territoire (réseau routier, parc naturel, etc.) ;
- il organise l'action sanitaire et sociale (*cf.* Tableau ci-après), la construction de lycées, etc.

– *Le rôle du préfet de région* : il représente l'ensemble des ministères et dirige les services déconcentrés de l'État au sein de la région ; il s'agit des *services* de :
- l'intérieur (Police) ;
- la santé (*cf.* ci-après) ;
- l'aménagement du territoire.

La chambre régionale des comptes est chargée de vérifier les comptes et de contrôler le budget de toutes les collectivités territoriales (communes, départements, régions).

Tableau 3.23 Les organes de décentralisation élus par les citoyens (résumé)

	Organe de décision	Organe d'exécution
Région	Conseil régional	Président du conseil régional
Département	Conseil général	Président du conseil régional
Commune	Conseil municipal	Maire

2 Les structures administratives sanitaires et sociales

La loi HPST a réorganisé le système sanitaire et social[2] (*cf.* Tableau ci-après).

Tableau 3.24 Les structures administratives sanitaires et sociales

	Administration	Autorité hiérarchique	
État	Ministère de la Santé, de la Jeunesse et des Sports	Ministre de la Santé ↓ ↓ Directeur de la santé / Directeur des affaires sociales	Pouvoir central
Région	Direction régionale des affaires sanitaires et sociales (DRASS)	Préfet de région ↓ Directeur de la DRASS	Services déconcentrés de l'État
Département	Direction départementale des affaires sanitaires et sociales (DDASS)	Préfet de département ↓ Directeur de la DDASS	

A) L'administration centrale

Le ministère des Affaires sociales et de la Santé oriente la politique sanitaire et sociale en France.

B) L'administration déconcentrée[3]

Elle s'exerce à deux niveaux :

Niveau régional

- *Les agences régionales de santé (ARS)*

Elles rassemblent en une seule entité la santé publique et l'organisation de l'offre de soins ;

– *la santé publique* avec : la prévention (campagnes contre le cancer, l'obésité, le diabète…), la promotion de la santé (favoriser une hygiène de vie), la veille et la sécurité sanitaires (qualité de l'environnement, contrôle des établissements, veille épidémiologique…) ;

– *l'organisation de l'offre de soins* avec : l'organisation des établissements de santé (hôpitaux, cliniques) mais également des structures d'accueil médico-sociales (maisons d'accueil pour les personnes âgées et les personnes handicapées).

- *Les directions régionales de la Jeunesse, des Sports et de la Cohésion sociale (DRJSCS)*

Elles interviennent dans trois pôles d'activités :

– *le pôle « cohésion sociale, jeunesse, vie associative »* qui met en œuvre les politiques sociales, de la jeunesse, de la vie associative et de l'éducation populaire ;

– *le pôle « sport »* qui met en œuvre les politiques du sport ;

2. La loi HPST (hôpital, patients, santé et territoire) du 31 juillet 2009.

3. *Déconcentration* : délégation de moyens et de pouvoirs de décision de l'administration centrale aux services extérieurs de l'État.

– *le pôle « formations et certification »* qui met en œuvre les politiques de formations et de certification dans les différents domaines (sanitaire et social, sportif et loisirs).

Niveau départemental

- *Les Directions départementales de la cohésion sociale (DDCS)*

Elles regroupent les compétences de l'État en matière sociale ; elles sont des interlocuteurs uniques pour les collectivités territoriales ou les CAF, et mettent en œuvre la politique sociale dans de nombreux domaines :
– accès au logement ;
– politique de la ville ;
– jeunes, inclusion sociale, droits des femmes, etc.

3 Le statut juridique de l'enfant et de la famille

A) Le cadre juridique et institutionnel de l'enfant

Avant sa majorité, l'enfant n'a pas de capacité juridique, ce sont ses parents et la société qui doivent défendre ses droits. De ce fait, plusieurs pays membres de l'ONU ont signé la Convention internationale des droits de l'enfant. Ainsi, les États s'obligent mutuellement à les respecter.

La convention des droits de l'enfant : les 10 principes[4]

1 L'enfant doit jouir de tous les droits énoncés dans la présente déclaration. Ces droits doivent être reconnus à tous les enfants sans *discrimination* qui serait fondée sur la race, la couleur, le sexe, la langue, la religion ou toute autre discrimination.
2 L'enfant doit se voir accorder des *facilités* par l'effet de la loi afin d'être en mesure de *se développer* d'une façon saine et normale.
3 L'enfant a droit, dès sa naissance, à un *nom* et à une *nationalité*.
4 L'enfant doit bénéficier de la *Sécurité sociale*, d'une *alimentation*, d'un *logement*, de *loisirs* et de *soins médicaux* adéquats.
5 L'enfant *désavantagé* (physiquement, mentalement ou socialement) doit recevoir le traitement, l'éducation et les soins spéciaux que nécessite son état ou sa situation.
6 L'enfant a besoin d'*amour* et de *compréhension*. Il doit grandir sous la sauvegarde de ses parents dans une atmosphère de sécurité morale et matérielle. Les pouvoirs publics ont le devoir de prendre soin des enfants en difficulté. Il est souhaitable que soient accordées des *allocations de l'État* pour l'entretien des enfants des familles nombreuses.
7 L'enfant a droit à *une éducation gratuite et obligatoire* qui contribue à sa culture et lui permet de développer ses facultés, son jugement et son sens des responsabilités.
8 L'enfant doit, en toutes circonstances, être parmi les premiers à recevoir *protection et secours*.

▸▸▸

4. La Convention des droits de l'enfant n'est pas présentée dans son intégralité. Les extraits sélectionnés donnent une idée des 10 principes essentiels de cette convention (les points-clés sont en italiques).

⑨ L'enfant doit être *protégé* contre toute forme de négligence, de cruauté et d'exploitation. Il ne doit pas être soumis à la traite, il ne doit pas être admis à l'emploi avant d'avoir atteint un âge minimum, ni être astreint à prendre un emploi qui nuise à sa santé.
⑩ L'enfant doit être *protégé* contre les pratiques qui peuvent pousser à toute forme de discrimination.

B) Le cadre juridique et institutionnel de la famille

La famille

Définition : la famille désigne les gens « liés par le sang », qu'ils vivent ou non ensemble.

Les modèles familiaux

– La *famille nucléaire* (ou restreinte) est composée des parents (père et mère) et des enfants non mariés ou non indépendants économiquement.
– La *famille monoparentale* est formée d'un adulte avec un ou des enfants de moins de 25 ans. Le plus souvent, le parent est la mère.
– La *famille recomposée* regroupe l'un des parents, son nouveau conjoint et les enfants nés d'une première union. L'augmentation du nombre de séparations est à l'origine de ce type de famille.
– La *famille homoparentale* est composée de parents du même sexe et des enfants (biologiques ou adoptés).

Les fonctions familiales

– Fonction de *reproduction :* c'est l'une des fonctions essentielles de la famille. Elle permet d'assurer sa descendance.
– Fonction de *socialisation* : elle reste le lieu privilégié de la diffusion du langage et de la culture. Elle va préparer l'enfant à s'intégrer à la société, même si aujourd'hui crèches et écoles prennent souvent le relais des parents.
– Fonction de *protection* (loger, nourrir les enfants) : bien que des systèmes d'assurance et d'assistance se substituent parfois aux parents (Sécurité sociale, aide sociale), la famille reste un lieu de solidarité privilégié (aide matérielle, soutien psychologique, etc.)
– Fonctions de *consommation* et de *transmission* (du patrimoine) : c'est au sein de la famille que se développe l'accès aux biens de consommation et que se transmettent les biens familiaux (maison, meubles, etc.)

Le mariage

D'un point de vue juridique, la famille est fondée sur la notion de mariage (à laquelle aujourd'hui s'ajoute la notion de pacte civil de solidarité (Pacs)).
Le mariage est un acte juridique passé devant un officier d'État civil (le maire). Il oblige les époux à la cohabitation, la fidélité, l'assistance et le secours. La coutume veut que la femme utilise le nom de son mari mais elle peut y adjoindre son nom.

Le divorce[5]

Il existe quatre formes de divorce.

- *Le divorce par consentement mutuel (requête conjointe)*

La demande est formée par une requête unique des deux époux, sans énonciation des motifs à l'origine de la demande. Dès le départ, le dossier doit contenir la « *convention* » qui règle les conséquences du divorce (liquidation des bien, garde des enfants...), signée des demandeurs.

- *Le divorce sur acceptation des du principe de la rupture (dit « divorce accepté »)*

La requête est présentée par l'un ou l'autre des époux ou conjointement sans énonciation des motifs de la demande. Les époux sont convoqués avec leurs avocats à l'audience du tribunal pour une tentative de conciliation (pour « *acceptation du principe de la rupture* »). Lors de cette audience, les conséquences du divorce sont évoquées et doivent être acceptées par les deux parties. L'acceptation est irrévocable.

- *Le divorce pour altération définitive du lien conjugal*

La requête est présentée par l'un ou l'autre des époux, sans énonciation des motifs de la demande. Ici les parties n'ont pas accepté le principe de la rupture. Il y a donc *jugement*. Si le juge constate la séparation des époux depuis plus de deux ans, il prononce le divorce.

- *Le divorce pour faute*

La requête est présentée par l'un des époux. Dans un premier temps, il y a une audience de « *tentative de conciliation* ». Dans un second temps, les parties n'ayant pas accepté le principe de la rupture, il y a une assignation en divorce pour « *faute* » et le jugement est prononcé.

La filiation

Définition : la filiation est le lien de parenté établi par un acte d'État civil.

- *L'établissement de la filiation*

Depuis le 1er juillet 2006, il n'y a plus de distinction entre les filiations *légitime* (enfant né de parents mariés) et *naturelle* (enfant né de parents non mariés). La filiation est désormais établie de la manière suivante :
– la mère n'a pas à procéder à la reconnaissance de son enfant, même si elle n'est pas mariée ; la filiation maternelle est simplement établie par la désignation de la mère dans l'acte de naissance de l'enfant ;
– la présomption de paternité du mari établit automatiquement la filiation ;
– les pères non mariés doivent toujours procéder à une démarche de reconnaissance pour que la filiation soit établie.

- *La filiation inconnue ou non établie*

C'est la filiation d'un enfant naturel non reconnu. En l'absence de filiation maternelle et paternelle établie, la femme du père ou le mari de la mère (selon le cas) peut conférer par substitution son nom de famille à l'enfant par une déclaration conjointe. Il peut également être conféré à l'enfant les noms accolés des deux époux.

- *La filiation adoptive*

Il s'agit d'un enfant adopté par des parents adoptifs. Elle est établie par une décision de justice. Cette adoption peut être plénière ou simple.

5. Loi du 12 mai 2004.

– Dans le cas d'une *adoption plénière*, l'enfant prend le nom de l'adoptant. En cas d'adoption par les deux époux, le nom de famille conféré à l'enfant est choisi par eux : soit le nom du père, soit le nom de la mère, soit les deux noms accolés.
– Dans le cas d'une *adoption simple*, l'enfant ajoute le nom de l'adoptant (père ou mère) à son nom d'origine. Il peut aussi porter le seul nom de ses parents adoptifs.

Un nouveau livret de famille a concrétisé la réforme de la filiation.

L'autorité parentale[6]

Définition : « l'autorité parentale est un ensemble de droits et de devoirs ayant pour finalité l'intérêt de l'enfant, jusqu'à sa majorité ou son émancipation ».

Les principes des « droits et devoirs »

L'autorité parentale entraîne des droits et des devoirs, aussi bien pour les parents que pour l'enfant.

– *Les droits et les devoirs des parents.* Les parents doivent :
  - protéger l'enfant dans sa sécurité, sa santé, sa moralité ;
  - assurer son éducation ;
  - permettre son développement dans le respect de sa personne ;
  - contribuer à l'entretien et à l'éducation de l'enfant.

– *Les droits et les devoirs de l'enfant :*
  - l'enfant doit rester sous l'autorité parentale jusqu'à sa majorité ou son émancipation, et, de ce fait, ne peut quitter le domicile familial ;
  - l'enfant a le droit d'entretenir des relations personnelles avec ses ascendants (grands-parents, oncles, tantes, etc.) et même des tiers : parents ou amis (ex. : parrain, marraine, etc.) ;
  - l'enfant doit être associé aux décisions qui le concernent, selon son âge et son degré de maturité.

L'exercice de l'autorité parentale selon la filiation

L'exercice de l'autorité parentale peut prendre des formes différentes selon la filiation.

– Lorsque la filiation est légalement établie ou que les père et mère ont reconnu l'enfant dans l'année de sa naissance, les père et mère exercent en commun l'autorité parentale et assurent ensemble les droits et les devoirs qui s'y rattachent.

– Lorsque la filiation n'est établie qu'à l'égard de l'*un* de ses parents, celui-ci exerce seul l'autorité parentale.

– Lorsque la filiation est établie à l'égard de l'un des deux parents, plus d'un an après la naissance de l'enfant, dont la filiation est déjà établie à l'égard de l'autre parent, celui-ci reste *seul* investi de l'autorité parentale (toutefois, l'autorité parentale pourra être exercée en commun s'ils en font la demande – déclaration devant le TGI).

– *Le cas de la filiation adoptive :*
  - l'autorité parentale peut être détenue conjointement ou unilatéralement (selon le cas) ;
  - les parents et les enfants ont les mêmes droits et les mêmes devoirs que dans le cas de la filiation légitime ;
  - en cas d'adoption simple, l'autorité parentale est exercée par la famille adoptive, mais l'enfant garde des liens avec sa famille biologique.

6. Loi du 1er juillet 2006.

● *L'exercice de l'autorité parentale pour les parents séparés*

– « La séparation des parents n'a pas d'incidence sur les règles d'exercice de l'autorité parentale ; elle laisse subsister les droits et les devoirs des parents à l'égard de l'enfant. »

– « L'autorité parentale peut être exercée soit *conjointement* (par les deux parents) soit *unilatéralement* (par l'un des deux). »

– « Si l'exercice de l'autorité parentale est confié à l'un des deux parents, le juge décide de la résidence principale de l'enfant mineur et des devoirs des deux parents »[7] (*cf.* Tableau 3.25).

Tableau 3.25 Les devoirs des parents séparés envers l'enfant

Le parent qui exerce l'autorité parentale a le devoir de :	Le parent qui n'exerce pas l'autorité parentale a le devoir de :
– accorder le *droit de visite* à l'autre parent – l'informer des *choix* importants relatifs à la vie de l'enfant (domiciliation, scolarisation, orientation professionnelle, etc.) – respecter les liens de l'enfant avec l'autre parent et les membres de la famille (grands-parents, etc.)	– contribuer à l'*entretien* de l'enfant (pension alimentaire) – maintenir des *relations* avec l'enfant (visite et hébergement) – respecter les *liens* de l'enfant avec l'autre parent

● *La délégation de l'exercice de l'autorité parentale*

– « La délégation, totale ou partielle, de l'autorité parentale résulte toujours d'un jugement rendu par le juge aux affaires familiales. »

– Les père et mère peuvent déléguer l'exercice de l'autorité parentale à un tiers, à un établissement agréé lorsque les circonstances l'exigent.

● *La privation de l'exercice de l'autorité parentale*

« Est privé de l'exercice de l'autorité parentale le père ou la mère qui est hors d'état de manifester sa volonté, en raison de son incapacité, de son absence ou de toute autre cause sérieuse. »

4 La protection sanitaire et sociale de l'enfant et de la famille

La société a mis en place un système de protection efficace pour la mère et pour l'enfant organisé par la Protection maternelle et infantile (PMI) et l'Aide sociale à l'enfance (ASE).

A) L'organisation de la PMI

La PMI (organisée au niveau du département) doit promouvoir la santé de la future mère, de la mère et de l'enfant de moins de 6 ans, en prévenant la maladie et le handicap.

■ La mission et les moyens d'action

Les missions de la PMI et ses divers moyens d'action sont regroupés dans le *tableau 3.26.*

7. Le juge auditionne l'enfant au sujet du choix de la résidence (il tient compte de l'âge de l'enfant et de sa maturité). Il peut ordonner une résidence avant de statuer définitivement (art. 373-2-9).

Tableau 3.26 Les missions et les moyens d'action de la PMI

Pour les parents ou futurs parents	Pour les enfants de moins de 6 ans
1. Missions – Information sanitaire et sociale – Prévention des problèmes liés à la naissance – Éducation à la santé	**1. Missions** – Surveillance sanitaire et sociale – Prévention des handicaps – Éducation à la santé
2. Moyens d'action *A. Consultations autour de la naissance* • centres de planification familiale • consultations prénatales et post-natales • consultations de conseil génétique • consultations de lutte contre la stérilité • centres d'insémination artificielle *B. Centres maternels* Destinés aux femmes célibataires démunies (mères ou futures mères) *C. Visites à domicile pré- et postnatales* Pour certaines femmes aux conditions socio-économiques difficiles	**2. Moyens d'action** *A. Consultations d'enfants (de 0 à 3 ans)* *B. Bilans de santé à l'école (de 3 à 4 ans)* *C. Contrôles des établissements et services d'accueil de l'enfant de moins de 6 ans (ex. : crèches, etc.)* *D. Visites à domicile des puéricultrices* Conseils et surveillance aux familles en difficulté *E. Protection de l'enfance en danger moral ou physique* *F. Création de centres d'action médico-sociale précoce (CAMSP)*

● *Les objectifs des consultations*

Les consultations jouent chacun un rôle bien particulier :

– les *consultations prénatales* permettent le dépistage et le traitement précoce de toutes les anomalies qui pourraient nuire à l'enfant à naître ou à sa mère ;

– les *consultations postnatales* visent à protéger l'enfant du début de sa vie jusqu'à 5 ans révolus, en prévenant les maladies et les handicaps.

B) Les examens médicaux de la mère et de l'enfant

Il existe plusieurs examens médicaux. Ils concernent la femme enceinte et l'enfant dès sa naissance. Ils ont chacun un rôle bien précis.

■ Les examens de la femme enceinte

La législation en vigueur porte actuellement à sept le nombre des examens prénatals. Ils sont tous remboursés à 100 % par la Sécurité sociale et peuvent se pratiquer dans un centre de PMI ou toute autre structure de soins.

– *Intérêts des examens prénatals :* ils permettent de dépister précocement les anomalies et diverses difficultés pour la mère (d'ordre médical ou psychologique). Les consultations s'accompagnent d'examens cliniques, biologiques ou radiographiques.

– *Calendrier des examens prénatals :* il y a sept examens médicaux. Le premier doit être passé avant le 3e mois, les autres s'échelonnant au rythme d'un examen par mois.

NB : l'*examen postnatal* se déroule après la naissance. Il est effectué par un médecin, obligatoirement au cours des huit semaines qui suivent l'accouchement.

■ Les examens de l'enfant

Les examens médicaux obligatoires de l'enfant de moins de 6 ans sont au nombre de 20, échelonnés selon le calendrier ci-après (*cf.* Tableau 3.27). Trois examens permettent la délivrance d'un certificat de santé qui doit être envoyé à la CAF[8].

8. La CAF : caisse d'allocations familiales.

Tableau 3.27 Le calendrier des examens de l'enfant et les formalités associées[a]

Échéances	Examens médicaux	Certificats de santé	Formalités à la CAF
1re année : 9 examens médicaux			
– Avant le 8e jour	*– 1 examen médical*	*– 1 certificat de santé*	*– Envoyer l'attestation d'examen à la CAF*
– Du 1er mois au 6e mois	– 1 examen médical/mois		
– le 9e mois	*– 1 examen médical*	*– 1 certificat de santé*	*– Envoyer l'attestation d'examen à la CAF*
– le 12e mois	– 1 examen médical		
2e année : 3 examens médicaux			
– le 16e mois	– 1 examen médical		
– le 20e mois	– 1 examen médical		
– le 24e mois	*– 1 examen médical*	*– 1 certificat de santé*	*– Envoyer l'attestation d'examen à la CAF*
3e année : 8 examens médicaux			
– à 3 ans	– 2 examens médicaux		
– à 5 ans	– 2 examens médicaux		
– à 6 ans	– 2 examens médicaux		

a. Ces trois examens obligatoires permettent d'obtenir un « certificat de santé ».

C) Le rôle des certificats de santé

Les certificats de santé (au nombre de trois : 8e jour, 9e mois et 24e mois) ont pour but de permettre le dépistage précoce des infirmités physiques ou mentales, afin de les traiter le plus rapidement possible.

Un certificat comporte deux feuillets :

– une *attestation d'examen* devant être envoyée par les parents à l'organisme qui paye les prestations familiales ;

– un *certificat médical* confidentiel qui est remis au médecin chef de la PMI.

D) Le rôle du carnet de santé

Le carnet de santé est un document remis gratuitement aux parents par l'officier d'État civil, au moment de la déclaration de naissance. Grâce à ce carnet, chaque médecin peut connaître immédiatement l'histoire médicale de l'enfant.

Les informations du carnet de santé concernent :

– l'état de santé de la famille et les conditions de l'accouchement ;
– les résultats des examens médicaux de l'enfant ;
– les courbes de poids, de taille, la dentition de l'enfant ;
– les vaccinations, les rappels effectués ;
– le mode d'alimentation, la prescription de la vitamine D ;
– les maladies infectieuses ;
– les interventions chirurgicales ;
– le mode de garde de l'enfant ;
– les conditions de vie de la famille, etc.

E) Le rôle des vaccinations

Elles jouent un rôle essentiel dans la protection sanitaire de l'enfant. Elles sont toujours pratiquées par un médecin. Certaines vaccinations sont légalement *obligatoires*, d'autres sont fortement *conseillées* (*cf.* Tableau 3.28).

Tableau 3.28 Les vaccinations

(*)	Vaccinations contre	Types de vaccins[a]		Âge de la vaccination	Nombre d'injections	Rappels
O O O	Diphtérie (D) Tétanos (T) Poliomyélite (Polio)	DT + polio (DTP)		Vers : – 2 mois – 3 mois – 4 mois	3 injections à 1 mois d'intervalle	Vers 16 à 18 mois
C	Coqueluche (Coq)	DTCoq + polio (DTCP)		Idem		
C	Méningite à Hib[b]	Hib		Idem	3 injections à 1 mois d'intervalle (associée au DTCP)	Vers 16 à 18 mois
C	Hépatite B	Genovac B Hep B		Vers 7 à 8 mois	2 doses	1 rappel vers 6 à 8 mois après la 2[e] dose
C	Pneumocoque	PN7		Idem	Idem	
C	Tuberculose	BCG		Conseillé[c]	1 seule injection	Pas de rappel
C	Rougeole	Rouvax	ROR	Vers 12 mois	1 seule injection	Vers 2 ans
C	Rubéole	Rudivax				
C	Oreillons	Immovax				

(*) O = obligatoire, C = conseillé.

a. Plusieurs vaccins peuvent être regroupés. Ils deviennent polyvalents et y gagnent en efficacité.

b. Méningite due à l'*Hæmophilus influenzæ* de type b (Hib).

c. L'âge indiqué pour le BCG varie selon l'état sanitaire du milieu familial. Il est devenu facultatif depuis 2007 mais très recommandé dans les milieux à risque.

NB : le vaccin heptavalent regroupe sept vaccins :
DTCP + Hib + Hep + PN7 (le PN7 est conseillé pour prévenir les risques infectieux).

F) La protection sociale de la famille

Le système de protection sociale de l'enfant de moins de 6 ans et de la famille comprend :

– les *prestations familiales* destinées à apporter une aide matérielle aux familles ;

– la *protection de l'enfant en danger*, c'est-à-dire de l'enfant privé de soutien familial, maltraité ou handicapé.

Ce système de protection complète utilement le système de protection sanitaire, davantage dévolu à la PMI.

Les prestations familiales

Les prestations familiales participent à la protection maternelle et infantile. Elles consistent en versements d'*allocations*, c'est-à-dire de sommes d'argent aux familles afin de les aider à l'entretien (frais de logement, de nourriture, d'habillement, etc.) des enfants dont elles ont la charge.

Tableau 3.29 Les prestations familiales

Rôle des prestations	Conditions d'attribution	Versements
Allocations familiales (AF) : allocations visant à alléger les dépenses d'entretien de l'enfant	– Avoir au moins 2 enfants à charge – Sans conditions de ressources	Versement mensuel dont le montant varie avec le nombre et l'âge des enfants
Complément familial (CF) : il apporte une aide financière aux familles à revenus modestes	– Ménages ou personnes seules ayant au moins 3 enfants à charge, tous âgés de plus de 3 ans – Faibles ressources	Versement mensuel forfaitaire identique pour toutes les familles quel que soit le nombre des enfants à charge
Allocation de soutien familial (ASF) : elle apporte une aide financière aux parents seuls	– Être seul(e) pour élever un enfant de moins de 20 ans	Versement mensuel (dont on a soustrait, s'il y a lieu, le montant de la pension alimentaire)
Allocation de rentrée scolaire (ARS) : elle allège les frais de « rentrée scolaire » de l'enfant	– Avoir un enfant scolarisé de 6 à 18 ans – Avoir de faibles ressources	Un seul versement annuel (en septembre-octobre)
Aides au logement[a] : elles sont destinées à alléger les frais de location	– Avoir une famille ou être un jeune ménage sans enfants – Avoir de faibles ressource	Versement en fonction de l'aide demandée et des ressources
Prestation accueil du jeune enfant (PAJE) : – elle apporte une *aide financière* aux parents pour la naissance de l'enfant – elle allège les *frais de garde* de l'enfant – elle apporte un complément de ressources pour le parent qui souhaite garder son enfant	1. LA PRIME DE NAISSANCE – Avoir un 1er enfant – Sans conditions de ressources 2. L'ALLOCATION DE BASE – Avoir un 1er enfant – Conditions de ressources 3. LE COMPLÉMENT LIBRE CHOIX D'ACTIVITÉ – Avoir un 1er enfant – Avoir cessé ou réduit son activité professionnelle 4. LE COMPLÉMENT LIBRE CHOIX DE MODE DE GARDE – Faire garder son enfant de moins de 6 ans par une assistante maternelle agréée (AMA)	Versement au 7e mois de grossesse Versement mensuel de la naissance jusqu'aux 3 ans de l'enfant
Allocation d'éducation à l'enfant handicapé (AEEH)	– Avoir un enfant handicapé de moins de 20 ans – Sans conditions de ressources	Versement mensuel

a. APL, ALF, ALS.

- *Les conditions de versement*

Pour en bénéficier, les personnes doivent :
- résider en France ;
- avoir la charge effective et permanente d'un ou de plusieurs enfants (sans obligation de lien familial) ;
- posséder un titre de séjour (si elles sont étrangères).

Les prestations sont versées par la caisse d'allocations familiales (CAF) du lieu de résidence :
- aux parents (ou à la personne qui assure la charge de l'enfant) ;
- parfois à un tuteur ou à une personne morale (aide sociale à l'enfance).

La protection de l'enfant privé de soutien familial

La protection de l'enfant privé de soutien familial est assurée par l'aide sociale à l'enfance (ASE), organisée au niveau départemental.

L'organisation de l'ASE

– *Les objectifs :* l'ASE est un ensemble législatif visant à aider certaines familles ayant des difficultés d'ordre moral, financier ou éducatif, dans le but de préserver l'épanouissement de l'enfant.

– *Les moyens d'action :* chaque fois que cela est possible, l'ASE veillera à maintenir l'enfant dans son milieu familial, moyennant une aide financière ou un soutien éducatif. Quand le placement s'avère nécessaire, le rôle de l'ASE est de :

- *choisir* un mode de placement approprié ;
- *surveiller* ce placement ;
- *assurer* l'entretien de l'enfant.

Les catégories d'enfants protégés par l'ASE

L'enfant peut être protégé par l'ASE au sein de sa propre famille, ou dans une structure d'accueil. Plusieurs cas se présentent (*cf.* Tableau 3.30), l'enfant peut être placé :

– dans une *famille d'accueil* (chez des assistantes maternelles agréées de l'ASE) ;

– dans un *foyer de l'enfance* (il s'agit d'établissements rattachés à l'ASE) ;

– dans d'autres *établissements* (tels que les maisons d'enfants à caractère social).

Tableau 3.30 Catégories d'enfants protégés par l'ASE

Catégories d'enfants	Situation familiale	Rôle de l'ASE
Enfant accueilli provisoirement	Enfant ne pouvant plus être momentanément gardé par sa famille (hospitalisation, détention, etc.) ou dont la famille est déficiente sur le plan moral et/ou éducatif (elle garde ses droits)	Place l'enfant dans un établissement ou dans une famille d'accueil et mène une action éducative auprès des parents pour les préparer au retour de l'enfant
Pupille de l'État	– Enfant reconnu abandonné	– L'ASE exerce la tutelle de l'enfant et le confie à une famille d'accueil ou à un foyer de l'enfance, ou le place dans une famille en vue d'adoption

La protection de l'enfant maltraité

Un enfant maltraité est un enfant victime de carences ou de sévices mettant en péril son intégrité physique, psychoaffective ou morale.

Les indicateurs de maltraitance

Les études statistiques mettent en évidence certaines caractéristiques familiales et sociales souvent présentes dans les cas de maltraitance et qui, dès lors, peuvent être considérées comme facteurs de risque :

– parents ayant été victimes de sévices ou de carences affectives graves durant leur petite enfance ;
– parents ayant été séparés de leur enfant, directement après la naissance (hospitalisation du nouveau-né) ;
– couples divorcés et remariés ;
– parents affectivement immatures ;
– parents victimes de l'alcoolisme, de la promiscuité, de la drogue, de la misère sous toutes ses formes, etc.

● *Les signes d'alarme*

Les professionnels de la petite enfance doivent toujours observer l'enfant avec beaucoup de soin. Ils doivent être alertés par certains signes physiques ou psychologiques faisant suspecter la maltraitance.

– *Signes physiques :*
  - retard staturo-pondéral ;
  - présence de lésions sur la peau, les muqueuses (brûlures, morsures, griffures, ecchymoses, arrachement de cheveux, etc.) ;
  - existence de fractures multiples, à des stades différents, car provoquées à des moments différents. Elles peuvent atteindre n'importe quel os (des membres, du crâne, du rachis, etc.) ;
  - traumatisme crânien toujours lourd de séquelles. Il peut provoquer la mort ;
  - lésion des viscères ;
  - sévices sexuels.

– *Signes psychologiques.* Le déséquilibre affectif de l'enfant victime de sévices se manifeste de différentes façons :
  - enfant triste, ne jouant pas, refusant de communiquer ;
  - enfant agressif à l'égard de lui-même ou des autres (adulte ou enfant) ;
  - enfant semblant sans émotion, totalement indifférent à la séparation d'avec ses parents.

● *Le signalement des sévices (information préoccupante)*

– *L'obligation de signalement :* toute personne ayant connaissance de sévices à l'enfant ou d'une situation risquant de mettre l'enfant en danger, est dans l'obligation de le signaler à un service compétent. Dans le cas contraire, elle serait passible de poursuites et de sanctions pénales. Nul ne peut invoquer le respect du secret professionnel pour justifier son silence car il y va de l'intérêt, voire même parfois de la vie de l'enfant.

– *L'énoncé des personnes :*
  - qui peut *signaler* des sévices ?
  - qui peut *réceptionner* l'appel ?

La figure 3.14 regroupe les différents protagonistes de la situation : sont entourées d'un cercle les personnes qui téléphonent et d'un rectangle celles qui réceptionnent les appels.

Figure 3.14 Les différents protagonistes du signalement des sévices

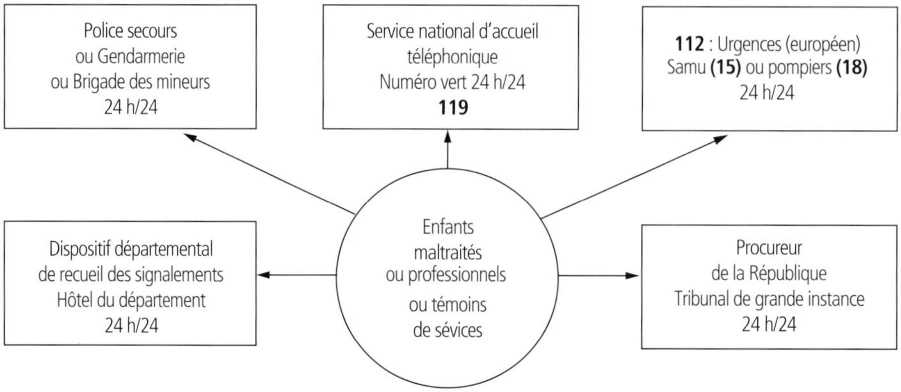

G) La protection de l'enfant handicapé

L'État a le devoir de mener une action en faveur des personnes avec un handicap. Il doit notamment assurer :
- la *prévention* et le *dépistage* du handicap (c'est le rôle de la PMI) ;
- les *soins à domicile* ;
- l'*intégration sociale* de l'enfant (ou du jeune) :
  - en milieu scolaire (ordinaire ou spécialisé),
  - en milieu professionnel ;
- l'*aide financière à la famille* (allocation d'éducation spéciale).

La loi énonce un certain nombre de principes orientant l'action en faveur des personnes handicapées[9] :
- la solidarité doit remplacer l'assistanat ;
- l'autonomie doit être favorisée ;
- la réinsertion doit être facilitée.

5 Les structures d'accueil de l'enfant

A) L'accueil pour l'enfant de moins de 6 ans

Il existe deux grands types d'établissements d'accueil de l'enfant de moins de 6 ans :
- les établissements assurant l'*accueil collectif* ;
- les services assurant l'*accueil familial* d'enfants au domicile d'assistantes maternelles.

L'accueil collectif[10]

Ces établissements ont pour mission de :
- veiller à la sécurité et à l'éveil des enfants qui leur sont confiés ;
- apporter une aide aux parents qui travaillent.

● *La procédure de création*

L'autorisation d'ouverture doit être sollicitée auprès du président du conseil général du département. Le dossier de demande d'autorisation doit indiquer :
- les objectifs, les moyens mis en œuvre, la conformité des locaux aux normes d'hygiène et de sécurité ;

9. Loi du 11 février 2005.
10. Article 180-2 du Décret ministériel du 1er août 2000.

– les effectifs et la qualification du personnel ;
– le projet d'établissement (avec le projet éducatif pour l'enfant) ;
– les capacités d'accueil selon les règlements en vigueur :
- les établissements d'accueil collectif peuvent offrir jusqu'à 60 places ;
- les établissements d'accueil à gestion parentale ne peuvent dépasser 20 places.

● *Les personnels*

– La direction d'un établissement d'accueil pour enfants de moins de 6 ans doit être confiée à :
- un docteur en médecine ;
- ou à une *puéricultrice(teur)*[11] justifiant de 5 ans d'expérience professionnelle auprès d'enfants de moins de 3 ans.

– La direction d'un établissement d'une capacité inférieure ou égale à 40 places, peut être confiée à un éducateur(trice) de jeunes enfants.
– Le personnel d'encadrement des enfants doit être titulaire du diplôme d'État d'éducateur(trice) de jeunes enfants ou du diplôme d'État d'auxiliaire de puériculture (DEAP) ou du CAP Petite enfance ou du bac professionnel ASSP ou du DEAVS[12].

Dans les établissements d'accueil collectif, la proportion des professionnels diplômés doit être au moins égale à la moitié de l'effectif du personnel.

Étude de cas

ZORA (AP) ET JULES

Mardi 8 h : Zora (AP) accueille Jules (24 mois) à son arrivée à la crèche des fleurs.
Zora parle un moment avec l'enfant et avec sa maman, puis elle lui enlève délicatement son manteau et le prend dans ses bras. Jules accepte volontiers de quitter sa maman, car Zora lui dit que Roméo est arrivé ! (C'est son meilleur copain…)

● *Les effectifs*

– L'effectif du personnel est d'un *professionnel* de la petite enfance pour :
- 5 enfants qui ne marchent pas ;
- 8 enfants qui marchent.

– Pour le calcul des effectifs des établissements à gestion parentale, il est tenu compte de la participation des parents à l'accueil des enfants. L'effectif des personnes présentes comprend au minimum (et en permanence) un professionnel qualifié qui assure la responsabilité assisté d'un parent.

L'accueil familial par l'assistante maternelle[13]

L'assistante maternelle peut être indépendante ou travailler en crèche familiale, ou accueillir d'une manière permanente les enfants placés par l'ASE. Son statut est particulier.

● *Le statut*

– Un contrat de travail définit ses droits et ses devoirs envers son employeur.
– Le montant du salaire est réglementé. Il est calculé selon le SMIC. À ce salaire sont ajoutées des indemnités d'entretien et de congés payés.

11. Diplôme de puéricultrice(teur) : une année d'études, après le DE d'infirmier (*cf. Guide de la puéricultrice*, C. de Saint-Sauveur, J. Gassier, Elsevier Masson).
12. Diplôme d'État d'auxiliaire de vie sociale (*cf. DEAVS*, J. Gassier, C. Cordon, Elsevier Masson).
13. Bien que majoritairement composée de femmes, cette profession est également occupée par des hommes.

– L'assistante maternelle doit obligatoirement être agréée et suivre une formation (l'agrément est fixé de 1 à 4 enfants de plus de 6 ans, selon la loi du 8 décembre 2008).

● *Les conditions d'agrément*

Pour être agréée, l'assistante maternelle doit :
– être âgée de 18 à 60 ans ;
– passer une visite médicale (ainsi que les membres de sa famille) ;
– avoir les vaccins et les radiographies pulmonaires à jour ;
– disposer d'un logement aux normes d'hygiène, de sécurité et de confort (HSC) ;
– avoir des aptitudes éducatives ;
– parler français ;
– avoir un casier judiciaire vierge ;
– maîtriser les gestes de premiers secours.

● *Le renouvellement*

L'assistante maternelle doit avoir bénéficié d'une formation organisée par la PMI.

Les autres modes d'accueil de l'enfant

● *L'accueil familial : l'auxiliaire parentale*

C'est une professionnelle titulaire d'un certificat de qualification ou de compétences professionnelles (CQP ou CCP).
– Durée de la formation : environ 4 mois à temps plein dans un centre de formation privé encadré par des professionnels.
– Validation des compétences : en fin de formation.
– Formation continue : 40 h chaque année, obligatoire, en cours d'emploi.
– Aucun agrément n'est nécessaire pour exercer son activité professionnelle.

● *L'accueil collectif*

– La *mini-crèche* : elle propose également un accueil régulier des enfants, elle a le même fonctionnement que la crèche collective, mais le nombre d'enfants accueillis est moins important.
– Les *crèches d'appartement* : des assistantes maternelles prennent en charge des enfants dans des appartements aux « normes ». Ces mini-structures fonctionnent sous la responsabilité d'une puéricultrice et d'une éducatrice de jeunes enfants qui se rendent régulièrement dans les appartements pour encadrer les enfants et le personnel.
– Les *crèches d'entreprise* : elles se sont développées dans les entreprises ou usines pour répondre aux besoins des familles et sont réservées au personnel de ces établissements.

Les caractéristiques des deux modes d'accueil de l'enfant de moins de 6 ans

Les deux modes d'accueil de l'enfant présentent chacun des intérêts, le tableau 3.31 permet de les comparer.

Tableau 3.31 Les modes d'accueil de l'enfant de moins de 6 ans, décret du 1er août 2000

	Caractéristiques	Encadrement	Responsabilité
1. Établissements d'accueil collectif			
Crèche collective	Accueil régulier, à la journée, d'enfants de moins de 3 ans	– Auxiliaires de puériculture (AP) – Éducateurs de jeunes enfants (EJE)	– Un médecin – Ou une puéricultrice – Ou un éducateur de jeunes enfants (EJE)
Crèche parentale	Accueil régulier, à la journée, d'enfants de moins de 3 ans	Les parents sous le contrôle d'une auxiliaire de puériculture ou d'un éducateur de jeunes enfants	– Une puéricultrice – Ou un éducateur de jeunes enfants (EJE)
Halte-garderie	Accueil occasionnel pendant la journée d'enfants âgés de moins de 6 ans	– Auxiliaires de puériculture – Éducateur de jeunes enfants	– Une puéricultrice – Ou un éducateur de jeunes enfants (EJE) – Ou une infirmière
2. Services d'accueil familial			
Crèche familiale	Accueil régulier, à la journée et à domicile, de 1 à 3 enfants de moins de 3 ans	Assistante maternelle (sous la surveillance d'une puéricultrice, ou d'un médecin)	– Une puéricultrice (directrice de la crèche familiale) – Un EJE – Un médecin de PMI
Assistante maternelle	Accueil régulier, à la journée et à domicile de 1 à 3 enfants de moins de 6 ans	Assistante maternelle (sous la surveillance d'une puéricultrice ou d'un médecin)	– Une puéricultrice (attachée à la PMI) – Un médecin de PMI

Le choix de la structure et le rôle des parents

– Le choix des parents pour les structures d'accueil est orienté en fonction :
- de leur situation personnelle (disponibilité, horaires de travail) ;
- du projet de la structure ou du service d'accueil ;
- de la proximité du domicile ;
- du montant de la participation familiale.

– Les parents participent à l'intégration de leur enfant dans sa nouvelle structure d'accueil (sur environ une semaine). Elle a pour objectif de permettre :
- à l'enfant de créer de nouveaux liens en étant sécurisé par la présence de ses parents ;
- aux parents d'être rassurés en connaissant mieux les professionnels ;
- aux professionnels de mieux connaître l'enfant et ses habitudes.

– Les parents participent à la vie de leur enfant dans l'établissement d'accueil par :
- le dialogue quotidien avec le personnel ;
- leurs suggestions à l'équipe de direction ;
- leur présence aux réunions de parents ;
- leur contribution aux événements importants de la crèche (les fêtes, les sorties avec les enfants, etc.)

B) L'école maternelle

L'école maternelle constitue la première étape du système éducatif français. Bien qu'elle ne soit pas obligatoire comme l'école élémentaire, son rôle est appréciable.

Les objectifs[14]

Les objectifs de l'école maternelle sont de scolariser et socialiser l'enfant au moyen de méthodes pédagogiques et de jeux.

- *Scolariser*

Être scolarisé, c'est pour l'enfant :
– *acquérir les notions de temps et d'espace*. C'est une adaptation à un nouveau rythme de vie avec de nouveaux horaires, de nouveaux lieux de vie ;
– *se plier à de nouvelles contraintes.* C'est savoir écouter, se concentrer, retenir, exécuter (c'est-à-dire découvrir le métier d'écolier !).

L'enfant apprend de nouveaux mots et gestes de la vie courante, c'est-à-dire s'habiller, manger, parler avec les autres. Par exemple, faire des phrases correctes, ne plus utiliser des gestes mais des mots.

- *Socialiser*

Se socialiser, c'est pour l'enfant :
– *rencontrer d'autres enfants :* les relations vont progressivement se faire et épanouir l'enfant ;
– *rencontrer d'autres adultes :* c'est-à-dire s'adapter à d'autres personnes que les parents.

Le fonctionnement

L'école maternelle a prévu plusieurs types d'activités pour l'enfant, elles répondent à des objectifs d'éducation et d'apprentissage.

- *Les activités physiques*

Les activités proposées (sauter, courir, grimper) conduisent les enfants à coordonner leurs mouvements et facilitent la prise de conscience de l'image du corps.

- *Les activités de communication*

Le langage, la mémorisation de chansons, ont pour objectif de favoriser les échanges verbaux, de faire acquérir un vocabulaire riche.

- *Les activités artistiques*

Ces activités (peinture, découpage-collage) permettent aux enfants d'exercer leur habilité manuelle et leur goût de la création.

- *Les activités techniques*

Ces activités sont mises en pratique par la construction d'objets, le jardinage (ex. : plantations, entretien des plantes, etc.) et les jeux multimédias (ex. : TV, ordinateur, etc.)

- *Les sorties éducatives*

Elles sont destinées à élargir les connaissances des enfants, à les ouvrir sur le monde extérieur (ex. : visites de musées, de jardins botaniques, de zoos, etc.)

- *Les « jeux libres »*

Ils sont ouverts aux enfants toute la journée (ex. : les toboggans, les balançoires, les trempolines, etc., et tous les coins poupée, dînette, lecture, puzzles, etc.)

- *Les activités de confort et d'hygiène*

Par exemple, passage aux toilettes, lavage des mains, sieste, repas auxquels l'agent territorial spécialisé des écoles maternelles (ATSEM) participe activement.

14. Les objectifs ont été définis par le ministère de l'Éducation nationale.

Le rôle du personnel

● *Le rôle du professeur des écoles*[15]

Son rôle essentiel est de :

– *reconnaître les besoins naturels de l'enfant* et veiller à l'organisation de l'emploi du temps journalier ;
– *mettre en place les tâches pédagogiques ;*
– *s'occuper activement des enfants et veiller à leur sécurité.*

● *Le rôle de l'ATSEM*[16]

L'ATSEM joue un rôle important. Ses actions sont indispensables au développement harmonieux du jeune enfant. Il doit :

– aider dans la préparation matérielle des activités de sa classe (ex. : diluer la peinture, préparer les pots de colle, etc.) ;
– donner aux enfants des soins d'hygiène et de confort (le lavage des mains et du visage avant et après les repas), habiller les enfants pour les sorties, etc. ;
– installer les enfants pour la sieste ;
– être attentif à des signes de fatigue, d'angoisse ou de maladie ;
– préparer et distribuer les repas et collations, les aider à couper leur viande ;
– stimuler les enfants, etc.

Étude de cas

CLARA ET SAMY

Clara (ATSEM) constate qu'en fin de journée scolaire, Samy (4 ans) est mal à l'aise… Il veut aller aux toilettes et ne sait pas comment exprimer son besoin, ni où aller. Elle le prend par la main et lui montre comment fermer la porte, comment baisser son pantalon. Elle lui dit : « Je t'attends… Appelle-moi dès que tu auras fini… ». Mais Samy dit à Clara : « Je veux aller à la maison ». Samy semble fatigué. Clara va lui lire une histoire en attendant l'arrivée de sa maman.

Le rôle de l'AVS (auxiliaire de vie scolaire)

Dans les écoles où un enfant handicapé est scolarisé, un(e) auxiliaire de vie scolaire est présent(e) pour accompagner l'enfant handicapé. Il (ou elle) ne se substitue en aucun cas à l'enseignant, mais facilite la vie de l'enfant handicapé dans ses activités quotidiennes.

● *Le rôle des parents*

Les parents participent activement à la vie de l'école. Ils peuvent :

– *rencontrer le professeur des écoles en allant chercher l'enfant,* et ainsi s'informer de son comportement ou de ses problèmes en classe ;
– *faire des suggestions au personnel* (pour les repas, ou les petites habitudes de sommeil) ;
– *participer aux « réunions des parents »* organisées par l'école (certains parents sont « délégués ») ;
– *contribuer aux événements importants* (fêtes, sorties pédagogiques, etc.)

15. Les ex-institutrices et instituteurs ont le titre de « professeurs des écoles ».
16. Accès sur concours administratif (catégorie C). *Concours ATSEM*, J. Gassier, É. Giroulle, O. Meyer, Elsevier Masson.

Retenir

1. Cadre politique et administratif

- Le *cadre politique* est régi par l'État dans le respect de la Constitution. L'État affirme ses volontés par trois pouvoirs : législatif, exécutif et judiciaire.
- Le *Parlement* (où siègent les députés) élabore et vote les *lois*.
- Chaque *collectivité territoriale* s'administre librement : les maires gèrent les communes et les préfets gèrent les départements et les régions.
- Les *structures administratives* sanitaires et sociales ont été réorganisées par la loi HPST[17]. Les ARS (Agences régionales de santé) jouent un rôle majeur.
- Les États s'obligent à respecter la « *Déclaration des droits de l'enfant* » fondée sur 10 grands principes.

2. Le statut juridique de l'enfant et de la famille

- L'enfant n'a pas la capacité juridique, ce sont ses parents et la société qui défendent ses droits. Ils doivent respecter les 10 principes de la Convention de l'enfant.
- Les *modèles familiaux* sont les différentes formes de famille au sein desquelles l'enfant peut être amené à vivre (nucléaire, monoparentale, recomposée).
- Juridiquement la famille est basée sur le *mariage*. Celui-ci peut être rompu par le *divorce* qui a des répercussions sur l'enfant.
- La *filiation* est le lien qui unit l'enfant à ses parents (filiation paternelle ou maternelle). Elle peut être légitime, naturelle, adoptive ou inconnue (non établie).
- L'*autorité parentale* est un ensemble de droits et de devoirs ayant pour finalité l'intérêt de l'enfant jusqu'à sa majorité ou son émancipation.

3. La protection de la mère, de l'enfant et l'aide à la famille

- La société a mis en place un système de protection efficace pour la mère et pour l'enfant : la PMI (Protection maternelle et infantile).
- L'*objectif de la PMI* est de promouvoir la santé de la future mère, de la mère et de l'enfant de moins de 6 ans.
- Ses moyens sont le *suivi médical* (examens) et les *vaccinations* (certaines sont obligatoires et d'autres facultatives mais très recommandées).
- Des *prestations familiales* (allocations) assurent la protection sociale de la famille. Certaines sont versées sous conditions.
- L'ASE (Aide sociale à l'enfance) a pour mission la *protection* de l'enfant privé de famille ou vivant dans une famille en difficulté sur le plan moral et/ou éducatif.
- Le signalement des sévices sur enfants est une obligation faite à tous les membres de la société ; celui qui s'y soustrait fait l'objet de sanctions pénales.

4. Les structures d'saccueil de l'enfant

- Il existe deux grandes formes d'accueil de l'enfant : l'accueil collectif et l'accueil familial.
- L'*accueil collectif* comprend essentiellement la crèche collective, la crèche parentale, la halte-garderie.
- L'*accueil familial* comprend essentiellement la crèche familiale et l'assistante maternelle.
- L'*école maternelle* constitue la première étape du système éducatif français. Elle vise à scolariser et socialiser l'enfant par diverses méthodes basées sur la pédagogie et les jeux.

---

17. Loi HPST (hôpital, patients, santé et territoire).

1 **Définissez les termes suivants.**

a. Mariage.
b. Divorce.
c. Filiation.
d. Autorité parentale.

2 **Définissez le sigle « PMI » et précisez son rôle.**

3 **Complétez le tableau suivant en citant chaque prestation en face de sa définition.**

Les prestations sont les suivantes : *prestation d'accueil du jeune enfant (PAJE), aides au logement, allocations familiales, complément familial, allocation de rentrée scolaire, allocation d'éducation à l'enfant handicapé.*

Prestations	Définitions
	Elle est destinée à compenser les frais qu'entraîne un enfant handicapé
	Elle est destinée à alléger les frais de « rentrée scolaire » de l'enfant
	Elle est destinée à alléger les frais de location
	Elles sont destinées à alléger les dépenses d'entretien de l'enfant
	Elle est destinée à apporter une aide financière aux familles à revenus modestes
	Elle est destinée à apporter une aide financière aux parents seuls
	Elle est destinée : – à apporter une aide financière aux parents pour la naissance de l'enfant ; – à alléger les frais de garde de l'enfant ; – à apporter un complément de ressources pour le parent qui souhaite garder son enfant

4 **Situation**

Naty (18 mois) apprécie son assistante maternelle

Naty a 18 mois. Elle a été confiée à l'âge d'un an à une assistante maternelle, non loin du domicile familial. Sa mère va la chercher tous les soirs pour l'emmener prendre ses repas en famille vers 18 h 30. Elle la récupère le mercredi et tous les week-ends. L'assistante maternelle parle souvent à Naty, lui raconte des histoires, l'emmène se promener, ou chercher ses propres enfants à l'école. Naty aime rire, courir, jouer avec les enfants, et se montre très affectueuse avec Madame A (l'assistante maternelle). Lorsque sa mère vient la chercher, la séparation se fait très facilement : Naty sait dire « au revoir » gentiment à Madame A., il n'y a jamais de crises de larmes.

a. Rappelez les critères principaux recherchés par les parents en vue de la garde de leur enfant.

b. Indiquez les signes montrant que la garde de Naty est réussie.

Chapitre

18 La communication appliquée au secteur professionnel

Mots-clés

- Recueil d'information
- Sources d'information
- Supports de l'information
- Émetteur
- Récepteur
- Canal
- Rétroaction
- Communication interpersonnelle
- Réseaux de communication

Situation

Les « moyens » de l'information à Prato

Afin d'informer les habitants de la ville de Prato sur une kermesse qui sera organisée en fin d'année, Mme B., directrice du groupe scolaire H, demande à son équipe éducative de réaliser des affiches et des dépliants qui seront distribués aux parents et dans les commerces voisins de l'école. Voici un premier prototype.

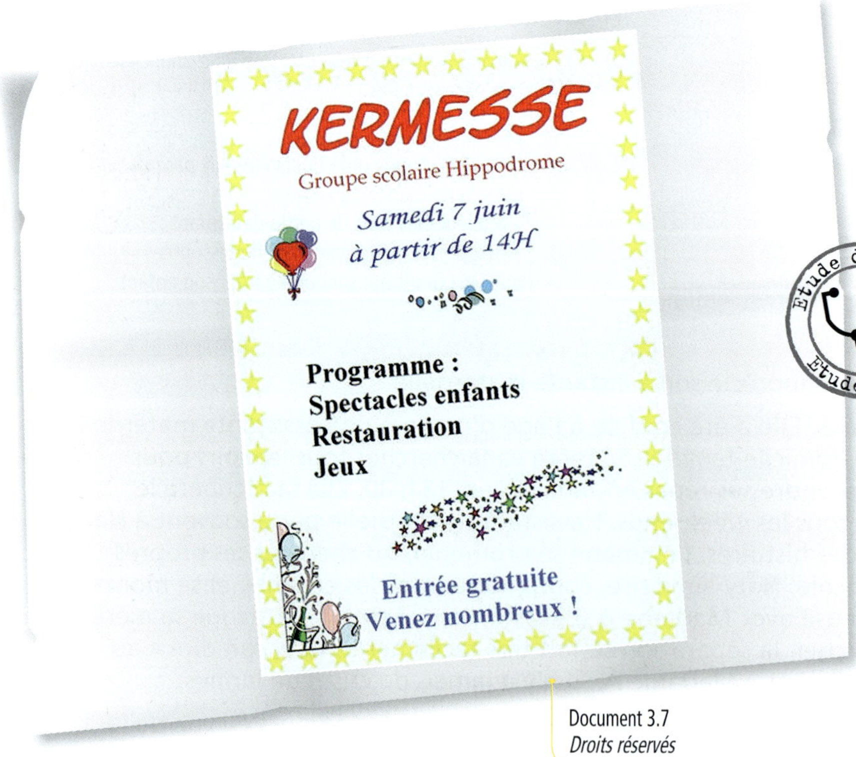

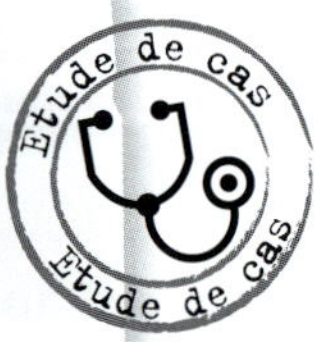

Document 3.7
Droits réservés

LES RÈGLES DE LA COMMUNICATION

La communication interpersonnelle prend une place très importante puisqu'elle nous permet d'entrer en relation avec les gens autour de nous. On s'aperçoit bien vite que l'art de communiquer n'est pas aussi simple qu'il en a l'air et qu'il ne nous est pas naturel mais, au contraire, qu'il doit être appris et maîtrisé.

LES FORMES DE LA COMMUNICATION

La communication *écrite* transmet le maximum d'information, qui peut ensuite être lue et relue, mais qui ne permet malheureusement pas de rétroaction immédiate du récepteur. Moins efficace lorsqu'il y a beaucoup d'informations à communiquer, la communication *verbale* donne toutefois la possibilité de recevoir une réponse immédiate. Cependant, il faut savoir que ce que l'on dit peut être infirmé ou confirmé par la communication *non verbale* (comme le regard, les gestes et le toucher). De même, les vêtements sont des éléments d'information de l'interlocuteur, à ne pas négliger !

LA MÉTHODOLOGIE DE LA COMMUNICATION

Dans le domaine de la communication, il faut respecter avant tout la méthodologie du *QQQOCP* (Que ? Qui ? Quand ? Où ? Comment ? Pourquoi ?). À savoir :
– *Que dire ?* (quelle forme de communication adopter ?)
– *À qui s'adresser ?* (quel est le profil de mon (ou nos) interlocuteur(s) ?)
– *Quand ?* (quel est le bon moment pour parler ?)
– *Où ?* (quel endroit est le meilleur pour converser ? dans le bureau ? dans le couloir ? etc.)
– *Comment ?* (quel langage adopter ?)
– *Pourquoi ?* (quel est l'objectif de l'entretien ?)

LES RÈGLES DE BASE DE LA COMMUNICATION

Pour établir une communication de qualité, il faut respecter certaines règles de base. Ex. :
– tenir compte que l'autre est différent de soi (le langage doit lui être accessible et le ton adapté) ;
– développer les idées une à une ;
– limiter le nombre de questions en tenant compte de la capacité de mémorisation de l'interlocuteur ;
– répéter les idées principales du message ;
– reformuler une idée dès que la rétroaction indique qu'elle a été mal comprise ;
– résumer occasionnellement sa pensée ;
– attirer l'attention sur les points les plus importants en élevant la voix, en faisant des pauses ou en utilisant d'autres façons de captiver l'auditeur ;
– avoir quelque chose de pertinent à dire ou qui soit enrichissant pour l'autre.

LES RECOMMANDATIONS

Éviter de :
– porter un jugement sur la personne qui parle ;
– faire des remarques déplacées à son sujet ;
– donner un autre sens à ses paroles ;
– bloquer sa conversation en l'interrompant sans cesse ;
– ne pas la regarder au cours de la conversation.

Document 3.8
Les règles de la communication.

LE PRINCIPE DU SECRET PROFESSIONNEL (SP)

Définition : le secret professionnel est « la révélation d'une information à caractère secret par une personne qui en est dépositaire soit par état ou par profession, soit en raison d'une fonction ou d'une mission »[1]. Le secret professionnel a donc pour objectif d'assurer la confiance qui s'impose à l'exercice de certaines professions (ex. : à ceux qui ont une *fonction sociale* : *soins, défense, aide*). Ainsi, sont soumis au secret les professionnels par état ou par profession, par mission ou fonction (même temporaire). Exemples :

PAR ÉTAT

Les médecins et ministres du culte (prêtres, pasteurs, rabbins). Cette qualité demeure même après cessation de leur activité.

PAR PROFESSION

Les assistants sociaux, les avocats, les officiers ministériels (ex. : huissiers, notaires), les magistrats, les banquiers, les officiers de police

1. Le manquement est puni d'une peine d'emprisonnement et d'une amende (de l'ordre de 10 à 15 000 €).

Document 3.9
Les principes du secret professionnel et de la discrétion professionnelle

judiciaire, les infirmiers, les sages-femmes, les kinésithérapeutes. En revanche, n'entrent pas dans cette catégorie les enseignants, les psychologues et éducateurs (sauf uniquement en raison de la mission à laquelle ils participent – PMI, ASE, etc.), les assistants maternels agréés.

PAR MISSION OU PAR FONCTION

Les membres de la CNIL, de la CADA (commission d'accès aux documents administratifs), des CLI, des aides médicales, les secrétaires des CCAS, les membres des commissions d'admission à l'aide sociale.

LE PRINCIPE DE LA DISCRÉTION PROFESSIONNELLE (DP)

À la différence du *secret professionnel* (qui a pour objet de protéger pénalement l'administré contre l'administration), l'obligation de *discrétion professionnelle* vise à protéger l'administration contre la divulgation d'informations relatives au service. La loi impose la discrétion pour tous les faits, informations ou documents dont le fonctionnaire a eu connaissance dans l'exercice ou à l'occasion de l'exercice de ses fonctions. Ce devoir s'impose aussi bien aux agents non titulaires. Cette obligation ne doit pas être confondue avec l'obligation de réserve. Le manquement à l'obligation de discrétion professionnelle réside dans la révélation d'un fait alors que le manquement à l'obligation de réserve réside dans la manifestation d'une opinion.

Document 3.9 (suite)
Les principes du secret professionnel et de la discrétion professionnelle.

Questions

En utilisant le document 3.7 :

- Listez les informations importantes qui figurent sur ce prototype.
- Énumérez les informations complémentaires qui pourraient être rajoutées.

En utilisant le document 3.8 :

- Définissez les objectifs de la communication.
- Énumérez les différentes formes de communication.
- Listez trois critères de bonne communication.
- Listez trois freins à la bonne communication.

En utilisant le document 3.9 :

- Définissez le secret professionnel.
- Indiquez la différence avec la discrétion professionnelle.

1 L'information

Les professionnels de l'enfance sont souvent confrontés à l'information. Ils peuvent alternativement la demander ou la donner.

A) Les échanges d'information

– *Le recueil d'informations sur l'enfant* : les professionnels devront obtenir de nombreuses informations concernant le plus souvent la vie privée, c'est le recueil d'informations appelé aussi « collecte de données ». On demande, par exemple, la situation familiale et sociale (ex. : conditions de logement, habitudes de vie, etc.) ; ces informations sont bien sûr confidentielles et sont protégées par le secret professionnel.
– *L'apport d'informations aux parents* : les professionnels doivent également apporter des informations aux parents des enfants sur :
- les modalités d'admission ;
- les documents à compléter à l'entrée (autorisations de sortie, etc.)

B) Les sources d'informations

Rechercher l'information est une compétence que l'élève de CAP Petite enfance doit développer, pour répondre aussi bien aux exigences du milieu scolaire (dossier, exposé) qu'à celles du milieu professionnel. Il existe de nombreux « lieux ressources » où rechercher l'information. Citons : l'environnement familial, l'environnement scolaire, un établissement sanitaire et social, les bibliothèques, les centres documentaires et les banques de données.

L'environnement familial

Tout individu dispose de ressources personnelles qu'il ne doit pas sous-estimer. Dans son cursus scolaire, il a acquis un certain nombre de connaissances qu'il mettra à profit dans son activité professionnelle.
Dans toute bibliothèque familiale, on trouve un ou des dictionnaires, souvent une encyclopédie, des ouvrages plus ou moins spécialisés.
On peut également trouver dans son entourage une ou des personnes susceptibles d'apporter des informations pertinentes de par leur profession ou leurs connaissances.

L'environnement scolaire

Au lycée, le centre de documentation et d'information (CDI) est un passage obligé pour tout lycéen. Il propose aux élèves un fonds d'ouvrages répondant à leurs besoins et à leur curiosité, assurant ainsi une fonction de bibliothèque. Les élèves y trouvent également les informations nécessaires à la réalisation de leurs travaux scolaires et à leur enrichissement personnel, les outils de travail permettant la recherche (fichiers informatisés, CD-Rom, accès internet, encyclopédies, dictionnaires, etc.)
Enfin, il y a au lycée, de nombreuses personnes ressources capables d'apporter des informations aux élèves : les professeurs, les documentalistes, l'infirmière et l'assistante sociale scolaire.

Les revues spécialisées

Il est également possible de s'abonner à des revues professionnelles qui permettent de suivre l'actualité médicale, technique, législative ou sociale. On peut citer les revues *Actualités sociales hebdomadaires, Les métiers de la petite enfance, L'École des parents,* etc.

Les bibliothèques municipales et les centres documentaires

– Les bibliothèques municipales sont des lieux ressources qu'il ne faut pas négliger. De nombreux ouvrages sont à la disposition du public, ils peuvent être consultés sur place (encyclopédies, dictionnaires) ou empruntés (livres, revues, CD-Rom, etc.) De plus en plus de bibliothèques proposent un espace internet.
– Les centres documentaires ont un fonds important et sont souvent spécialisés.

Les banques de données

Une banque de données est une « collection ordonnée d'informations apparentées et traitées par ordinateur, mémorisées, qui peut être interrogée à distance, en ligne ».
Il existe des banques de données scientifiques, administratives et d'usage général.

C) Les supports de l'information

Observons les différents supports de l'information dans le domaine sanitaire et social.

La lettre professionnelle

La lettre professionnelle permet un échange entre deux ou des individus. Sa rédaction doit respecter des règles d'usage :
– une présentation normalisée (format et disposition) ;
– trois parties essentielles (en-tête, corps de la lettre, formule de politesse).

L'imprimé professionnel (ou formulaire)

L'imprimé permet de collecter des informations sur une personne dans le but de les transmettre et de les stocker (ex. : formulaire d'entrée à la crèche).

Les fiches

Les fiches sont rédigées sur carton car elles seront beaucoup manipulées. Elles permettent de stocker des informations sur un même sujet (ex. : fiche sanitaire, fiche de vie scolaire, fiche d'inscription en crèche, etc.)
– Elles portent un titre, sont organisées en rubriques (nom, prénom, classe, sexe, etc.), elles-mêmes regroupées en zones (état civil, fratrie, scolarité, etc.)
– Elles sont destinées à être conservées dans un fichier manuel où elles seront rangées selon un classement.

Le compte-rendu

Le compte-rendu permet d'informer de manière objective ses destinataires sur un événement, une réunion ou une situation (ex. : compte-rendu de visite, du conseil de classe, d'une réunion d'équipe, etc.) Il doit rester neutre et rapporter les faits tels qu'ils se sont passés.

Le planning

Le planning est un outil d'organisation. Il permet de visualiser les tâches, les événements, les soins et d'en vérifier la réalisation. Il peut être actualisé régulièrement selon les modifications qui peuvent survenir (demande de congé, absence imprévue, etc.) Exemples de plannings : emploi du temps des élèves, planning d'activités pour une semaine en crèche, planning des soins sur la journée à l'hôpital, etc.

L'organigramme

Un organigramme est la représentation schématique de l'organisation d'un établissement. Il permet de s'informer sur les différents services de la structure, les personnes qui y travaillent et leur fonction (*cf.* Figure 3.15).

Figure 3.15 Organigramme en pyramide

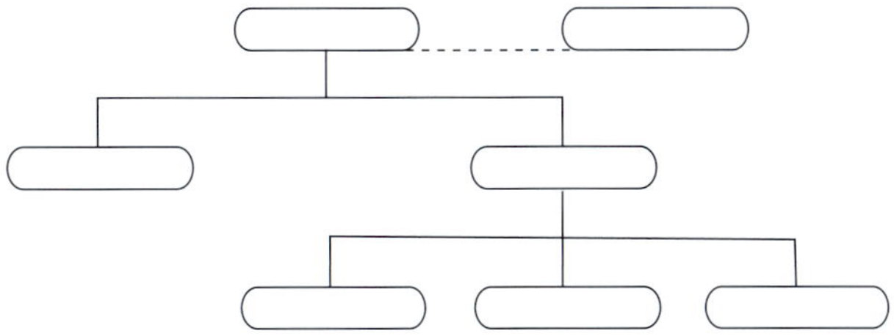

– Un organigramme est composé de cartouches disposés par niveaux (chaque niveau correspondant à un échelon hiérarchique).
– Les cartouches sont reliés par des traits qui symbolisent la nature du lien entre les personnes, par exemple :
- lien hiérarchique (transmission d'ordres), représenté par un trait plein ;
- lien fonctionnel (transmission d'informations), représenté par un trait en pointillé.

Il existe différentes formes d'organigramme (*cf.* Figure 3.16).

Figure 3.16 Exemple d'organigramme de crèche collective

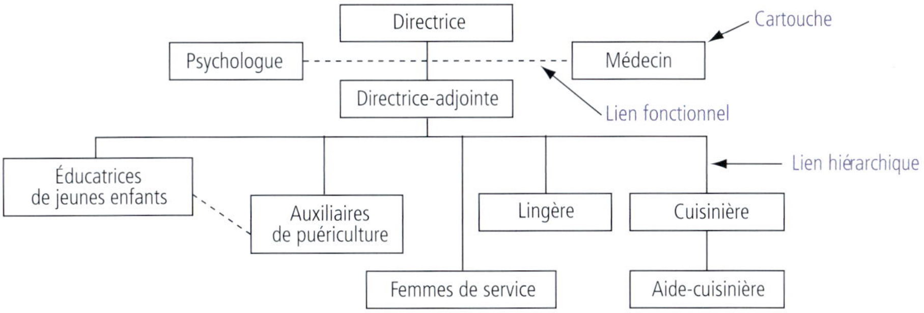

Le graphique

Un graphique est une représentation visuelle de données chiffrées dont le tracé peut être constitué de droites, de courbes, de points (une légende permet de comprendre la signification de ces symboles, par exemple : hachures de couleurs).

Le dépliant

Il présente un message illustré sur un support papier qui se déplie ; il est constitué de 2, 3 ou 4 pages ; au-dessus, il s'agit d'un fascicule. Il peut avoir un objectif d'information, d'éducation ou de publicité.

L'affiche

Elle présente un message illustré sur un support papier. Elle est constituée d'un seul feuillet. Elle peut avoir un objectif d'information, d'éducation ou de publicité.

2 La communication

Définition : « la communication consiste à mettre en commun une information ».
Communiquer est un besoin social qui permet « d'échanger des messages ». Cependant lors de l'émission d'un message, il y a nécessairement un lien qui se crée entre l'émetteur et son destinataire.
La communication est un *acte*, l'information est son *contenu*.

A) Les composantes de la communication

Dans une situation de communication, il y a au moins deux partenaires : l'*émetteur* du message et le *récepteur* du message.
Lorsqu'un message est compris, le récepteur est capable de donner une réponse (*cf.* Figure 3.17).
Dans une situation de communication, il y a :
- un *émetteur* (E) qui donne une information ;
- un *récepteur* (R) : c'est le destinataire de l'information ;
- un *canal :* c'est le moyen permettant la transmission de l'information ;
- un *message :* c'est le contenu de la communication ;
- une *rétroaction* : c'est la réponse donnée par le récepteur de l'information.

Figure 3.17 Composantes de la communication

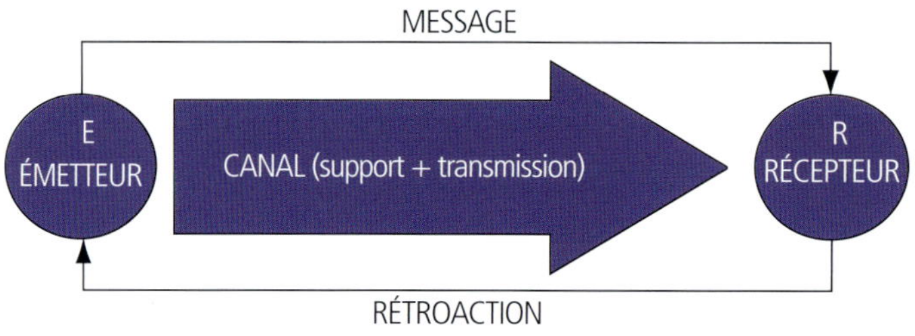

B) Les formes de la communication

Il existe trois grandes formes de communication : la communication verbale, la communication non verbale et la communication écrite.

La communication verbale

Elle peut être :
- *fermée*, comme par exemple sous la forme d'un ordre, et porteuse d'un rapport d'autorité. La réponse attendue ne peut être que l'acceptation ;
- *ouverte*, le message peut solliciter une réponse. Il autorise alors une évolution dans la relation.

La communication non verbale

Les signes non verbaux peuvent, soit renforcer le message verbal, soit au contraire en brouiller le sens initial. Les principaux paralangages sont :
- la *posture* (elle informe sur l'éducation, le milieu social et traduit aussi l'attention accordée au message) ;
- le *regard* direct ou fuyant au cours de l'échange (il peut traduire une admiration béate ou au contraire quêter l'approbation d'autrui) ;
- la *distance* entre les personnes en présence (elle varie selon la culture d'origine, renforce ou annule les sentiments sous-jacents) ;
- les *gestes* (ils accompagnent et amplifient souvent le message) ;
- le *toucher* (le contact physique entre deux personnes a une grande charge émotionnelle). Il est indispensable à l'éveil de l'enfant et rassure le malade ;
- les *mimiques* (ou expressions du visage). Elles peuvent exprimer la peur, la joie, la méfiance, le dégoût, etc.

Figure 3.18 La communication « non verbale » de l'enfant

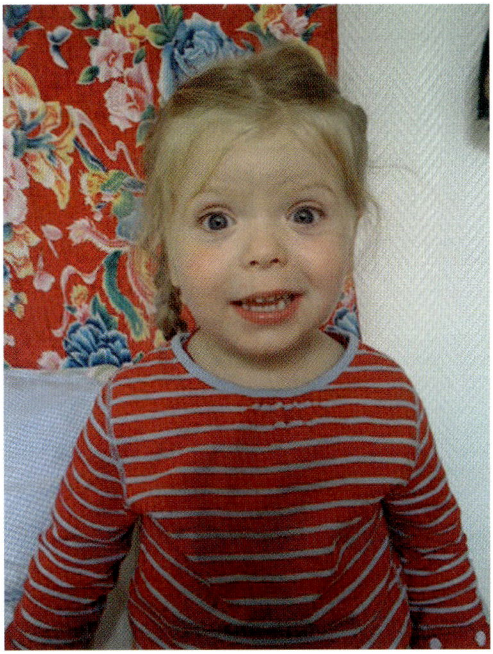

La communication écrite

Les rapports que chacun entretient vis-à-vis de l'écrit varient selon plusieurs critères :
- la *culture* de la personne ;
- le *support* utilisé (papier, écran) ;
- la *maîtrise* de la technique (ordinateur) ;
- l'*objectif* recherché, etc.

c) La communication interpersonnelle

La communication est un fait social, elle permet la constitution du « lien social ».
- On parle de communication interpersonnelle quand *deux personnes* sont en présence. En effet, s'il n'y a qu'une personne, il n'y a pas de communication et s'il y a plus de deux personnes, on parle de communication en groupe.
- Dans la communication interpersonnelle, il y a échange et réciprocité entre l'émetteur et le récepteur qui changent de rôle tour à tour.

Le canal est soit oral, soit visuel, soit oral et visuel (*cf.* Figure 3.19).

Figure 3.19 La communication interpersonnelle et les canaux de communication

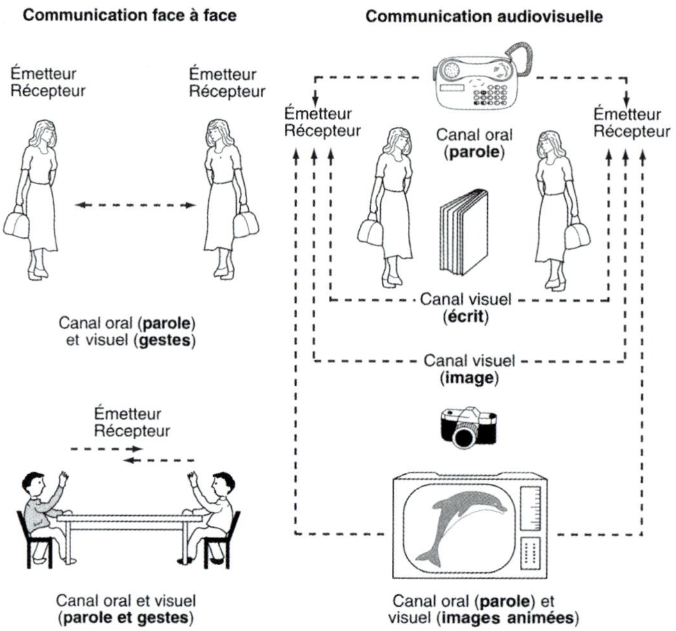

D) La communication dans le groupe (les réseaux)

Un groupe se structure en réseaux en fonction de la position tenue par chacun de ses membres. Cette position varie en fonction de la personnalité de chaque membre (timide, extravertie, introvertie, etc.) et de son statut au sein du groupe (cadre de santé, infirmièr(e), aide-soignant(e), etc.) Ainsi, on peut avoir différents types de réseaux. Citons les trois principaux (*cf.* Tableau 3.32).

Tableau 3.32 Principaux réseaux de communication

Schémas	Réseaux	Caractéristiques
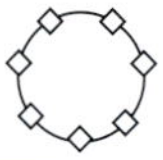	En cercle	Les échanges ont lieu avec l'ensemble du groupe, ce qui améliore la cohésion de celui-ci. C'est le groupe le plus efficace. *Exemple* : une réunion de concertation dans un service hospitalier.
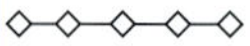	En chaîne	C'est un réseau de communication très morcelé qui comporte des risques de perte et de déformation de l'information. Il est cependant très utilisé. *Exemple* : les transmissions orales à l'hôpital. Médecin, cadre de santé, infirmière, auxiliaire de puériculture ou aide-soignante.
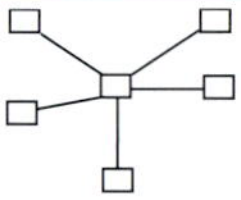	En étoile	L'information est centralisée sur le chef, et non sur les membres du groupe. *Exemple* : les transmissions orales en service hospitalier (le responsable est l'infirmier).

E) Les obstacles à la communication

La qualité de la communication peut être altérée par diverses difficultés :
- matériel inadapté ou espace limité ;
- organisation de l'établissement inadaptée (ex. : manque de lien) ;
- présence d'éléments perturbateurs (ex. : le bruit) ;
- manque de motivation, inattention ;
- vocabulaire inadapté ou incompris ;
- manifestations de sympathie ou d'hostilité entre les différents membres.

Notons que dans le domaine de la communication professionnelle, les différents membres de l'équipe doivent utiliser le même vocabulaire pour s'exprimer. L'utilisation de mots propres à leur vocabulaire professionnel permet de lever certains obstacles d'ordre socioculturel.

Étude de cas

« L'INTERPRÉTATION » PERSONNELLE DU MESSAGE

Marie dit : « J'ai *déposé* le sac de Mme Durand à l'office. »
Jean comprend qu'elle a déplacé ce sac, José comprend qu'elle l'a laissé, voire qu'elle l'a abandonné, sans surveillance !
Ainsi, le verbe « déposer » peut être interprété de diverses façons.

F) Les moyens favorisant la communication

Les règles de la communication

Pour assurer la qualité de la communication à ses différents niveaux, quelques « règles » sont à respecter :
- l'*émetteur* devra utiliser un langage clair, adapté à son (ou ses) interlocuteur(s) et se montrer motivé par son sujet ;
- le *récepteur* doit être prêt à recevoir le message en étant attentif, motivé ;
- le *message* doit être clair, simple, intéressant, formulé dans un langage commun ;
- le *matériel* utilisé doit être en bon état de marche, adapté à la nature du message ;
- l'*environnement* doit être propice à la communication (éliminer les bruits parasites, prévoir un lieu adapté).

Les codes de la communication

Pour se comprendre, émetteur et récepteur doivent utiliser un code commun, appelé le cadre de référence. Il est constitué par divers facteurs qui influent sur notre comportement (langue, culture, goûts, etc.)

La nature et la forme du message

Le message peut porter sur des domaines très divers, que sont :
- les *connaissances* (échanges entre le médecin et l'infirmière, entre collègues pour l'apprentissage de techniques de soins) ;
- les *informations* (transmission de collègue à collègue des faits constatés dans le travail) ;
- les *opinions* (dialogue de l'équipe sur tel ou tel changement de technique de soins, d'horaires à respecter) ;
- les *sentiments* (sourire amical à ses collègues, paroles chaleureuses pour un patient).

Étude de cas

LA « FORME » DU MESSAGE

La forme que l'on donne au message est déterminante :
– Marie dit : « Cette patiente est trop grosse ». Le message exprime une opinion qu'elle s'est forgée mais ne donne pas d'éléments précis de description ou de comparaison ;
– Jean dit : « Cette personne pèse 100 kilos ». Le message exprime un fait mesurable, une information qui permet d'évaluer objectivement une situation ;
– José dit : « Je ne supporte pas l'obésité de Mme X. ». Le message exprime le sentiment que l'on ressent à la vue de cette personne. Cette phrase n'a aucune valeur d'information objective car elle fait référence à une opinion personnelle.

G) Les situations de la communication professionnelle

La façon de faire passer un message compte autant (sinon plus) que le message lui-même : « le savoir-faire n'est rien sans le faire-savoir ». Il en est ainsi de la communication professionnelle.

Les supports de la communication professionnelle

C'est le choix du support employé qui permet de définir la nature écrite, orale ou visuelle de la communication :
– support *oral* (ex. : réunion, entretien téléphonique, entretien direct) ;
– support *écrit* (ex. : lettre, notes de service, dépliant, tract) ;
– support *visuel* (ex. : tableau, planning, vidéo, photographie).

L'analyse d'une situation de communication professionnelle

Étude de cas

LA LETTRE D'ANNA (DIRECTRICE DE CRÈCHE) AUX PARENTS

Anna est directrice de la crèche des Fleurs à Nanterre. Elle organise chaque année une fête avant Noël, à laquelle elle invite les parents de tous les enfants.

Cette lettre prend la forme d'une circulaire envoyée à 50 personnes le 1er décembre. Un coupon-réponse (détachable) doit être retourné avant le 10 décembre par les parents afin de prévoir l'achat de friandises pour la fête. Une participation financière est demandée.

- *La schématisation de la communication (cf. Figure 3.20)*

– L'émetteur est un *professionnel* : il s'agit bien d'une situation de communication professionnelle.
– Cette situation prend place dans une *crèche* : il s'agit d'une communication du secteur sanitaire et social.

Figure 3.20 Le schéma d'une communication professionnelle

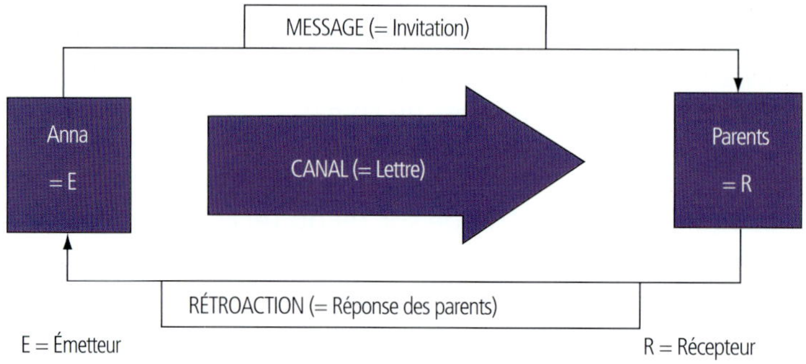

- *La méthodologie de l'analyse*[1]

– *Le contexte de lieu :*
- dans quelle institution se situe l'action ? (Quel est son nom, sa mission ? Y a-t-il une culture spécifique à cette institution ?) ;
- dans quel service ? (Quel est son nom, sa mission, sa localisation géographique, etc. ?)

– *Le contexte de temps :*
- date, heure, durée de l'action ?
- que faisait le professionnel au moment où a commencé cette communication ?

– *Le contexte de circonstances :*
- dans quelles circonstances cette communication a-t-elle eu lieu ?
- quels événements ont entraîné la nécessité de communiquer ?

– *Le contexte de moyens :*
- de quels moyens matériels et humains disposent les acteurs en jeu ?
- quelles sont les contraintes de temps, de coût, de confidentialité ?

– *Les acteurs impliqués (émetteur et récepteur) :*
- quel est (ou sont) l'(les) émetteur(s) ? et quel est (ou sont) le(s) récepteur(s) ?
- quelle relation ont-ils entre eux ?
- s'agit-il d'une communication interne ou externe ?
- y a-t-il des partenaires ? (si oui, qui sont-ils ?)

– *Le contenu du message de E (émetteur) :*
- quel est-il ?
- respecte-t-il le secret professionnel ?
- le langage de E est-il professionnel, correct, familier ?
- le vocabulaire utilisé par E est-il compris par R ?

– *Le contenu de la rétroaction de R (récepteur) :*
- quel est-il ?
- respecte-t-il le secret professionnel ?
- le langage de R est-il professionnel, correct, familier ?
- le vocabulaire utilisé par R est-il compris par E ?

– *L'objectif :*
- quelle est la raison pour laquelle la communication a été mise en œuvre ?
- quel est le résultat attendu ? (indiquez comment l'émetteur envisage l'atteinte de ce résultat) ;

– *Le résultat obtenu :* quel est le résultat obtenu ? (Indiquez quel est ce résultat, comment l'émetteur l'a évalué et s'il correspond à celui qu'il attendait.)

– *Les moyens utilisés pour le message :* quel message ? (Décrivez son contenu, sa structure et son support.)

- *Le recueil d'informations pour une situation professionnelle*

Prenons l'exemple de la situation professionnelle d'Anna, directrice de crèche étudiée dans ce paragraphe et élaborons un « recueil d'informations » (*cf.* Tableau 3.33)

1. On peut utiliser la méthode mnémotechnique du QQQOCP (qui (avec qui) ? quand ? quoi ? où ? comment ? pourquoi ?) que l'on complétera.

Tableau 3.33 Exemple : la fête à la crèche

Émetteur	Anna, puéricultrice DE, directrice de crèche
Récepteur	Les parents des enfants (50 au total)
Contexte de lieu **– Institution** **– Adresse**	– Crèche des fleurs – 6, rue des fleurs, 92000 Nanterre (Tél. : ....)
Contexte de temps **– Date de la rédaction** **– Heure et durée**	– Le 1er décembre... – Trois heures
Acteurs	– Noms des partenaires – Fonctions (les citer)
Objectif **– Résultat attendu** **– Moyens d'évaluation**	– Présence de nombreux parents – Réponses des parents à ce jour
Résultat obtenu	36 réponses d'acceptation de l'invitation
Moyens utilisés **– Message** **– Contenu**	– Messages écrits (lettres) – Arbre de Noël, buffet, musique (CD), etc.
Rétroaction (contenu)	Réponses directes (oralement) ou écrites

Conseils aux élèves du CAP Petite enfance

Au cours de vos stages en milieu professionnel, vous devrez vous intéresser à la fois à « ce qui se dit » et à « ce qui se passe », observez un maximum de situations de communication professionnelle qui pourront vous servir, à la fois pour mieux comprendre vos cours et pour mieux maîtriser, pour votre usage personnel, les « outils » de la communication. Veillez à respecter le secret professionnel.

3 Le secret professionnel

La loi précise que « chaque professionnel a pour devoir de ne pas révéler d'informations à caractère secret, dont il serait dépositaire par sa profession ».
Le secret est la règle. Nul ne peut être dispensé de cette obligation sauf dans le cas de *dérogations* prévues par la loi.

A) Les règles du secret

L'obligation de secret figure dans le statut des fonctionnaires et dans toutes les conventions collectives d'établissements de soins privés.
Toute infraction au secret professionnel est passible de peines correctionnelles selon le Code pénal[2].

■ Les informations à garder secrètes

Prenons quelques exemples dans le milieu hospitalier. Le principe du secret professionnel s'applique à de nombreuses informations, en particulier celles relatives à :

2. Art. 226.13 du nouveau Code pénal : « Toute révélation à caractère secret (...) est punie d'un an d'emprisonnement et de 16 000 euros d'amende. »

– *la présence du patient* dans le service de soins ou de séjour (hôpital, maison de santé, maternité, etc.) ou la présence d'un enfant à la crèche. Par exemple :
- le personnel de soins ne doit donner aucun renseignement par téléphone,
- les demandes de la police se font auprès de la direction,
- l'affichage extérieur des noms est interdit ;

– *la vie privée du patient* (ou, pour l'enfant, celle de ses parents). Le personnel de soins ne doit pas divulguer à l'extérieur ce qu'il a appris sur le patient : confidences, visites, opinions, religion, nom d'emprunt (ex. : accouchement anonyme à la maternité, visite de rabbin, etc.) ;

– *les soins du patient*, à caractère médical ou non médical (traitements, examens, diagnostics, hygiène, etc.), car les soins permettent de connaître la maladie du patient. Par exemple :
- les transmissions doivent se faire dans le cahier de transmissions par écrit et signées et ne pas être diffusées à l'extérieur,
- l'affichage des soins ou du traitement est interdit (car à la vue des visiteurs),
- aucune information ne doit être fournie oralement, ou par téléphone, à quelqu'un d'extérieur au service.

Les dérogations au secret

Certaines dérogations au secret professionnel sont prévues par le Code pénal, en particulier la déclaration de sévices ou de maltraitance sur enfants.

● *Les sévices sur mineurs de moins de 15 ans*[3]

Dans le cadre d'un service hospitalier, tout constat de sévices sur mineurs de moins de 15 ans doit être signalé à la responsable du service.

Étude de cas

LES AGISSEMENTS DE M. P.

Josiane A. (stagiaire AP en service de pédiatrie) a observé les agissements suspects d'un kinésithérapeute, M. P., sur de jeunes enfants lors des soins du matin.

Josiane A. se rend chez le directeur de l'hôpital, accompagnée de sa responsable (cadre de santé), pour signer une « dénonciation de sévices sur mineur de moins de 15 ans ». Par la suite, d'autres témoignages sont venus s'ajouter au sien. L'enquête fut rapide et le jugement sans appel.

M. P. (qui entre-temps avait proféré des menaces téléphoniques auprès de l'élève et de sa formatrice) fut renvoyé et condamné (prison et amende).

B) L'obligation de discrétion et de réserve professionnelle

Ces deux obligations concernent tous les fonctionnaires dans le cadre de leurs fonctions.

L'obligation de discrétion professionnelle

Elle concerne *l'ordre interne* de l'établissement en interdisant la révélation de toute information indiscrète à ses salariés.

Le statut des *fonctionnaires* précise :

– la *règle* : « la discrétion professionnelle est de règle pour tous les faits, informations ou documents dont les agents (titulaires ou non) ont connaissance dans le cadre de leurs fonctions[4] » ;

3. Art. 434-3 du nouveau Code pénal.
4. Loi du 13 juillet 1983 (art. 26).

– les *sanctions* : « l'indiscrétion professionnelle est une faute disciplinaire susceptible d'entraîner une sanction disciplinaire (dans le cadre d'une procédure disciplinaire)[5]. »

Étude de cas

PIERRE (AS)

Pierre (AS) a été exclu de ses fonctions.
Il avait distribué des tracts au personnel à la porte du CHU pour l'informer que certaines nominations (en citant les noms des personnes) ne s'étaient pas faites dans la légalité.

L'obligation de réserve

Elle concerne l'opinion personnelle que peut avoir un agent sur son établissement ou sur ses collègues et le fait qu'il manifeste cette opinion à l'intérieur ou à l'extérieur de l'établissement, cette opinion pouvant porter atteinte à l'image de marque de l'établissement.

Retenir

- ***Rechercher l'information*** **est une compétence du professionnel de la petite enfance : l'environnement familial et scolaire, les bibliothèques, les banques de données peuvent être exploités judicieusement.**
- **Les professionnels de l'enfance sont diversement confrontés à l'information. Ils peuvent la *demander* (c'est le recueil d'information sur l'enfant qu'ils vont prendre en charge) ou la *donner* (c'est l'apport d'informations aux parents de l'enfant).**
- **Les *supports de l'information* dans le domaine sanitaire et social sont très diversifiés. Les professionnels peuvent être amenés à faire une lettre, à rédiger un compte-rendu, à réaliser une affiche éducative ou un planning d'activités qui permet de visualiser les tâches, ou soins donnés à l'enfant.**
- **La communication présente trois formes : *verbale, non verbale* et *écrite*. Le professionnel doit être attentif aux « *signes non-verbaux* » de la communication (postures, regard, gestes, mimiques) qui l'aideront à mieux percevoir les besoins de l'enfant dont il s'occupe.**
- **La forme de *communication dans le groupe* est étroitement liée à sa structure (en cercle, en chaîne, en étoile), chacune a ses avantages et ses inconvénients.**
- **Les *obstacles à la communication* sont nombreux et doivent être déjoués (ex. : manque de moyens, de motivation, éléments perturbateurs).**
- **Les *règles de la communication* doivent être respectées, car elles favorisent la qualité et l'efficacité de la communication.**
- **Le *respect du secret professionnel* est une obligation à laquelle les professionnels de l'enfance doivent adhérer.**

5. Décret 89.822 du 7 novembre 1989 relatif à la procédure disciplinaire applicable aux fonctionnaires relevant de la fonction publique hospitalière.

S'entraîner

1 **Indiquez les différents types de communication.**

2 **Citez trois critères d'une communication efficace.**

3 **Énumérez trois types de sources d'information.**

4 **Nommez trois types de supports de l'information.**

5 **Précisez le rôle de l'organigramme.**

6 **Situation : l'entretien d'Anna avec Mme D. à la crèche**

• Anna est directrice de la crèche des Fleurs (6 rue des Fleurs, 92000) à Nanterre. Elle organise une fête avant Noël, le 18 décembre de 17 h à 20 h, à laquelle elle invite les parents de tous les enfants. Cette lettre prend la forme d'une circulaire envoyée à 50 personnes le 1er décembre. Un coupon-réponse (détachable) doit être retourné avant le 10 décembre par les parents afin de prévoir l'achat de friandises pour la fête. Une participation financière de 15 euros est demandée.

• Ce matin, assise à son bureau, Anna accueille Mme D. (mère de Zoé, 3 ans) en souriant et en lui tendant la main.

• Mme D. reste debout, l'air contrarié, et répond : « Je ne veux pas venir à cette fête et Zoé n'y participera pas non plus, je n'ai pas la tête à ça ! »

• Anna, déconcertée, pâlit, se lève, fronce les sourcils et déclare : « Nous souhaitons que tout le monde participe à cette fête ! »

• Mme D. la regarde, raidit son buste et dit : « Votre demande de participation financière de 15 euros est trop élevée ! » et elle poursuit, d'un ton sec, avec un grand mouvement du bras droit qui la déstabilise : « D'ailleurs, j'ai des problèmes avec X. (son mari), il veut vivre sa vie… (elle ajoute quelques détails sur sa vie privée), il a fermé les vannes ! »

• Anna se lève lentement, s'approche de Mme D., la regarde et lui dit : « Je comprends, vous avez certainement des difficultés financières liées à cette situation, mais j'aimerais que vous veniez car Zoé risquerait de se sentir exclue ; vous ne voulez pas ça pour elle, j'en suis certaine ? »

• Mme D. dit d'un ton plus bas, en baissant les yeux : « Non, bien sûr, mais baissez le montant de ma participation ! »

• Anna se rassoit, l'œil vague, réfléchit quelques instants, passe un coup de fil, puis dit « d'accord » à Mme D., la prend par les épaules et l'embrasse.

• Mme D. viendra avec Zoé à la fête !

En utilisant les informations données dans l'étude de situation, complétez le tableau ci-après.

GRILLE D'ANALYSE D'UNE SITUATION DE COMMUNICATION ORALE INTERPERSONNELLE			
Dans cette grille, nous appelons A et B les deux acteurs : A étant le professionnel, Anna (directrice), et B, Mme D. (mère de Zoé).			
A	**Réponses**	**B**	**Réponses**
Qui ?		*Qui ?*	
Le contenu du message A : – nature ? – respecte-t-il le secret professionnel ?		*Le contenu de la rétroaction de B :* – nature ? – caractéristiques ?	
Le langage de A est-il : – professionnel ? – familier ? – chaleureux ? froid ? – compris par B ? – adapté ? pourquoi ?		*Le langage de B est-il :* – professionnel ? – familier ? – chaleureux ? froid ? – compris par A ? – adapté ? pourquoi ?	
L'attitude de A : – position et posture du corps – gestes, mimiques du visage – hochement de la tête – jambe qui balance, etc.		*L'attitude de B :* – position et posture du corps – gestes, mimiques du visage – hochement de la tête – jambe qui balance, etc.	
L'écoute de A : – comment A manifeste-t-il une écoute attentive de B ? – postures ? – mots (lesquels ?) – reformulation (laquelle ?)		*L'écoute de B :* – quels effets provoque sur lui l'écoute de A ? – postures ? – mots (lesquels ?) – reformulation (laquelle ?)	
L'interaction : – identifier les différentes phases de la communication – effets sur A, évolution observée chez A entre le début et la fin de la communication – l'attitude – le vocabulaire – les relations		*L'interaction :* – effets sur B, évolution observée chez B entre le début et la fin de la communication – l'attitude – le vocabulaire – les relations	
L'objectif : – l'objectif de la communication est-il atteint ? – conditions relationnelles de cette communication : bienveillance, opposition, neutralité, agressivité ?		*L'objectif :* – l'objectif de la communication est-il atteint ? – conditions relationnelles de cette communication : bienveillance, opposition, neutralité, agressivité ?	

7 **Indiquez la peine encourue en cas de manquement au secret professionnel.**

8 **Définissez l'expression « obligation de réserve ».**

Partie 4

Technologie

Chapitre 19

L'hygiène et le confort du logement pour le bien-être de l'enfant

Mots-clés

- Isolation, aération, ventilation
- Confort thermique
- Degré hygrométrique
- Facteurs d'ambiance
- Facteurs de salubrité
- Nuisance sonore

Situation

La maison de M. et Mme M.

M. et Mme M. viennent d'acquérir un nouveau logement. Une maison du siècle dernier qui a du caractère mais qui ne répond pas aux critères d'hygiène et de confort actuels. Ils décident de faire des travaux de rénovation thermique avant la naissance de leur premier enfant. Ils se rendent chez un entrepreneur qui leur remet une plaquette informative sur les travaux qu'ils peuvent réaliser (cf. ci-après).

Étude de cas

PLAQUETTE : RÉNOVER SA MAISON

Déperditions de chaleur réduites et dispositif d'aération : une garantie de confort et d'économies d'énergie

Isolation

Une isolation bien répartie contribue au confort et à la réduction des déperditions de chaleur.

1. Isolation des combles habitables et des combles perdus
2. Isolation des murs par l'intérieur
3. Isolation des planchers sur terre-plein ou sur locaux non chauffés
4. Parois vitrées : fenêtres avec joints d'étanchéité et vitrages isolants (double vitrage)
5. Dispositif d'étanchéité en pourtour et au bas des portes extérieures (ou donnant sur des locaux non chauffés)
6. Réduction des « ponts thermiques » : traitement particulier des jonctions de parois

Aération

L'aération est nécessaire pour assurer le renouvellement d'air indispensable à l'hygiène, pour évacuer l'humidité et l'air vicié, pour éviter les condensations et les moisissures. Elle peut être naturelle ou assistée mécaniquement (ventilation mécanique répartie, VMC simple flux, double flux...). Avec la VMC (ventilation mécanique contrôlée), la circulation de l'air s'effectue des pièces de vie vers les pièces techniques (cuisine, salle de bains…).

7. Groupe d'extraction installé dans les combles ou en toiture terrasse
8. Entrée d'air, extraction d'air (bouche au plafond)
9. Obturation des cheminées à feu ouvert pendant les périodes de non-fonctionnement

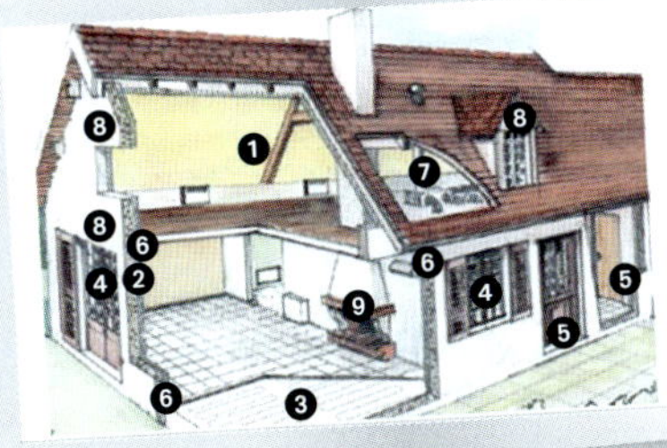

Document 4.1
Association Promotelec

LES LAMPES LED

Les diodes électroluminescentes (LED) sont en plein développement. On peut aujourd'hui réaliser une installation neuve efficace et confortable en LEDs. La qualité de celle-ci sera surtout basée sur le choix d'un luminaire spécialement conçu pour des LEDs. Notons qu'une des meilleures applications actuelles des LEDs est l'éclairage extérieur ou le balisage.

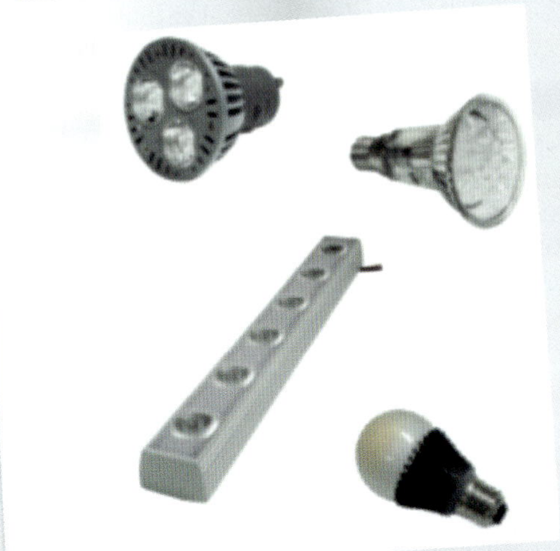

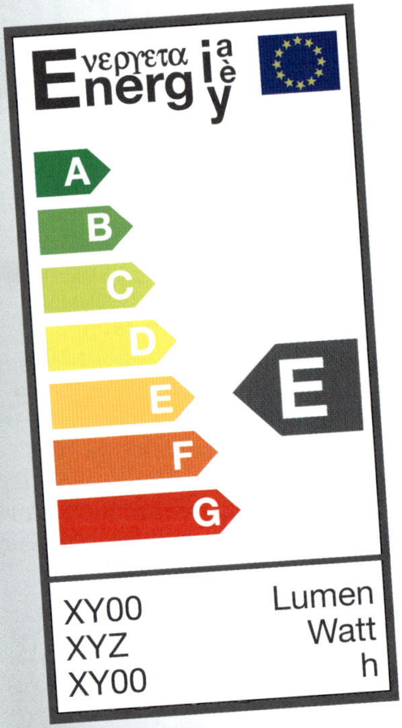

LE LABEL ÉNERGÉTIQUE

En Europe, les lampes utilisées pour les applications domestiques sont caractérisées par un label énergétique. Ce label permet de juger la qualité de la lampe et informe l'utilisateur sur les différentes caractéristiques de celle-ci.

La classe
Les lampes sont classées en fonction de leur rendement (comme les appareils électroménagers).
« A » représente la catégorie la plus efficace et « G » la catégorie la moins efficace.

Le flux lumineux
Le flux lumineux produit par une lampe représente la quantité de lumière rayonnée telle qu'elle est perçue par notre œil.

La puissance
La puissance s'exprime en Watt et influence la consommation éléctrique. Plus la puissance est élevée, plus vous consommez d'électricité. La quantité de lumière produite est liée à la puissance de la lampe. Cependant, à puissance égale, selon la technologie de la lampe, vous pouvez obtenir des lampes qui éclairent plus, c'est à dire qui fournissent un flux lumineux plus important.

La durée de vie
La durée de vie donne le nombre d'heures d'utilisation de la lampe. Pour une incandescente classique, la durée de vie est toujours égale à 1000 h. Par contre pour les lampes fluocompactes, la durée de vie peut varier, mais s'approche généralement des 8000 h.

LA GESTION DE L'ÉCLAIRAGE

Une bonne gestion de l'éclairage est la clé de toute économie d'énergie.
La gestion de l'éclairage la plus simple est la gestion manuelle par l'activation « On/Off » des interrupteurs. Malheureusement, la gestion manuelle n'est pas toujours efficace. En effet, l'utilisateur ne tient pas toujours compte de l'apport de l'éclairage naturel et, surtout, oublie souvent d'éteindre la lumière quand il sort d'une pièce.

Les systèmes de gestion
Pour résoudre ce problème, il existe différents systèmes de gestion qui permettent soit la gradation soit l'allumage/extinction des lampes de manière automatique.
Citons ainsi :
– les capteurs de détection de présence ou d'absence ;
– les appareils de gestion temporelle, comme par exemple les minuteries ;
– les appareils de détection de la lumière du jour, qui utilisent un système de gradation pour gérer la quantité de lumière émise par la lampe en fonction de l'apport de lumière naturelle.

Les systèmes de gradation sont souvent utilisés dans le séjour pour tamiser la lumière en soirée et en modifier ainsi l'ambiance lumineuse.
Dans un couloir commun à plusieurs habitations, la minuterie et/ou la détection de présence sont souvent nécessaires pour éteindre l'éclairage lorsqu'il n'y a plus personne dans le couloir.

Étude de cas

Document 4.2
Éclairage du logement.
http://energie.wallonie.be

LE BRUIT CONCERNE TOUT LE MONDE

Aujourd'hui, le bruit est devenu une réelle pollution, à la ville et à la champagne : voitures, tondeuses, télévisions, chaînes Hi-Fi, voisins, autoroutes, aéroports, etc., créent un environnement sonore nuisible pour l'équilibre humain.
Plus d'un Français sur deux (54 %) se déclare gêné par le bruit lorsqu'il est chez lui. Les transports sont la première source de nuisance sonore, surtout dans les grandes villes, tandis que les habitants de cités ou de grands ensembles souffrent du bruit provoqué par leurs voisins (enquête INSEE, octobre 2002). En fait, le bruit apparaît comme une fatalité, une rançon due au progrès. Or, il n'en est rien.
Cette situation n'est pas nouvelle. D'ailleurs dès 1992, la « loi bruit » a été mise en application. Son objectif est de prendre les mesures préventives et/ou correctives pour éviter toute nuisance sonore. Cette loi vise tous les secteurs d'activités, les transports, la gêne due aux bruits de voisinage, etc.

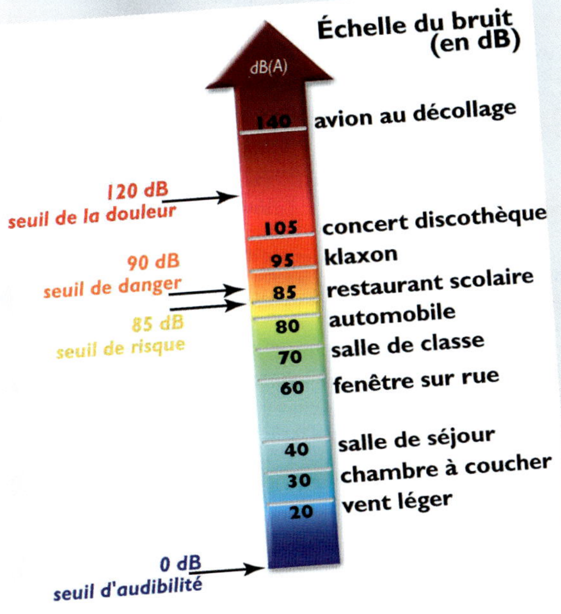

© ADEME / Graphies (38)

Échelle du bruit (en dB).

La réglementation évolue régulièrement pour assurer une meilleure qualité acoustique dans les bâtiments neufs. Il existe des solutions pour lutter efficacement contre le bruit. Parfois, avec un peu de bon sens et la technique appropriée, nous pouvons régler quelques problèmes nous-mêmes. Cependant, seul un acousticien est en mesure de réaliser un diagnostic complet et de qualité pour déterminer les causes exactes et prévoir les traitements réellement appropriés avec une garantie de résultat.

DU BRUIT CHEZ VOUS ? SOYEZ À L'ÉCOUTE !

Dans un logement, le bruit est transmis par la structure du bâtiment et par l'air avant d'arriver jusqu'à votre oreille.
On distingue différents types de bruits : les bruits aériens extérieurs, les **bruits aériens intérieurs** et **bruits de chocs**, les **bruits d'équipements**.
Nous allons les étudier plus en détail.

Etude de cas

Document 4.3
Isolation acoustique du logement.
www.ademe.fr

TECHNOLOGIE

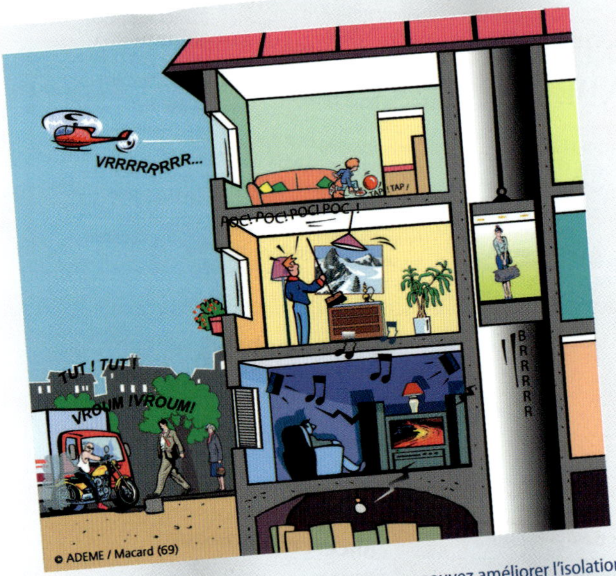

© ADEME / Macard (69)

LES BRUITS AÉRIENS EXTÉRIEURS

Il s'agit des bruits provenant de l'extérieur : la rue, le trafic routier, une usine, un chantier, un aéroport, une gare, etc.

Comment vous protéger ?

Vous devez isoler les ouvertures (fenêtres, portes) car ce sont les points faibles. De plus, là où l'air passe, le bruit passe.

LES BRUITS AÉRIENS INTÉRIEURS ET BRUITS DE CHOCS

Les bruits aériens intérieurs sont principalement les bruits de conversation, la télévision, la chaîne Hi-Fi… du voisin, bien sûr ! Les bruits de chocs sont les bruits de pas, de chutes d'objets… toujours du voisin ! Il semblerait que l'on n'entende pas le bruit que l'on fait soi-même.

Comment agir ?

Vous pouvez réduire le bruit à la source et demander à votre voisin d'être moins bruyant en baissant le son de la télévision par exemple. Régler le problème à l'amiable est la meilleure solution, quand c'est possible ! Mais c'est parfois insuffisant.

Aussi, vous pouvez améliorer l'isolation de votre logement. Pour cela, vous devez impérativement identifier le cheminement du bruit avant d'intervenir : les murs, cloisons et sols contribuent à la transmission du bruit.

LES BRUITS D'ÉQUIPEMENTS

Les bruits d'équipements collectifs

Ces bruits peuvent provenir des équipements collectifs de l'immeuble : équipements de chauffage, ventilation mécanique contrôlée (VMC), ascenseurs, chaudières, vide-ordures, canalisations, porte de garage, etc.

Un simple réglage peut parfois résoudre le problème, alors adressez-vous au syndic de l'immeuble.

Les bruits d'équipements individuels

Ils proviennent de vos installations ou de celles de vos voisins : chaudière murale, chasse d'eau, robinetterie, ventilation, etc.

Sur ses propres équipements, l'occupant peut veiller lui-même au calage des équipements ménagers comme les lave-linge, lave-vaisselle, etc. Ce sont des mesures simples qui sont efficaces, rapides et peu onéreuses.

Étude de cas

Document 4.3 (suite)
Isolation acoustique du logement.
www.ademe.fr

Questions

En utilisant le document 4.1 :

- Indiquez l'objectif de l'isolation thermique et les moyens de la réaliser.
- Indiquez l'objectif de l'aération et les types de ventilation proposés.
- Indiquez les lieux d'entrée et d'extraction d'air.
- Indiquez l'intérêt d'obturer les cheminées à feu ouvert à certaines périodes de l'année.

En utilisant le document 4.2 :

- Indiquez les deux sources d'éclairage d'un logement.
- Nommez les différents types de lampes.
- Listez les critères de choix d'une lampe.
- Citez trois dispositifs de gestion de l'éclairage.
- Précisez leur(s) avantage(s).

En utilisant le document 4.3 :

- Indiquez la première source de nuisance sonore en ville.
- Précisez selon l'echelle du bruit le seuil de la douleur.
- Énumérez les différents types de bruits.
- Proposez des moyens d'isolation phonique.

De nombreux facteurs d'ambiance et de salubrité sont à prendre en considération pour déterminer de bonnes conditions de vie et de travail pour les usagers des locaux professionnels :
– les *facteurs d'ambiance* contribuent au confort de l'environnement de l'individu ;
– les *facteurs de salubrité* favorisent le maintien du sujet en bonne santé.

1 Le conditionnement de l'air et l'ambiance thermique

La qualité de vie dépend en partie de la qualité de l'air que nous respirons et de l'ambiance thermique dans laquelle nous évoluons.

A) La qualité de l'air

Citons quelques définitions.

L'air pur

L'air pur est un air frais et sec dépourvu de :
– micro-organismes et poussières en suspension ;
– gaz nocifs ;
– odeurs.

L'air vicié

L'air peut être vicié de façon :
– *chimique* par la respiration humaine (qui dégage du dioxyde de carbone) et par la fumée de tabac ;
– *physique* par l'augmentation du degré hygrométrique et de la température ambiante ;
– *bactérienne* par l'augmentation de la densité en micro-organismes véhiculés par les poussières.

L'air pollué

Les polluants de l'air sont, en particulier, l'ozone, le monoxyde de carbone, l'oxyde d'azote, le plomb, les hydrocarbures et les particules internes (poussières).

B) Les sources de pollution d'un local et les conséquences sur la santé

Un local peut être pollué par les individus qui y vivent et y travaillent et par les activités pratiquées.
Ainsi peuvent être considérés comme sources de pollution :
– les appareils de chauffage et de cuisson ;
– les revêtements de sols et parois (odeurs, poussières) ;
– la fumée (cuisson des aliments, tabac) ;
– les produits d'entretien et de bricolage (produits volatiles), etc.
Les différents polluants ont sur l'organisme des effets immédiats (intoxication au monoxyde de carbone) ou des effets à long terme. L'appareil le plus souvent altéré est l'appareil respiratoire, mais on peut observer de nombreux autres troubles (migraines, irritations oculaires, altération des fonctions pulmonaires, toux, etc.)

C) Les conditions de confort thermique

Le confort thermique est déterminé par trois conditions : le renouvellement de l'air, l'humidité de l'air et le chauffage de l'air.

Le renouvellement de l'air

L'air doit circuler facilement et être renouvelé régulièrement (aération). Il faut éviter la sensation de « courant d'air ».

L'humidité de l'air

Le degré hygrométrique correspond à la *quantité de vapeur d'eau* présente dans l'atmosphère :

– trop faible, elle entraîne un dessèchement des voies respiratoires ;
– trop élevée, elle rend l'air des pièces « lourd » ;
– plus important encore, elle peut contribuer au développement de bactéries et de moisissures (particulièrement dans les bâtiments hermétiques).

Le chauffage de l'air

Le chauffage d'un local dépend de la fonction à laquelle il est destiné, des activités qui y seront pratiquées et des goûts de ses usagers.

– La température « idéale » dépend des habitudes et de l'âge des individus (ex. : les personnes âgées se sentent mieux dans une atmosphère plus chaude).
– La température du local doit être homogène.

Pour obtenir une sensation de confort thermique, il est nécessaire de contrôler la ventilation, le chauffage et de régler convenablement la climatisation des locaux (si elle existe).

D) La ventilation

Ventiler, c'est évacuer l'air vicié d'un local et le remplacer par de l'air frais. Il existe plusieurs procédés de ventilation : la ventilation naturelle et la ventilation mécanique contrôlée (VMC).

La ventilation naturelle

Elle peut être ponctuelle (aération par ouverture des fenêtres et des portes) ou permanente (grâce à des grilles d'aération). La ventilation naturelle se produit sous l'action du vent, de la différence de température (donc de densité) entre l'air intérieur et l'air extérieur.

La ventilation mécanique contrôlée (VMC)

Elle est basée sur le système d'aspiration de l'air neuf et de rejet de l'air vicié.

Tableau 4.1 VMC simple flux et double flux

VMC simple flux	Un extracteur d'air constituant aspire l'air par des conduits aboutissant dans les pièces humides. La dépression ainsi créée empêche l'air humide ou chargé d'odeurs de circuler dans le reste de la construction. De plus, cette mise en dépression force l'air extérieur à entrer dans la construction par des ouïes disposées dans les pièces non humides.
VMC double flux	Une VMC double flux est une ventilation permettant d'insuffler de l'air frais dans les pièces sèches (salon, chambres, etc.) et de l'extraire dans les pièces humides (cuisine, salle de bain, etc.) de la maison.

E) Le chauffage

Le chauffage est une opération qui consiste à élever la température de l'air ambiant de façon à créer un équilibre avec le corps humain et à donner à chacun une sensation de bien-être.

– *Modes de chauffage :* il existe deux grands modes de chauffages, le *chauffage central* (qui est le plus utilisé) et le *chauffage divisé*.

TECHNOLOGIE

Tableau 4.2 Chauffage central et chauffage divisé

Chauffage central	Une chaudière produit de la chaleur et la diffuse grâce à un fluide (souvent de l'eau) dans des radiateurs ou un plancher chauffant.
Chauffage divisé	Chaque pièce possède son appareil de chauffage. Chaque appareil fonctionne indépendamment.

– *Énergies utilisées* : les énergies les plus utilisées sont le gaz, le fuel, l'électricité et la filière bois (qui se développe de plus en plus en raison de son coût peu élevé).

Quel que soit le mode de chauffage, les appareils sont équipés de systèmes de régulation de la température (thermostat) et parfois de systèmes de programmation, ce qui permet de gérer au mieux à la fois la température de chaque pièce et les périodes de chauffage.

F) L'isolation thermique

L'isolation thermique est prévue dès la construction des bâtiments. Elle est réalisée grâce à l'utilisation de *matériaux isolants* pour les combles, les murs, les sols. L'isolation thermique permet d'améliorer le confort et de contribuer aux économies d'énergie en limitant les déperditions de chaleur.

Exemple d'isolants : laine minérale, laine de roche, polystyrène expansé, laines végétales (ces dernières sont très écologiques, il est regrettable que leur prix reste élevé).

G) La climatisation

La climatisation vise à lutter contre la sensation d'inconfort provenant de la chaleur. Le rôle d'un climatiseur est généralement de *refroidir l'air ambiant*.

Remarque : il existe des modèles très variés, du plus simple appareil domestique de la dimension d'un petit radiateur (dont le prix est abordable) à l'équipement complet d'un service (dont le coût est très élevé). La climatisation est très recommandée en prévention des étés caniculaires qui touchent les personnes fragilisées (personnes âgées, enfants malades, etc.)

2 L'éclairage

A) Le niveau d'éclairement et la prévention de la fatigue visuelle

Il correspond à la quantité de lumière reçue par une surface et s'exprime en *lux*. Il doit être suffisant afin d'éviter toute fatigue oculaire. Les besoins de lumière évoluent avec l'âge ; ils sont deux fois plus grands à 60 ans qu'à 20 ans.

Les niveaux d'éclairement recommandés

– Vestiaires, sanitaires : 120 lux.
– Escaliers : 200 lux.
– Chambre de malade : 200 lux.
– Aires de jeux (crèche)[1] : 400 lux.

Les causes de l'éblouissement

La lumière vive fatigue et nuit à une bonne vision. On peut retenir deux causes d'éblouissement :
– les *reflets* émis par des matériaux brillants ou réfléchissants (métal, certaines peintures laquées) ;
– la *source lumineuse* elle-même, trop visible (ex. : lampe nue) ou mal dirigée.

1. Variables selon la grandeur des pièces (m^2).

Sachons aussi que les ombres portées sont extrêmement gênantes dans la réalisation du travail. De plus, le passage rapide des zones de lumière aux zones d'ombre demande une période d'accommodation qui peut se révéler dangereuse.

La prévention

Il est nécessaire de bien répartir les sources lumineuses afin d'éviter la fatigue visuelle et de les orienter convenablement. Ainsi, l'éclairage d'un bureau sera placé à gauche pour une personne droitière, et sur la droite pour une personne gauchère pour éviter la projection d'ombres sur la table de travail.
Enfin, la lumière artificielle ne doit ni dénaturer, ni modifier les couleurs.

B) Les différents modes d'éclairage

Afin d'obtenir une meilleure ambiance lumineuse, on peut répartir la lumière selon plusieurs modes : direct, indirect, mixte ou diffus (*cf.* Tableau 4.3).

Tableau 4.3 Les différents modes d'éclairage

Modes d'éclairage	Caractéristiques
L'éclairage direct 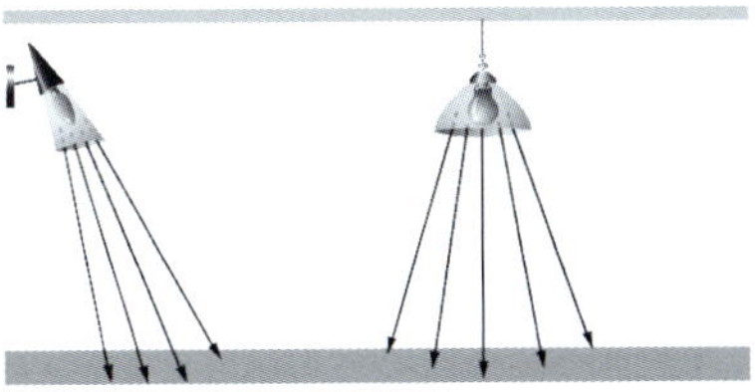	La totalité du flux lumineux est concentrée sur la surface à éclairer. Il produit des reflets sur les surfaces brillantes et donne des ombres dures (lampes de bureau, plafonniers, etc.)
L'éclairage indirect 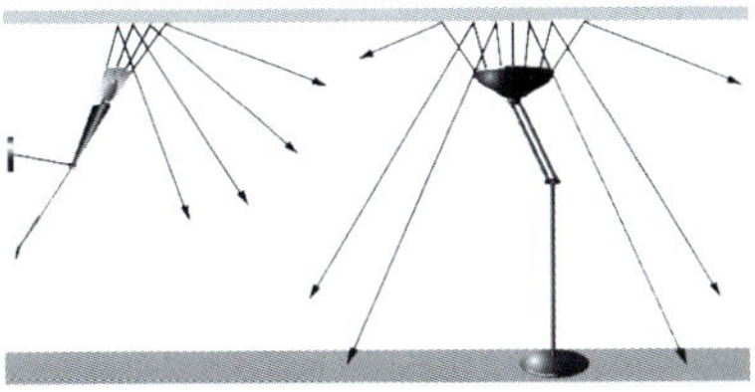	Le flux lumineux est dirigé vers le plafond ou une paroi qui en réfléchit une partie. C'est un éclairage d'ambiance apaisant plutôt décoratif (lampadaires, appliques murales, etc.)
L'éclairage mixte 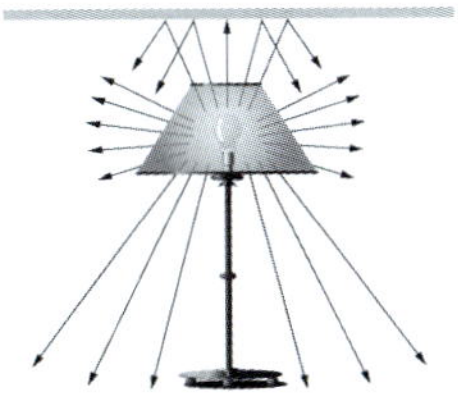	La lumière est émise à la fois vers le plafond et vers la surface à éclairer. C'est un éclairage efficace et décoratif (lampes de bureaux, lampadaires, etc.)
L'éclairage diffus 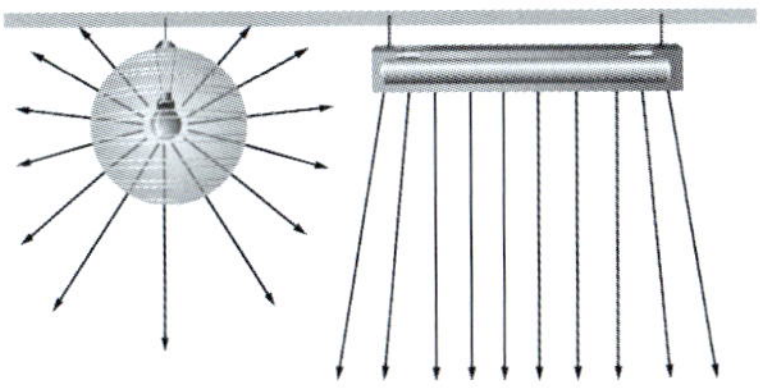	La lumière est émise à travers un diffuseur (luminaire transparent ou translucide). Ce mode d'éclairage évite l'éblouissement (plafonniers, etc.)

C) Les sources lumineuses

Dans certaines conditions, l'éclairage doit être continu ; on utilisera donc un éclairage artificiel réalisé grâce à des lampes à basse consommation (LBC) imposées par l'Union européenne dans le but de protéger la planète des rejets de CO_2 (*cf.* Tableau 4.4).

Tableau 4.4 Un exemple de lampe à basse consommation

Lampe fluocompacte (ampoule à économie d'énergie)	Apporte plus de lumière en consommant environ 5 fois moins d'énergie. Elle dure 20 fois plus longtemps que les anciennes ampoules et peut se recycler. Compacte, elle peut remplacer immédiatement n'importe quelle ampoule en s'adaptant sur tout culot.

3 L'acoustique

Le bruit est considéré comme la nuisance la plus mal supportée, tant au niveau de la vie quotidienne qu'au niveau du travail.

A) Les facteurs de nuisance sonore

Le bruit peut aussi bien provenir de l'intérieur que de l'extérieur. Citons quelques exemples :
- intérieur (bruits de voisinage et bruits de la famille) : éclats de voix, radio, télévision, etc. ;
- extérieur : circulation (klaxon, pot d'échappement, travaux, marteaux piqueurs, etc.)

B) Les seuils d'audition et de tolérance

L'une des caractéristiques du bruit est le niveau sonore (ou intensité) qui se mesure en décibels (dB), l'appareil de mesure étant le sonomètre. Plus l'intensité augmente, plus le bruit devient pénible. L'oreille servant de référence, on a fixé des « seuils ».

Le seuil d'audition ou d'audibilité

Il correspond au son le plus faible qui soit perceptible : c'est le niveau 0 (0 dB).

Le seuil de tolérance

C'est le niveau d'intensité à partir duquel le bruit devient gênant. Ce seuil est donc différent d'une personne à l'autre et se situe vers 70 dB.

Le seuil de la douleur

Il se situe à 120 dB, ce qui correspond au bruit d'un marteau-pilon. À ce stade, les lésions auditives peuvent être irréversibles.

C) Les conséquences du bruit sur la santé

- Fatigue nerveuse, insomnie, manque d'appétit.
- Irritabilité, agressivité, etc.

D) Les facteurs pouvant contribuer à l'isolation phonique

Il existe une réglementation fixant les niveaux acoustiques (*cf.* Tableau 4.5).

Tableau 4.5 L'échelle des bruits (document CNAM)[a]

Bruits	Décibels	Intérieur	Extérieur	
Très calme	20	Laboratoire acoustique		
Supportable si de courte durée	70 80	Appareils ménagers	– Machines – Rue passante	*Seuil de tolérance*
Sons pénibles et lésionnels	90 100	Tondeuse à gazon, chaudière, tour, presse	– Train, auto, avertisseurs – Moto	
Destructeur des cellules auditives	120 130		– Marteau-pilon – Réacteur d'avion	*Seuil de douleur*

Pour lutter contre les bruits intérieurs, comme les bruits extérieurs, on peut envisager :

– de *réduire l'intensité des bruits* à leur source d'émission (ex. : voiture, moto) ;
– d'*isoler les lieux bruyants* (ex. : utilisation d'écrans acoustiques dans une cantine scolaire) ;
– d'*insonoriser les locaux*. À ce niveau, la qualité de la construction intervient pour protéger l'individu (ex. : double vitrage) ;
– d'*avoir recours à une protection individuelle contre le bruit* (ex. : les casques qui constituent un obstacle au niveau du pavillon de l'oreille).

4 L'alimentation en eau

La qualité de l'eau vise plusieurs objectifs : ceux de la santé, de l'hygiène, de la sécurité, ainsi que du confort.

A) L'eau potable

La distribution collective de l'eau potable

Les communes ont la responsabilité légale de distribuer de l'eau potable à leurs habitants. L'eau « du robinet » ou eau courante est soit captée dans des nappes souterraines (60 %), soit prélevée dans les torrents et les rivières (40 %).

– L'eau est analysée et traitée. Le contrôle de la qualité de l'eau est assuré par l'Agence régionale de santé (ARS).
– Les canalisations sont étanches et régulièrement désinfectées.

Les caractéristiques d'une eau potable

Une eau potable doit présenter les caractéristiques suivantes :

– l'eau potable doit être limpide, fraîche (température inférieure à 15 °C), elle ne doit avoir ni odeur, ni saveur désagréable ;
– l'eau potable doit contenir sans excès certains éléments minéraux. Elle doit être pauvre en matière organique, en nitrates et peu chargée en sulfates ;
– l'eau potable ne doit contenir aucun germe pathogène, ni parasite.

B) L'eau adoucie

L'eau peut être traitée pour empêcher certains inconvénients : elle est adoucie. Une eau adoucie est une eau pauvre en calcium et magnésium, mais qui contient du sodium, ce qui peut être un inconvénient si elle est bue par des personnes soumises à des régimes hyposodés.

Les eaux douces favorisent la formation de mousse avec les détergents, d'où la difficulté de rinçage.

c) L'eau chaude

L'eau chaude est un élément de confort indéniable.

Les moyens de production d'eau chaude

Les moyens de production sont de deux types : la production instantanée ou le système par accumulation.

- *Les appareils à production instantanée*

Cette production directe est réalisée le plus souvent par des chauffe-eau ou des chauffe-bains à gaz. L'électricité n'est utilisée que pour chauffer l'eau dans de petits appareils réservés à un usage ponctuel (lave-mains).

- *Les appareils à accumulation*

Appelés couramment « ballons », ces appareils (encombrants) sont des réservoirs.

L'eau est chauffée dès son arrivée et maintenue à l'intérieur du réservoir calorifugé à une température constante.

NB : dans les systèmes à production indirecte, l'eau chaude est fournie par l'intermédiaire du générateur de chauffage central.

Les caractéristiques des moyens de production d'eau chaude

Chaque moyen de production a ses *avantages* et ses *inconvénients* dont nous trouverons des exemples dans le tableau 4.6.

Tableau 4.6 Moyens de production d'eau chaude

Moyens de production d'eau chaude	Avantages	Inconvénients
Appareils instantanés	– Ils permettent d'obtenir des quantités d'eau chaude inépuisables – Ils sont de faible encombrement – Ils ne chauffent que la quantité d'eau nécessaire, ils sont donc économiques	– Les appareils à gaz doivent être reliés à un conduit d'évacuation de fumées – L'installation doit être conforme aux normes
Appareils à accumulation	– La température de l'eau reste régulière – La capacité de stockage peut être importante – Ils peuvent s'intégrer dans des locaux exigus (sous pente)	– Ils sont encombrants – Si la capacité est mal évaluée, l'eau chaude peut venir à manquer
Production indirecte (liée au chauffage central)	L'eau ainsi fournie est économique	

5 L'alimentation en énergie

Le marché de l'énergie est ouvert à la concurrence[2]. Ainsi, le consommateur est libre de choisir son fournisseur d'électricité. Quel que soit son choix, l'alimenta-

2. Depuis le 1er juillet 2007.

tion en électricité du logement nécessite une installation conforme aux normes, qui protège de tout risque d'électrocution.

A) Le compteur électrique

Situé à l'intérieur du bâtiment, il permet d'effectuer le relevé. Son rôle essentiel est d'enregistrer la consommation mesurée en kilowatt-heure (kWh).

Figure 4.1 Le compteur électrique

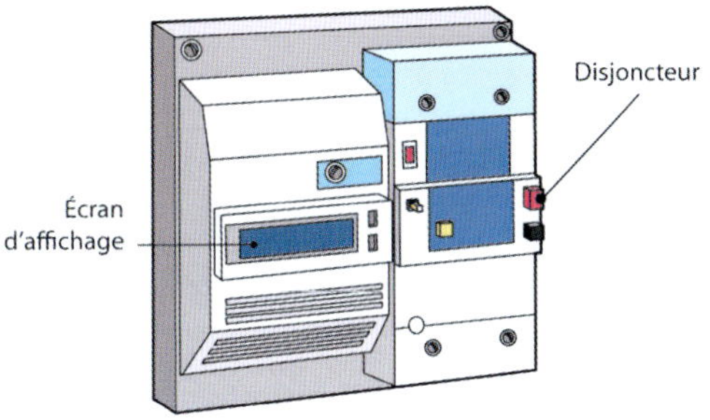

Les compteurs sont électroniques (*cf.* Figure 4.1) ; ils permettent l'affichage direct sur un bandeau de la consommation totale et des heures pleines ou creuses.
Sur le compteur figurent les indications suivantes :
- l'intensité exprimée en ampères (A) ;
- la tension du courant distribué en volts (V) ;
- la puissance disponible en kilovolt-ampère (kVA).

B) La possibilité de branchement simultané de plusieurs appareils

Pour mettre sous tension (brancher) plusieurs appareils électriques en même temps, il faut que le total de la puissance de ces appareils ne dépasse pas la puissance disponible.

Les options tarifaires

Trois types d'options tarifaires sont proposés.

- *L'option base*

Elle donne une grande liberté d'utilisation. La puissance souscrite varie de 3 à 36 kilovolts ampères (kWA).

- *L'option « heures creuses »*

Elle permet de réaliser des économies en faisant fonctionner sur certaines plages horaires déterminées par EDF les lave-linge, lave-vaisselle, chauffe-eau, etc., pendant lesquelles le prix du kWh est réduit.

- *L'option « tempo »*

Elle donne la possibilité de moduler sa consommation à la fois sur la journée et sur l'année.
Le choix de la puissance définie doit être adapté :
- à l'équipement électrique (*cf.* Tableau 4.7) ;
- à la fréquence d'utilisation ;
- aux modes de vie.

Lorsque la puissance choisie est inférieure à la demande, il risque de se produire une rupture du circuit ; on dit qu'il « disjoncte », ce qui entraîne une coupure de courant.

TECHNOLOGIE

Tableau 4.7 Choix d'une puissance adaptée aux besoins

Puissance	Utilisations	Caractéristiques
3 000 W	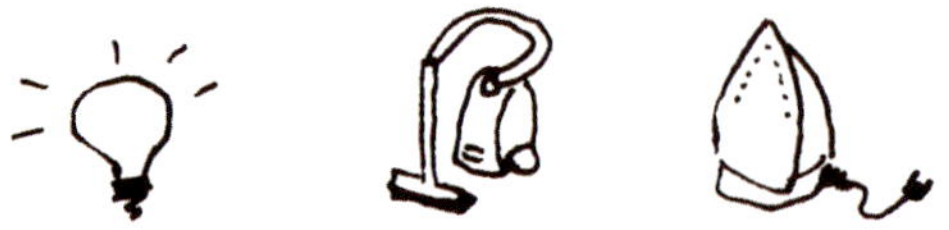	Cette puissance permet d'utiliser les principaux appareils électroménagers en dehors des gros appareils et du chauffage
9 000 W	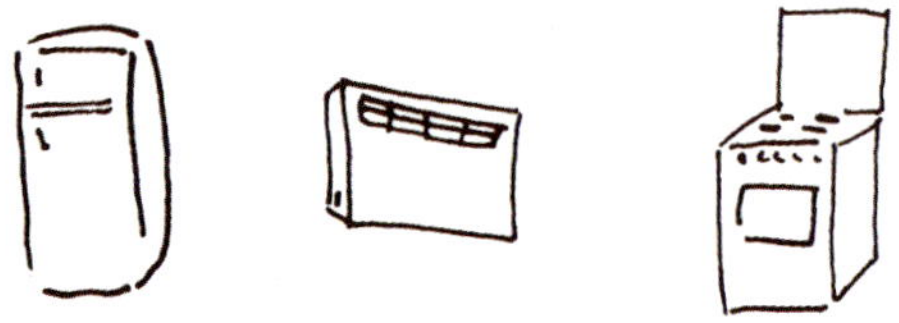	L'utilisation simultanée de plusieurs appareils importants ne pose aucun problème

C) Le rôle du disjoncteur

Le disjoncteur général sert à mettre le circuit hors tension (couper le courant) en cas de :

– court-circuit ;

– dépassement de la puissance maximale choisie (surcharge = coupure de courant) ;

– nécessité, il permet une mise hors tension manuelle (travaux électriques dans l'habitation).

D) Le rôle de la prise de terre

Les appareils électriques comportant une enveloppe métallique (réfrigérateur, lave-linge, etc.) doivent être reliés à la terre par l'intermédiaire d'un fil appelé « conducteur de protection ». Cette « mise à la terre » permet d'évacuer les éventuelles fuites de courant vers la terre et non vers l'utilisateur (système de sécurité).

En cas de fuite, celle-ci est immédiatement détectée par le disjoncteur différentiel qui coupe le courant (double sécurité).

Figure 4.2 Le disjoncteur différentiel

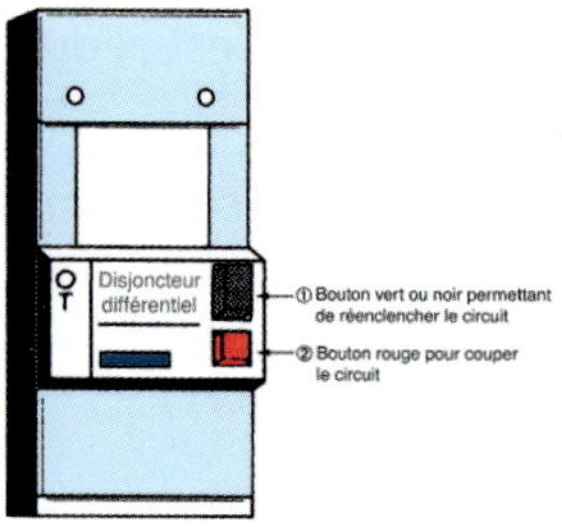

Figure 4.3 Le tableau de répartition

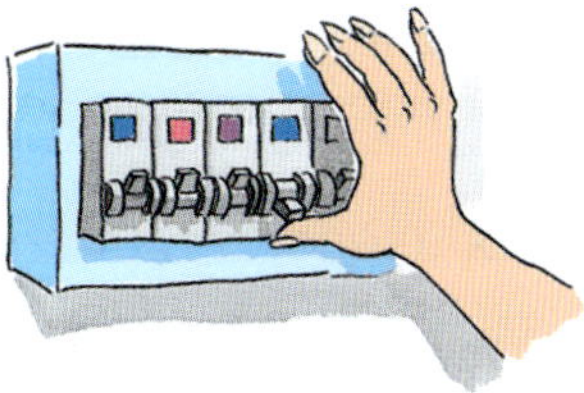

La normalisation impose la mise à la terre de toutes les prises de courant dans les nouvelles installations.

E) La réglementation concernant la sécurité d'une installation électrique

La réglementation impose, dans les locaux neufs, divers dispositifs[3].

Les dispositifs de sécurité

La sécurité est assurée par :

– la présence de dispositifs différentiels à « haute sensibilité » (qui coupent le courant au moindre incident) ;

– la mise à la terre de *toutes* les prises de courant, quel que soit le type de local ;

– l'utilisation du tableau électrique (ou de répartition) avec disjoncteurs divisionnaires.

Les coupe-circuits à fusibles tendent à disparaître.

La marque de conformité

En règle générale, il est recommandé d'utiliser du matériel portant la marque de conformité NF.

Les autres symboles de sécurité (*cf.* Tableau 4.8)

D'autres symboles de sécurité sont utilisés, en particulier pour les appareils électriques utilisés dans des locaux humides.

Tableau 4.8 Les différents symboles de sécurité électrique

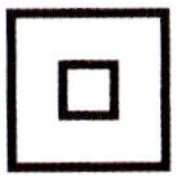	Matériel de classe II à double isolation qui dispense de le relier à la terre
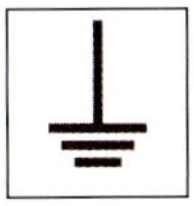	Matériel de classe I devant être relié à la terre
	Matériel protégé contre les chutes verticales de gouttes d'eau (condensation), à utiliser notamment dans les caves, garages, séchoirs, buanderies, salles d'eau et, plus généralement, dans les locaux humides
	Matériel protégé contre les projections d'eau, à utiliser en particulier dans les salles d'eau
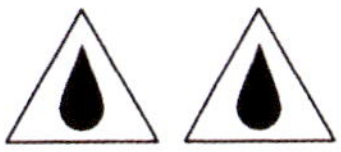	Matériel protégé contre les jets d'eau, à utiliser notamment à l'extérieur des bâtiments

3. Norme NF C 15-100.

6 L'évacuation des eaux usées[4]

Le terme « eaux usées » désigne les déchets comprenant plus de 95 % d'eau. Tous les autres déchets sont considérés comme solides.

A) Les différents types d'eaux usées (= effluents)

Deux types d'eaux usées peuvent être collectées : les eaux domestiques, les eaux industrielles.

– *Les eaux usées domestiques proviennent des maisons d'habitation :*
  - eaux ménagères issues des salles de bains et des cuisines composées notamment de graisse (huile de cuisine, savon, lessive), de matières flottantes (épluchures de légumes, cheveux, etc.) ;
  - eaux vannes provenant des toilettes (matières fécales, papier toilette, etc.)

– *Les eaux industrielles diffèrent selon l'activité des établissements* (mécanique, agro-alimentaire, etc.) : eaux de lavage (nettoyage des cuves, des machines de production, des sols, etc.)

B) La collecte des eaux usées

La collecte consiste à évacuer les eaux usées par un système de canalisations enterrées constituant un réseau appelé communément « tout-à-l'égout ».
Actuellement, il existe deux types de réseau :
– *un réseau unitaire* qui collecte les eaux de pluies et les eaux usées ;
– *un réseau séparatif* qui collecte séparément les eaux usées.
L'objectif est de favoriser le développement des réseaux séparatifs.
En collectivités, les eaux usées de cuisine sont filtrées, décantées, les séparateurs de graisses permettent d'envoyer dans les égouts des eaux moins polluées. Toutes les matières retenues dans les bacs sont enlevées régulièrement par une entreprise de nettoyage (camion-pompe).
En l'absence de tout-à-l'égout, les locaux isolés doivent disposer d'un système d'épuration individuel des matières excrémentielles, soit :
– les *fosses fixes* qui nécessitent des vidanges périodiques (rares actuellement) ;
– les *fosses chimiques* contenant de la soude ;
– les *fosses septiques :* elles constituent un système d'épuration biologique artificiel en continu et sont obligatoires pour tous les locaux neufs (une fosse septique par local).

C) Le traitement des eaux usées

Les eaux usées domestiques contiennent de nombreux éléments polluants (graisses, déchets alimentaires, détergents, sels, etc.) Acheminées vers une station d'épuration, elles doivent subir plusieurs phases de traitements avant d'être évacuées dans le milieu naturel.

4. « L'évacuation des eaux usées » est donnée à titre d'information aux élèves (elle n'entre pas dans le référentiel du CAP Petite enfance).

Retenir

- Les *facteurs d'ambiance* (l'isolation phonique, l'éclairage, le chauffage, la climatisation) et de *salubrité* (la circulation de l'air, l'alimentation en énergie, l'évacuation des déchets, l'alimentation en eau et l'évacuation des eaux usées) contribuent à l'hygiène de vie et au confort de l'individu dans un local.
- *L'ambiance lumineuse* est assurée de quatre façons :

  – éclairage direct ou indirect ;

  – éclairage mixte ;

  – éclairage diffus.
- Les anciennes lampes à incandescence ont été progressivement remplacées par des lampes à basse consommation (LBC) dans un but écologique.
- Le « seuil » de tolérance au bruit se situe vers 70 dB (décibels). C'est à partir de ce seuil que le bruit devient gênant et nuisible.
- Certains dispositifs permettent d'assurer la *sécurité du logement*. Il est recommandé de les utiliser et de connaître les symboles de sécurité des appareils.
- La « prise de terre » est l'un des dispositifs majeurs de la sécurité du circuit électrique.
- Les « symboles de sécurité » des appareils doivent être connus de tous pour prévenir les accidents (en particulier dans les salles de bain où l'association eau-électricité peut être mortelle).

S'entraîner

1 **Reliez chaque catégorie d'air à la définition qui lui correspond.**

Air pollué	L'air … est principalement un mélange gazeux incolore inodore et insipide. Il se compose principalement de dioxygène, de diazote et de vapeur d'eau.
Air vicié	L'air … a subi des transformations physiques (élévation de température, ou du degré hygrométrique) ou des modifications chimiques (appauvrissement en oxygène ou enrichissement en dioxyde de carbone ou fumée de tabac)
Air pur	L'air … contient des polluants. Le plus connu dans l'habitat reste le monoxyde de carbone. Il en existe d'autres comme les poussières (avec les acariens), les vapeurs de solvants, les composés organiques volatiles et le pollen.

S'entraîner

2 Nommez les deux principaux modes de ventilation d'un logement.

3 Définissez l'expression « eau potable ».

4 Nommez les principaux appareils de chauffage de l'eau.

5 Nommez les différents types d'eau usée.

6 Indiquez le rôle de la prise de terre dans une installation électrique.

7 Définissez l'expression « confort thermique ».

8 Citez trois avantages de l'isolation thermique.

9 Citez trois produits d'isolation thermique.

10 Énumérez les différents modes d'éclairage.

11 Listez les critères de choix d'une lampe.

Chapitre 20 L'aménagement des locaux : collectivité et habitat privé

Mots-clés

- Critères d'HSC
- Organisation spatiale
- Espaces sanitaires
- Espaces de repos
- Espaces de repas
- Équipements aux « normes »

Situation

L'aménagement de la nouvelle crèche
La ville de F. va ouvrir une nouvelle crèche. Afin de faire connaître cette structure, un article et des photos sont publiés dans le journal local. On peut y voir l'espace sanitaire où sont changés les bébés, avec un plan de travail en carrelage sur lequel reposent des coussins de change bleus lavande, des étagères en mélaminé couleur bois, des distributeurs de papiers, etc. On voit également une échelle qui permet l'accès aux enfants de plus de 14 mois vers les coussins de change. On voit également sur le visuel des lits à barreaux choisis par le personnel parce qu'ils répondent aux critères d'HSC (hygiène, sécurité et confort).

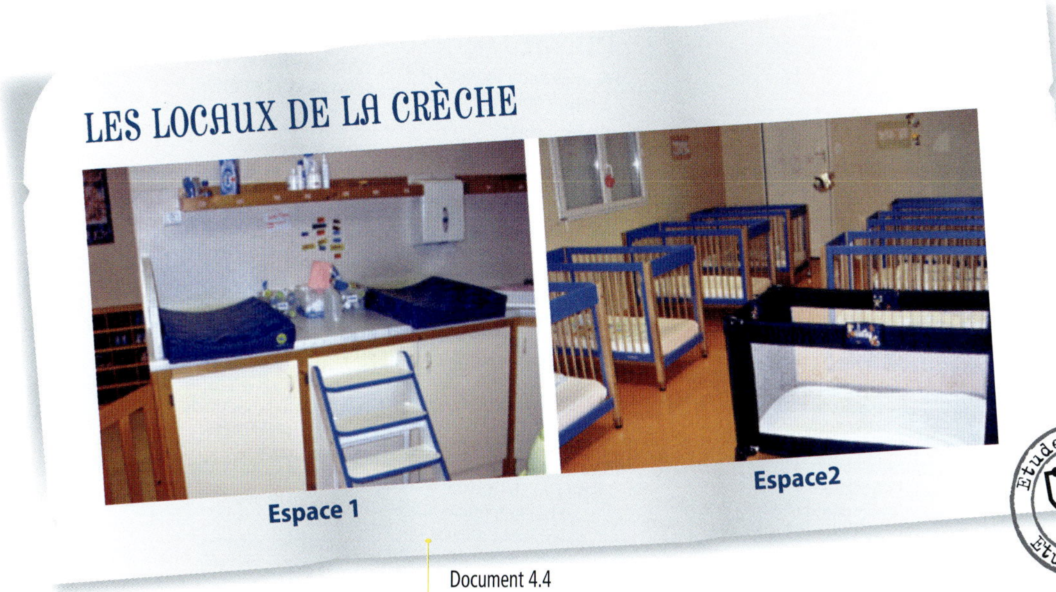

Étude de cas

Document 4.4
Crèche municipale Yves Dumichel.
www.ville-miramontdeguyenne.fr

BIEN CHOISIR LA POUSSETTE IDÉALE POUR SON BÉBÉ

« 3 en 1 », tout-terrain, « canne » : bien choisir sa poussette n'est précisément pas… un jeu d'enfant ! D'autant que chaque année, les modèles commercialisés sont de plus en plus variés. L'esthétisme n'étant au final qu'un détail lors de l'achat, il importe surtout de privilégier l'aspect pratique et la maniabilité.

JE CHERCHE UN MODÈLE TRÈS CONFORTABLE, DÈS LA NAISSANCE

La poussette combinée est la plus adaptée dans ce cas. Certes, elle est généralement encombrante. Mais si l'on souhaite donner la priorité au confort (le bébé est installé comme dans un landau) et qu'en outre on est plutôt du genre à beaucoup voyager, elle représente un choix logique. En achetant le kit complet, nacelle et siège coque auto, on couvre toutes les situations possibles, quel que soit l'âge de l'enfant. Une fois la nacelle posée sur le châssis, on obtient un landau. La nacelle (utilisable jusqu'à 3-4 mois) peut aussi servir de couffin à la maison ou de lit d'appoint. Grâce à un kit spécial, la nacelle devient un lit auto : très appréciable pour les longs trajets. Le siège coque auto (qui convient jusqu'à 9-12 mois) est lui très pratique pour passer rapidement de la poussette à la voiture, mais n'est pas adapté, en raison du dos fragile du bébé, aux longs voyages. Reste qu'une poussette combinée représente un réel investissement.

Compter de 200 à 500 euros pour le châssis et hamac, puis de 100 à 300 euros pour une nacelle et de 100 à 300 euros pour un siège coque auto.

JE N'AI BESOIN QUE D'UNE POUSSETTE 2E ÂGE

Tout dépend de l'usage que l'on souhaite en faire : plutôt ville ou plutôt tout-terrain.

Dans le premier cas, on portera son choix sur les cannes, ultralégères (maximum 9 kg) et peu encombrantes (largeur moyenne autour de 55 cm), à des prix très abordables (60 à 130 euros). Elles sont notamment parfaites pour les transports en commun et leur pliage « parapluie » les rend faciles à manier et à ranger. Si l'idée est plutôt de faire de longues balades à la campagne ou en forêt, il vaudra mieux opter pour une « grande poussette ». La taille de ses roues sera alors un atout certain pour améliorer l'adhérence, amortir les chocs et passer partout. Certaines sont même dotées d'un frein sur le guidon. Rappelons que les poussettes 2e âge ne permettent pas une inclinaison suffisante pour les nourrissons.

JE CHERCHE UN COMPROMIS ENTRE CONFORT ET ENCOMBREMENT TRÈS RESTREINT, POUR LES DEUX ÂGES

Il vaut peut-être mieux lorgner du côté des poussettes dites « américaines » au dossier inclinable au minimum à 150°. Attention de bien vérifier que la poussette est homologuée « 1er âge ». Il s'agit en général de poussettes-cannes peu encombrantes, très maniables et légères. L'assise n'est pas dissociable du châssis. Pour un prix d'ordinaire très compétitif (90 à 200 euros), on acquiert une poussette adaptée aux 1er et 2e âges. Bien sûr, si l'on voyage, il faudra s'équiper en plus d'un siège auto.

L'acquisition se justifie un peu plus aux beaux jours car les nacelles des combinées sont tout de même plus enveloppantes, les parois étant plus hautes. En cas d'achat d'une poussette inclinable par temps frais, bien penser à s'équiper d'une chancelière, sorte de sac de couchage ajustable sur la poussette qui maintient le bébé au chaud. Enfin, il faut s'assurer que le hamac est bien rembourré et confortable.

QUELQUES RÈGLES DE BASE

– Vérifiez régulièrement l'état général de votre poussette.
– Évitez de l'acheter dans une brocante : ces poussettes, qui ont beaucoup servi, ne sont souvent plus conformes.
– Ne laissez jamais votre bébé seul dans sa poussette. Les chutes arrivent en tête des accidents, devant les pincements et les compressions (de doigt par exemple).
– Ne placez jamais un enfant dans une poussette en position assise tant que ce dernier ne tient pas assis tout seul (entre 6 et 9 mois).
– Pensez à toujours vérifier que le dispositif de blocage, à l'arrêt, est bien enclenché.
– Utilisez toujours les sangles, ceintures et harnais installés, et expliquez à votre enfant qu'il n'est pas question de circuler dans sa poussette sans être attaché.
– Ne surchargez pas votre poussette avec deux enfants alors que celle-ci n'est prévue que pour un seul.
– Par grand froid, pensez à bien couvrir les mains, les pieds et la tête du bébé. Pendant que vous marchez, lui reste immobile.

CONSEILS

Pour garantir la sécurité et le confort du bébé, adoptez les conseils suivants à l'achat et à l'emploi.

RÈGLES D'ACHAT

– La poussette doit afficher la norme européenne EN, le nom du fabricant ou du revendeur et le numéro de série.
– Évitez les achats en brocante, une mauvaise utilisation peut rendre la poussette non sécurisée.
– Vérifiez le bon fonctionnement du châssis en pliant et dépliant plusieurs fois la poussette et sa solidité en forçant un peu sur les montants. Regardez si les clips des différents modules s'enclenchent facilement.
– Assurez-vous que le hamac est bien rembourré.

PRÉCAUTIONS D'EMPLOI

– Avant d'installer le bébé, vérifiez que les dispositifs de blocage du système de pliage sont bien verrouillés.
– Respectez l'ordre d'installation et de retrait de l'enfant afin d'éviter les risques de basculement.
– Attachez toujours le bébé, même pour de courts trajets, une chute est vite arrivée…
– Ne laissez jamais l'enfant sans surveillance, même attaché, il pourrait se pencher sur le côté et basculer.
– Enclenchez toujours le frein à l'arrêt.
– Ne surchargez pas le guidon de la poussette, pour éviter qu'elle ne bascule.

Document 4.5
Bien choisir sa poussette.
Elisa Oudin, *UFC Que Choisir*.

CONSEILS D'ENTRETIEN

– Rangez la poussette dans un endroit sec.
– Vérifiez régulièrement l'état d'usure des différentes pièces (notamment freins, roues et pièces en plastique). Nettoyez-les en cas de dépôt de saleté afin d'éviter les frottements susceptibles de les abîmer.
– Éliminez les taches avec un chiffon humide et du savon. La plupart disparaîtront. Pour un nettoyage intégral du tissu amovible, consultez la notice d'utilisation. Certains modèles permettent un nettoyage à la machine avec un faible essorage (600 tours environ), d'autres seulement à la main, avec de l'eau et de la lessive pour textiles délicats. Dans tous les cas, n'utilisez pas de produits détergents, y compris sur le châssis, ils abîment le plastique.

Document 4.5 (suite)
Bien choisir sa poussette.
Elisa Oudin, *UFC Que Choisir*.

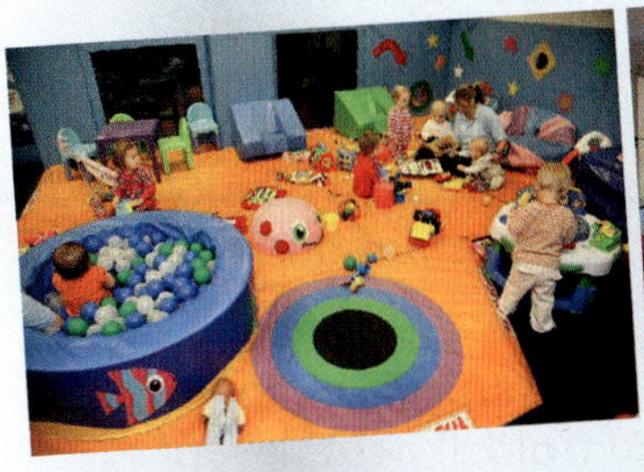

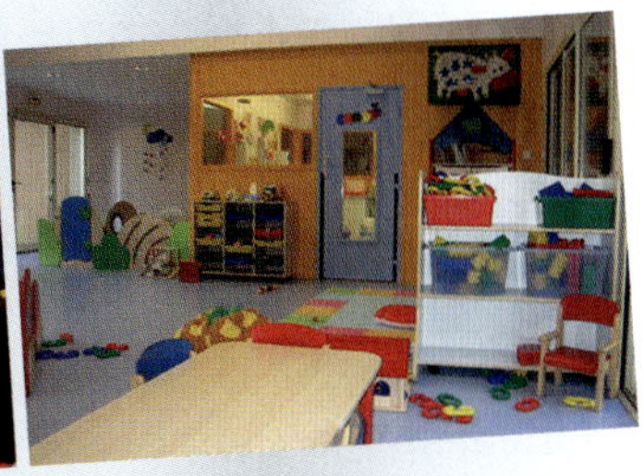

Document 4.6
Bien aménager un espace de jeux.

Questions

En utilisant le document 4.4 :

- Indiquez les deux espaces de vie photographiés.
- Justifiez l'aménagement de l'espace 1.
- Indiquez le choix des lits à barreaux selon les critères HSC.

En utilisant le document 4.5 :

- Énumérez trois critères de choix pour une poussette.
- Indiquez la règle primordiale à respecter lors de l'achat d'une poussette.
- Listez trois conseils de sécurité.

En utilisant le document 4.6 :

- Nommez les espaces de vie représentés.
- Listez les différents matériels présents dans ces espaces de vie.
- Justifiez l'emploi de ces matériels.

TECHNOLOGIE

L'aménagement des espaces de vie dans les structures d'accueil de la petite enfance revêt une importance particulière. Il s'agit des :
- espaces de repos (ex. : dortoirs) ;
- espaces de repas (ex. : espaces pour les bébés, les moyens et les grands enfants) ;
- espaces sanitaires (ex. : salles de change pour les nourrissons, toilettes, WC, etc.) ;
- espaces de jeux et d'activités (ex. : atelier, coins jeux, coins TV-vidéo, etc.) et le matériel des sorties.

1 Les espaces de repos

L'installation de la chambre (ou du dortoir), son aménagement, son entretien, la lutte contre le bruit concourent au bien-être de l'enfant.

A) L'aménagement de la chambre ou du dortoir

L'installation et l'aménagement de la chambre, et tout particulièrement la chambre de l'enfant, doivent répondre à trois impératifs d'HSC : l'hygiène, le confort et la sécurité.

L'orientation

La chambre ou le dortoir à la crèche doit être situé, si possible, du côté le plus calme du local et le moins ensoleillé (dans les régions du Sud).

La température

La température idéale de la chambre se situe aux alentours de 19 °C. Il faut savoir que si le jeune enfant peut souffrir du froid, il peut davantage souffrir de la chaleur (déshydratation et risque de MSN)[1]. Le chauffage central est le mode de chauffage le plus hygiénique. Il doit être équipé d'un thermostat.

La décoration

Il faut éviter les doubles rideaux et les tapis qui retiennent la poussière (vecteurs d'acariens). Il est préférable de réduire le mobilier au minimum (commode, table à langer). Il faut prévoir des stores pare-soleil, ou des volets pour faire la semi-pénombre lors de la sieste.

Le mobilier

Le mobilier de la chambre doit être réduit par mesure d'hygiène. Toutefois, certains meubles sont indispensables. Ils évoluent avec l'âge de l'enfant. Nous vous proposons un type d'aménagement pour quatre tranches d'âge (*cf.* Figure 4.4).

B) Le choix du lit (étude comparative)

À la crèche

On peut trouver deux types de lits pour enfant, offrant chacun des avantages et des inconvénients (*cf.* Tableau 4.9).

Le lit à barreaux présente de nombreux avantages, il est donc très utilisé par les parents et par les professionnels de la petite enfance (*cf.* Figure 4.5).

À la crèche, on peut aussi créer un « coin repos » fait de gros coussins (style poufs) permettant à l'enfant d'aller se reposer lorsqu'il en ressent le besoin, à toute heure de la journée.

1. MSN : mort subite du nourrisson.

Figure 4.4 Le choix du mobilier de la chambre selon l'âge de l'enfant

L'ÂGE DU BERCEAU (0-8 MOIS)

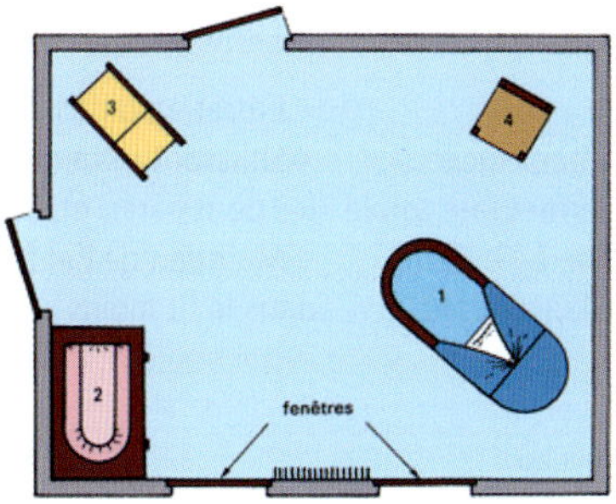

Pour le nourrisson : 3 meubles importants :
– berceau ou petit lit (1) ;
– table à langer ou commode (avec un coussin de change placé dessus), c'est très pratique : la stabilité est bonne et les tiroirs permettent le rangement des vêtements (2) ;
– transat (3).
Le petit fauteuil bas (4) est utile pour la maman (surtout si elle allaite).

L'ÂGE DU 4 PATTES (8-14 MOIS)

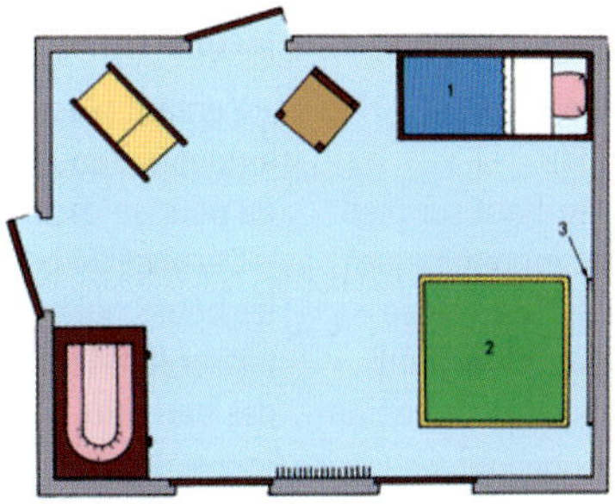

Entre le début de la station assise et la marche : l'enfant aime ramper, marcher à 4 pattes, se mettre debout seul, se regarder dans la glace, ouvrir les tiroirs de la commode… Le mobilier sera :
– un petit lit (0,30 x 1,20 m) (1) ;
– un tapis de sol en caoutchouc mousse (2) ;
– une glace murale (3) ;
– la commode et le coussin de change sont toujours utilisés.

L'ÂGE DES 1ers PAS (15-24 MOIS)

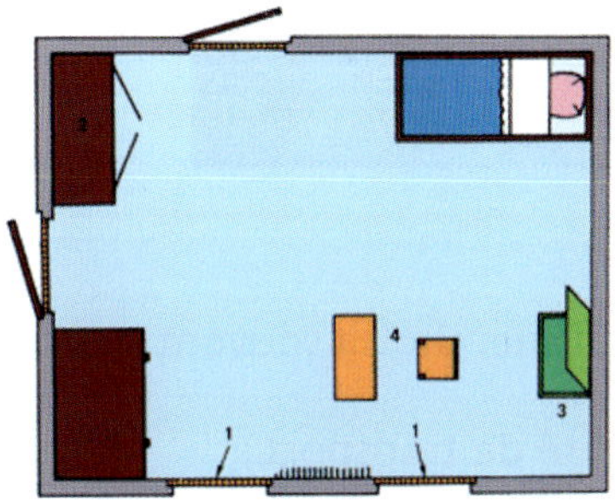

Vers 15 mois : l'enfant prend possession de son domaine privé, mais il n'y reste pas longtemps et préfère gambader dans l'appartement. A cet âge, il faut prévoir une protection aux fenêtres pour prévenir les accidents (1).
Meubles nouveaux :
– l'armoire penderie (2) ;
– un coffre à jouets (3) ;
– un petit siège et une petite table (4).

L'ÂGE DE LA MATERNELLE (24-36 MOIS)

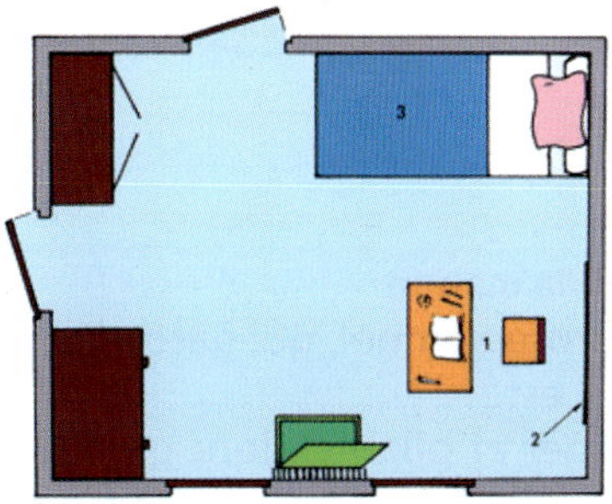

Vers 2 ans à 3 ans : l'enfant fréquente en général l'école maternelle. Sa chambre sera son domaine à « lui seul ».
Il aimera y retrouver :
– un bureau bas (1) ;
– un tableau (avec stabylos ou craies) pour dessiner (2).
Il faut à l'enfant un lit plus grand (style divan-lit) (3), afin qu'il y accède seul directement.
Le coffre à jouets est toujours très apprécié.

TECHNOLOGIE

Tableau 4.9 L'étude comparative de deux lits

Lit à barreaux		Lit pliant ou matelas au sol	
Avantages	**Inconvénients**	**Avantages**	**Inconvénients**
– Solide, lavable et mobile – Stable, haut sur pied et donc ergonomique[a] – Surveillance aisée – Lit parfois évolutif[b] – Visibilité pour l'enfant	– L'enfant n'est pas autonome pour se lever ou pour se coucher – Déconseillé pour les bébés qui peuvent passer la tête hors des barreaux	– Mobile – Rangement facile – Bas (permet une totale autonomie à l'enfant) – Surveillance aisée	– Entretien difficile – Salissant (retient les poussières, etc.) – Maintien de l'enfant dans le lit moins assuré

a. Ergonomique pour le personnel qui manipule l'enfant à son niveau.
b. Évolutif : qui s'agrandit en fonction de l'âge de l'enfant.

Figure 4.5 Le lit à barreaux

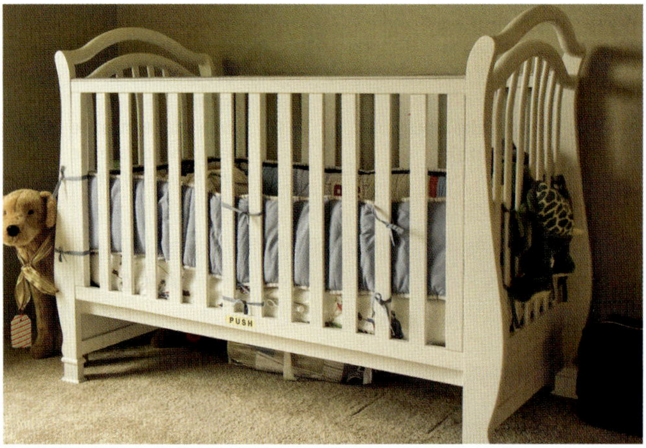

À la maison

Le professionnel, qui garde l'enfant à son domicile, choisit souvent un lit en tissu car il est :

- léger et pliable, donc gain de place et facilité de transport ;
- à claire voie (la surveillance de l'enfant est facilitée).

Toutefois, il a un inconvénient : la stabilité est relative selon l'âge et le poids de l'enfant, il peut se renverser.

C) Le choix de la literie

Tableau 4.10 La literie

Sont conseillés	Sont déconseillés
– Un matelas de mousse compacte ou à ressorts (car très ferme) – Un protège-matelas (alèse en caoutchouc, tissu-éponge, etc.)	– L'oreiller, la couette et l'édredon, du fait des risques d'asphyxie ou d'hyperthermie – Les attache-couvertures (car elles présentent un risque de strangulation)

2 Les espaces-repas

L'installation des espaces-repas et leurs aménagements varient en fonction de la structure d'accueil (crèche ou école maternelle) et de l'âge de l'enfant.
Comme pour l'espace-repos, l'espace-repas doit répondre à trois impératifs d'HSC : l'hygiène, le confort et la sécurité.
Prenons l'exemple de l'espace-repas à la crèche.

A) L'aménagement

À la crèche, il y a trois espaces-repas (*cf.* Figure 4.6) en fonction de la section où évolue l'enfant : la section des bébés, la section des moyens et la section des grands.

Figure 4.6 Trois exemples d'espaces-repas à la crèche

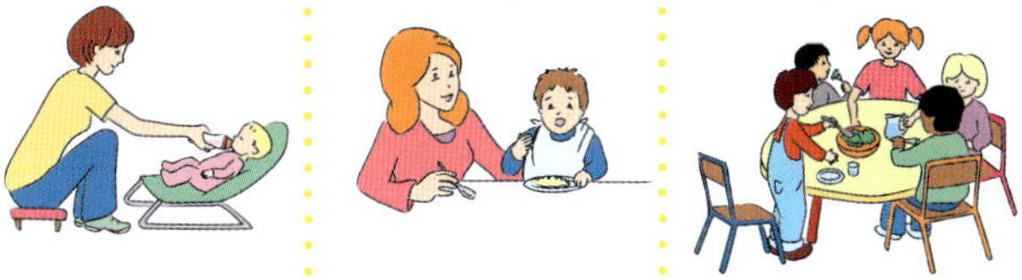

La section des bébés

Pour les repas, les enfants sont placés en position semi-assise, toujours maintenus par des « attaches de sécurité ». Ils sont dans des transats ou *baby relax* afin que l'adulte qui propose le repas soit face à eux pour établir le contact. À domicile, les parents utilisent souvent la chaise haute ou le rehausseur.

La section des moyens

Pour les repas, les enfants sont assis. Ils sont en nombre réduits car ils ont besoin de l'aide de l'adulte, qui doit pouvoir s'asseoir à côté de chacun d'eux (*cf.* Figure 4.6). Le mobilier comprend une table rectangulaire et de petites chaises bien stables et lavables.

La section des grands

Les enfants sont en nombre plus important. Le mobilier comprend des tables rectangulaires ou rondes, et des chaises stables, légères et lavables (en métal ou en bois peint) (*cf.* Figure 4.6).

B) Les facteurs d'ambiance

D'une façon générale, il faut choisir un espace :
– *calme :* éloigné de toute source de bruit (route, cour de récréation) ;
– *frais :* température autour de 19 °C et protégé du soleil (stores) ;
– *intimiste :* il faut éviter un espace trop vaste car insécurisant et un espace non meublé car il « résonne » ;
– *fonctionnel :* il faut un espace suffisant entre les convives à table ;
– *convivial :* il faut recréer une ambiance familiale qui sécurise l'enfant ;
– *peu décoré :* il faut réduire la décoration au minimum par souci d'hygiène (prévoir des stores pour le soleil, des rideaux métalliques dits vénitiens, etc.)

C) Le choix des sièges pour repas (étude comparative)

Ils doivent avant tout répondre aux normes de sécurité et être adaptés à l'âge de l'enfant. Nous vous proposons leurs caractéristiques dans le tableau 4.11.

TECHNOLOGIE

Tableau 4.11 Les sièges de l'enfant

	Avantages	Inconvénients
Le transat ou le baby-relax	– Il permet de varier les positions de l'enfant – Il facilite sa socialisation (permet les contacts) – Il soutient bien le dos en position semi-assise – Les modèles pour automobile préviennent les risques d'accident	– Sa manipulation n'est pas toujours facile – Sa stabilité est relative *Précautions : bien fixer les attaches de sécurité*
La chaise haute	Elle permet à l'enfant de participer au repas des adultes à « hauteur de table familiale ». Quelques modèles multipositions permettent des emplois diversifiés et sont donc économiques	La chaise haute, du fait de sa hauteur, manque parfois de stabilité. Il faut surveiller les mouvements du bébé et ne pas trop prolonger les moments d'utilisation
Le trotteur (interdit chez les assistantes maternelles agréées)	Ce siège permet la marche	Souvent utilisé trop tôt ou trop tard, il ne remplit pas (ou remplit mal) sa fonction Précautions : sécuriser l'environnement

3 Les espaces sanitaires

Dans les structures d'accueil de l'enfant et plus particulièrement à la crèche, les espaces sanitaires doivent répondre à des critères d'HSC et à des normes précises.

A) La salle de change

Cet espace (*cf.* Figures 4.7 et 4.8) est utilisé pour effectuer la toilette des enfants à plusieurs moments de la journée. Si le bain est rarement donné à la crèche, d'autres formes de toilette sont pratiquées à un rythme soutenu (toilette du siège, des mains, du visage, etc.) et, de ce fait, l'espace sanitaire est très fréquenté. Il doit être correctement aménagé.

Étude de cas

LE PLAN DE LA FUTURE CRÈCHE

Clara doit travailler dans une crèche familiale créée dans un appartement situé au rez-de-chaussée d'un immeuble. Les chambres 2 et 3 seront unies pour devenir le secteur des bébés. Le séjour et la chambre 1 seront réservés aux plus grands.

Elle observe sur le plan :

– l'orientation du secteur bébés, ainsi que celui des grands enfants ;

– les caractéristiques de ce local ;

– les différents facteurs de salubrité et d'ambiance qu'il possède.

Elle sait que d'autres facteurs (non visibles sur le plan) sont nécessaires pour le fonctionnement de la crèche (ils seront pris en considération par l'architecte).

Figure 4.7 La salle de change (section des bébés)

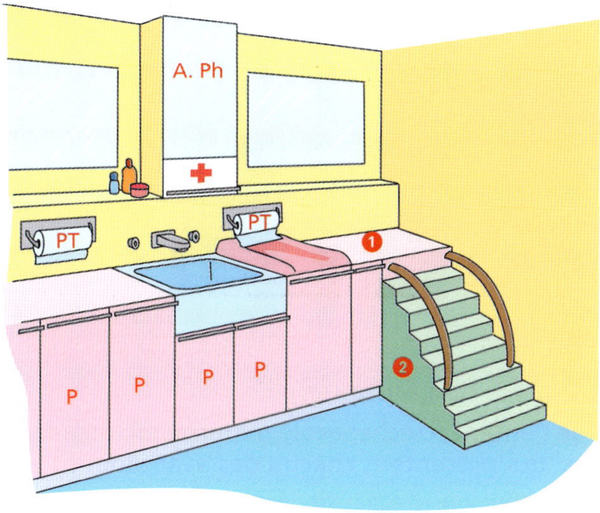

PT : papier toilette.

A. Ph. : armoire à pharmacie.

P : placard pour les couches, le linge de toilette, les crèmes…

1. Plan de travail avec les coussins de change.

2. Mini-escalier pour l'enfant.

Figure 4.8 Le plan de l'espace sanitaire à la crèche

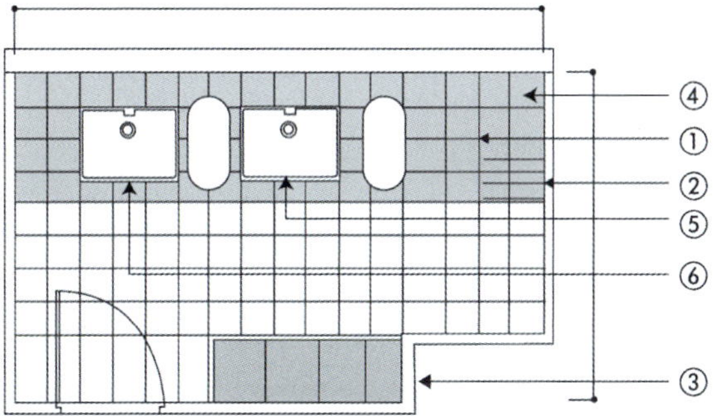

① Plan de travail (avec les lavabos et les coussins de change).

② Escalier pour l'enfant.

③ Placards de rangements (pour les vêtements des enfants).

④ Étagères en hauteur pour les produits d'hygiène.

⑤ Placards pour les couches et le linge de toilette.

⑥ Carrelages au sol antidérapant, ou tapis de sécurité.

Le plan établi par un architecte prend en compte différents facteurs d'HSC (hygiène, sécurité et confort) pour la salle de change (*cf.* Figures 4.7 et 4.8).

L'éclairage

Il doit être suffisant car le personnel doit observer l'aspect de la peau de l'enfant, lors du change. Toutefois, il ne doit pas être éblouissant pour l'enfant (couché sur le coussin de change).

La température

Elle doit se situer autour de 22 °C pour éviter la sensation de froid au moment de la toilette (il faut prévoir d'aérer fréquemment ce local).

L'équipement

Il faut prévoir des cuves et des meubles de rangement, très fonctionnels, solides et d'entretien facile. À titre d'exemple, nous vous proposons une cuve en céramique ou grès blanc (*cf.* Figure 4.9).

Figure 4.9 Cuves pour salles de change à la crèche (Porcher®)

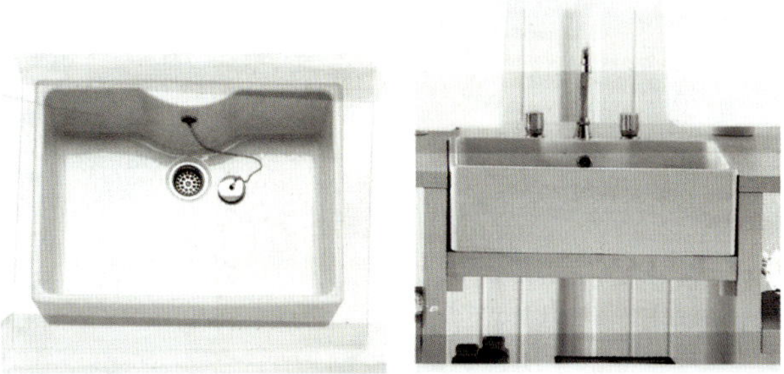

B) Les toilettes (étude comparative de sanitaires)

Dans les structures d'accueil de l'enfant (crèche, école maternelle), on a le choix entre deux types de sanitaires[2] qui présentent chacun des avantages et des inconvénients (*cf.* Tableau 4.12).

Tableau 4.12 Étude comparative de deux sanitaires

WC suspendu[a]		WC posé[a]	
Matériel			
– Céramique blanche – Abattant en plastique – Charnières chromées			
Avantages	**Inconvénients**	**Avantages**	**Inconvénients**
Entretien facile de l'appareil et du sol sous le WC	Chasse d'eau en hauteur (plus difficile d'accès pour un enfant) Installation plus difficile plus coûteuse	Chasse d'eau facile d'accès Installation plus facile et moins coûteuse	Entretien moins facile que le WC suspendu

a. Nous vous rappelons que tous les appareils sanitaires doivent répondre à des normes d'hygiène et de sécurité (normes NF).

À la maison, les parents utilisent souvent « *le pot* » pour le jeune enfant jusqu'à ce qu'il puisse utiliser le WC familial.

4 Les espaces jeux et les activités

Les espaces jeux dans les structures d'accueil doivent répondre aux besoins spécifiques de l'enfant. Ils doivent donc être adaptés au type de l'accueil et à l'âge de l'enfant.
Prenons des exemples en crèche en fonction des sections.

A) L'aménagement de la section bébés

On utilise très souvent le matériel suivant : tapis de sol, tapis d'éveil et aire de jeux gonflable.

2. À la crèche, ces sanitaires sont adaptés à l'âge des enfants, ils ont une taille réduite par rapport à ceux qui sont destinés à l'adulte.

Le tapis de sol

Il est de grande dimension et peut accueillir plusieurs enfants en même temps. Il doit être :
– de *grande dimension* (pour faciliter les mouvements des enfants et leurs déplacements) ;
– en *caoutchouc* suffisamment épais (pour amortir les chocs), solide et d'entretien facile ;
– de *couleurs vives, attrayantes* (pour stimuler l'enfant).

Le tapis d'éveil

De dimension plus réduite, il est destiné aux jeux individuels. Il peut avoir quatre fonctions :
– *tapis d'éveil :* ce tapis est non seulement un support moelleux pour les activités de l'enfant, mais il propose des jeux d'éveil à caractère sensoriel (sonores, tactiles, visuels, etc.) Ex. : hochets, sonnettes, suspendus au portique, tapis d'eau, etc. ;
– *tapis de parc :* fixé au parc par quatre liens d'attache, il permet un espace jeu dans le parc très douillet pour l'enfant ;
– *couette moelleuse :* l'enfant peut se vautrer, se reposer, ou dormir lorsqu'il en ressent le besoin après le jeu ;
– *décoration murale :* l'enfant allongé sur le tapis de sol de la crèche, peut observer ou toucher les éléments de décoration du tapis d'éveil exposé au mur.

Inconvénients : entretien difficile et utilisation à caractère trop individuel.

L'aire de jeu gonflable

Elle peut avoir des formes diverses (fleur, bateau, arbre, etc.)
– *Avantages :* les mêmes que ceux du tapis d'éveil ci-dessus.
– *Inconvénients :* les mêmes que précédemment. De plus, l'aire doit être préalablement gonflée, ce qui présente une contrainte pour le personnel et rend le matériel moins résistant à long terme.

B) L'aménagement de la section moyens et grands

L'enfant apprécie particulièrement à cet âge d'imiter l'adulte ; les « coins-jeux » favorisent les jeux symboliques. Ils seront équipés selon le thème choisi, par exemple :
– le coin poupées ;
– le coin docteur bobo ;
– le coin épicerie ;
– le coin école (l'enfant adore écrire ou dessiner sur un grand tableau !).

5 Le matériel pour les sorties de l'enfant

Les sorties, promenades et voyages sont indispensables à l'enfant. Ils lui procurent l'air et le soleil nécessaires à sa santé et lui donnent l'occasion de connaître un univers différent.

Il existe de nombreux modèles de poussettes et landaus présentant chacun des avantages et des inconvénients. Pour les promenades de courte durée, l'utilisation du porte-bébé est recommandée.

Le tableau 4.13 présente une étude comparative des matériels de sortie.

Tableau 4.13 Le matériel des sorties

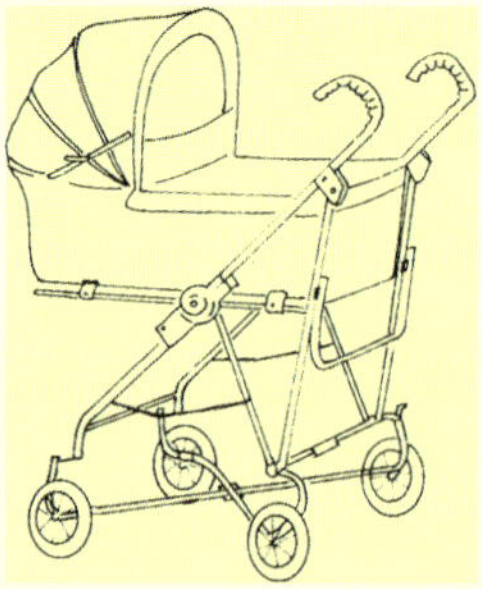 Le landau classique		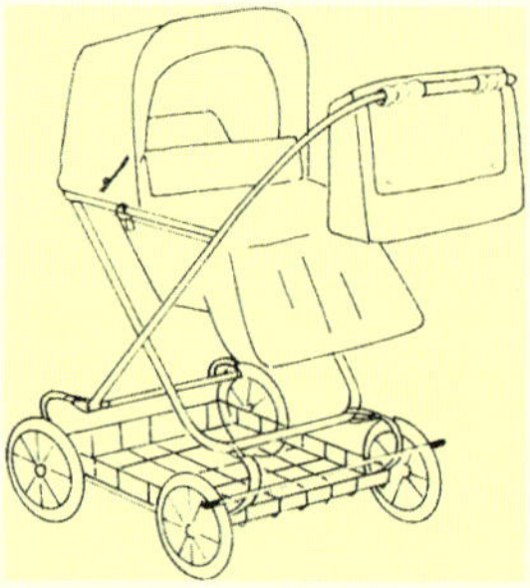 La poussette classique		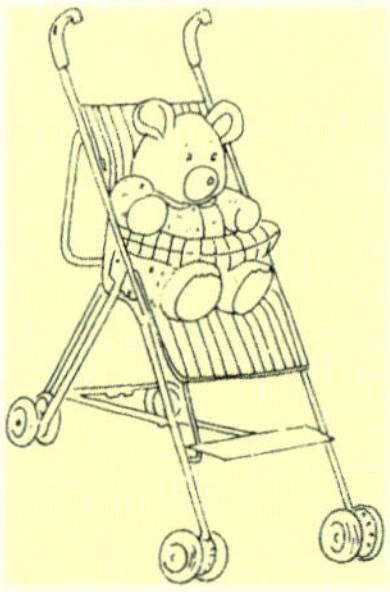 La poussette canne	
Avantages	**Inconvénients**	**Avantages**	**Inconvénients**	**Avantages**	**Inconvénients**
– Haut – Profond – Confortable – Stable – Bien suspendu	– Encombrant – Lourd – Onéreux	– Bien suspendue – Stable – Haute sur roues	– Encombrante – Onéreuse	– Pliable – Maniable – Légère – Peu encombrante	– Mauvaise suspension – Mauvais contact avec l'enfant (dans certains modèles)[b]
		Accessoires facultatifs[a]			

a. Accessoires facultatifs : parasol, habillage pour la pluie ou le vent, sac adaptable, gilet, capote, protège-jambes, etc.

b. Le contact « face à face » avec l'enfant (qui est souhaitable) n'est pas possible dans de nombreux modèles, car ils ne sont pas réversibles. L'enfant ne voit pas l'adulte qui le « pousse ».

Figure 4.10 La poussette (modèle face-à-face)

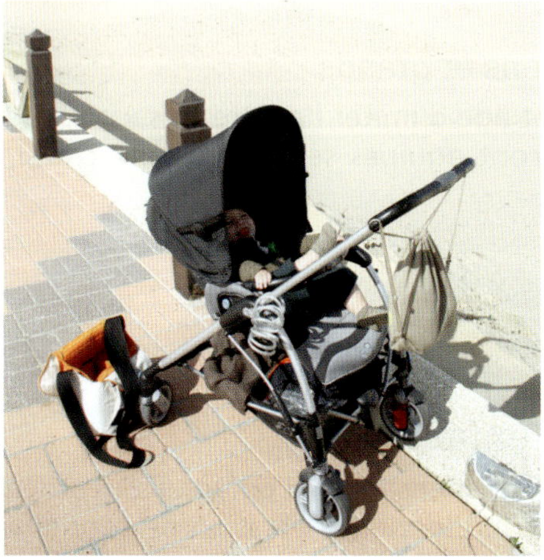

Ce modèle de poussette permet un *contact face-à-face avec l'enfant*. C'est un modèle très apprécié car il facilite :

– l'échange avec l'enfant (l'adulte peut lui parler au cours de ses promenades) ;

– la surveillance de l'enfant (l'adulte peut observer les réactions de l'enfant et percevoir ses besoins).

Ce modèle présente d'autres avantages. Il est :

– pliable et maniable ;

– léger ;

– peu encombrant ;

– peu onéreux.

Cependant la suspension est mauvaise (petites roues).

6 Le choix des aménagements et des équipements des locaux

Par aménagement, on entend tout ce qui a rapport au local proprement dit, c'est-à-dire : le chauffage, la ventilation, l'alimentation en eau chaude et froide, l'éclairage, les revêtements des sols et des murs. Les équipements concernent plus particulièrement le mobilier.

A) Le choix des aménagements

Les qualités recherchées s'appuient sur trois critères d'HSC : l'hygiène, la sécurité et le confort. Pour l'aménagement de chaque espace, on s'attachera à sa fonction principale, ce qui déterminera le choix, par exemple, des revêtements des sols et des murs.
Ainsi, pour une salle d'eau, le carrelage antidérapant sera recommandé.
Les règles de sécurité, en particulier la sécurité électrique, devront être scrupuleusement respectées.

B) Le choix des équipements

Le choix des équipements se justifie en fonction de l'utilisation du local des personnes accueillies et du respect des normes de sécurité.

L'adaptation à l'âge et à la taille des utilisateurs

Dans toutes les structures d'accueil de la petite enfance, les équipements devront s'adapter à l'âge et à la taille des enfants. Par exemple :

– les *équipements sanitaires*, tels que les lavabos, WC : les dimensions (hauteur, profondeur) sont normalisées et doivent être accessibles, sans danger, aux tout-petits ;

– les *équipements mobiliers*, tels que chaises, tables, rangements, ont des hauteurs d'assise ou de plateau calculées selon la stature de l'enfant (*cf.* Tableau 4.14).

D'autres critères de choix peuvent intervenir, comme les matériaux, les couleurs. Prenons pour exemple l'aménagement d'une salle à la crèche ou en école maternelle :

– les *matériaux* ne doivent présenter aucun danger, on utilise le bois raboté et peint avec des laques de polyuréthane ou du métal recouvert de résine époxy ;

– les *couleurs* sont généralement vives, elles contribuent à créer une ambiance esthétique stimulante et chaleureuse.

Tableau 4.14 Normalisation des tables et chaises selon la stature des utilisateurs (extrait de la norme européenne PR EN 1729)

Stature en cm	Chaise : hauteur d'assise	Table : hauteur de plateau
80/100	21 cm	40 cm
95/115	26 cm	47 cm
110/135	31 cm	54 cm
125/155	36 cm	61 cm
140/170	41 cm	68 cm
160/190	45 cm	75 cm

L'adaptation aux capacités physiques

– Les équipements doivent être prévus de telle sorte qu'ils puissent être accessibles et utilisables par des jeunes enfants.

– D'autre part, le matériel qui peut être déplacé sera facile à manipuler par les utilisateurs et le personnel (il aura des formes ergonomiques, il sera léger).

C) La réglementation

La réglementation s'appuie sur les normes fixées par l'Afnor (NF) et la communauté européenne (CE) (*cf.* Figure 4.11).
Tout doit être mis en œuvre pour assurer le maximum de sécurité. On peut intervenir à deux niveaux : la prévention des accidents et les premiers dispositifs en cas d'accident.

Figure 4.11 Les exemples de marques NF pour les équipements

NF MOBILIER ÉDUCATION

NF-Éducation :
c'est une marque de qualité garantie par les fabricants de mobilier scolaire.

NF MOBILIER COLLECTIVITÉ

NF-Collectivité :
cette marque concerne le mobilier collectif : accueil, réunions, (hors bureau), restauration, hébergement, etc.

La prévention des accidents

Elle peut se faire par :
- le *choix des matériaux :* le revêtement des sols et des murs, les rideaux, doivent résister au feu et aux fortes températures. On distingue les matériaux dits M0 (matériau incombustible) des matériaux dits M1 (matériau ignifugé, ininflammable) ;
- la *protection des angles saillants :* ceux-ci présentent un danger accru pour les jeunes enfants ;
- la *protection des portes* (doublées de caoutchouc mousse) ;
- la *présence de détecteur de fumées ;*
- le *choix du matériel :* la marque NF garantit à la fois la qualité et la conformité aux normes (*cf.* Figure 4.12) ;
- la *protection des fenêtres, des escaliers* (barreaux) ;
- la *mise en hauteur (1 m) des prises électriques ;*
- la *vidéo-surveillance*, etc.

Les premiers dispositifs en cas d'accident

Un certain nombre de moyens sont mis à disposition du personnel pour alerter et assurer les premières interventions en cas d'accidents. Citons la présence :
- de *postes d'appel* (interphone, téléphone) ;
- d'*extincteurs contre le feu* (au fonctionnement régulièrement contrôlé) ;
- de consignes à suivre en cas d'incendie, etc.

7 L'implantation des locaux

L'implantation des locaux dépend de nombreux facteurs inhérents à la structure d'accueil elle-même. Citons : l'accessibilité, l'orientation et la répartition des locaux.

A) L'accessibilité

Selon les cas, les différentes structures d'accueil pour enfants pourront être situées :
- *au cœur de la ville* avec accès routier et des possibilités de stationnement (c'est le cas pour les crèches, les haltes-garderies) ;

– *à l'écart des nuisances* (telles que le bruit, la pollution) et proches d'espaces verts (parc, jardins, etc.)

B) L'orientation

L'ensoleillement est un facteur de salubrité. Cependant, le soleil ne doit pas être gênant pour les utilisateurs (une salle de restaurant ou une salle de jeux ne sera pas orientée plein sud).

C) La répartition des locaux

Dans certains cas, on cherche à séparer nettement les locaux les uns des autres selon leurs fonctions. Prenons un exemple à la crèche : la biberonnerie est totalement distincte de la cuisine, les locaux techniques (buanderie, etc.) seront éloignés des salles réservées aux enfants.

Retenir

- **Les *équipements spécifiques* aux espaces de vie font l'objet d'une législation particulière dans les structures d'accueil de la petite enfance (ex. : espaces de repos, de repas, sanitaires et de jeux), ainsi que les matériels utilisés pour leur aménagement.**
- **L'*aménagement de la chambre* contribue au bien-être. Il doit être bien étudié. Pour l'enfant, son orientation, son chauffage, le choix de la décoration et du mobilier, doivent répondre à des critères d'HSC (hygiène, confort et sécurité) indispensables.**
- **Le *choix du lit et de la literie* doit également répondre à ces critères. Il y a deux modèles de lits (barreaux ou pliants), chacun a ses avantages et inconvénients qu'il faut évaluer en fonction des besoins à domicile ou en collectivité.**
- **L'*espace-repas* doit s'adapter à l'âge des enfants qui y évoluent. À la crèche, il en existe trois selon la section.**
- **Les *espaces sanitaires*, en particulier la salle de change, doivent être suffisamment éclairés et correctement chauffés.**
- **Les *espaces de jeux* doivent être adaptés au type d'accueil de l'enfant. Parmi le matériel indispensable à l'aménagement de cet espace, citons le *tapis de sol* (destiné aux activités de groupe) et le *tapis d'éveil* (destiné aux jeux individuels).**
- **Le *matériel des sorties* concerne les promenades et les voyages et comprend différents modèles de landaus ou poussettes adaptés à l'âge de l'enfant et aux besoins.**
- **Les *équipements des locaux* s'appuient sur des normes de sécurité. Le choix s'adapte à la fonction principale de chacun, à l'âge et à la taille des utilisateurs (ex. : les WC pour les tout-petits doivent être accessibles et sans danger). Enfin, le choix de ces équipements vise la prévention des accidents. Il s'appuie sur le respect des réglementations française (AFNOR) et européenne (CE).**

1 Nommez les différents espaces à aménager dans une structure d'accueil de petite enfance.

2 Indiquez les facteurs d'ambiance nécessaires à la bonne prise des repas.

3 Précisez les trois types d'aménagement possibles pour la prise des repas.

4 Indiquez le rôle de la salle de change.

5 Citez les critères de choix des équipements dans la salle de change.

6 Listez les dispositifs à utiliser en cas d'accident.

7 Légendez le plan de l'« espace sanitaire » de la crèche.

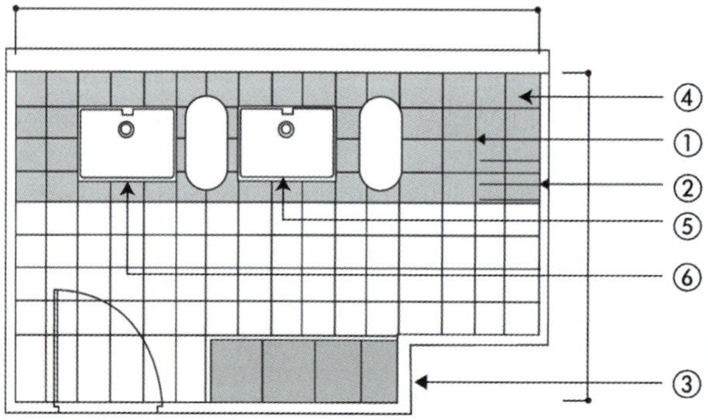

8 Listez quatre critères à prendre en compte lors de l'aménagement de l'espace de repos.

9 Indiquez le rôle d'un coin « jeux symboliques ».

10 Justifiez sa mise en place dans la section des moyens et des grands.

Chapitre

21 La prévention des accidents domestiques chez l'enfant

Mots-clés

- Électrisation
- Électrocution
- Réanimation
- Prévention
- Attitude éducative
- Risques domestiques
- Produits toxiques

Situation

L'affiche éducative de la PMI

Dans le cadre de la prévention des accidents domestiques, une animation est organisée à la PMI pour les assistantes maternelles et les parents. Des animateurs sont venus présenter différentes affiches et films éducatifs. Observons la présentation d'une affiche ci-après.

Étude de cas

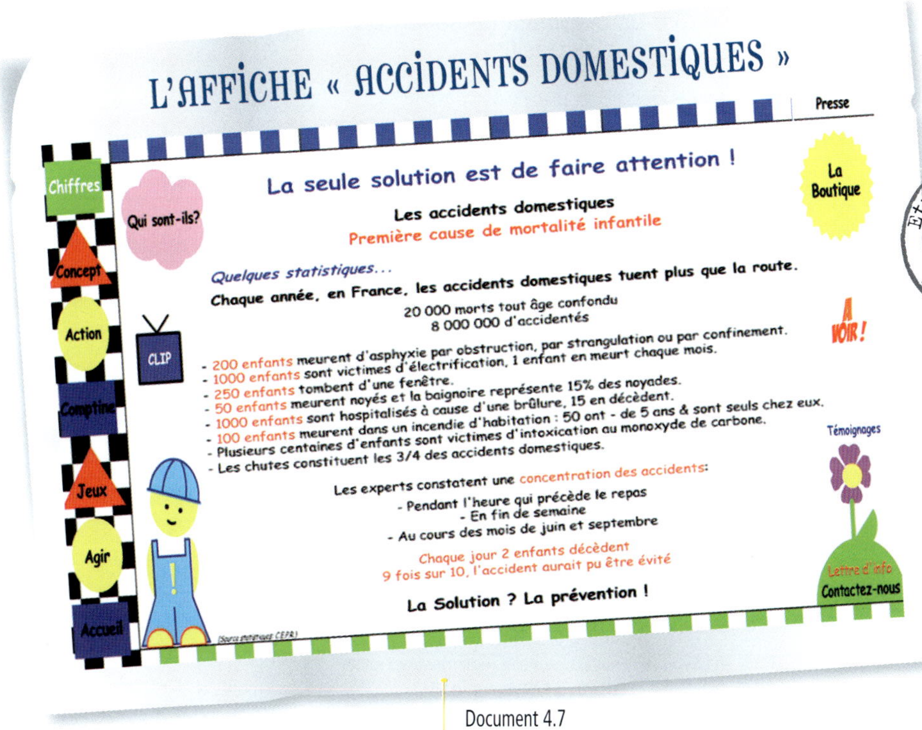

Document 4.7
www.lesexpertsdelaprudence.fr

TECHNOLOGIE

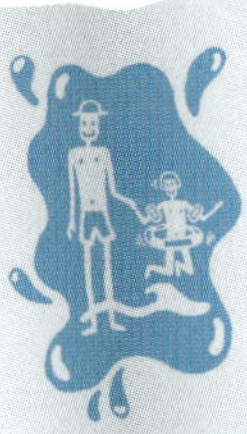

Avec vos enfants

- Restez toujours avec vos enfants quand ils jouent au bord de l'eau ou lorsqu'ils sont dans l'eau.
- Baignez-vous en même temps qu'eux.
- Pendant la baignade, désignez un seul adulte responsable de leur surveillance.
- Apprenez-leur à nager le plus tôt possible.
- Équipez-les de brassards (portant le marquage CE et la norme NF 13138-1) adaptés à la taille, au poids et à l'âge de l'enfant (voir informations sur le produit et la notice d'information) dès qu'ils sont à proximité de l'eau. Même s'ils sont équipés de brassards, surveillez-les en permanence.
- Méfiez-vous des bouées ou des autres articles flottants (matelas, bateaux pneumatiques, bouées siège…), ils ne protègent pas de la noyade.

Équipez votre piscine (enterrée ou semi-enterrée) d'un dispositif de sécurité. La loi prévoit 4 dispositifs :

- Les barrières, abris de piscine ou couvertures : ils empêchent physiquement l'accès au bassin et sont particulièrement adaptés aux jeunes enfants, à condition de les refermer ou de les réinstaller après la baignade.
- Les alarmes sonores : elles peuvent informer de la chute d'un enfant dans l'eau (alarmes d'immersion) ou de l'approche d'un enfant du bassin (alarmes périmétriques), mais n'empêchent pas la noyade.

ATTENTION ! Ces dispositifs ne remplacent pas la surveillance active et permanente des enfants par un adulte.

Pensez à poser à côté de la piscine

une perche, une bouée et un téléphone pour alerter les secours le plus rapidement possible.

Après la baignade,

pensez à sortir tous les objets flottants, jouets, bouées, objets gonflables et à remettre en place le dispositif de sécurité.

Si vous avez une piscine « en kit »

(qui n'est pas enterrée dans le sol), retirez l'échelle après la baignade pour en condamner l'accès.

Pour en savoir plus sur le dispositif réglementaire relatif à ces installations, connectez-vous sur le site www.dgccrf.bercy.gouv.fr, rubrique « Sécurité des piscines ».

Document 4.8
Mode d'emploi de la baignade.
http://www.inpes.sante.fr

Étude de cas

Les prises et les fils électriques

Équipez vos prises de dispositifs de sécurité

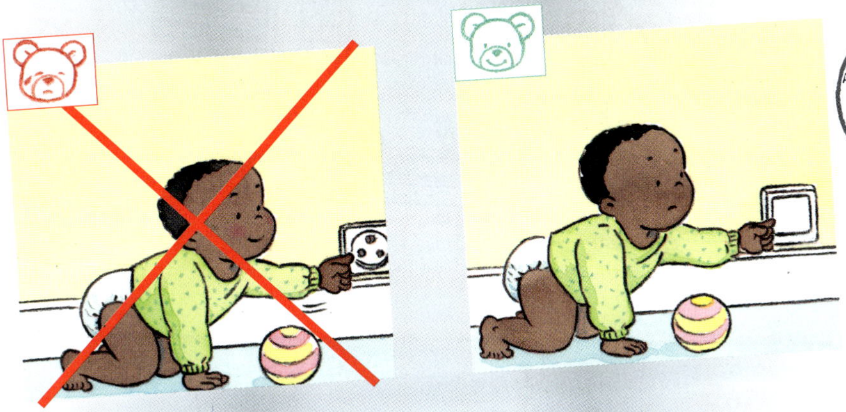

Que faire pour éviter les électrocutions ?

- Apprenez à votre enfant à ne pas toucher ou jouer avec les prises de courant.
- Faites installer des prises à éclipse ou des cache-prises à ventouse ou à clé.
- Ne laissez pas de rallonge électrique branchée.
- Ne surchargez pas vos prises électriques avec des multiprises.

Document 4.9
Protégez vos enfants des risques domestiques.
http://www.inpes.sante.fr

Les appareils électriques

Évitez d'utiliser un appareil électrique en présence d'eau

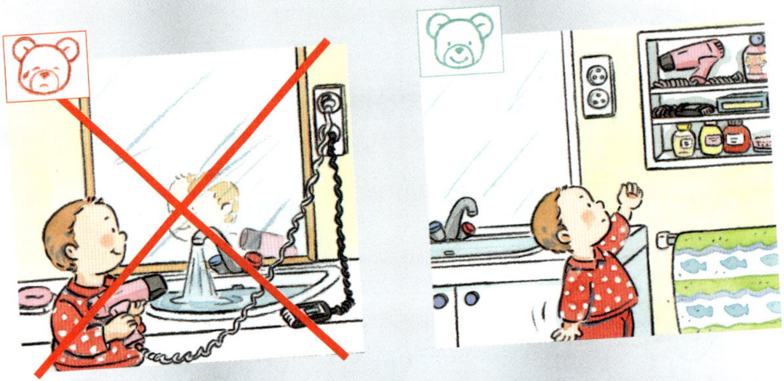

Que faire pour éviter les électrocutions ?

- N'ouvrez jamais l'eau du robinet à proximité d'un appareil électrique en marche.
- Débranchez et rangez tous les appareils électriques dès que vous avez fini de les utiliser : sèche-cheveux, rasoir électrique, appareil d'épilation, chauffage mobile, fer à repasser…

Document 4.9 (suite)
Protégez vos enfants des risques domestiques.
http://www.inpes.sante.fr

Questions

En utilisant le document 4.7 :

- Listez par ordre décroissant d'importance les différents risques domestiques.
- Listez les moments favorables aux accidents et expliquez-les.
- Indiquez le nombre de victimes journalières des accidents domestiques.
- Justifiez le rôle de la prévention.

En utilisant le document 4.8 :

- Nommez le risque concerné par le dépliant.
- Listez cinq précautions à respecter.

En utilisant le document 4.9 :

- Nommez le risque concerné par le dépliant.
- Proposez cinq régles de prévention.

1 Les risques liés à l'électricité

Chaque année en France, 1 000 enfants sont victimes d'électrisation. Les brûlures ainsi causées entraînent souvent des handicaps à long terme et des séquelles inesthétiques à la main et à la bouche.

Le corps humain, composé de 70 % d'eau, est conducteur d'électricité. Le circuit comporte deux fils conducteurs, l'un aller et l'autre retour. Si l'on touche les deux fils, le courant passe dans le corps. Même en touchant un fil, le sol fait office de deuxième fil, et le courant passe aussi par le corps.

– *Électrocution* : le courant passe par le cœur et c'est l'arrêt cardiaque.
– *Électrisation* : le courant provoque des lésions graves sur son passage dans le corps, entre les points d'entrée et de sortie du courant, pouvant causer la perte d'un doigt, d'une main ou d'un bras.

Entre 6 mois et 3 ans, le principal mode d'exploration de l'enfant est de porter tout ce qu'il trouve à sa bouche. La rallonge non débranchée du secteur entraîne des brûlures très graves à la bouche. Ce type de brûlure est très difficile à soigner.

L'eau et l'électricité ne font pas bon ménage. Tout appareil électrique branché dans une pièce d'eau et accessible à l'enfant est un danger permanent, même si l'installation électrique est conforme.

A) Les causes

Il faut savoir que les prises électriques attirent les enfants, car elles ont deux yeux (comme un être vivant), ce qui accroît le danger.

Les principales causes sont les suivantes :
– contact avec une prise de courant ou une broche de rallonge non protégée ne disposant pas de système de sécurité ;
– prolongateur resté branché dans une prise de courant après avoir enlevé l'appareil ;
– utilisation d'un appareil électrique (sèche-cheveux) sur sol humide (salle de bains) ;
– fils d'alimentation dénudés, interrupteurs cassés.

B) La conduite à tenir

Couper le courant au compteur ou repousser l'électrocuté avec un manche à balai, placer l'accidenté sur un sol sec et bien isolé et commencer les gestes de survie (bouche à bouche et massage cardiaque externe = RCP : réanimation cardio-pulmonaire en attendant les secours). N° SAMU : 15 ; pompiers : 18 ; urgences européennes : 112.

C) La prévention

Il est recommandé de :
– acheter du matériel électrique conforme aux normes (NF) ;
– installer des prises de courant dites « à éclipse » ;
– éviter de recourir à des rallonges ;
– utiliser des fiches à broches et des prolongateurs munis d'opercules de sécurité ;
– installer les prises électriques à 1 mètre du sol, munies de cache-prises efficaces ;

– apprendre aux enfants à ne jamais ramasser au sol un câble ou un fil électrique ;
– respecter la réglementation en vigueur et les normes de sécurité : l'installation électrique doit comporter un disjoncteur différentiel à haute sensibilité et des prises de terre.

Les appareils électroménagers doivent avoir le sigle « double isolation ».

2 Les risques liés au gaz

Le gaz peut être toxique lorsqu'il est inhalé mais il est surtout explosif lorsqu'il se mélange à l'air.

A) Les causes

Parmi les causes possibles, citons :
– le fonctionnement défectueux d'un chauffe-eau ;
– le refoulement des gaz de combustion d'appareils de chauffage ou de chaudières ;
– le fonctionnement défectueux d'appareils mobiles.

B) La conduite à tenir

En cas de risque d'asphyxie, il faut veiller à :
– fermer l'arrivée de gaz et respirer à travers un linge épais ;
– sortir l'enfant de l'atmosphère toxique et le coucher de côté ;
– appeler le Samu (15) ou les pompiers (18).

C) La prévention

Il faut choisir :
– des appareils de production d'eau aux normes françaises et possédant des systèmes de sécurité ;
– des installateurs qualifiés et agréés *Gaz de France®* et promouvoir des contrats d'entretien pour les chaudières.

3 Les brûlures

Il y a différentes sources de brûlures : par flamme, par solides chauds, par liquides chauds, électriques, par produits caustiques et par le soleil.

La peau est un organe essentiel et sa destruction peut être fatale quand la profondeur de la brûlure et son étendue dépassent 25 % de la surface corporelle. Dès que la brûlure a une surface égale ou supérieure à la paume de la main de la victime, elle nécessite une visite médicale immédiate. Une brûlure profonde peut être grave même si elle n'est pas très étendue. La peau, quand elle est totalement détruite, ne peut plus se reconstituer normalement. La surface de la peau grandit avec l'enfant. S'il est gravement brûlé, il devra subir de nombreuses greffes de peau et des soins intensifs pendant toute sa croissance

A) Les causes

Parmi les principales causes, citons :
– la projection de liquide bouillant ;
– l'ouverture intempestive d'un robinet d'eau chaude ;
– l'immersion par bain trop chaud ;
– l'utilisation maladroite d'un four à micro-ondes.

B) La conduite à tenir

En cas de brûlure, il faut veiller à :
– déshabiller l'enfant pour limiter le temps de contact entre la peau et le linge brûlant ;
– appliquer de l'eau fraîche au contact de la région brûlée pendant au moins 15 min ;
– si la brûlure est étendue, envelopper l'enfant dans un linge propre (drap) ;
– emmener l'enfant aux urgences ou appeler le Samu (15).

C) La prévention

La prévention doit s'adapter au lieu.
– *Dans la cuisine :*
- ne pas porter l'enfant lors des manipulations de liquides chauds ;
- mettre les casseroles poignées tournées vers le mur ;
- vérifier la température du lait réchauffé au micro-ondes.

– *Dans la salle de bains :*
- régler le thermostat du distributeur d'eau chaude à 45 °C ou 50 °C, ouvrir d'abord le robinet d'eau froide avant celui d'eau chaude, ne jamais mettre l'enfant dans la baignoire avant d'avoir terminé le mélange ;
- toujours vérifier la température de l'eau du bain ;
- ne jamais laisser sans surveillance un enfant de moins de 4 ans dans son bain.

4 Les risques de noyade

Les risques de noyade sont encore trop nombreux :
– les noyades en *piscine* arrivent souvent quand la surveillance est relâchée. Cependant le taux de noyade a diminué depuis qu'une loi a imposé d'ériger une barrière de sécurité pour en interdire l'accès aux enfants[1] ;
– dans la *baignoire*, quelques centimètres d'eau suffisent pour que le bébé, laissé seul, se noie. Si l'on vous jette de l'eau à la figure, la surprise vous fait ouvrir la bouche en aspirant, il en est de même pour nos enfants. Le petit est, de plus, dans l'incapacité de relever la tête ;
– dans la maison ou le jardin, les *seaux, cuvettes, lessiveuses, tonneaux* de récupération d'eau sont autant de dangers. Le plus souvent, il s'agit de jouets que l'enfant a laissé tomber dans l'eau et qu'il veut récupérer.

A) Les causes

Les noyades sont constatées dans des lieux différents. Exemples :
– baignoire, baquet, seau ;
– bassin, piscine privée, etc.

B) La conduite à tenir

Il faut veiller à :
– sortir le noyé de l'eau le plus rapidement possible et débuter les gestes de premiers secours ;
– penser toujours à sortir l'enfant de l'eau avant d'appeler les secours.

1. Loi du 3 janvier 2003 sur la protection obligatoire des piscines.

C) La prévention

Il faut veiller à :
– ne jamais laisser un enfant de moins de 18 mois seul dans une baignoire, même un court instant et même avec seulement 20 ou 30 cm d'eau ;
– protéger efficacement les points d'eau situés aux abords de la maison (mare) et assurer une surveillance continue lorsque l'enfant est à proximité ;
– vider les pataugeoires ou les recouvrir quand elles ne sont pas utilisées ;
– clôturer les piscines privées (loi 2003) ;
– dès que possible, apprendre à l'enfant à évoluer dans l'eau pour sa sécurité et à en connaître les dangers.

5 L'absorption d'eau non potable

A) La distribution de l'eau

Il existe deux circuits de distribution d'eau : un circuit d'eau potable, l'autre d'eau non potable mais épurée destinée à la voirie.

B) La composition de l'eau potable

L'eau destinée à la consommation doit répondre à certaines normes :
– organoleptiques : fraîche (15 à 18° C), limpide, incolore et inodore, goût agréable ;
– bactériologiques : dépourvue de microbes dangereux pour la santé ;
– chimiques : l'eau ne doit pas contenir de substances dangereuses pour la santé (sulfates, nitrates, plomb).

C) La prévention

Il faut apprendre aux enfants à ne pas boire l'eau des fontaines et à lire les mentions portées sur les points de distribution.

6 Les risques liés aux produits à usage familial

Ces produits présentent différents risques pour l'enfant, en particulier l'intoxication, s'ils sont ingérés.

A) Les produits d'entretien

Ils représentent 25 % des intoxications accidentelles de l'enfant (15 000 cas annuels).
Il s'agit :
– des détergents désinfectants ;
– des produits de vaisselle ou de lessive à la main ;
– des produits caustiques.

La conduite à tenir

Quel que soit le produit en cause, une seule attitude : ne rien faire et ne rien donner par la bouche.
– Si l'enfant présente des difficultés pour respirer, appeler immédiatement le Samu.
– Si un produit caustique a été projeté sur la peau ou dans l'œil, laver abondamment à l'eau du robinet pendant 15 minutes puis recouvrir de compresses maintenues par une bande de Velpeau sans compression.

La prévention

– Tous les produits toxiques et corrosifs doivent être munis d'un système de fermeture.
– Les produits ménagers doivent être placés plutôt en hauteur et, pour les plus dangereux, dans des lieux inaccessibles aux enfants et fermés efficacement à clé.
– Ajouter un système de fermeture pour les placards sous évier.

B) Les produits phytosanitaires et vétérinaires

– Les bains moussants, les savons et les shampoings peuvent entraîner un risque d'asphyxie si la mousse envahit les voies respiratoires supérieures.
– Les médicaments (surtout les tranquillisants) représentent plus d'une intoxication sur deux chez l'enfant.

La conduite à tenir en cas d'ingestion

Pour secourir efficacement, il faut analyser la situation :
– si l'enfant est inconscient mais qu'il respire, le coucher sur le côté ;
– se munir de l'emballage et appeler le centre anti-poison régional ou le 15 qui interrogera et conseillera.

La prévention

Il faut veiller à :
– ne pas faire de stocks de médicaments ;
– ne pas présenter un médicament à l'enfant comme une friandise au goût agréable ;
– ne pas laisser les enfants jouer avec les emballages ;
– refermer boîtes ou flacons après usage et les ranger systématiquement dans une armoire à pharmacie fermée à clé et inaccessible à un jeune enfant.

Mise en garde

Pour adopter une conduite à tenir efficace en cas d'accident, le personnel de la petite enfance doit suivre régulièrement des cours de secourisme, dispensés par des personnes qualifiées, avec exercices pratiques à l'appui

La maison regorge encore de nombreux risques pour les enfants. Citons par exemple : l'intoxication au monoxyde de carbone, aux plantes, les blessures, les morsures, les piqûres, les chutes.

Retenir

- **Les accidents domestiques concernent chaque année des milliers d'enfants. Ils sont dus principalement à un manque de vigilance de la part des adultes, car l'enfant n'a pas la notion du risque.**
- **Pour les risques les plus courants, citons :**

  – les *risques liés à l'électricité* : chaque année l'électrocution et l'électrisation font des milliers de victimes ;

Retenir

– les *risques liés au gaz* : le gaz est toxique lorsqu'il est inhalé (il provoque une asphyxie) ;

– les *brûlures* : elles peuvent être d'origines diverses (flammes, liquides chauds, micro-ondes, électricité, etc.) ;

– les *noyades* : elles sont encore trop fréquentes dans les piscines (malgré la loi du 3 janvier 2003 sur l'obligation de protection) ;

– les *intoxications* : elles sont liées à l'absorption accidentelle de liquides toxiques (produits d'entretien à usage familial).

- La conduite à tenir en cas d'accident est capitale. Pour adopter une attitude efficace en cas d'accident, il faut connaître « les gestes à faire et les gestes à éviter » ; pour cela, il est vivement recommandé de suivre des cours de secourisme.
- L'attitude éducative est la première étape de la prévention. Elle permet de responsabiliser l'enfant, de lui expliquer les risques en tenant compte de son âge et de sa maturité.
- Pour éviter l'accident, « la seule solution c'est de faire attention » (selon le titre de l'affiche vue en début de chapitre). C'est un mot d'ordre à l'attention des adultes bien sûr.

S'entraîner

1 **Reliez chaque objet à l'accident représenté sur chaque logo.**

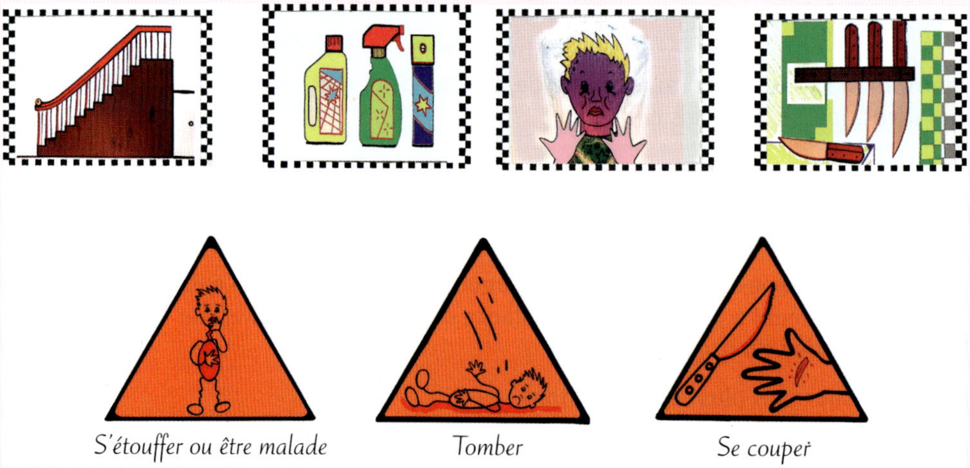

S'entraîner

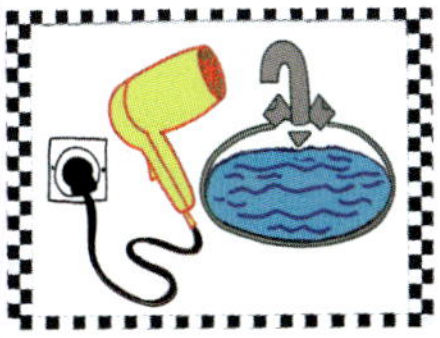

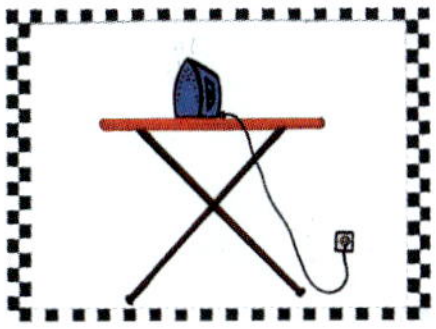

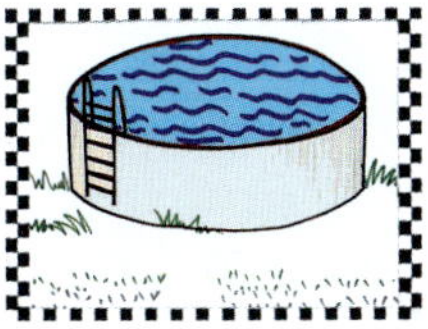

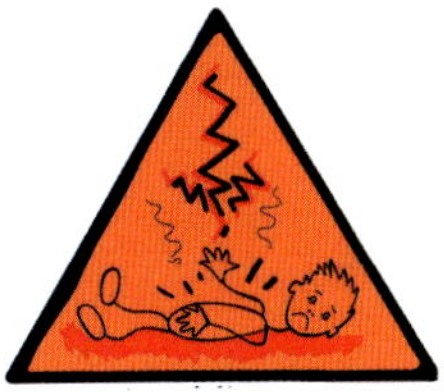

S'électrocuter

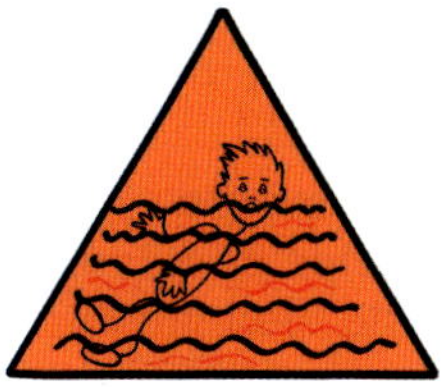

Se noyer

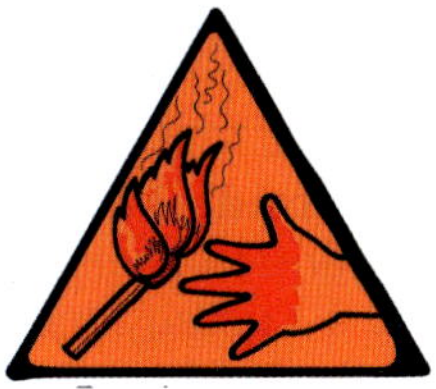

Se brûler

Source : http://www.lesexpertsdelaprudence.fr/accidents-domestiques.php

2 **Complétez le tableau ci-dessous en suivant l'exemple.**

Risque	Prévention
Coupure	Ne pas laisser l'enfant sans surveillance lors de l'utilisation. Mettre les objets coupants hors de portée des enfants.

Chapitre 22

Les matériels et produits liés aux soins d'hygiène corporelle, au confort de l'enfant

Mots-clés

- Produits d'hygiène
- Pain dermatologique
- Produits de soins
- Produits cosmétiques
- Propriété nettoyante
- Propriété bactériostatique
- Propriété hydratante

Situation

L'inventaire de l'armoire à pharmacie
En cette rentrée scolaire, la directrice de l'école maternelle demande à Kristell (une ATSEM) de bien vouloir faire l'inventaire de l'armoire à pharmacie afin de commander les matériels et produits manquants. Elle lui remet la liste ci-après.

L'ARMOIRE À PHARMACIE

PRÉVOIR AU SEIN DE L'ÉCOLE :
- une armoire à pharmacie fermant à clé, facile d'accès mais hors de portée des élèves
- un distributeur d'essuie-mains jetables
- des gants jetables
- une trousse à pharmacie adaptée aux risques encourus lors des sorties.
- la liste des élèves nécessitant des traitements particuliers

RANGER DANS LA BOÎTE À PHARMACIE :
(liste indicative)
- paire de ciseaux à bouts ronds
- pince à écharde
- épingles de sûreté
- thermomètre frontal
- sucres enveloppés
- savon de Marseille
- antiseptique
- antipyrétique
- hémostatique
- pommade arnica
- compresses stériles
- mouchoirs en papier
- sparadrap hypoallergique type micropore
- bandes (différentes largeurs, nylon ou velpeau)
- coussin réfrigérant réutilisable
- sérum physiologique

VÉRIFIER RÉGULIÈREMENT LES CONTENUS :
- remplacer les produits utilisés
- détruire les produits périmés

NE PAS UTILISER :
- coton
- désinfectant coloré

AUCUN MÉDICAMENT N'EST ANODIN

SE RÉFÉRER AU :
Protocole national sur l'organisation des soins et des urgences dans les écoles et les établissements, paru dans le BO n° 1 HS du 6 janvier 2000

CONSEILS JURIDIQUES :
L'enseignant n'a pas à distribuer de médicaments à l'école sauf quand il y a prescription médicale et sur demande écrite de la famille

Y A-T-IL OBLIGATION D'AVOIR UNE PHARMACIE DANS UNE ÉCOLE ?
NON, mais la prudence nécessite d'en prévoir une

Etude de cas

Document 4.10

Lors de la toilette, le savon dissout la graisse constituant le film hydrolipidique qui recouvre la peau. La graisse est entraînée dans l'eau avec les saletés qu'elle contient. L'inconvénient est que le film hydrolipidique sert à protéger la peau et à retenir son eau. Le savonnage – ou tout lavage à l'aide de produits comportant des tensio-actifs, par exemple les gels pour la douche ou les lessives – fragilise donc la peau, jusqu'à ce que le film hydrolipidique se reconstitue, au bout de plusieurs heures.
Le savon est basique. Comme son pH est proche de 10 en solution très chaude et concentrée, lors de la toilette, il perturbe l'acidité de la peau, dont le pH est proche de 5.

Étude de cas

Document 4.11
Le savon.
Wikipédia

Questions

En utilsant le document 4.10 :

- Justifiez l'emplacement de l'armoire à pharmacie.
- Indiquez les autres mesures de précaution à respecter.
- Justifiez l'intérêt de vérifier régulièrement les contenus.
- Indiquez trois types d'accidents justifiant l'utilisation de certains matériels ou produits de la liste.

En utilisant le document 4.11 :

- Indiquez le rôle du savon.
- Précisez les inconvénients.

1 Les produits d'hygiène corporelle

Les produits d'hygiène corporelle sont destinés à assurer la propreté du corps. Il ne faut pas les confondre avec les produits cosmétiques (destinés au maquillage ou à la protection de la peau). Parmi les produits d'hygiène, les savons, savonnettes, laits de toilette et shampoings sont les plus utilisés au quotidien.

A) Le savon

Le savon est un produit obtenu par une réaction chimique entre une *base* (la soude) et un *corps gras* (huiles végétales). C'est un alcalin dont le pH est de l'ordre de 7,5 à 8,5[1].

Les propriétés du savon

Le savon a des propriétés particulières qui présentent des avantages et des inconvénients (*cf.* Tableau 4.15).

Tableau 4.15 Les propriétés du savon

Avantages	Inconvénients
Le savon a une action : – *nettoyante* : il élimine les salissures de la peau, poussières, sueur, sébum, etc. – *bactériostatique* : il freine le développement bactérien	Le savon a une action : – *desséchante* : il altère le film hydrolipidique de la peau – *irritante* : il irrite l'épiderme à cause des sels calciques qu'il contient

Les différents savons et les modalités d'utilisation

Il existe sur le marché différentes formes de savon, citons :

– les *savonnettes* et les *savons « surgras »* qui contiennent des adoucissants (huile, lanoline, etc.) ;

– les *pains dermatologiques* (ou syndets) qui sont des produits de synthèse indiqués dans des cas précis (ex. : pour une irritation cutanée).

B) Les laits de toilette

Les propriétés et les modalités d'utilisation

Les laits de toilette ont des propriétés différentes selon leur catégorie, citons :

– les *laits démaquillants :* ils sont réservés au nettoyage de la peau du visage (ils doivent être rincés) ;

– les *laits hydratants :* ils rétablissent l'équilibre de l'épiderme en eau et forment un film protecteur ;

– les *laits de toilette pour enfant :* ce sont des produits hypoallergéniques choisis spécifiquement pour la peau fragile de l'enfant.

Notons que les laits de toilette se contaminent facilement (si le flacon reste ouvert).

Les précautions d'emploi

Comme tous les produits d'hygiène, les laits de toilette sont réglementés.

– Il faut vérifier sur l'étiquette :

- le nom et l'adresse du fabricant ;
- le numéro de lot de fabrication ;

1. Pour le Savon de Marseille®.

• la composition détaillée du produit (certains laits sont « hypoallergéniques », ce qui est appréciable pour une utilisation chez l'enfant) ;
• la date limite d'utilisation optimale (DLUO) ;
• l'aspect du produit.

– Il faut veiller à refermer le flacon après usage (car si le flacon reste ouvert, la prolifération des micro-organismes est rapide).

C) Les shampoings

Ce sont le plus souvent des produits sans savon mais à grand pouvoir détersif (c'est-à-dire capables de dissoudre les graisses et saletés).

Les propriétés

Il existe des shampoings pour cheveux secs, normaux, gras et antipelliculaires, etc.

Ils peuvent être enrichis de produits spécifiques (huile de cade, soufre, extraits de plantes, etc.)

Les modalités d'utilisation

Il est recommandé de :
– adapter le shampoing à la nature de ses cheveux ;
– utiliser le shampoing avec modération (1 à 2 fois par semaine) ;
– bien rincer le produit ;
– éviter le contact des yeux ou rincer immédiatement (surtout chez l'enfant) ;
– utiliser (si besoin) une crème adoucissante et démêlante après le shampoing.

2 Les produits de soins courants

La pharmacie de petite collectivité permet d'assurer les soins courants. Elle contient le matériel et les médicaments indispensables.

A) Le matériel de soins

Citons pour exemple, le matériel de soins de base :
– des compresses stériles ;
– des bandes élastiques ;
– des rouleaux de sparadrap ;
– des boîtes de pansements adhésifs ;
– une paire de ciseaux ;
– une pince à échardes ;
– un thermomètre électronique, etc.

B) Les médicaments

Les médicaments de première nécessité sont :
– des produits *antalgiques* et *antipyrétiques* (ex. : paracétamol, aspirine, etc.) ;
– des produits *antiseptiques* d'utilisation locale (ex. : un collyre pour les yeux, un antiseptique dermatologique, de l'eau oxygénée, etc.) ;
– un *produit de rinçage de l'œil ou du nez* (ex. : sérum physiologique en unidoses) ;
– un produit pour les *contusions* (ex. : crème ou pommade à l'arnica) ;
– un produit pour les *brûlures* (ex. : pommade type Biafine®).

TECHNOLOGIE

C) Les conditions d'utilisation et d'organisation des produits de soins

Certaines précautions sont à prendre. Il faut :

– vérifier les *indications d'utilisation* et les *contre-indications* ;
– respecter les *voies d'administration*, la *posologie*, etc. ;
– vérifier les *dates de péremption*, les *conditions de stockage* ;
– bien *refermer les flacons après usage* ;
– bien *organiser* l'*armoire à pharmacie* (placer correctement les médicaments, etc.) ;
– afficher sur l'armoire à pharmacie la *liste de son contenu* (matériels et médicaments) ;
– conserver les médicaments dans leur *emballage d'origine avec leurs notices* ;
– vérifier régulièrement le *contenu de l'armoire à pharmacie* afin de renouveler les produits manquants et d'éliminer ceux qui sont périmés ;
– éviter de jeter les médicaments dans les WC (car certains médicaments peuvent polluer l'environnement). Les restituer au pharmacien.

Retenir

- **Les *produits d'hygiène corporelle* : ils sont destinés à assurer la propreté du corps. Il ne faut pas les confondre avec les produits cosmétiques. Citons :**

  – le *savon*, qui est un produit obtenu par réaction chimique entre une base et un corps gras. Il a des propriétés particulières qui présentent des avantages et des inconvénients que l'on doit connaître ;

  – les laits de toilette, qui ont des propriétés différentes selon leur catégorie : *laits démaquillants* (nettoyage de la peau du visage), *laits hydratants* (hydrate et protège l'épiderme), *laits de toilette pour enfant* (adaptés à la peau fragile de l'enfant). Certaines précautions sont à prendre pour leur utilisation ;

  – les *shampoings*, qui sont le plus souvent des produits sans savon mais à grand pouvoir détersif.

- **Les *produits de soins courants* : la pharmacie de petite collectivité permet d'assurer les soins courants. Elle contient le matériel et les médicaments indispensables (ex. : compresses stériles, sparadraps, ciseaux, antalgiques, antipyrétiques, etc.)**

- **Certaines *conditions d'utilisation* ou d'*organisation* des produits de soins doivent être respectées (ex. : vérifier les indications, voies d'administration et dates de péremption).**

S'entraîner

1 **Expliquez les mots ou expressions :** ***hypoallergénique, hydrate la peau, protège la peau, couches superficielles de la peau.***

2 **Indiquez l'avantage et l'inconvénient de la présentation sous forme de « spray » pour l'enfant.**

3 **Indiquez l'utilisation des produits de soins courants suivants :**

Produits	Utilisation
Pansements adhésifs	
Pince à échardes	
Thermomètre	
Antipyrétiques	
Produit pour contusion	

Chapitre 23 Les matériels et produits liés aux activités de jeux et de loisirs

Mots-clés

- Jeux individuels
- Jeux de groupes
- Activités récréatives
- Activités de loisirs
- Activités créatrices
- Activités de jeux
- Animation

Situation

Le « planning » des activités à l'école Jules Verne
Chaque quinzaine, Mme D., directrice de l'école Jules Verne, affiche à l'entrée de l'école la liste des activités auxquelles peuvent participer les élèves (les horaires et les salles sont indiqués). Les parents peuvent ainsi en prendre connaissance. On peut noter toute l'importance donnée aux activités sportives (volley en particulier), au dessin, à la lecture et également aux jeux de société. Ainsi les jeunes auront la possibilité de développer à la fois leurs capacités physiques et intellectuelles, leurs capacités de créativité et également le plaisir du jeu collectif, de la « compétition ludique », grâce aux jeux de société.

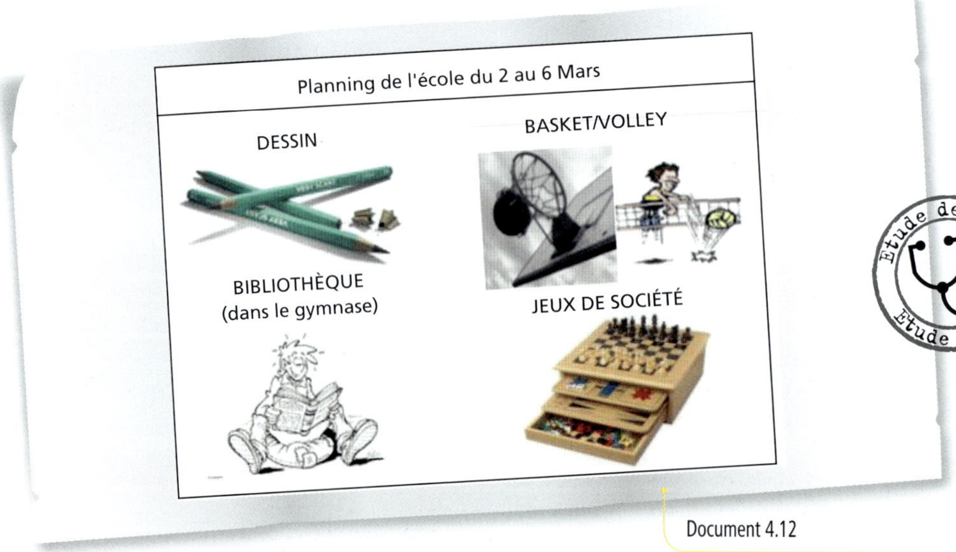

Document 4.12

Questions

En utilisant le document 4.12 :

- Indiquez l'intérêt de l'activité physique et du sport.
- Indiquez l'intérêt du dessin pour les enfants.
- Indiquez l'intérêt des livres et de la bibliothèque dans le gymnase.
- Indiquez l'intérêt des jeux de société.

Dans le cadre de l'animation d'un groupe d'enfants, on peut utiliser différents produits, tels que la peinture, la pâte à modeler, le sable ou les substituts.

1 La peinture

L'activité de peinture doit rester une activité créatrice permettant à l'enfant de s'amuser.

A) Ses caractéristiques et son utilisation

Il existe différentes façons d'utiliser la peinture (*cf.* Tableau 4.16).

Tableau 4.16 Les caractéristiques et l'utilisation de la peinture

Caractéristiques et utilisation	Matériels
La peinture avec les mains L'enfant aime jouer avec les couleurs et couvrir de grands espaces • ***Matériel :*** – différentes couleurs ; – récipients plats (assiettes) ; – larges feuilles de papier blanc (type Canson®) ; – ruban adhésif.	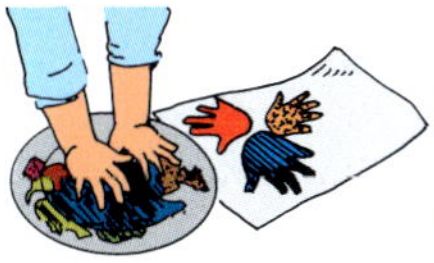
La peinture avec les pieds Après avoir posé son pied dans des récipients remplis de peinture, l'enfant marche sur les feuilles en jouant sur les traces : elles sont différentes selon la position des pieds. • ***Matériel :*** – différentes couleurs ; – récipients larges et plats ; – larges feuilles de papier blanc (type Canson®) ; – ruban adhésif.	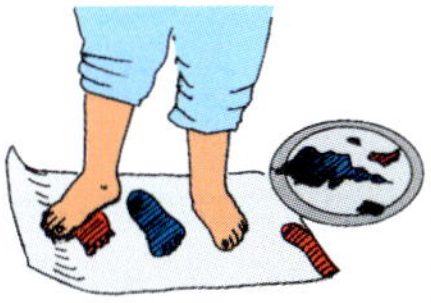
La peinture avec des outils • ***Matériel :*** – pots de peinture et porte-pots ; – outils variés (pinceaux, rouleaux, éponges, etc.) ; – feuilles de papier blanc (+ ruban adhésif) ; – petits tabliers (pour protéger l'enfant). • **Installation :** l'adulte fixe des feuilles de papier sur une table autour de laquelle les enfants se tiennent debout (ou assis). Lorsque le panneau est sec, il est exposé en classe. Le nom des enfants et la date de la production sont mentionnés.	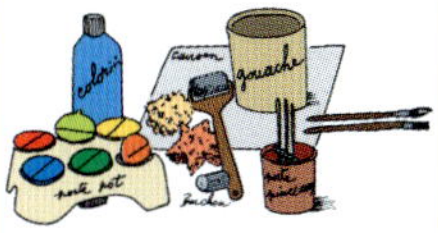

B) Les précautions d'emploi

L'adulte doit :
- choisir du matériel solide, inoffensif (aux normes NF) ;
- vérifier régulièrement l'état de matériel ;
- entretenir le matériel et le ranger correctement (meuble adapté, tiroirs, etc.) ;
- prévoir un tablier de protection en plastique (*cf.* Figure 4.12).

Figure 4.12 Le tablier de protection

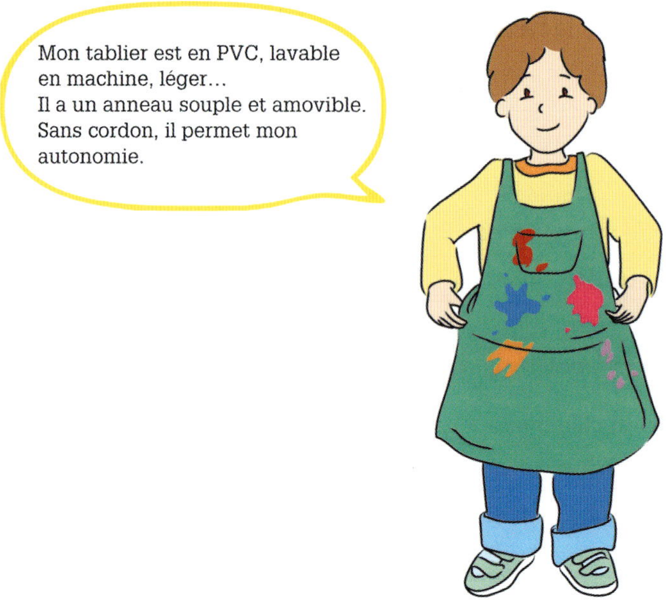

2 La pâte à modeler et la pâte à gâteaux

A) Ses caractéristiques et son utilisation

La pâte à modeler est utilisée en collectivité d'enfants. Elle permet à l'enfant de créer des formes diverses, souvent peu élaborées, mais simples à manipuler. Voyons dans le tableau 4.17 quel matériel est utilisé.

Tableau 4.17 Les pâtes à modeler et à gâteaux

Caractéristiques et utilisation	Matériels	Illustrations
a. La pâte à modeler Cette matière est : – souple ; – esthétique ; – inoffensive.	– Pâte à modeler de couleurs variées – Petits moules – Papier d'aluminium (pour déposer les objets en fin d'activité) – Petits outils (rouleaux, fil à couper, palette, etc.)	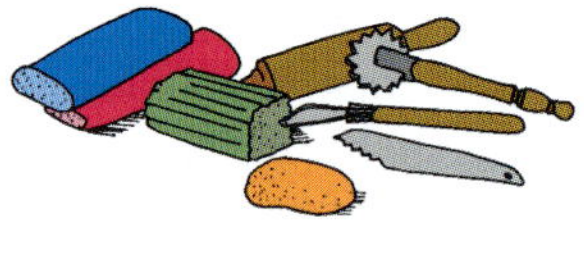
b. La pâte à gâteaux – Elle a une consistance souple. – Elle est comestible. En préparant les « gâteaux d'anniversaire », l'enfant travaille la pâte à la main. Il peut l'aplatir avec le rouleau à pâtisserie et la décorer avant de la présenter	– Farine + eau + sucre – Moule – Rouleau à pâtisserie – Cuillères – Fouet – Décorations (bougies, etc.)	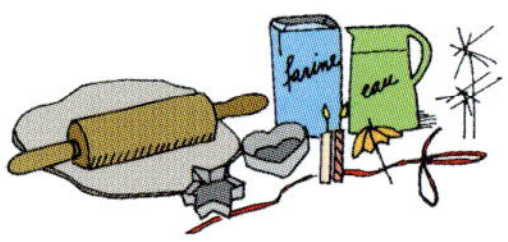

B) Les précautions d'emploi

Pendant l'activité, l'adulte doit :

– proposer du matériel en nombre suffisant ;
– proposer un matériel solide, inoffensif et lavable ;
– faire laver les mains aux enfants (avant et après l'activité)[1] ;
– conserver la pâte à modeler dans un emballage hermétique (pour qu'elle reste souple) ;
– renouveler souvent les pâtes à modeler.

3 Le sable et la terre

A) Ses caractéristiques et son utilisation

Les enfants jouent avec le sable et parfois avec la terre[2] en activité d'extérieur. On les remplace parfois par de la farine et de l'argile pour les jeux d'intérieur. Voyons dans le tableau 4.18 leurs caractéristiques essentielles et leur mode d'utilisation.

Tableau 4.18 Le sable et la terre

a. Le sable ou la farine Le sable est une matière légère, fluide, qui file entre les doigts, lorsqu'on veut la saisir. Belle à regarder, à sentir, à toucher, elle suscite des expériences multiples	– Les bacs et la matière : • bac à sable + sable • bac à farine + farine – Les outils : • seaux • pelles • râteaux	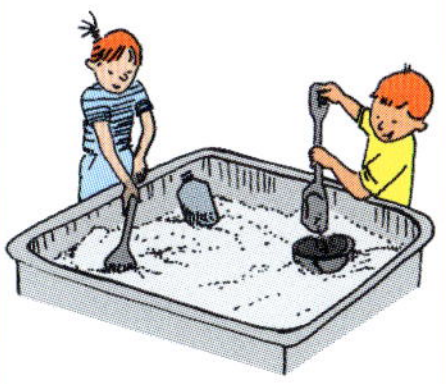
b. L'argile L'enfant commence à creuser la matière, la taper, y faire des traces avec les doigts, puis, petit à petit, il l'apprivoise et la maîtrise. Ses premières œuvres sont des *boulettes* qu'il transforme au gré de son désir	– Les bacs et la matière : • bac à argile + argile – Les outils : • seaux, pelles, râteaux • spatules, roues à molettes • rouleaux à pâtisserie • eau (+ seau, arrosoir, etc.)	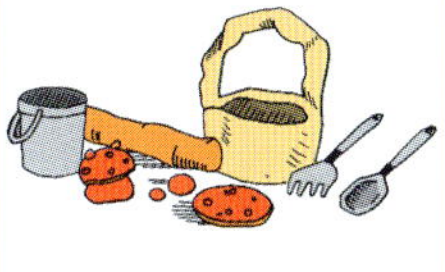

B) Les précautions d'emploi

L'adulte veillera à :

– utiliser des matériaux « sains » ;
– renouveler souvent le matériel en collectivité ;
– renouveler régulièrement le sable dans les bacs à sable ;
– protéger le sable des animaux (mettre des filets de protection pour la nuit) ;
– mettre un tablier à l'enfant ;
– faire laver les enfants après l'activité ;
– nettoyer et ranger correctement le petit matériel.

1. Le lavage des mains avant l'activité est vivement recommandé par mesure d'hygiène en collectivité, les enfants étant amenés à jouer à plusieurs reprises avec les mêmes pâtes.
2. L'activité terre n'est pas autorisée en structure d'accueil (par mesure de sécurité).

Retenir

- Les *techniques d'animation* font appel à des produits particuliers qui doivent permettre à l'enfant de s'amuser en toute *sécurité*. Parmi ces techniques, citons :
  - la peinture, activité créatrice permettant à l'enfant de développer son imagination. Il y a de multiples façons de l'utiliser ;
  - la pâte à modeler, appréciée par les petits, qui développe la manipulation fine ;
  - le sable et l'argile, matériaux très appréciés pour leur contact et leur fluidité.
- L'adulte veillera à respecter les *règles d'hygiène et de sécurité* et renouvellera souvent le matériel.

S'entraîner

Situation

Élève en CAP petite enfance, vous faites un stage à la crèche des Bleuets. Dans la section des grands enfants, vous participez à l'organisation des activités d'animation pour la semaine.

Liste des activités hebdomadaires			
	Jours	Activités	Matériel nécessaire aux différentes activités
1	Lundi	Peinture avec des outils	
2	Mardi	Pâte à modeler	
3	Mercredi	Peinture avec les pieds	
4	Jeudi	Pâte à gâteaux	
5	Vendredi	Sable	

1 **Répertoriez le matériel nécessaire pour chaque activité.**

2 **Indiquez les caractéristiques (composition, texture) de trois produits choisis parmi ceux identifiés ci-dessus et leurs modalités d'utilisation.**

3 **Listez les conditions d'hygiène et de sécurité nécessaires à l'activité « sable ».**

4 **Listez trois règles de précaution transversales aux activités de loisirs.**

Chapitre

24 Les produits alimentaires

Mots-clés

- Commercialisation
- Classification
- Étiquetage
- Ingrédients
- DLC, DLUO
- Gammes de produits
- Groupes d'aliments
- VPO
- Stockage

Situation

Les « bâtons de colin » au repas de midi

Mlle K. (assistante maternelle) garde trois enfants à domicile. Pour le repas de midi, elle souhaite préparer des bâtons de colin avec une purée de carottes achetées ce matin au marché. Elle consulte l'étiquette des bâtonnets afin de prendre connaissance du mode de préparation (*cf.* étiquette ci-après).

LA CONSERVATION DES ALIMENTS, LES TECHNIQUES

Les techniques de conservation des aliments ont pour but de préserver leur comestibilité et leurs propriétés gustatives et nutritives.

La conservation des aliments vise à préserver leur comestibilité et leurs propriétés gustatives et nutritives. Elle implique notamment d'empêcher la croissance de micro-organismes et de retarder l'oxydation des graisses qui provoque le rancissement. Les méthodes courantes de conservation de la nourriture reposent principalement sur un transfert d'énergie ou de masse qui ont pour objectif d'allonger la durée de vie des produits alimentaires (pasteurisation et stérilisation, séchage, déshydratation osmotique, réfrigération et congélation) ou de les transformer par le jeu de réactions biochimiques ou de changement d'état (cuisson, fermentation, obtention d'état cristallisé ou vitreux, etc.) Ces transformations sont rarement exclusives et les transferts souvent couplés sont associés à des changements d'états.

LES TECHNIQUES DE CONSERVATION PAR LA CHALEUR

Le traitement des aliments par la chaleur est aujourd'hui la plus importante technique de conservation de longue durée. Il a pour objectif de détruire ou d'inhiber totalement les enzymes et les micro-organismes et leurs toxines, dont la présence ou la prolifération pourrait altérer la denrée considérée ou la rendre impropre à l'alimentation humaine. On distingue la pasteurisation lorsque le chauffage est inférieur à 100 °C et la stérilisation lorsqu'il est supérieur à 100 °C.

– La pasteurisation a pour but la destruction des micro-organismes pathogènes et d'altération. Ce traitement thermique doit être suivi d'un brusque refroidissement puisque tous les micro-organismes ne sont pas éliminés et qu'il est nécessaire de ralentir le développement des germes encore présents. Les aliments pasteurisés sont ainsi habituellement conservés au froid (+4 °C).

– La stérilisation est un traitement thermique qui a pour finalité de détruire toute forme microbienne vivante.

– L'appertisation est un procédé de conservation qui consiste à stériliser par la chaleur des denrées périssables dans des contenants hermétiques (boîtes métalliques, bocaux).

– Le traitement à ultra haute température (UHT) consiste à chauffer le produit à une température assez élevée, entre 135 °C et 150 °C, pendant un temps très court, entre 1 à 5 secondes.

LES TECHNIQUES DE CONSERVATION PAR LE FROID

Le froid est une technique de conservation des aliments qui arrête ou ralentit l'activité cellulaire, les réactions enzymatiques et le développement des micro-organismes. Il prolonge ainsi la durée de vie des produits frais, végétaux et animaux en limitant leur altération. Le froid ne détruit ni les toxines ni les micro-organismes éventuellement contenus dans les aliments. La majorité des micro-organismes présents peuvent donc reprendre leur activité dès le retour à une température favorable. On distingue deux procédés qui utilisent cette technique, la réfrigération et la congélation.

Étude de cas

Document 4.13
Conservation des aliments.
Catherine Foucaud-Scheunemann, www.inra.fr

– La réfrigération consiste à entreposer les aliments à une température basse, proche du point de congélation, mais toujours positive par rapport à celui-ci. Généralement, la température de réfrigération se situe aux alentours de 0 °C à + 4 °C. À ces températures, la vitesse de développement des micro-organismes contenus dans les aliments est ralentie.

– La congélation maintient la température au cœur de la denrée jusqu'à – 18 °C. Ce procédé provoque la cristallisation en glace de l'eau contenue dans les aliments. La congélation permet donc la conservation des aliments à plus long terme que la réfrigération.

LES TECHNIQUES DE CONSERVATION PAR SÉPARATION ET ÉLIMINATION D'EAU

La déshydratation est une technique physique de conservation des aliments. Elle consiste à éliminer, partiellement ou totalement, l'eau contenue dans l'aliment. Ce procédé présente deux intérêts principaux : l'activité de l'eau du produit ainsi traité atteint des valeurs suffisamment basses pour inhiber le développement des micro-organismes et stopper les réactions enzymatiques ; la diminution du poids et du volume est une économie importante pour le conditionnement, le transport et le stockage.

D'autres méthodes permettent de freiner ou bloquer le développement microbien en réduisant l'activité de l'eau tout en conférant du goût à l'aliment comme le fumage ou l'addition de sel ou de sucre.

LES TECHNIQUES DE CONSERVATION PAR ADDITIFS ALIMENTAIRES

Parmi les additifs alimentaires, on distingue les additifs de conservation, ou conservateurs chimiques (E200 à E297), qui sont utilisés dans le but de prolonger la durée de conservation des aliments.

AUTRE TECHNIQUE

Le conditionnement sous atmosphère modifiée (*modified atmosphere packing* ou MAP) consiste à remplacer l'air contenu dans l'emballage par un gaz ou un mélange gazeux, le tout étant ensuite stocké à basse température. Cette technique permet, en réduisant le niveau d'oxygène tout en maintenant le niveau d'humidité, de bloquer la prolifération microbienne et ainsi de prolonger la durée de conservation des aliments tout en préservant ses qualités organoleptiques.

Etude de cas

Document 4.13 (suite)
Conservation des aliments.
Catherine Foucaud-Scheunemann, www.inra.fr

Questions

En utilisant le document 4.13 :

- Indiquez l'objectif de la conservation des aliments.
- Listez les différentes techniques de conservation.

La commercialisation des aliments fait l'objet d'une réglementation stricte. C'est par l'étiquetage que le consommateur doit pouvoir être informé de la qualité des aliments qu'il achète.

1 La commercialisation des aliments frais ou transformés

Il existe plusieurs formes de commercialisation selon la catégorie à laquelle appartiennent les aliments.

A) Les formes de commercialisation des produits alimentaires

En vue de leur commercialisation, les aliments sont regroupés en cinq grandes gammes :

– *1re gamme :* les produits frais du marché (état brut) ;
– *2e gamme :* les produits pasteurisés, stérilisés ou appertisés (conserves) ;
– *3e gamme :* les produits surgelés ;
– *4e gamme :* les produits frais « prêts à l'emploi » ;
– *5e gamme :* les produits frais ou cuisinés conservés sous-vide.

B) La lecture de l'étiquetage et l'interprétation

L'étiquetage est réglementé afin de protéger le consommateur.

L'étiquetage doit être précis et fiable

La directive européenne précise que « l'étiquetage ne doit pas induire l'acheteur en erreur ».

L'étiquetage doit comporter certaines mentions

- *La dénomination du produit*

Elle permet à l'acheteur de connaître la nature du produit, sa qualité, son origine, le traitement subi, l'état physique ou les modifications apportées (ex. pour le lait : pasteurisé, stérilisé, concentré).

- *La liste des ingrédients qui entrent dans la composition*

Ils doivent être indiqués par ordre de poids décroissant (ainsi que les additifs utilisés). Par exemple : au lait, aux œufs, à l'huile d'arachide, etc.

- *La quantité nette du produit*

La *quantité nette du produit* permet d'évaluer le rapport prix/poids.

- *La date limite de consommation ou d'utilisation*

Il faut distinguer la DLC (date limite de consommation : à consommer avant…) et la DLUO (date limite d'utilisation optimale : c'est-à-dire à consommer de préférence avant le…).

– La DLC concerne les denrées périssables (ex. : viande, poisson, etc.) La date limite doit être scrupuleusement observée.
– La DLUO concerne les produits dont la durée de conservation est supérieure à 6 semaines (ex. : produits d'épicerie sèche ou boissons). Le fait que la date soit atteinte ne signifie pas que le produit soit impropre à la consommation, mais que les qualités organoleptiques[1] peuvent être modifiées.

1. Propriétés des aliments décelées par les sens (goût, saveur, odeur, couleur).

- *Les coordonnées du fabricant*

À savoir : nom, raison sociale, adresse et numéro de téléphone ou e-mail afin que le consommateur puisse avoir un recours en cas de plainte ou de demande d'information sur un produit.

- *Les conditions de conservation*

Exemple : indication du lieu et de la température de stockage.

C) Les critères de qualité des produits

Les produits de la 3e gamme

Les produits de la 3e gamme sont les *surgelés*[2]. On sait que le froid conserve le goût et que les micro-organismes sont neutralisés mais pas détruits. Pour maintenir les critères de qualité des produits, il faut donc respecter les règles suivantes :

– transporter le produit sans rompre la chaîne du froid[3] ;
– ne pas stocker plus de 2 mois dans le congélateur[4] ;
– veiller à ce que la décongélation précède immédiatement la remise en température[5] ;
– décongeler le produit au réfrigérateur (+ 3 °C), par exemple au four à micro-ondes (avant recuisson) ; en aucun cas, elle ne doit s'effectuer à température ambiante ou sous l'eau chaude.

Les produits de la 4e gamme

La 4e gamme désigne l'ensemble des légumes frais, crus, ayant fait l'objet d'un épluchage, et d'un lavage avant conditionnement. Les consommateurs doivent les stocker dans la partie haute du réfrigérateur[6] et non dans le bac à légumes. Pour ces produits, il est exigé :

– une *matière première de très bonne qualité ;*
– des *conditions d'hygiène maximales* au moment de la fabrication (personnel et locaux) ;
– le *respect de la chaîne du froid.*

Les produits de la 5e gamme

La 5e gamme regroupe l'ensemble des plats cuisinés, frais sous vide, conservés à basse température[7].

Outre la date limite de consommation et les conditions de stockage, on doit trouver aussi sur l'étiquette la valeur énergétique du produit.

2 L'étude technologique des différents groupes d'aliments

En fonction du groupe auquel ils appartiennent, les aliments ont leurs propres caractéristiques.

A) Le lait et les produits laitiers

Ces produits sont caractérisés par une forte teneur en protéines, calcium et vitamines A et D.

2. À – 40 °C.
3. À – 18 °C.
4. À – 18 °C.
5. + 63 °C minimum.
6. Entre 0 °C et + 4 °C.
7. Entre + 2 °C et + 4 °C.

Les formes de commercialisation du lait

Le lait peut être commercialisé sous *différentes formes* (*cf.* Tableau 4.19).

Tableau 4.19 Les différentes formes de commercialisation, de traitements subis et les conditions de stockage du lait

Formes de commercialisation du lait	Traitements subis	Conditions de stockage
Lait pasteurisé	– Chauffage autour de 80 °C – Seuls les germes pathogènes sont détruits	– Emballage fermé : au réfrigérateur entre + 2 °C et + 4 °C jusqu'à la DLC
Lait stérilisé	Stérilisation en autoclave autour de 130 °C. Tous les germes sont détruits	– Emballage fermé : jusqu'à la DLC à température ambiante – Emballage ouvert : au réfrigérateur à + 2 °C, + 4 °C maximum 24 heures
Lait concentré sucré	Après pasteurisation et sucrage, il est concentré au 1/3 de son volume. Les germes microbiens sont détruits	– Emballage fermé : jusqu'à la DLC à température ambiante – Emballage ouvert : au réfrigérateur (+4 °C) maximum 5 jours
Lait concentré non sucré	Concentré à la moitié de son volume sous vide et stérilisé autour de 130 °C (tous les germes microbiens sont détruits)	– Emballage fermé : jusqu'à la DLC à température ambiante – Emballage ouvert : au réfrigérateur (+4 °C) maximum 24 heures
Lait en poudre (lait sec)	Stérilisation en autoclave autour de 130 °C. Tous les germes microbiens sont détruits et dessication	– Emballage fermé : dans un lieu sec et frais – Après ouverture : ne conserver la boîte que 8 à 15 jours, vérifier la DLC

Les laits pour jeunes enfants

Il existe deux sortes de lait :

– *les laits 1er âge* (de 0 à 4 mois) appelés laits pour nourrissons ;

– *les laits 2e âge* (de 5 à 12 mois) appelés laits de suite.

Chacun de ces laits a des caractéristiques propres et adaptées à l'âge de l'enfant (*cf.* Tableau 4.20).

Tableau 4.20 Caractéristiques des laits infantiles

Transformations apportées au lait de vache	Intérêts des laits infantiles
Réduction du taux de protéines et de lipides	Meilleure digestion
Protéines et lipides de meilleure qualité	Meilleure flore intestinale (bacille bifidus)
Acidification par ferments lactiques	

Les fromages

Ils sont obtenus à partir de la coagulation du lait (*cf.* Tableau ci-après).

TECHNOLOGIE

Tableau 4.21 Différentes formes de commercialisation des fromages

Formes de commercialisation	Traitements subis	Conditions de stockage
Fromages frais : – pâte douce – pâte salée	– Le lait est caillé, égoutté, moulé – Il peut être salé et enrichi	Au réfrigérateur (+ 2 à 4 °C jusqu'à la DLC)
Fromages fermentés : – brie, camembert, carré de l'Est – roquefort, bleu, etc. – cantal, reblochon, etc. – gruyère, comté, emmental	– Pâte molle – Pâte ferme et moisissures – Pâte non cuite – Pâte cuite	Au réfrigérateur dans des boites hermétiques 6 à 7 jours (voir DLC)

B) Les viandes, les produits de la pêche, les œufs (VPO)

Ces aliments apportent des protéines indispensables à l'organisme.

Les viandes : les formes de commercialisation

Le public doit être informé de la nature du morceau de viande (dénomination). Le boucher doit obligatoirement afficher la traçabilité et la mention d'origine de la viande. Chaque carcasse est obligatoirement marquée (estampille et numéro d'abattage) et il y a des contrôles fréquents de la viande.

Les produits de la pêche : les formes de commercialisation

Tableau 4.22 Les formes de commercialisation des produits de la pêche

Formes de commercialisation	Caractéristiques	Conditions de stockage
Poisson frais	– Odeur de marrée, peau brillante – Œil saillant et brillant	24 heures au réfrigérateur (+2 °C) dans un récipient fermé
Poisson surgelé	– Surgélation sur les lieux de pêche – Étiquetage obligatoire	– Respecter la chaîne du froid – Stockage à – 18 °C
Coquillages (produits de la mer)	– Étiquette de salubrité obligatoire – Date limite de vente indiquée	Quelques heures au réfrigérateur à + 2 °C

Les œufs

Il existe deux catégories d'œufs (A et B) aux caractéristiques bien distinctes. C'est le A qui est le plus utilisé par les consommateurs[8].

Tableau 4.23 Formes de commercialisation et conditions de stockage des œufs

Catégorie	Étiquetage	Conditions de stockage
A : Extra-frais	Si le mot extra apparaît sur la boîte, l'œuf est emballé depuis moins de 7 jours	Au réfrigérateur (emplacement réservé)
B : Frais	L'étiquette extra est enlevée après 7 jours par le commerçant. L'œuf est frais	Au réfrigérateur (emplacement réservé)

Attention : il faut faire cuire le jaune (surtout pour les jeunes enfants) pour éviter tout risque d'intoxications alimentaires aux salmonelles.

8. La catégorie B est utilisée par les fabricants de gâteaux secs.

C) Les produits céréaliers

Ce sont des produits riches en amidon. Voyons leurs formes de commercialisation et d'utilisation culinaire (*cf.* Tableau 4.24).

Tableau 4.24 Formes de commercialisation, modes d'utilisation culinaire et conditions de stockage des produits céréaliers

Produits céréaliers	Formes de commercialisation	Utilisations culinaires	Conditions de stockage
Semoule	– Sachet transparent – Boîtes en carton	– Épaississement des potages – Salade, taboulé – Pâtes au beurre, pâtes au gratin	Lieu frais et sec
Riz	– Boîtes en carton – Film perforé (sachets individuels)	– Utilisations sucrées : entremets, gâteaux – Utilisations salées : salades mixtes	Lieu frais et sec
Pain	– Pain blanc, complet, brioché, grillé – Biscottes simples ou aux céréales	Le pain est proposé aux repas	Panetière fermée (en tissu, en bois)
Farines (bébés)[a]	– Farines 1er âge (3 à 4 mois) sans gluten – Farines 2e âge (5 à 12 mois)	– Associées au lait dans le biberon – Proposées dans un bol ou une assiette	Lieu frais et sec

a. Selon avis du pédiatre.

D) Les végétaux frais et secs

Ce sont des produits d'origine végétale, riches en fibres, minéraux et vitamines.

Le stockage

– Le stockage des légumes : au réfrigérateur (bac à légumes).
– Le stockage des fruits frais : au réfrigérateur (sauf les bananes, les oranges).

Le moment de production ou de disponibilité (*cf.* Tableau 4.25)

Tableau 4.25 Légumes et fruits selon la saison

Saison	Légumes	Fruits
Printemps	Carottes, navets, pois, asperges, etc.	Oranges, pommes, pamplemousses, etc.
Été	Tomates, courgettes, haricots verts, etc.	Abricots, fraises, framboises, cerises, melons, etc.
Automne	Pommes de terre, salades, céleris, etc.	Prunes, figues, raisins, etc.
Hiver	Choux, poireaux, endives, etc.	Poires, bananes, ananas, clémentines, etc.

E) Les produits sucrés

Il existe différents produits (*cf.* Tableau 4.26).

Tableau 4.26 Les produits sucrés

Produits	Commercialisation	Utilisation culinaire	Stockage
Confitures (fraises, cerises, etc.)	Pots de verre	– Pour décorer les tartes – À tartiner au goûter	Réfrigérateur
Miel (pur ou mélangé)	Emballages carton	Idem	Placard frais et sec

Figure 4.13 L'enfant et les produits sucrés

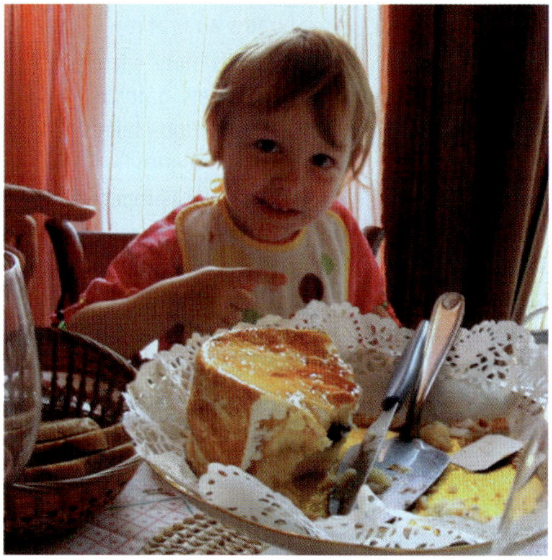

F) Les corps gras

Composés de lipides, ils proviennent soit de végétaux, soit d'animaux. Voyons leur classification dans le tableau 4.27.

Tableau 4.27 La classification des corps gras, de leur conservation et des conditions de stockage

Produits	Classification et utilisation	Conditions de stockage
Beurre	Il est utilisé pour tartiner. Il y en a deux sortes : – beurre laitier : fait avec des laits pasteurisés – beurre pasteurisé : fait à partir de crèmes pasteurisées	– Au réfrigérateur (emplacement réservé) – Conservation jusqu'à la DLC
Huile	– Elle est utilisée pour les salades ou les cuissons. – Le nom du végétal doit apparaître (ex. : huile d'arachide, de maïs, de tournesol, d'olive)	Stockage à température ambiante dans un placard fermé jusqu'à la DLC
Margarine	Mélange de graisses animales et végétales. Elle est utilisée pour les cuissons (ou pour tartiner[a])	Stockage au réfrigérateur (emplacement du beurre ou avoisinant) jusqu'à la DLC

a. De plus en plus de consommateurs utilisent la margarine pour tartiner, à la place du beurre, pour raisons de santé (car elle contient moins d'acides gras saturés).

G) Les boissons

La classification, la commercialisation et le stockage

Il existe différentes présentations de l'eau dans le commerce (*cf.* Tableau 4.28).

Tableau 4.28 La classification et la commercialisation des eaux du commerce

Classification	Commercialisation	Stockage
Eau de source	Eau potable, embouteillée sur le lieu de captage, sans traitement	Bouteille non ouverte, conservation à température ambiante jusqu'à la DLUO
Eau de table	Eau potable naturelle, sans propriétés thérapeutiques	À boire dans la journée
Eau minérale naturelle	Eau dotée de propriétés thérapeutiques en provenance d'une source autorisée	Bouteille ouverte : à boire dans la journée ou à conserver au réfrigérateur (bouteille refermée 48 heures maximum)

3 La réglementation

La commercialisation de certains produits est très réglementée.

A) La réglementation des produits réfrigérés, surgelés et congelés

Ces denrées ne supportent aucune rupture de la chaîne du froid. Les contrôles portent sur :
- les conditions de transport ;
- l'état de l'emballage ;
- le datage ;
- les indices de décongélation (il existe des « signes d'appel » pour un œil expert) ;
- la rapidité du stockage frigorifique.

B) L'appellation « surgelé »

Un aliment surgelé doit être :
- d'excellente qualité (fraîcheur, salubrité, triage) ;
- conforme à des normes microbiologiques précises ;
- congelé très rapidement ;
- présenté sous faible épaisseur ;
- protégé par un emballage ;
- étiqueté en détail ;
- estampillé (dans le cas des viandes) ;
- entreposé réglementairement (*cf.* Tableau 4.29).

C) Les conditions de conservation

La température doit être adaptée à la catégorie des denrées (*cf.* Tableau 4.29)[9].

9. Arrêté du 2 janvier 2002.

Tableau 4.29 La conservation des aliments

Températures	Catégories de denrées
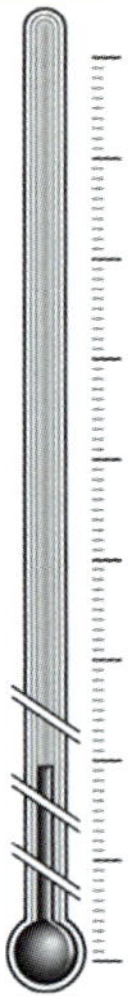	**Denrées réfrigérées**[a]
+ 7 °C	Viandes d'animaux de boucherie
+ 6 °C	Lait et produits laitiers frais[b], yaourts, crèmes, fromages frais[c]
+ 5 °C	Œufs réfrigérés catégorie A et œufs ni réfrigérés ni conservés catégorie B
+ 4 °C	Lapins, volailles, gibier, etc.
+ 3 °C	Abats, saucisses, etc.
+ 2 °C	Préparations de viandes hachées
+ 0 °C	Poissons, mollusques conditionnés
−12 °C	**Denrées congelées**[d]
−18 °C	**Produits surgelés, glaces et sorbets**

a. État réfrigéré : la température de la denrée doit être comprise entre la température maximale indiquée et la température de la congélation commençante de la denrée.
b. L'expression « fromage frais » s'entend des fromages non affinés (dont la maturation n'est pas achevée) prêts à être consommés peu de temps après leur fabrication et qui ont une durée de conservation limitée.
c. Lait : vérifier la température définie par le fabricant.
d. État congelé : la température de la denrée indiquée est la température sans limite inférieure.

D) La réglementation des plats cuisinés à l'avance

Les plats cuisinés à l'avance font l'objet d'une réglementation particulière, surtout pour les plats cuisinés sous vide.
Les plats cuisinés conditionnés et cuits sous vide doivent *impérativement être conservés sous réfrigération* afin de ralentir le développement de la flore microbienne.
Remarque : toutes les denrées sous emballage souple ne sont pas conditionnées sous vide. Certaines sont conditionnées sous atmosphère normale ou sous atmosphère modifiée (diminution de la teneur en oxygène par exemple pour limiter les oxydations).

4 Les aliments pour le jeune enfant : réglementation spécifique

La réglementation qui concerne l'alimentation des tout-petits[10], impose un certain nombre de contraintes en matière de composition nutritionnelle d'une part, de sécurité d'autre part.
La sécurité s'articule autour de la sélection des fournisseurs, du champ retenu, du mode de culture, de la conformité des matières premières, de la surveillance des procédés de fabrication. Un contrôle est exercé à tous les niveaux, matières premières et produits finis dont la composition physico-chimique est soigneusement décortiquée, à l'affût d'éventuels contaminants, pesticides, nitrates, hormones, antibiotiques et autres toxiques. Ainsi par définition, un verger « petit

10. Mise en place en France en 1976.

pot pomme » n'est pas un verger « pommes au couteau » : le professionnel de l'alimentation infantile attendra du premier un fruit assez sucré (pour qu'une addition de sucre soit inutile), à l'extrait sec suffisant, sans pesticide et sans maladie.
Au-delà de ces contrôles de sécurité alimentaire, les formulations sont élaborées avec des experts nutritionnistes et des pédiatres, tant pour la qualité nutritionnelle que pour la saveur, la texture, etc. Dans les petits pots, le sel, le sucre et les matières grasses sont en quantité strictement limitée.

Retenir

- **La *commercialisation des aliments* fait l'objet d'une réglementation stricte.**
- ***Grâce à l'étiquetage*, le consommateur peut connaître les critères de qualité du produit qu'il achète. En effet, l'étiquetage doit mentionner diverses informations, dont la *DLC* et la *DLUO*, qui sont des mentions de sécurité :**
  - **la DLC concerne les denrées périssables ;**
  - **la DLUO concerne les produits dont la durée de conservation est supérieure à 6 semaines (ex. : produits d'épicerie sèche ou boissons) : les propriétés de l'aliment (goût, saveur, odeur, couleur) sont modifiées, mais l'aliment n'est pas impropre à la consommation.**
- ***Il existe différentes gammes* de produits, chacune a ses particularités :**
  - **1re gamme : les produits frais du marché (état brut) ;**
  - **2e gamme : les produits pasteurisés, stérilisés ou appertisés (conserves) ;**
  - **3e gamme : les produits surgelés ;**
  - **4e gamme : les produits frais « prêts à l'emploi » ;**
  - **5e gamme : les produits frais ou cuisinés conservés sous vide.**
- ***III existe différents groupes* d'aliments, chacun d'eux a ses formes spécifiques de commercialisation (ex. : le lait peut être vendu liquide ou en poudre) et de conservation. Le stockage est très réglementé.**
- ***Parmi les boissons*, l'eau peut être classée de trois façons (de source, de table et minérale) et commercialisée en bouteilles.**
- ***Les produits réfrigérés, surgelés et préparés à l'avance* font également l'objet d'une surveillance stricte pour éviter tous risques de contamination.**
- ***Les aliments pour le jeune enfant* ont une réglementation spécifique.**
- **L'*étiquetage* doit être précis et fiable : la directive européenne précise que « l'étiquetage ne doit pas induire l'acheteur en erreur ».**

Identification des produits alimentaires

Étude de cas : Élise fait son marché. Comme repas de midi, elle propose à ses enfants le menu suivant :

– des carottes râpées ;

– un steak frites avec une salade ;

– des pommes crues.

Elle y associe une baguette de pain et de l'eau minérale naturelle.

1 **a.** Identifiez à quelle gamme de produits appartient le produit ci-contre. Citez les informations apportées par l'étiquette.
b. Identifiez la gamme à laquelle appartiennent les autres aliments du menu.
c. Précisez les différentes formes de commercialisation du pain et de l'eau minérale.

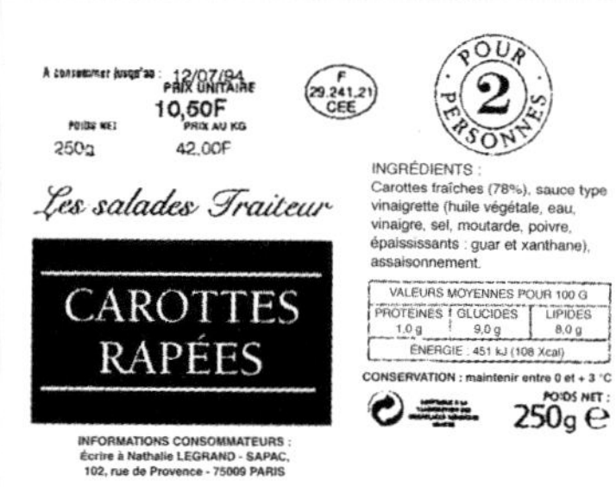

2 Vous trouverez ci-contre une étiquette d'huile de tournesol.
a. Précisez la nature des différents ingrédients qui entrent dans la composition du produit.
b. Identifiez les différentes informations susceptibles de manquer.
c. Indiquez à quelle gamme appartient cette huile.

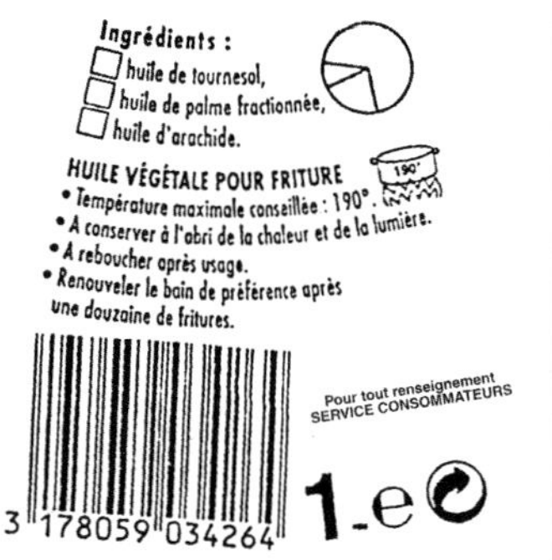

3 Identifiez la gamme de produits à laquelle appartient le produit ci-contre.
Citez les informations apportées par l'étiquette.

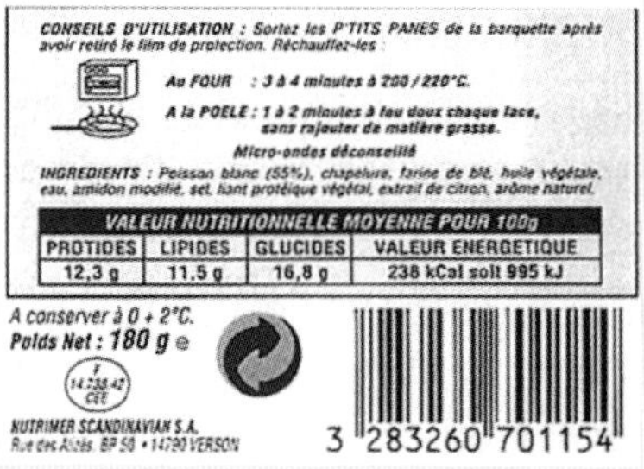

4 L'étiquetage des produits fait l'objet d'une réglementation stricte. Précisez les mentions qui doivent être apportées.

5 Indiquez le rôle de la surgélation et la température de conservation.

Chapitre 25

Les produits et matériels d'entretien

Mots-clés

- Pouvoir lavant
- Pouvoir détergent
- Antisepsie
- Asepsie
- Bactéricide, virucide, fongicide
- Stérilisation
- Désinfection
- Biocontamination

Situation

La désinfection des locaux à l'école maternelle
Justine (ATSEM), nouvellement embauchée à l'école maternelle, doit aujourd'hui s'occuper de la désinfection des sanitaires. N'ayant jamais utilisé le produit désinfectant disponible à l'école, elle décide de lire attentivement l'étiquette afin d'en connaître les propriétés, les indications, les précautions d'emploi et d'établir un protocole d'utilisation.

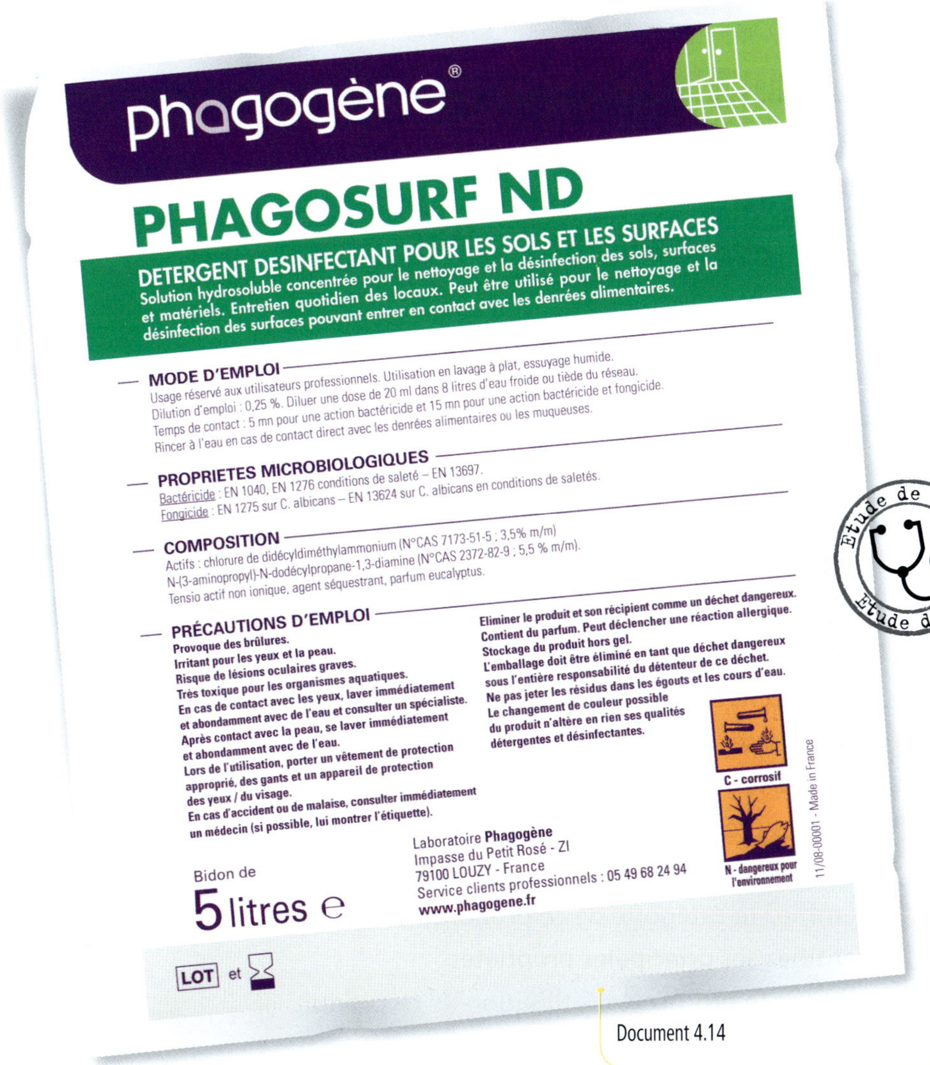

Document 4.14

TECHNOLOGIE

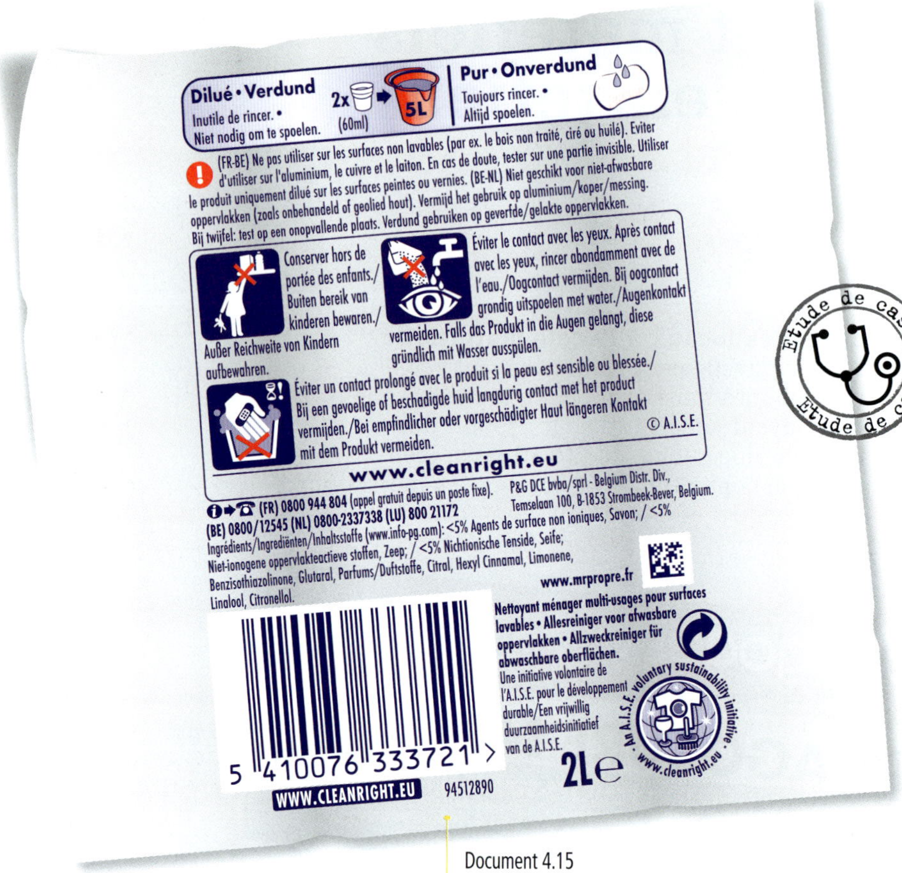

Document 4.15
Détergent.

Questions

En utilisant le document 4.14 :

- Identifiez la catégorie de ce produit.
- Identifiez ses principales propriétés.
- Indiquez le protocole d'utilisation de ce produit.
- Listez les précautions d'emploi.

En utilisant le document 4.15 :

- Identifiez la catégorie de ce produit.
- Identifiez ses principales propriétés.
- Indiquez le protocole d'utilisation de ce produit.
- Listez les précautions d'emploi.

1 Les produits d'entretien

L'entretien efficace des locaux, du matériel et du linge sous-entend une bonne connaissance des modes d'action des produits de nettoyage.

A) Les produits de nettoyage et de lavage

Le terme « nettoyage » indique l'action de « rendre propre » et le terme « lavage » indique la présence d'eau ou de liquide. L'objectif est le même : assurer l'hygiène de l'environnement.

Les abrasifs

- *Les propriétés*

Un abrasif se caractérise par sa propriété à décoller les salissures (il n'a pas de pouvoir lavant).
Ils se présentent sous différentes formes :
– les *abrasifs tendres* sont des émulsions se présentant en crème ou en poudre. On les utilise pour les surfaces émaillées à la cuisine ;
– les *abrasifs durs* sont le plus souvent fixés sur un support (toile ou papier[1]). On les utilise plutôt pour les décapages de surfaces dures.

- *Les précautions d'utilisation*

Un abrasif doit :
– *s'utiliser en milieu humide* mais ne doit pas être dilué dans l'eau (car il perd son efficacité) ;
– *s'adapter au support*. Certains matériaux (l'acier par exemple) peuvent se rayer au contact du produit (dans ce cas, l'action d'un détergent suffit).

Les détartrants

- *Les propriétés*

Les détartrants enlèvent les dépôts de sel calcaire (appelé tartre) qui est le support idéal des micro-organismes. Cependant, le détartrant ne désinfecte pas[2].

- *Les précautions d'utilisation*

Il ne faut *jamais* les utiliser associés à l'eau de Javel (car il y a un risque de dégagement gazeux très nocif).

Les solvants

- *L'eau : produit de dilution*

Aucun « lavage » ne serait possible sans l'eau. L'eau est un produit de dilution qui permet :
– de diminuer la concentration d'un produit (l'eau est un diluant) ;
– d'évacuer les souillures (rinçage).

- *Les autres solvants*

Les autres solvants sont utilisés dans les produits de nettoyage à sec (ex. : le *trichloréthylène* et le *perchloréthylène*).

1. Exemple : papier de verre.
2. Aujourd'hui, il existe des produits nettoyants-détartrants-désinfectants (ex. : le spray NDD du laboratoire Rivadis).

TECHNOLOGIE

● *Les précautions d'utilisation des solvants industriels*

– Aérer les locaux, car de nombreux solvants s'évaporent lors du séchage en dégageant des odeurs pouvant entraîner des maux de tête.
– Porter des gants protecteurs car certains solvants sont très agressifs pour la peau.
– Utiliser les produits loin de toute flamme car ils peuvent être inflammables.

Les agglutinants

Ils ont le pouvoir d'agglutiner, c'est-à-dire de coller entre elles certaines particules, en particulier les poussières.
Exemple : le produit Pliz® (dépoussiérant-nettoyant) qui retarde le retour de la poussière sur le support (effet antistatique).

Les détergents (ou tensioactifs)

● *Les propriétés*

Ils détachent les salissures et facilitent leur évacuation. On les appelle des *tensioactifs*.
Les propriétés du détergent portent le nom de *pouvoirs* :
– le *pouvoir mouillant* permet la pénétration de l'eau entre les fibres ;
– le *pouvoir dispersant* correspond à la fragmentation des salissures grasses ;
– le *pouvoir émulsionnant* permet de détacher les salissures grasses de leur support et de les maintenir en suspension ;
– le *pouvoir moussant* entraîne la formation de mousse qui va favoriser l'évacuation des salissures au rinçage ;
– le *pouvoir antidéposition* évite que les salissures ne se redéposent sur le tissu.

● *Les précautions d'utilisation*

Le produit se dilue dans l'eau. Le choix du produit doit se faire en fonction des objectifs du travail à réaliser, du degré de salissure et de la nature du support.
La présentation se fait sous trois formes : liquide, poudre et gel.

Les décolorants et désinfectants

Ce sont des produits utilisés pour enlever les taches colorées ou pour blanchir et surtout pour désinfecter. Le plus utilisé est l'eau de Javel.

● *L'eau de Javel*

– *Propriétés* : l'eau de Javel agit essentiellement par oxydation. Les souillures sont transformées en matières incolores et sont ensuite éliminées au rinçage
– Compte tenu de son autre propriété désinfectante, on l'utilise largement à la maison.
– On trouve des eaux de Javel prêtes à être utilisées (c'est-à-dire déjà diluées dans l'eau) ou en berlingot (qu'il faut alors diluer dans l'eau).

Précautions d'emploi

L'eau de Javel doit être utilisée seule. Elle ne doit jamais être mélangée avec un produit acide (comme la lessive, un produit détartrant WC ou du vinaigre), car un gaz toxique, le « chlore », peut se dégager. Ce gaz est très irritant pour les voies respiratoires et peut occasionner des malaises.

B) Les produits de protection

Ces produits permettent de déposer un film protecteur sur certains supports (*cf.* Tableau 4.30).

Tableau 4.30 Les caractéristiques des différents produits de protection du commerce

Produits de protection	Caractéristiques essentielles
1. Les cires (cire d'abeille)	Elles se présentent sous forme de pâte plus ou moins dure de couleurs très variables (blanc, jaune, brun). Ce sont les produits utilisés pour l'encaustique des meubles en bois
2. Les encaustiques	Ce sont des produits réalisés à base de cires et de solvants (essence de térébenthine) pénétrant mieux sur les supports en bois (d'où une meilleure protection)
3. Les émulsions	Ce sont des produits constitués de particules de cire solide dans une phase liquide. Elles brillent après séchage et polissage. Elles s'utilisent sur sols plastiques, caoutchouc, carrelages

2 Les produits de traitement des biocontaminations

De nombreux produits désinfectants et décontaminants permettent de freiner le développement microbien et de s'opposer à la propagation de maladies infectieuses. Ils ont des propriétés spécifiques.

Propriétés des produits désinfectants-décontaminants

- **Bactéricide : tue les bactéries.**
- **Virucide : tue les virus.**
- **Bactériostatique : inactive les bactéries.**
- **Fongicide : tue les champignons.**
- **Sporicide : tue les spores.**

A) Les définitions de la désinfection et de la décontamination

Le personnel de la petite enfance doit bien différencier les opérations de désinfection et de décontamination qui font appel à des méthodes et des moyens différents (*cf.* Tableau 4.31).

Tableau 4.31 Définitions de la désinfection, de la décontamination et méthodes utilisées

	La désinfection	La décontamination
Définitions	« La désinfection est une opération permettant de tuer ou d'inactiver les micro-organismes au niveau des *surfaces internes* » (ex. : sol, mobilier, WC, etc.)	« La décontamination est une opération qui a pour but de *diminuer* le nombre de micro-organismes sur les objets ». Moins puissante que la désinfection, elle inactive plus les micro-organismes qu'elle ne les tue (on dit qu'elle est donc plus *bactériostatique* que *bactéricide*)
Méthodes	Pour être efficace, la désinfection doit s'effectuer sur une surface *propre*, ce qui inclut deux opérations : « nettoyage et désinfection ». De ce fait, on utilise actuellement des produits « *nettoyants-désinfectants* » qui ont les deux propriétés	La décontamination doit être réalisée *avant* le nettoyage. Toutefois, la méthode « nettoyage-décontamination » regroupe les deux actions : antisalissures et antimicrobienne. Elle fait appel à des produits « *nettoyants-décontaminants* ». Il en existe de nombreux sur le marché
Exemples	*Étude de cas* Nouria (ATSEM) à la crèche désinfecte le plan de travail et le lavabo avec un nettoyant-désinfectant *Anios*® avant de préparer le matériel pour la toilette de Jules. Elle veille à mettre des gants de protection et à ne pas vaporiser le produit en présence ou près des enfants	*Étude de cas* Adèle (ATSEM) doit utiliser, pour nettoyer les couloirs de l'école maternelle, un produit « nettoyant-décontaminant ». Avant de commencer, elle lit attentivement les conseils d'utilisation du produit et met des gants de protection à usage unique

B) Les modes d'action des produits désinfectants, décontaminants et détergents

Les produits désinfectants, décontaminants et détergents ont des modes d'action et une utilisation bien spécifiques.

Le mode d'action et l'utilisation des produits doivent être bien connus du personnel de la petite enfance.

Tableau 4.32 Les modes d'action et l'utilisation de trois produits (comparaison)

	Les désinfectants	Les décontaminants	Les détergents
Modes d'action	Les produits sont : – bactéricides – virucides (efficaces contre HIV et HBV) – fongicides (efficace contre les *Candidas Albicans*)	Les produits sont : – bactéricides – virucides – fongicides	Produit à pouvoir nettoyant : action anti-salissures (aide à l'action mécanique du nettoyage)
Utilisation	Utilisés en milieu domestique ou en collectivités pour : – le mobilier (tables, paillasses, etc.) – les objets (jouets, etc.) – les biberons : désinfection à froid avec un produit désinfectant liquide ou pastilles (ex. : *Milton*®)	Surtout en milieu hospitalier pour le petit matériel. Exemple : trempage du matériel chirurgical dans des bains décontaminants (ex. : produits *Anios*®)	Milieu domestique : – sols – mobilier (tables, chaises, etc.) – objets divers (jouets, etc.) (ex. : produits Mir®, ECODOO®, *Ajax*®, *St Marc*®…)

Les précautions et les règles d'utilisation des produits

Il faut vérifier sur l'emballage des produits :

– la mention « nettoyant-désinfectant », ou « désinfectant » ou « décontaminant », etc. ;
– le mode d'action : agit sur les bactéries (les tue ou les inactive ?), agit sur les virus, agit sur les champignons, etc. ?
– les dangers (risques pour la peau, les yeux, etc.) ;
– les conditions d'emploi (à diluer ou non) ;
– les précautions d'emploi (gants, masque, etc.) ;
– le domaine d'utilisation (WC, sol).

Les règles de stockage

Il faut veiller à maintenir le produit à l'abri de la lumière, dans son conditionnement d'origine et hors de portée des enfants (armoire fermée à clef).

Retenir

- **L'*entretien des locaux, du matériel et du linge*, sous-entend une bonne connaissance des produits d'entretien utilisés. Il faut connaître les propriétés, les modes d'action des produits de nettoyage et de lavage (abrasifs, détartrants, etc.) et les précautions d'utilisation.**
- **Les *produits de nettoyage ou de lavage* ont la propriété de « rendre propre ». Certains doivent être dilués dans de l'eau (ex. : les solvants) et d'autres non (ex. : les abrasifs, les détartrants).**
- **Les *produits décolorants et désinfectants* ont la propriété de décolorer et de désinfecter. La Javel est la plus utilisée. Il faut connaître les précautions d'emploi.**
- **D'autres produits vont permettre de freiner le développement bactérien. Ils sont davantage utilisés en collectivité ou en milieu hospitalier. Ce sont les *produits désinfectants* (qui ont des propriétés bactéricides, virucides, fongicides, sporicides, bactériostatiques).**

TECHNOLOGIE

S'entraîner

1 **Indiquez les objectifs de l'hygiène et de l'entretien des locaux.**

2 **Pour nettoyer dans le milieu professionnel comme dans le milieu domestique, on utilise un détergent.**

a. Définissez le mot « détergent ».

b. Expliquez les quatre pouvoirs d'un détergent.

c. Précisez le solvant indispensable à l'ensemble de toute opération de nettoyage utilisant un détergent.

3 **Étudiez l'étiquette suivante d'un produit utilisé en milieu professionnel.**

a. Définissez les termes : « bactéricide », « fongicide », « virucide ».

DÉTERGENT DÉSINFECTANT DÉSODORISANT 3 en 1 maxi

INDICATIONS

Le DÉTERGENT DÉSINFECTANT DÉSODORISANT nettoie, désinfecte et désodorise les surfaces et les sols (même protégés) en une seule opération.

COMPOSITION

Déclaration selon le Règlement (CE) n°648/2004 : Contient entre autres composants : 5% ou plus, mais moins de 15% : agents de surface non ioniques, Moins de 5% : EDTA et sels, Contient également : Désinfectant (Chlorure de didécyldiméthylammonium - N° CAS 7173-51-5 : 65 mg/g, chlorhydrate de polyhéxaméthylène biguanide - N° CAS 27083-27-8 : 12 mg/g), Parfum de synthèse.

PROPRIÉTÉS MICROBIOLOGIQUES

Bactéricide en 5 min, 0,25 %, 20°C (EN 1040, EN 1276). Actif sur MRSA en 5 min, 0,1 %, 20°C (EN 1276, EN 13727). Levuricide en 15 min, 0,25 %, 20°C (EN 1275, EN 1650). Actif sur BVDV (virus modèle HCV) en 5 min, sur HIV-1 et sur PRV (virus modèle HBV) en 15 min, 0,25 %, 20°C. Actif sur Influenza virus A [H1N1] en 15 min, 0,25 %, 20°C (EN 14476).

MODE D'EMPLOI

Solution concentrée.

S'utilise en eau froide ou tiède à la dilution de 0,25 % (2,5 ml/l)* en respectant le temps de contact indiqué pour l'activité antimicrobienne recherchée. Appliquer en quantité suffisante (+/- 30 ml/m²). Ne pas rincer sauf en cas de contact prolongé de la surface avec la peau. Répéter l'application chaque fois que nécessaire ou se référer au plan d'hygiène en place.

*soit 20 ml pour 8 litres d'eau

PRÉCAUTIONS D'EMPLOI :

Contient du chlorhydrate de polyhexaméthylène biguanide. Irritant pour la peau. Risque de lésions oculaires graves. Toxique pour les organismes aquatiques, peut entraîner des effets néfastes à long terme pour l'environnement aquatique. Utiliser seulement dans des zones bien ventilées. Porter un vêtement de protection approprié, des gants et un appareil de protection des yeux/du visage. En cas de contact avec les yeux, laver immédiatement et abondamment avec de l'eau et consulter un spécialiste. En cas d'accident ou de malaise consulter immédiatement un médecin (si possible lui montrer l'étiquette). Si besoin, contacter le centre antipoison. Conserver hors de portée des enfants. Eviter le rejet du produit pur dans l'environnement. Consulter les instructions spéciales/la fiche de données de sécurité. Ne pas réutiliser l'emballage. Éliminer le produit et son récipient comme un déchet dangereux. Stocker entre +5°C et +35°C. Produit biocide destiné à la désinfection des surfaces (Groupe 1-TP 2 - directive 98/8/CE)

Laboratoires ANIOS
Le professionnel de la désinfection
Pavé du Moulin
59260 Lille-Hellemmes • FRANCE
Tél. +33 3 20 67 67 67 • Fax +33 3 20 67 67 68
www.anios.com

1781FR-2009.12.B V°

b. Précisez la différence entre bactéricide et bactériostatique

c. Justifiez le protocole d'utilisation.

d. Précisez la signification de la phrase : « ne pas rincer ».

4 **Les activités 1 et 2 schématisent la préparation de la solution avant de procéder à l'entretien.**

a. Citez l'erreur commise lors de l'activité n° 1.

b. Indiquez les conséquences de l'erreur n° 1.

c. Citez l'erreur commise lors de l'activité n° 2.

d. Indiquez les conséquences de l'erreur n° 2.

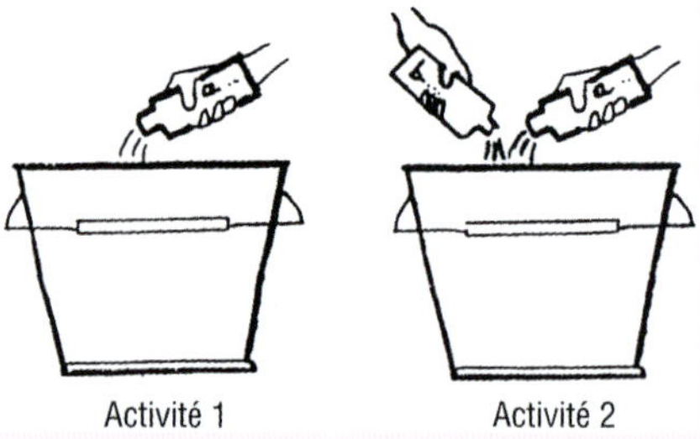

Chapitre

26 L'organisation du travail

Mots-clés

- Planification du travail
- Gestion du temps
- Analyse de la tâche
- Réflexion à l'action
- Démarche d'action
- Manutention
- Règles d'ergonomie
- Aménagement de l'espace

Situation

Le planning du voyage à la montagne

Le voyage à la montagne organisé par l'école des 3 vallées approche. Il aura lieu en janvier et permettra l'initiation au ski des écoliers. La directrice (Mme D). remet aux parents un planning de la semaine de voyage. Il leur permet de prendre connaissance en détails des activités que feront leurs enfants.

Planning du voyage à « Piau Engaly »		
	Matin	**Après-midi**
Dimanche	Voyage aller (arrivée : 11 h) Repas à 12 h 30	Installation Distribution du matériel de ski (16 h)
Lundi	Ski : 9 h 30 – 11 h 30 avec l'ESF Repas : 12 h 30	Promenade (14 h – 15 h 30) Visite de la chèvrerie (16 h – 17 h)
Mardi	Ski : 9 h 30 – 11 h 30 avec l'ESF Repas : 12 h 30	Visite de l'aquascope (14 h – 15 h 30) Jeux de société (17 h – 18 h)
Mercredi	Ski : 9 h 30 – 11 h 30 avec l'ESF Repas : 12 h 30	Sortie Raquette (14 h 30 – 16 h) Film (17 h 30 – 18 h 30)
Jeudi	Ski : 9 h 30 – 11 h 30 avec l'ESF Repas : 12 h 30	Visite du musée du parc national des Pyrénées (15 h –16 h)
Vendredi	Ski : 9 h 30 – 11 h 30 avec l'ESF Repas : 12 h 30	Ballade et emplettes (libre)
Samedi	Rangement des affaires Voyage retour (départ : 11 h)	Arrivée à la gare : 16 h 30

Document 4.16

LA PRÉVENTION DES TMS CHEZ LES PROFESSIONNELS DE L'ENFANCE

Les professionnels de l'enfance sont tout particulièrement confrontés au « mal de dos », appelé *TMS* (troubles musculo-squelettiques). De ce fait, une *prévention* est à mettre en œuvre rapidement. Ils sont source de nombreux arrêts de maladie (avec les répercussions délétères pour la Sécurité sociale).

Il faut savoir qu'un enfant, lorsqu'il est pris en charge, pèse environ de 5 à 7 kg et jusqu'à 12 à 14 kg lorsqu'il a 3 ans. Il s'agit donc d'un véritable travail de force qu'effectuent ces professionnels de l'enfance ! La seule solution pour combattre ce fléau est la *prévention* par la formation des personnes aux gestes et postures.

Il faut savoir que chaque année, des formations à la sécurité incendie ou aux gestes d'urgence sont effectuées, mais aucune formation obligatoire sur le « mal au dos ». Ces initiatives de formations sont laissées au bon vouloir des directeurs de structures d'accueil (crèches ou haltes-garderies, etc.)

LES GESTES ET LES POSTURES AU QUOTIDIEN

Avant d'entreprendre une formation pratique, il faut connaître les « *situations à risques* », étudier tous les gestes et postures (comme porter, pousser, tirer, soulever, etc.) qu'effectuent les professionnels au quotidien (*cf.* figure).

Parmi les TMS les plus fréquents chez les professionnels, il y a le *lumbago*, le *tassement discal*, la *hernie discale* et la *sciatique*.

LES PRINCIPES DE L'ERGONOMIE

Les principes de la prévention des TMS sont simples. Il s'agit de :

- *être stable* sur ses appuis (élargir son polygone de sustentation) ;
- « *verrouiller* » la partie basse du dos (partie lombaire) ;
- garder le *dos bien droit* (pour maintenir le rachis fixe) ;
- toujours soulever et déposer la charge au plus *près du corps* ;
- ne pas faire de *rotation* du tronc en soulevant, portant ou déposant la charge ;
- s'échauffer avant d'effectuer une manœuvre difficile, et entre temps effectuer des exercices physiques doux.

EN CONCLUSION

Protéger son dos lorsque l'on s'occupe de jeunes enfants doit donc être une priorité dès le commencement de l'activité professionnelle, afin de prévenir les TMS.

Les professionnels de l'enfance doivent solliciter auprès de leur direction, des formations régulières afin d'ancrer durablement le concept de prévention du mal de dos dans le secteur de la petite enfance.

Les gestes et postures au quotidien à la crèche.

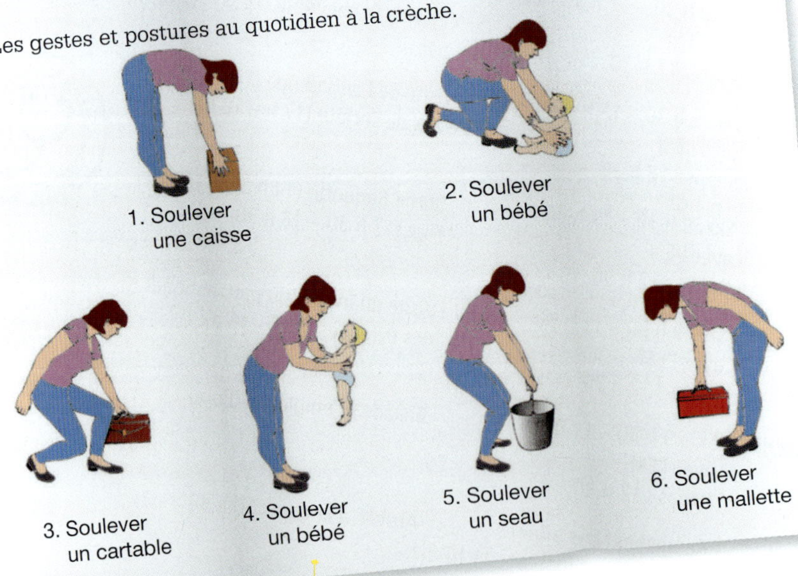

Document 4.17
La prévention des TMS chez les professionnels de l'enfance.

Réalisation d'un papillon à la peinture

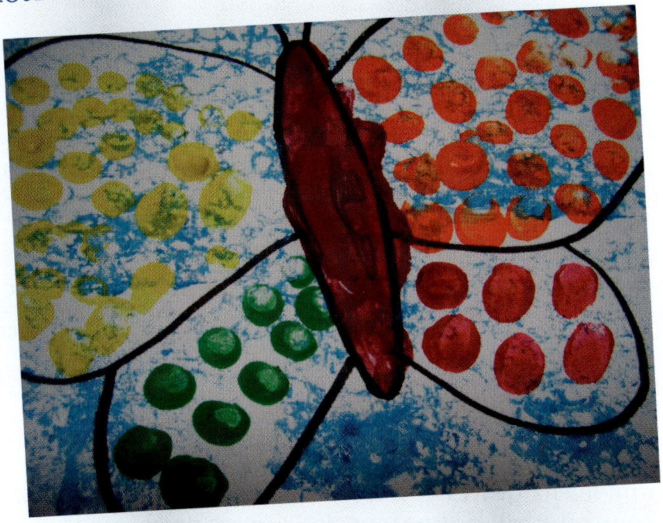

Fiche de l'activité

THÈME

Peindre un papillon.

ORGANISATION

Six enfants sont assis autour d'une table. L'ATSEM organise l'activité avec le professeur des écoles[1].

INTÉRÊTS

– Apprendre à l'enfant à tenir un feutre de couleur (ou crayon).
– Lui indiquer la position des doigts, le geste à effectuer pour peindre.

MATÉRIELS

– Peintures (dans des assiettes creuses).
– Éponges.
– Nappe (pour la table).
– Feuilles de papier (Canson®) et scotch (pour les fixer).
– Protection des enfants (tablier).

RÔLE DU PROFESSIONNEL DE L'ENFANCE

Veiller à :
– amener les élèves à reformuler la consigne et les moyens (comment faire ?) ;
– assurer le bon fonctionnement de la tâche demandée ;
– assurer le respect de l'autre et de la propreté ;
– valoriser les productions enfantines.

EXERCICE PRÉALABLE

Demander à l'enfant de prendre une perle dans la main pour l'aider à bien tenir son feutre ou un crayon !

TECHNIQUE

– Pour peindre, il faut préalablement bien poser son bras et sa main sur la feuille (pas dans n'importe quel sens, sens de l'écriture) pour ne pas se mettre de la peinture sur la main).
– Peindre d'abord le ciel (en bleu).
– Faire ensuite les ailes du papillon (en jaune), changer de couleur pour chaque aile.

1. Consignes du professeur des écoles : « Vous allez réaliser un papillon à la peinture comme dans le livre, lorsque la chenille s'est transformée ». *Cf.* Album découverte : *La chenille qui fait des trous*, Eric Carle.

Document 4.18
Peindre un papillon.

TECHNOLOGIE

Questions

En utilisant le document 4.16 :

- Expliquez le terme « planning ».
- Présentez l'intérêt de ce document.
- Listez les informations qui vous paraissent importantes sur ce document.

En utilisant le document 4.17 :

- Nommez l'atteinte physique présentée dans le document.
- Indiquez pourquoi le professionnel de la petite enfance est particulièrement exposé.
- Proposez une action de prévention.
- Listez cinq règles d'ergonomie à respecter.
- Parmi les six gestes et postures présentés sur la figure, dites quels sont ceux qui présentent des risques pour le dos.

En utilisant le document 4.18 :

- Complétez la carte QQQOCP suivante.

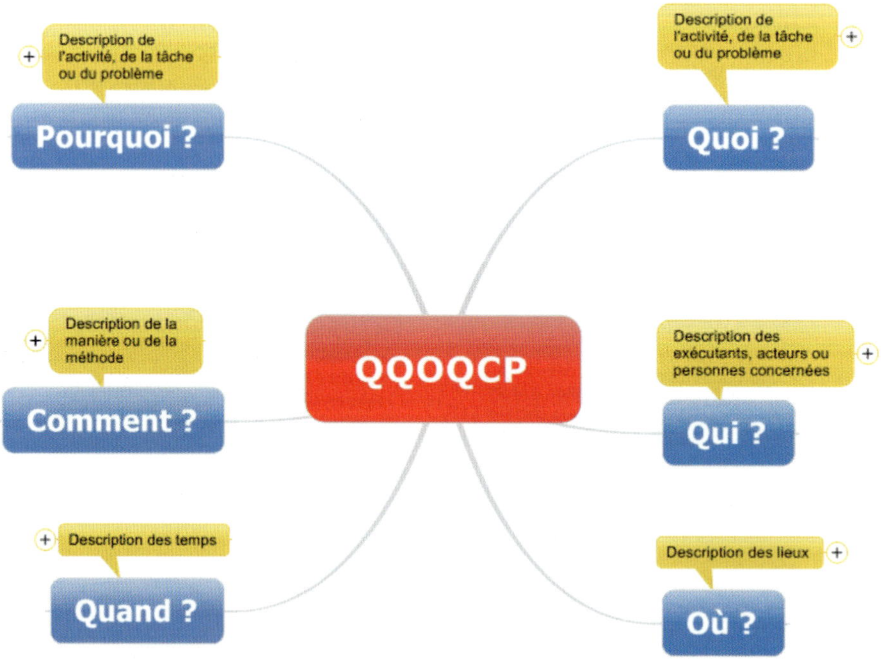

1 L'organisation d'une activité

L'analyse des tâches à prévoir pour bien organiser le planning d'un établissement incombe au responsable, mais elle exige une concertation avec toute l'équipe qui doit accomplir ces tâches.

A) La méthode du QQQOCP

Pour analyser une tâche, il faut pouvoir répondre à cinq questions : « *Quoi ? Pourquoi ? Quand ? Où ? Comment ? Par Qui* ? »[1]. Exemple pour l'entretien des locaux :

– *Quoi ?* Quelle est la nature de l'activité ?
– *Pourquoi ?* Quel est l'intérêt de cette activité ?
– *Quand ?* À quel moment l'organiser ?
– *Où ? Où l'organiser ?*
– *Comment ?* Avec quel matériel et par quelle méthode l'organiser ?
– *Qui ?* Quelle personne sera chargée de l'activité ?

Donc analyser une tâche, c'est à la fois analyser le travail et les besoins du service.

B) L'analyse d'une tâche de nettoyage

Une collectivité d'enfants comprend de nombreux locaux. Ils sont différents par leur fonction, leur superficie et leur encombrement, ainsi que leur densité de circulation.

Comment évaluer le « quoi » et le « pourquoi » ?

Quels sont les lieux ou les objets à entretenir dans les différents services ? Il s'agit là de répertorier tout le matériel. Il doit être entretenu en considérant les éléments à nettoyer et leur degré de salissure, donc le degré et le rythme de nettoyage. Exemples :

– *pour le couloir :* un entretien de « fond » peut se révéler utile ;
– *pour les meubles :* un entretien courant est indispensable.

• *Leur fonction*

Les questions suivantes devront se poser :

– est-ce un lieu de passage ? (ex. : couloir, hall d'entrée…) ;
– est-ce un lieu d'hygiène strict ? (ex. : biberonnerie, cuisine, infirmerie) ;
– est-ce un lieu de séjour ? (ex. : salle de jeux, dortoirs, etc.)

• *Leur superficie et leur encombrement*

– Est-ce un grand ou un petit local ?
– Est-il ou non encombré de meubles ou d'objets divers ?

• *Leur densité de circulation*

– Y a-t-il beaucoup de passage dans ce lieu ?
– En permanence ou occasionnellement ?

Comment évaluer le « quand » et le « où » ?

À quel moment faut-il nettoyer les lieux et les objets du service, et lesquels ?

1. La méthode utilisée est celle du QQQOCP (les lettres ainsi placées sont faciles à retenir, mais pour la logique de l'analyse le pourquoi est placé au début).

Il s'agit d'étudier les courants d'occupation des locaux, l'entretien étant recommandé dans la mesure du possible en l'absence des enfants. Par exemple :
– les bureaux, les sanitaires et les salles de jeux seront nettoyés le matin, avant l'arrivée des usagers ou le soir après leur départ ;
– les dortoirs pourront être nettoyés en milieu de matinée, lorsque les enfants sont dans la salle de jeux ;
– les locaux dits à « hygiène stricte » (ex. : cuisine, infirmerie) seront entretenus après chaque utilisation.

Comment évaluer le « comment » ?

Évaluer le « comment nettoyer », c'est évaluer les moyens de nettoyage mis à sa disposition en vue d'une action.

– *Organisation de la démarche :*
  - regrouper le matériel (produits disponibles) ;
  - mettre en place les récepteurs du matériel souillé ou les détritus (sacs poubelle) ;
  - se munir de protections (gants, blouse ou tablier).

– *Principe de la démarche* : il faut aller de la réflexion à l'action, en passant par les différents stades de la tâche à accomplir résumés ci-après :

Réflexion → Regroupement → Préparation du matériel → Transport → Action

Comment évaluer le « qui » ou « par qui » ?

Évaluer par qui une tâche doit être accomplie est du ressort du responsable de service. Il attribue à chacun un travail selon sa fonction.
Toutefois le personnel qui planifie sa tâche peut également envisager de se faire aider, selon le travail à accomplir par une collègue (ceci est recommandé par les règles de l'*ergonomie*). Il faudra donc veiller à la solliciter.

c) L'organisation dans le temps : les plannings de travail

La planification est la gestion de son temps. Ici, il s'agit de l'organisation du temps de travail.
Il s'agit d'évaluer un ensemble d'activités à réaliser (quotidiennement ou hebdomadairement) par le personnel. Pour cela, le responsable va rédiger différents tableaux donnant une vue d'ensemble du travail à accomplir.

L'intérêt

Ils ont pour intérêt de permettre :
– l'organisation des horaires du personnel (qui peuvent connaître leur emploi du temps à l'avance) ;
– le contrôle des activités de chacun.

La présentation

Ils doivent être :
– clairs, écrits lisiblement (en caractère gras) ;
– compréhensibles par tous ;
– visualisés de loin ;
– coloriés (selon le code du service).

Des exemples de plannings

– *Planning mural* à lecture verticale ou horizontale.
– *Planning à fiches cartonnées,* utilisé très souvent par l'Éducation nationale.

L'avantage de ces plannings est évident : ils présentent une grande souplesse d'utilisation, les fiches étant interchangeables.

Tableau 4.33 Planning à lecture verticale : besoins de main-d'œuvre par secteur

Personnel concerné	Nombre	Services	Besoins de services
Cuisinières : – Mme A. – Mme B.	2	Cuisine	– Confection des repas – Légumerie – Plonge (vaisselle)
Loge : M. C.	1	Gardien	– Standard – Ouverture et fermeture, etc.

2 Les règles d'ergonomie

Il faut adopter de bonnes attitudes lors des différents travaux professionnels pour prévenir les pathologies du dos.

A) Les méthodes de manutention

Il existe quelques méthodes de manutention visant à réduire les efforts physiques des personnes qui manipulent des charges. C'est le cas du personnel des structures d'accueil de la petite enfance (*cf.* Figure 4.14).

Figure 4.14 Les gestes de la vie quotidienne

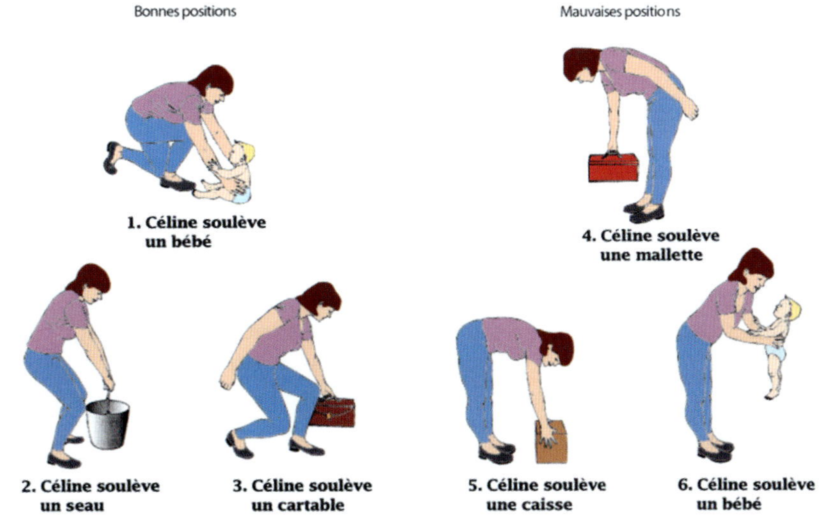

Les positions 1, 2 et 3 sont de bonnes postures mais les positions 4, 5 et 6 sont de mauvaises postures.

B) Les dix règles d'ergonomie

Pour travailler en sécurité, le personnel des crèches doit connaître les règles essentielles visant à prévenir les accidents vertébraux ou les pathologies du dos qui, à long terme, entraînent douleurs et arrêt de travail (*cf.* Tableau 4.34).

Tableau 4.34 Les dix règles d'ergonomie

Règle n° 1	Analyser la situation avant d'agir, afin de choisir le mouvement le plus adapté à la situation
Règle n° 2	Pour soulever une charge, se placer *en position d'équilibre* : se tenir pieds écartés de la largeur du bassin, afin de bien répartir le poids de son corps sur les deux jambes et d'obtenir un meilleur équilibre
Règle n° 3	Pour transporter une charge, se déplacer toujours le dos droit et verrouillé, bassin basculé vers l'avant, dos droit, genoux pliés (appui utilisant la force des cuisses)
Règle n° 4	Pour soulever une charge, se rapprocher le plus possible de la charge à soulever. L'éloignement entraîne une augmentation des contraintes correspondant entre 5 à 10 fois le poids de la charge soulevée
Règle n° 5	Pour manipuler correctement un enfant, les prises sur le corps doivent se faire sur des parties fermes du corps. Il ne faut jamais saisir au niveau des articulations, ni tirer au niveau d'un membre. Il faut agir avec des mouvements doux (éviter tout geste brusque)
Règle n° 6	Pour travailler au sol, s'agenouiller et garder le dos bien droit. Pour travailler à un bureau, garder le dos droit
Règle n° 7	Utiliser les capacités de la personne que l'on soulève ; si c'est un enfant, le faire participer ou solliciter son autonomie[a]
Règle n° 8	Utiliser des vêtements et des chaussures de travail adaptés (chaussures tenant le pied bien droit)
Règle n° 9	Se faire aider ; ne pas hésiter à solliciter un collègue pour réaliser certaines tâches
Règle n° 10	Entraîner son corps à l'effort en pratiquant des exercices physiques réguliers (marche, natation, bicyclette, etc.) et dormir en reposant correctement son dos (matelas ferme)

a. À l'heure du « change », de nos jours dans de nombreuses crèches, le personnel demande aux enfants qui marchent d'utiliser une petite échelle pour accéder à la table de change. Cette échelle est intégrée dans le plan de travail. Ces aménagements sont fait dans un souci d'ergonomie pour le personnel.

c) Le transport du mobilier et du matériel

- *Pour le transport du mobilier*

Il existe de nombreux appareils sur le marché, dont la fonction vise à atténuer les efforts physiques des personnes devant porter régulièrement des charges. Pour le transport d'objets de poids moyen, on peut citer :
- les chariots à roulettes (type chariots à provisions) ;
- les diables (utilisés pour le petit mobilier), ils sont également sur roulettes.

Ils supportent tout le poids des objets et n'occasionnent donc pas d'effort de traction. En revanche, le manipulateur doit faire l'effort de pousser l'engin.

Pour le transport du matériel

La fatigue physique occasionnée par le transport des objets peut être atténuée de la façon suivante. Il est conseillé de :
- vider les tiroirs ;
- démonter les éléments démontables des gros meubles (étagères, tiroirs, etc.) ;
- numéroter les étagères et les tiroirs dans un ordre précis, en général de bas en haut ;
- signaler les étagères et les tiroirs en fonction de leur localisation dans le meuble.

3 L'installation des espaces de repos, de repas, de jeux et d'activités

Les mesures d'aménagement des locaux, en particulier ceux destinés aux collectivités d'enfants, doivent répondre à des normes importantes d'hygiène et de sécurité. Mais l'installation d'un local doit aussi allier deux critères : ceux du confort et de l'esthétique.

A) Le plan du local

Prenons l'exemple d'une crèche :

– l'*entrée* doit être claire et vaste, ce qui allie l'esthétique à la sécurité. En effet, une entrée assez large, dont la porte s'ouvre vers l'extérieur, permet une évacuation rapide des enfants en cas d'incendie par exemple ;

– le *bureau de la directrice* doit être proche de l'entrée pour des raisons de sécurité et de commodité ;

– les *salles d'activités* (ou salles de jeux à la crèche) doivent :
  - avoir deux ouvertures (une entrée et une sortie) par mesure de sécurité, et des ouvertures sur jardin ou cour (par sécurité et esthétique),
  - être disposées de part et d'autre d'un couloir de circulation (ce qui facilite la surveillance et l'évacuation, d'où la sécurité),
  - être spacieuses (hygiène, esthétique, confort),
  - être ensoleillées ou claires (hygiène de vie),
  - être insonorisées (hygiène de vie) ;

– les *sanitaires* (WC, lavabos) doivent être :
  - éloignés des lieux de vie (si possible),
  - aérés ;

– les *cuisines* et *salles à manger* doivent être :
  - au même niveau que les salles d'activités des enfants,
  - aérées (hygiène) ;

– les *couloirs de circulation* doivent par mesure de sécurité :
  - être assez larges,
  - ne pas être encombrés ;

– une pharmacie doit regrouper le matériel de première urgence.

B) Les facteurs d'ambiance et d'esthétique

Des effets d'optique faciles à mettre en place peuvent en partie corriger les défauts évidents de certaines pièces.

L'*utilisation judicieuse des couleurs* est essentielle pour créer une atmosphère chaleureuse et esthétique.

On connaît même l'effet de la couleur sur la psychologie de l'être humain, d'où l'importance du choix du coloris. Ainsi, la couleur :

– *jaune* a un effet stimulant, elle est recommandée pour les pièces sombres, peu exposées au soleil ;

– *rouge* a un effet excitant, elle est donc déconseillée pour une collectivité d'enfants ;

– *bleu et vert* ont des effets calmants, et sont donc recommandées pour des pièces ensoleillées, pour les dortoirs et les salles réservées aux jeux calmes ;

– *beige* a un effet neutre, elle est recommandée pour les milieux professionnels. Elle est moins froide, moins « médicale » que la couleur blanche et aussi moins salissante. Par ailleurs, le beige peut être conjugué avec beaucoup de teintes et présenter beaucoup de nuances.

C) Le choix et l'installation du mobilier

Des moyens assez simples permettent de modifier le plan initial d'un local et contribuent à faciliter la vie des habitants. Mais le choix des meubles participe au confort et à la qualité de la vie. Ainsi, qu'il soit destiné à un usage privé ou professionnel, tout meuble doit réunir trois critères :

– être pratique ;

– être décoratif ;

– être solide.

Retenir

- Pour organiser correctement une tâche, il faut préalablement l'analyser en utilisant la « formule mnémotechnique » du QQQOCP (Qui ? Quand ? Quoi ? Où ? Comment ? Pourquoi ?).
- Il existe différentes formes de planning (ex. : mural, à fiches cartonnées, etc.) Tous participent à une bonne organisation du travail.
- L'aménagement des locaux doit tenir compte des principes d'ergonomie qui visent à sauvegarder la santé des travailleurs.
- Les facteurs d'ambiance et d'esthétique sont à prendre en considération dans l'environnement des locaux. Ils participent au bien-être des utilisateurs.

S'entraîner

1 **Marlène, auxiliaire de puériculture à la crèche des Fleurs, change Jules (18 mois) avant la sieste de l'après-midi. Elle va planifier sa tâche, regrouper son matériel et réaliser le soin.**
20 actions sont proposées :

1. Installer l'enfant dans le lit pour la sieste
2. Disposer le matériel à portée de main
3. Nettoyer-désinfecter le plan de travail
4. Se laver les mains
5. Respecter et stimuler l'autonomie de l'enfant
6. Faire les transmissions, orales et écrites
7. Respecter les habitudes de l'enfant
8. Se relaver les mains
9. Jeter le matériel souillé dans un sac spécifique
10. Ne pas gaspiller le matériel
11. Prévoir le sac à linge
12. Parler à l'enfant
13. Remettre les barrières de sécurité du lit après avoir couché l'enfant
14. Réaliser le soin avec méthode
15. Regrouper le matériel sur un petit plateau
16. Effectuer la toilette en respectant le protocole de soin
17. Renettoyer-désinfecter le plan de travail
18. Annoncer le soin à l'enfant
19. Respecter les techniques d'ergonomie
20. Proposer un petit jouet à l'enfant

Elles entrent dans le protocole habituel du soin.

a. Dans le tableau ci-dessous, placez les actions données dans l'ordre logique de progression (certaines actions peuvent être justifiées deux fois).

Avant le soin	Pendant le soin	Après le soin

b. Dans le tableau ci-dessous, classez les actions selon les capacités attendues chez le professionnel de la petite enfance.

Capacités	Actions
Relationnelles	
Organisation-planification	
Sécurité	
Hygiène	
Économie	
Ergonomie	

2 **Un projet d'animation se prépare toujours à l'avance. Le responsable du projet doit se poser plusieurs questions, concernant les objectifs, la catégorie de l'activité et les modalités.**
Josée réalise une « fiche technique » pour une activité « expression corporelle » destinée à 10 enfants de 2 à 3 ans. Elle se pose de nombreuses questions et les note par écrit. Elle y ajoutera ultérieurement des réponses.
a. Dans le tableau ci-dessous, replacez dans l'ordre logique la progression de la réflexion de Josée en utilisant les 8 éléments ci-après.

1. Je dois prévenir les personnes susceptibles de m'aider pour réaliser l'activité (seule, avec 1 ou 2 collègues ?)

2. Je dois réfléchir :

– à l'âge, au goût ;

– aux capacités des enfants.

3. Je dois répondre aux besoins de :

– s'amuser, bouger ;

– s'éveiller au monde ;

– se socialiser.

4. Je dois prévoir le lieu de l'activité (salle, jardin, terrasse d'intérieur ou d'extérieur) et l'aménager.

5. Je dois réfléchir à la nature de l'activité :

– récréative, d'éveil ;

– manuelle, physique.

6. Je dois récapituler les objectifs qui déterminent le choix d'une activité :

– la motricité des enfants ;

– l'éveil intellectuel ;

– le contact avec les copains, etc.

7. Je dois prévoir :

– le matériel de l'activité ;

– le budget (achats éventuels) ;

– le jour, l'heure, la durée de l'activité.

8. Je dois prévoir à quel moment de la journée (matin ou après-midi) se tiendra l'activité.

Planification du projet d'animation		
Éléments de réflexion d'après le QQQOCP[a]	**N°**	**Rôle de l'animateur**
a) le **Pourquoi** ?		
b) le **Qui** ? Ce sont les destinataires		
c) le **Quoi** ?		
d) le **Comment** ?		
e) le **Avec Qui** ?		
f) le **Où** ?		
g) le **Quand** ?		

a. Le QQQOCP est une formule mnémotechnique (elle se retient facilement). Toutefois, il est plus logique de penser au P (pourquoi ?) au début de la réflexion.

Partie 5

Techniques professionnelles

Chapitre 27

Les techniques d'entretien des locaux, des équipements et du petit matériel

Mots-clés

- Balayage humide
- Balai trapèze
- Technique à la godille
- Technique au poussé
- Bionettoyage
- Décontamination, assainissement

Situation

Le ménage de la petite section de l'école maternelle
Justine, ATSEM, doit remettre chaque soir la salle de la petite section de l'école maternelle en état. Elle commence donc par dépoussiérer le mobilier. Après avoir mis les chaises sur les tables, elle peut s'attaquer au sol. Pour cela, elle utilise un balai trapèze pour le dépoussiérage humide et un balai à franges pour le lavage. Pour faciliter sa tâche, elle utilise un chariot de ménage (*cf.* document 5.1).
Justine pratique un nettoyage selon la « méthode Faubert ».

LE CHARIOT D'ENTRETIEN DES LOCAUX (MÉTHODE FAUBERT)

Étude de cas

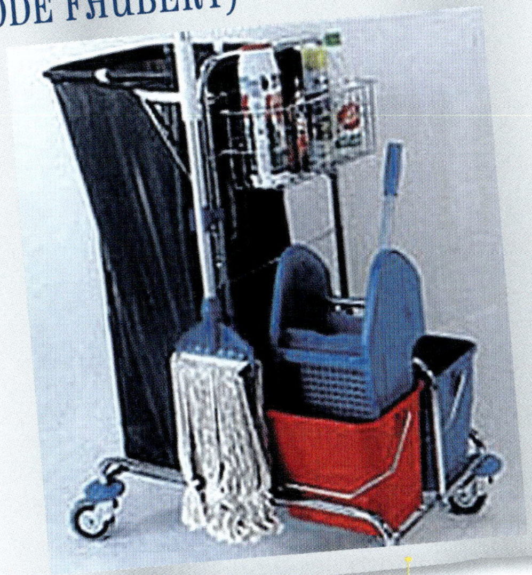

Document 5.1

LE NETTOYAGE DES LOCAUX

Le nettoyage est une opération d'entretien et de maintenance des locaux dont l'objectif principal est d'assurer un aspect agréable (notion de confort) et un niveau de propreté (notion d'hygiène et de prévention des risques). Dans de nombreux domaines (pharmaceutique, biomédical, médico-chirurgical, chimique, métallurgique, aéronautique, nucléaire, etc.), la qualité du nettoyage prend aussi une importance considérable pour la qualité des soins ou de la production ou sur le bon fonctionnement des process.

La propreté des locaux intervient directement dans la qualité de l'accueil, dans l'image de marque de l'établissement et participe à la sécurité des salariés et des visiteurs. (…)

La propreté est l'absence ou la présence relative de salissures adhérentes ou non sur une surface ou dans l'air.

L'hygiène repose sur l'assainissement périodique tant des surfaces que de l'atmosphère ambiante des locaux. Les prestations de nettoyage doivent s'attacher à réduire la pollution à un niveau non dangereux et ne pas provoquer de pollution nouvelle, par l'usage inadapté de méthodes ou de produits nocifs.

Le nettoyage (et la désinfection éventuelle pour les zones à risques biologiques) des locaux et des matériels est une condition essentielle pour l'hygiène : lorsque l'on réalise une analyse des dangers, on se rend compte que le milieu, c'est-à-dire les locaux, les matériels, les tenues de travail doivent être parfaitement nettoyés, car c'est un facteur important de risque.

MISE EN ŒUVRE

La mise en place du nettoyage et de la désinfection des locaux est en fait assez compliquée, c'est pourquoi d'une part le nettoyage s'est professionnalisé et que d'autre part les fabricants de produits d'hygiène et de matériels de propreté cherchent à améliorer les techniques de travail qui répondent aux diverses contraintes tout en étant efficaces et confortables.

Document 5.2
Le nettoyage des locaux.
www.officiel-prevention.com

Questions

En utilisant le document 5.1 :

- Listez les produits et matériels utilisés par l'ATSEM pour le ménage.
- Indiquez l'intérêt de ce type de chariot pour l'entretien des locaux.
- Indiquez l'utilité des deux seaux.
- Indiquez l'utilité de la presse entre les deux seaux.

En utilisant le document 5.2 :

- Définissez le concept de propreté.
- Indiquez les objectifs de l'entretien des locaux et des équipements.
- Listez différentes techniques visant à l'entretien des locaux et des équipements.

Les principales techniques d'entretien des locaux sont différentes selon le lieu où elles s'effectuent (ex. : structures d'accueil telles que crèches, ou milieu hospitalier).

1 Le dépoussiérage du mobilier et des sols

A) Le matériel

Pour le dépoussiérage manuel

– Dépoussiérage du *mobilier* : on utilise des gazes imprégnées d'un produit agglutinant permettant l'agglutination des poussières.

– Dépoussiérage des *sols* : on utilise des balais trapèzes ou à franges recouverts de gazes à usage unique, imprégnées d'un produit agglutinant. Ce type de balayage est appelé balayage humide (*cf.* Figure 5.1).

Figure 5.1 Le balayage humide

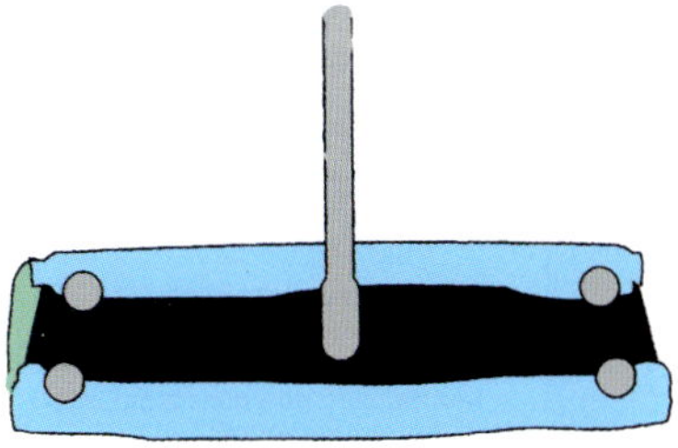

Balai trapèze (gaze jetable)

Pour le dépoussiérage mécanique

On utilise :

– des *aspirateurs :* il en existe différents modèles selon les besoins ;

– des *aspiro-brosseurs :* ils permettent d'aspirer et de collecter les déchets jusqu'à leur évacuation.

Précautions à prendre

L'*aération du local* se fait avant ou après le dépoussiérage mais pas pendant l'activité car elle favorise le déplacement des poussières.

– Le *dépoussiérage* à sec est totalement prohibé car il favorise le déplacement des particules dans l'air (le dépoussiérage doit toujours être humide ou effectué avec un produit agglutinant).

– Travailler en respectant les *règles de base de l'hygiène* : « du plus propre au plus sale et du haut vers le bas ».

B) La technique du balayage humide

Il faut :

– préparer le matériel (l'utilisation du chariot de ménage est très pratique) ;
– effectuer le travail en allant du plus propre au plus sale et de haut en bas ;
– toujours débuter le travail par le fond du local (partie opposée à la porte d'entrée) ;
– commencer par le « détourage » au contact des plinthes de la pièce.

Selon les types de locaux, on choisira entre deux méthodes de nettoyage humide : la méthode à la « godille » et la méthode au « poussé ».

La méthode à la « godille »

Elle est utilisée pour les larges surfaces. L'utilisateur travaille à reculons et tire le balai vers lui, en lui imprimant un mouvement en S (*cf.* Figure 5.2).

Figure 5.2 Le balayage humide (méthode à la godille, dans le sens horizontal)

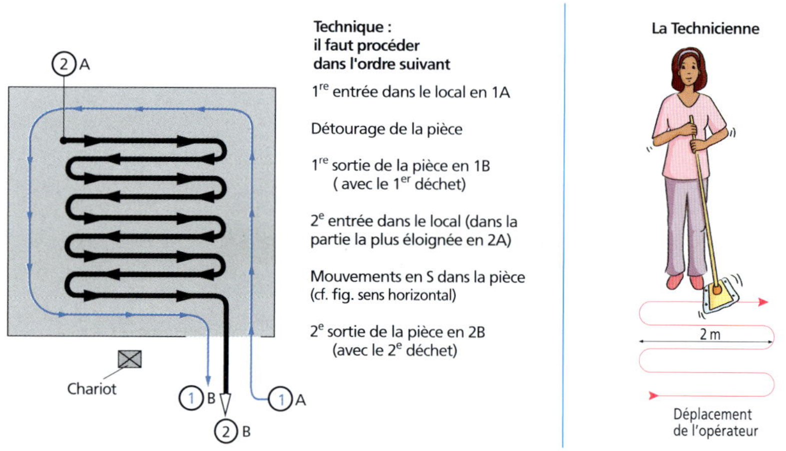

La méthode au « poussé »

Elle est surtout utilisée pour les couloirs. L'utilisateur déplace le balai en le poussant devant lui, tout en lui imprimant un léger mouvement oscillant.

Précautions à prendre

Afin que le travail soit sans danger, l'utilisateur doit se tenir droit et les pieds bien stables. Ce sont les bras qui impriment le mouvement au balai et non le corps tout entier.

2 Le nettoyage des sols et du mobilier

Les techniques de nettoyage varient selon les supports.

A) La technique de lavage manuel des sols

La méthode « Faubert »

Dans les collectivités, l'usage du « Faubert » est très répandu dans les *zones à faible risque*.

Le « Faubert » est un balai à longues franges destiné au lavage des sols. Par extension, on associe au terme de « Faubert » l'ensemble des balais, seaux, presses, chariots : c'est le *matériel « Faubert »*.

– Le lavage d'un sol s'effectue toujours en partant de la partie de la pièce opposée à la porte.

– Après avoir fait un « détourage », l'agent se place au fond de la pièce et recule pour revenir vers la porte d'entrée en suivant le parcours.

– L'utilisateur se tient bien droit et imprime des mouvements de rotation au balai.

B) La technique de nettoyage du mobilier

Prenons l'exemple des tables, chaises, armoires de rangements, lits, etc.

Pour le meuble

– Vider le meuble (si besoin, en dépoussiérant au fur et à mesure les objets).

– Nettoyer les parties imperméables avec lavette, brosse, détergent.

– Rincer et essuyer.

Pour le lit

– Dépoussiérer le matelas par aspiration.

– Nettoyer les montants du lit, les roulettes et la housse en plastique du matelas avec un nettoyant-désinfectant.

Précautions à prendre

Ne pas altérer les matériaux avec des abrasifs non adaptés.

– Travailler en série pour aller plus vite.

– Repérer le rangement afin de le reproduire.

– Bien nettoyer les coins.

– Bien aérer la pièce pendant le travail.

– Nettoyer en allant « du plus propre au plus sale ».

3 La décontamination des locaux (zones à risque)

La technique de décontamination (ou bionettoyage) est un nettoyage particulier, pratiqué avec des méthodes différentes selon la *zone à risque* à laquelle il est destiné. Nous citons ci-après deux zones à titre d'exemple.

Tableau 5.1 Technique de décontamination

Zones à risques	Exemples	Techniques de bionettoyage	Produits utilisés
Zone 1 = faible risque (n'accueille pas de personnes malades)	– Maisons de retraite – Crèches – Haltes-garderies – Bureaux	*Agir en trois temps :* 1. Prénettoyage (ôter les souillures) 2. Nettoyage 3. Rinçage	– Abrasif ou détartrant – Détergent
Zone 3 = haut risque (accueille des patients malades ou fragiles)	– Pédiatrie – Urgences – Laboratoires – Radiologie	*Agir en cinq temps :* 1. Prénettoyage 2. Nettoyage 3. Rinçage 4. Désinfection 5. Rinçage (si contact buccal ou alimentaire)	– Abrasif ou détartrant – Détergent – Détergent-désinfectant (DD)

4 Les techniques de nettoyage et de stérilisation du petit matériel

Prenons pour exemple la stérilisation du petit matériel de biberonnerie (biberons, tétines et capuchon).

A) Le matériel

Nous vous conseillons de vous reporter au chapitre qui présente le matériel de biberonnerie.

B) Les techniques

Les techniques de stérilisation à chaud ou de désinfection à froid des biberons sont toujours précédées d'un nettoyage efficace du matériel.

Le nettoyage préalable

– Après utilisation du matériel (prenons l'exemple du biberon de lait), pour éviter que les aliments ne collent sur les parois, il faut rincer le biberon à l'eau froide.
– Le lavage se fait à l'eau tiède détergente à l'aide d'un goupillon. La tétine doit être retournée et la bague brossée.
– Le rinçage est effectué à l'eau courante.
– Les biberons sont ensuite mis à égoutter (avant leur stérilisation ou leur désinfection).

Précautions à prendre

Respecter certaines règles d'hygiène :
– nettoyage préalable du plan de travail ;
– lavage des mains ;
– manipulations méticuleuses.

La technique de stérilisation à chaud

– Le stérilisateur est rempli au 1/3 d'eau du robinet.
– Les biberons sont placés dans le panier, ouverture vers le bas.
– Les tétines et les bagues, ainsi que les capuchons, sont mis sur un présentoir supérieur pour éviter d'être portés à ébullition (ainsi c'est la vapeur d'eau qui les stérilisera). L'ébullition doit être maintenue 15 minutes.
– Après l'ébullition, il faut maintenir le « milieu » stérile. Pour cela, après refroidissement de l'appareil sous l'eau froide, on met le couvercle retourné sur le plan de travail, de façon à y poser le panier.
– Après avoir vidé l'eau chaude, on peut replacer le panier avec les biberons complets (tétines et capuchons).

Précautions à prendre

Attention à la manipulation aseptique des tétines : après la stérilisation, on ne doit les manipuler que par contact avec la bague en plastique.

La technique de désinfection à froid[1]

Avant l'opération, le bac (propre) est rempli d'eau jusqu'au niveau indiqué. On y ajoute le produit stérilisateur (liquide ou comprimé) puis on plonge les biberons dans la solution, goulet vers le haut, en les inclinant pour qu'ils se remplissent peu à peu (il faut éviter les bulles d'air). On ajoute ensuite bagues et tétines, puis on place la grille par-dessus pour maintenir le tout en immersion.

Précautions à prendre

– Toutes les manipulations précitées doivent se faire avec des mains parfaitement propres et sur des plans de travail bien nettoyés.
– Après la stérilisation, il faut veiller à ne pas recontaminer le matériel.
– Dans le cas de la technique à froid, les biberons refermés et capuchonnés sont placés au réfrigérateur 24 heures (maximum).
– Il est bon de noter le moment de la stérilisation ou de la désinfection, afin de ne pas dépasser la durée de validité des opérations.
À la maison, aujourd'hui, la propreté remplace la stérilisation.
Selon les nouvelles directives de la santé, dans le cadre domestique, la stérilisation des biberons n'est plus indispensable, on lui préfère la *propreté absolue*. Il suffit de nettoyer correctement les biberons à l'eau chaude savonneuse et de les rincer abondamment à l'eau très chaude. Il faut impérativement effectuer les manipulations avec les mains propres.

5 Le repassage-pliage-réfection du linge

Le repassage du linge correspond à trois objectifs qui sont les suivants :
– le défroissage du linge (dont les fibres ont été tordues lors de l'essorage) ;

1. La technique à froid n'est pas une stérilisation à froid (mot qui a été longtemps utilisé !) mais une désinfection à froid.

– l'assainissement du linge (la température du repassage est de l'ordre de 200 °C ;
– la facilité de rangement (le linge repassé a un volume réduit).

A) Le repassage du linge

Le matériel

Dans toutes les « lingeries », on trouve :
– une *table à repasser*. La hauteur de la table est réglable, ce qui permet à l'utilisateur d'adopter une bonne position. Elle ne doit être :
  • ni trop basse, ce qui incite à incliner le dos,
  • ni trop haute, ce qui diminue la force de pression du bras sur le fer ;
– un *fer classique* (vapeur) ;
– un *plan de travail* pour déposer directement le linge repassé (sinon un panier).
NB : certaines tables sont équipées d'une grille qui permet une évaporation de l'humidité résiduelle.

La technique

– *Avant le repassage.* Organiser son travail, c'est gagner du temps. Pour cela on effectue un tri du linge en fonction :
  • du type de textile (qui détermine la position du thermostat) ;
  • du type de linge (ex. : plat pour les torchons, les serviettes et les bavoirs ou en forme comme les blouses).
– *Au cours du repassage :*
  • on commence toujours par repasser les détails (cols, poignets), puis on repasse ensuite les grandes surfaces ;
  • on repasse le tissu sur l'endroit et sur l'envers ;
  • pour ne pas déformer le tissu, on repasse dans le sens du « droit fil ».

B) La réfection du linge

Certains travaux de réfection permettent de redonner vie à du linge ou à des vêtements.

Les ourlets

– *Pour le linge plat* (torchons, serviettes) dont les bords s'effilochent : on doit rabattre deux fois le bord du tissu et piquer au plus près avec une machine à coudre.
– *Pour les vêtements* : on doit surfiler le bord du tissu en premier lieu. Ensuite, soit on pique l'ourlet, soit on utilise une bande de toile thermocollante.

Les reprises

– Elles sont justifiées lorsqu'il y a érosion du tissu et sont effectuées à la machine. Si le trou est grand, on pose d'abord sur celui-ci une pièce, puis on la pique. On peut aussi utiliser les « toiles thermocollantes » qui résistent assez bien au lavage.
– Quand il s'agit de petits trous sur un vêtement, l'emploi de décors autocollants, ou à coudre, peut être une solution plus rapide et plus esthétique qu'une reprise.

Les boutons

Il est conseillé de les recoudre avant de ranger le linge (afin de ne pas avoir de mauvaises surprises). Si le tissu est arraché sous le bouton, il faut d'abord placer une pièce autocollante puis recoudre le bouton.

Retenir

1. Les techniques d'entretien des locaux et des équipements

- Les principales techniques d'entretien des locaux sont différentes selon le lieu où elles s'effectuent. Par exemple : milieu d'enfants sains (type crèche) et milieu hospitalier. Elles respectent une règle commune basée sur l'hygiène et regroupent :

  – le dépoussiérage, qui peut être manuel ou mécanique ;

  – le balayage humide, qui peut être effectué selon 2 méthodes (à la godille, au poussé) ;

  – le lavage du sol, qui est le plus souvent effectué selon la méthode « Faubert » pour le nettoyage courant. Dans certains cas, c'est la technique de décontamination (bionettoyage) qui est préconisée. Pour les zones à haut risque, ou utilise un produit détergent-désinfectant.

2. Les techniques de stérilisation et de désinfection

- Pour le petit matériel de biberonnerie (biberons, tétines, capuchons), il faut procéder à :

  – un nettoyage préalable efficace ;

  – une stérilisation à chaud (dans un stérilisateur type Soxhlet) ;

  – ou une désinfection à froid (dans un bac).

3. Les règles de base à retenir

- Les techniques professionnelles de dépoussiérage et de nettoyage doivent respecter la règle de base suivante : « travailler du plus propre au plus sale et du haut vers le bas ».

4. L'entretien du linge

- Le repassage du linge correspond à 3 objectifs :

  – le défroissage ;

  – l'assainissement ;

  – la facilité de rangement.

- Les travaux de réfection du linge permettent de lui redonner vie, d'où l'intérêt de savoir faire des ourlets, des reprises et coudre des boutons.

1 **Situation**

Vous êtes assistante maternelle et vous devez nettoyer la chambre de l'enfant Jules (3 ans) avant le départ pour les vacances d'été.

a. Indiquez les objectifs de ce nettoyage.

b. Listez le matériel et les produits que vous allez utiliser pour le nettoyage.

c. Indiquez dans l'ordre logique la manière de procéder pour effectuer le nettoyage de la chambre et de tous les éléments la composant.

d. Indiquez la méthode que vous adoptez pour nettoyer le sol (pour répondre à cette question, utilisez le plan ci-après).

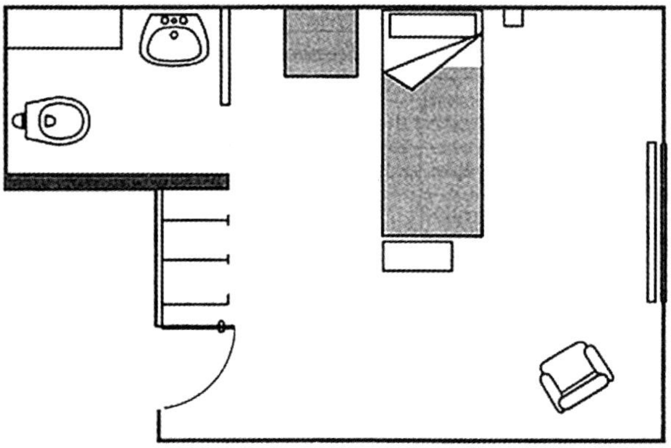

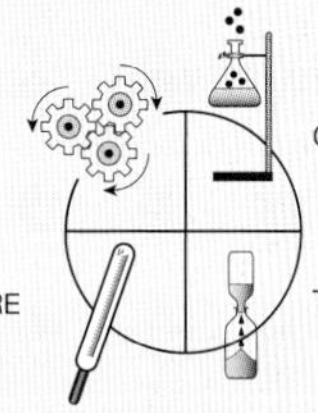

Cercle de Sinner
Les opérations de nettoyage sont basées sur quatre éléments inter-dépendants.
Le cercle de Sinner regroupe ces quatre actions.

2 **Reliez chaque élément à sa définition en utilisant les données du « cercle de Sinner » (ci-dessus).**

1. Température ☐ ☐ **A.** Correspond à l'utilisation d'une machine (ex. : auto-laveuse) ou à l'action de la personne qui nettoie (frottement, grattage, etc.)

2. Mécanique ☐ ☐ **B.** Correspond au temps laissé à un produit pour agir comme par exemple lors du détartrage des WC.

3. Chimique ☐ ☐ **C.** Se situe au niveau de l'eau dans laquelle est dilué le produit (ex. : eau chaude pour la vaisselle) mais aussi au niveau de la chaleur dégagée lors de l'effet mécanique (effet thermique, thermo-réactif du frottement).

4. Temps ☐ ☐ **D.** Correspond à l'action de la solution détergente ou alcaline. La dilution ou dosage du produit doivent être réalisés selon la préconisation du fabricant. Le sur-dosage, comme le sous-dosage, sont à éviter.

Chapitre 28

Les techniques de préparation et de service des collations et des repas

Mots-clés

- « Marche en avant »
- Ciselage
- Taillage, tournage
- Cuisson « à la vapeur »
- Distribution directe
- Liaison froide

Situation

La salade de fruits du goûter

Hafida, assistante maternelle, décide de préparer une salade de fruits pour le goûter. Elle se rend donc au marché pour acheter les différents fruits qui vont la composer. Elle profite de la sieste des enfants pour se mettre au travail. Différentes opérations vont être successivement effectuées : lavage des fruits, épluchage, découpage puis au final assemblage, pour la présentation la plus attrayante (voir photo ci-dessous).

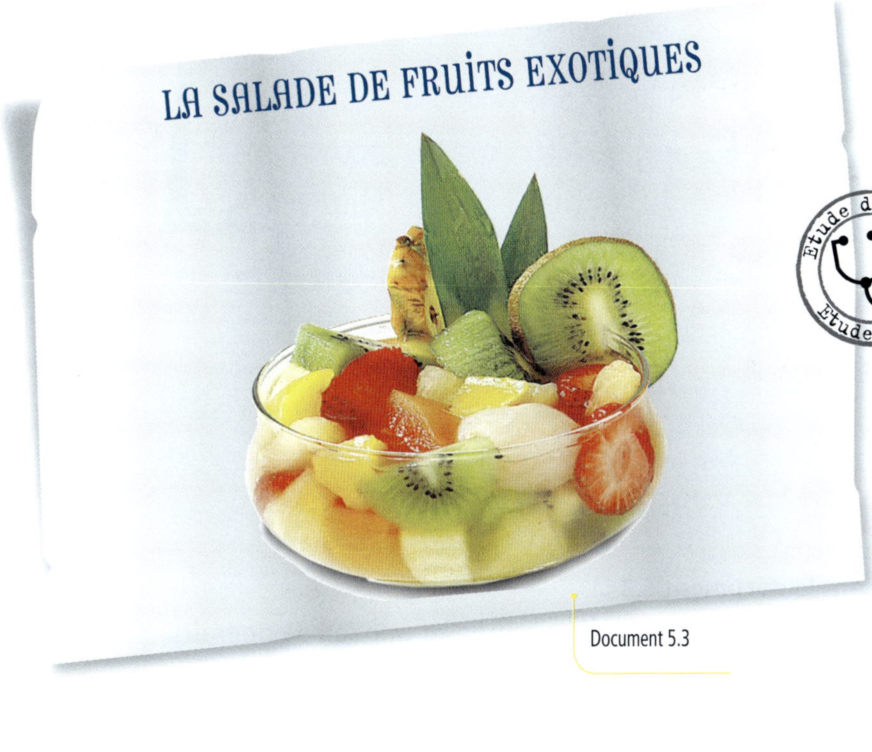

Document 5.3

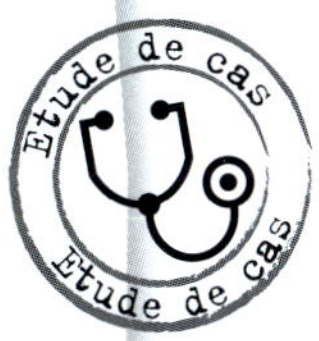

LA NOUVELLE PRÉPARATION DES BIBERONS

Une nouvelle méthode de préparation des biberons : aujourd'hui, préparer un biberon en quelques secondes, d'une seule main et en étant certain de la température du biberon, est désormais possible.

Rapidité	Précision
1. Doser l'eau et presser la touche « Biberon ». 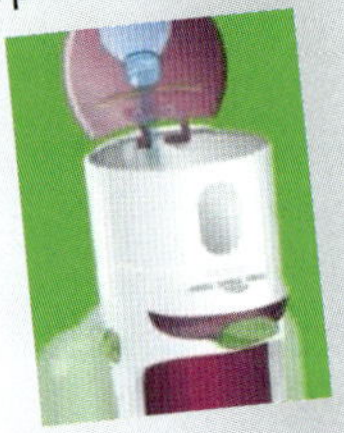	2. Pendant que l'on dose la poudre de lait, l'eau atteint la température idéale en quelques secondes. 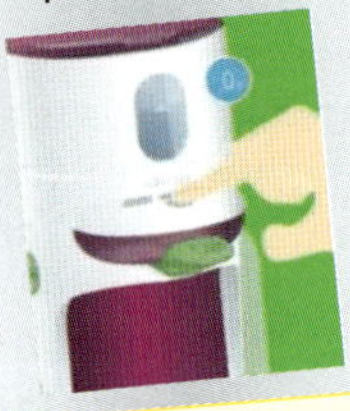
Simplicité	**Efficacité**
3. Une seule main suffit pour préparer le biberon. 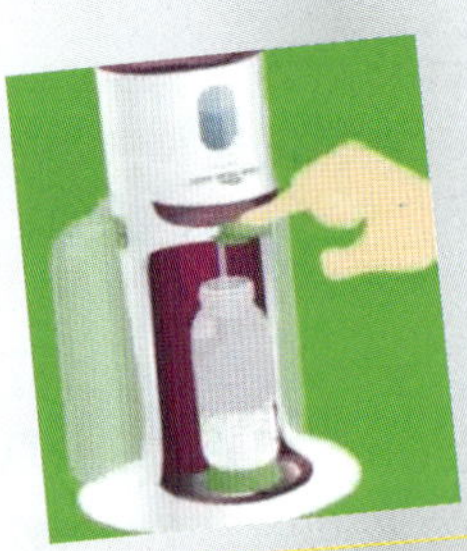	4. La poudre de lait est mélangée grâce au flux d'eau pour un lait homogène, agréable à boire et plus facile à digérer. 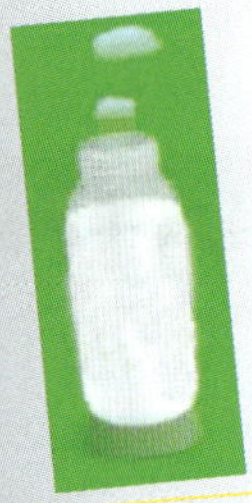

Document 5.4
La nouvelle préparation des biberons.

Questions

En utilisant le document 5.3 :

- Citez différents fruits pouvant composer une salade de fruits.
- Listez le matériel que Hafida doit utiliser.
- Indiquez les principales règles d'hygiène à respecter pour la préparation.
- Définissez les termes : « lavage », « épluchage », « découpage », « assemblage ».

En utilisant le document 5.4 :

- Indiquez les avantages de la nouvelle méthode de préparation des biberons et éventuellement ses inconvénients.

Les techniques de préparation des repas regroupent l'épluchage, le lavage, le découpage et le taillage des légumes et des fruits. Elles doivent respecter certaines règles.

1 La préparation des repas

Le personnel de collectivités d'enfant doit apporter un soin particulier aux techniques de préparation des repas.

A) L'épluchage

Il est nécessaire d'éplucher les légumes et les fruits, pour rendre l'aliment consommable.

Le matériel

Pour effectuer le travail d'épluchage manuel, il faut :
- un couteau office ;
- un couteau économe ;
- une éplucheuse (ou parmentière) pour un épluchage mécanique.

L'épluchage manuel : « la marche en avant »

Le processus d'épluchage manuel se déroule en plusieurs temps selon le principe de la « marche en avant » qui respecte la logique du travail et l'hygiène.

1. Mettre les denrées à éplucher dans un 1er récipient
2. Procéder à l'épluchage des denrées
3. Mettre les épluchures et déchets dans un 2e récipient
4. Mettre les denrées épluchées dans un 3e récipient
5. Apporter les denrées épluchées en zone de lavage

L'épluchage mécanique

Pour effectuer un épluchage mécanique, il faut :
- préparer la quantité nécessaire de légumes ou de fruits à éplucher (sur un chariot) ;
- bien fermer la porte latérale de la cuve ;
- avoir les mains sèches avant de mettre l'appareil sous tension (sécurité) ;
- mettre les denrées dans la cuve et fermer le couvercle (pour éviter les projections) ;
- faire fonctionner l'appareil le temps nécessaire (selon les quantités et les produits) ;
- mettre l'appareil hors tension en fin d'épluchage ;
- prévoir un temps de nettoyage de l'appareil utilisé ;
- éliminer à la main les restes d'épluchures avant lavage.

B) Le lavage

Le lavage des légumes et des fruits s'effectue soit à la main, soit en machine (laveuse, essoreuse à légumes).

Le lavage manuel

Le lavage se fait dans une plonge à légumes constituée de deux bacs en acier inox dotés d'un système de jet d'eau (pour provoquer des tourbillons).

Le lavage mécanique

Les denrées épluchées sont disposées dans :

– une *laveuse à légumes*, composée d'une cuve et de paniers dans lesquels les denrées sont abondamment aspergées d'eau. Le lavage est suivi d'un essorage dans une essoreuse à légumes ;

– une « *laveuse-essoreuse* » où les denrées sont lavées, puis l'eau éliminée sous l'effet de la force centrifuge.

C) Le découpage

Le découpage (ou taillage) peut être fait à la main, à l'aide d'un couteau, d'une mandoline ou mécaniquement.

Le découpage manuel

Il s'effectue sur un plan de découpe (en polyéthylène). Il ne concerne que les petites quantités d'aliments.

Le découpage mécanique

Il s'effectue à l'aide d'un coupe-légumes. Il peut se faire sous différentes formes, exemples :

– le *ciselage* : taille en fine lamelles, en dés minuscules (ex. : pour la julienne de légumes, pour les oignons, etc.) ;

– le *tournage* : permet de donner une forme particulière (ex. : pour une bouquetière de carottes ou de navets).

D) La cuisson à l'eau

Cuire un aliment à l'eau, c'est le soumettre à l'action de l'eau chaude ou de la vapeur d'eau. Le bouillon sera alors riche en éléments nutritifs. La cuisson pourra débuter dans de l'eau froide pour augmenter les pertes d'éléments nutritifs (ex. : fabrication d'un potage) ou à partir d'eau bouillante pour les diminuer (cuisson des légumes frais).

Les matériels

– *Le matériel familial :*
  - *casserole* ;
  - *marmite sous pression ou autocuiseur* ;
  - *marmite à cuisson vapeur (ex. : couscoussier)* ;
  - *marmite en fonte avec couvercle creux.*

– *Le matériel de collectivité* :
  - russe ;
  - cuiseur-vapeur électrique ou *steamer* ;
  - marmite encastrée dans le fourneau ;
  - rondeau plat ou haut.

La technique

À titre d'exemple, nous vous proposons une technique de cuisson à l'eau (*cf.* Tableau 5.2).

Tableau 5.2 Technique de la cuisson à l'eau

À partir d'un liquide froid	**À partir d'un liquide chaud (100 °C)**
L'aliment donne au liquide ses substances solubles et sa saveur	L'aliment garde sa saveur
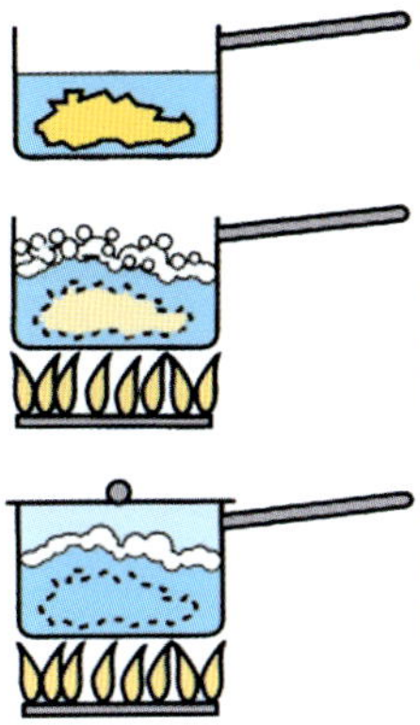 Mettre l'aliment dans le liquide *froid* *Ébulition* : temps variable selon les aliments *Feu* : vif puis modéré (prévoir de retirer l'écume au début) Attention au débordement ; le couvercle est facultatif	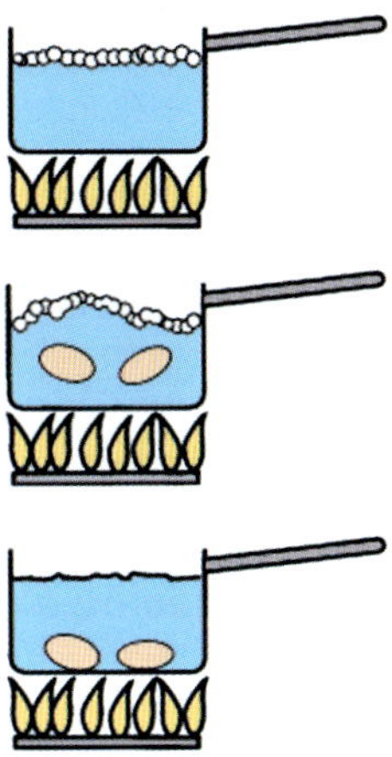 Mettre l'aliment dans le liquide *bouillant* (100 °C) *Ébullition* : temps variable selon les aliments *Feu* : vif puis modéré
Préparations culinaires	
– Potages – Courts-bouillons – Viandes pour potages – Consommés – Pommes de terre pour purées – Légumes secs	– Légumes frais – Pâtes, riz – Pot-au-Feu – œufs à la coque

E) La cuisson à la vapeur

Ce mode de cuisson permet de préserver au maximum la texture de l'aliment, son goût, ses qualités nutritionnelles. L'aliment cuit sera plus facile à digérer. De plus, à la vapeur, le temps de cuisson est divisé par 2 ou par 3.

Ce mode de cuisson est proposé pour les préparations suivantes : poissons, légumes et fruits.

Le matériel

– Autocuiseur.

– Marmite avec panier (qui évite le contact direct des aliments avec l'eau bouillante).

La technique

Après avoir mis de l'eau dans le fond du récipient, disposer les aliments dans le panier métallique. Fermer l'appareil et surveiller la cuisson.

F) La cuisson à la sauteuse ou à la poêle

Avec cette cuisson, il y a coagulation rapide des protéines et pas de perte d'éléments nutritifs (l'aliment pourra être cuit à cœur).

Ce mode de cuisson est proposé pour les préparations suivantes :

– les crêpes, le pain perdu ;

– les viandes blanches : escalopes de veau ou de volaille (on pourra déglacer la poêle avec un peu de bouillon chaud ou d'eau pour récupérer le jus de l'aliment et le verser sur la préparation).

Le matériel

– Sauteuse (fixe ou basculante en collectivité).
– Spatule ou cuillère (métal ou acier inoxydable).

La technique

Chauffer la poêle ou la sauteuse avec le corps gras (huile ou margarine). Mettre l'aliment, le faire dorer sur les deux faces sur feu vif. Continuer la cuisson sur feu doux : le temps variera avec l'aliment, la taille des morceaux.

G) La cuisson au four

Avec ce type de cuisson, l'aliment coagule sous l'action de la chaleur.

Le matériel

– Four ou rôtissoire électrique ou à gaz.
– Plat ou plaque à rôtir, cuillères, écumoire.

La technique

Il faut :
– préchauffer, si nécessaire, le four à la température demandée ;
– disposer le plat de cuisson à la bonne hauteur dans le four ;
– respecter le temps de cuisson ;
– ne pas ouvrir la porte du four en début de cuisson ;
– disposer de gants isolants pour ne pas risquer de se brûler ;
– chauffer le four à la température désirée ;
– mettre l'aliment dans le plat à rôtir (graisser si nécessaire) ;
– mettre les aromates, enfourner dans un four chaud.

Attention : le temps de cuisson n'est pas forcément proportionnel au poids ; il faudra apprécier la cuisson en sortant l'aliment du four, ce qui permettra de bien l'humecter avec le jus de cuisson.

H) La fabrication d'une sauce (ex. : une liaison à l'amidon)

Cette technique permet de réaliser des bouillies, des crèmes légères, ou d'épaissir des potages.

L'amidon des céréales permet de donner une consistance à un liquide chaud dans lequel il est ajouté. On obtient un empois d'amidon qui épaissit le liquide.

Le matériel

Tableau 5.3 Matériel et produits alimentaires

Matériel	Produits alimentaires
Casserole Bol Fouet métallique Cuillère métallique Chinois ou passoire fine	Liquide (eau, bouillon) Farine de blé ou maïzena (maïs) Fécule de pomme de terre Crème de riz

La technique

– Faire bouillir le liquide, mettre la quantité désirée de farine dans un bol.
– Délayer avec un peu de liquide froid, éviter les grumeaux (passer si nécessaire).
– Faire cuire à feu doux : temps de cuisson (environ) :
  - farine de blé : 7 minutes ;
  - fécule de pomme de terre : 5 minutes ;
  - maïzéna : quelques secondes ;
  - crème de riz : 10 minutes.
– Passer au chinois (si nécessaire).
– Servir chaud ou froid.

I) La fabrication de pâtes

Prenons l'exemple d'une pâte brisée, d'une pâte levée et d'une pâte à crêpes.

La fabrication d'une pâte brisée

La pâte brisée sert pour des préparations salées (quiche lorraine, etc.) et des préparations sucrées (tarte aux fruits, etc.) Elle se cuit toujours dans un four préchauffé à 210 °C, th. 7.

Tableau 5.4 Matériel et produits alimentaires pour une pâte brisée (ex : pour la tarte aux pommes)

Matériel	Produits alimentaires
Jatte	Farine
Couteau	Matière grasse
Rouleau	Sel
Moule	Eau
Fouet	Rondelles de pommes (pour une tarte) et sucre
Spatule	

La technique

– Préparer toutes les denrées ou produits alimentaires (peser).
– Couper la matière grasse et la mettre dans la jatte.
– Avec les doigts, disperser la matière grasse dans la farine (a).
– Faire une fontaine, verser l'eau petit à petit dans la fontaine en agglomérant le mélange pour obtenir un pâton ou une boule (b) (recommencer et réunir en une seule boule).
– Fariner la boule, la mettre dans un récipient couvert au réfrigérateur, la laisser reposer.
– Étaler la pâte au rouleau sur un plan de travail légèrement fariné (c).
– Disposer la pâte dans le moule et la garnir de fruits prédécoupés en rondelles (d).
– Faire cuire à 210 °C ou th. 7 pendant 30 minutes à 1 heure selon la taille du moule ; la couleur marron clair de la pâte indiquera qu'elle est cuite.

Figure 5.3 La pâte brisée (technique)

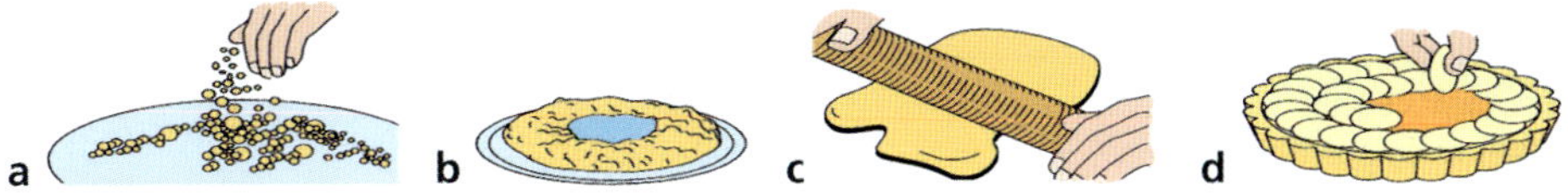

Remarque : on peut faire précuire la pâte avant de la garnir mais il faut piquer le fond de la pâte pour éviter qu'elle ne se soulève à la cuisson.

La fabrication d'une pâte levée (à la levure chimique)

L'adjonction d'une levure (chimique) à une pâte permettra la levée de celle-ci par dégagement de CO_2 lors de la cuisson ; ainsi le gâteau sera allégé (cake, quatre-quarts, etc.)

Tableau 5.5 Matériel et produits alimentaires pour une pâte levée

Matériel	Produits alimentaires
Jatte Spatule Fouet Rouleau Couteau Moule	Farine Matière grasse Sucre Sel, eau Levure chimique

La technique

– Faire la pâte en mélangeant tous les éléments de la recette (en commençant toujours par travailler la matière grasse et le sucre).
– Ajouter la levure au dernier moment avant de mettre la pâte dans un moule graissé et fariné.
– Faire cuire à 150 °C, th. 5.
– Ne pas ouvrir la porte du four pendant la première partie de la cuisson.

La fabrication d'une pâte à crêpes sucrées

La pâte à crêpes peut être faite à la main ou au mixer à condition de la faire reposer plus longtemps avant sa cuisson.

Figure 5.4 La pâte à crêpes

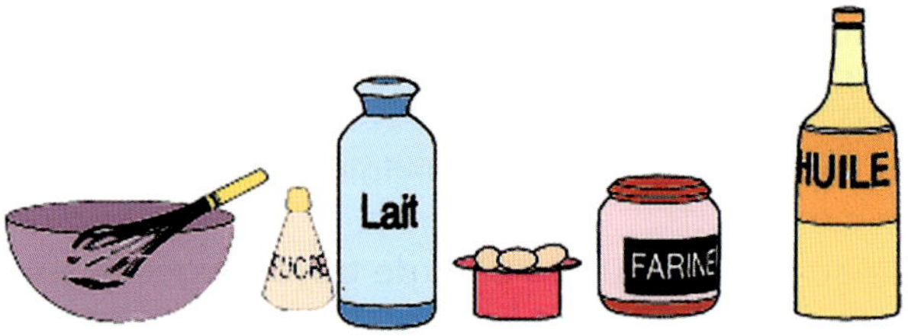

Tableau 5.6 Matériel et produits alimentaires pour une pâte à crêpes

Matériel	Produits alimentaires
Jatte Fouet Récipient couvert Crêpière ou poêle antiadhésive Louche Spatule	Lait Œufs Farine Huile Sucre Sel (facultatif)

La technique

– Verser la farine dans une jatte, ajouter le sucre.
– Faire une fontaine, ajouter les œufs au centre et verser un peu de lait.
– Avec le fouet, mélanger en évitant de faire des grumeaux.
– Ajouter petit à petit le lait, puis l'huile, et mélanger.
– Faire reposer si possible dans le réfrigérateur (4 °C) dans un récipient couvert (afin d'épaissir la pâte).
– Faire cuire (verser le liquide dans la poêle avec la louche).
– Surveiller attentivement la cuisson, retourner la crêpe dès qu'elle peut se décoller (avec la spatule).

J) La fabrication de mixés : les fruits

La fabrication de mixés sera plus particulièrement destinée aux jeunes enfants. Elle est très utilisée en collectivités. Citons quelques exemples : les jus de fruits et la compote de pommes.

Les jus de fruits

La technique

Pour préparer le jus de fruits, il faut :
– laver le fruit (orange, citron ou pamplemousse) (a) ;
– le couper en 2 (b) ;
– presser le fruit (utiliser un presse-fruits) (c) ;
– le sucrer en fonction de l'acidité du fruit (d) ;
– ajouter de l'eau (si nécessaire) et servir immédiatement ;
– le filtrer (si le jus de fruit est donné au biberon).

Figure 5.5 Le jus d'orange

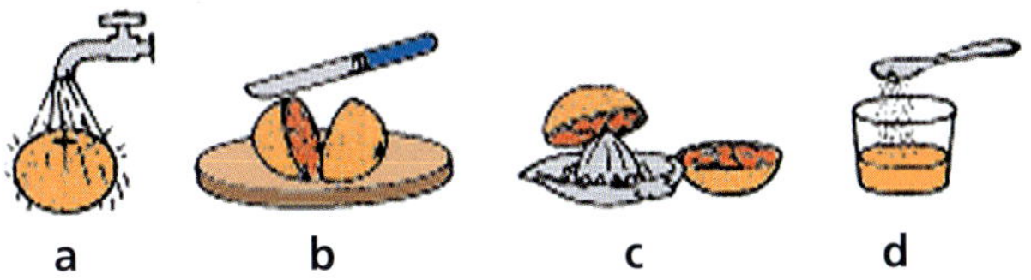

La compote de pommes

Le matériel

– Pommes, sucre.
– Parfum : citron (blanchit la pomme), cannelle, vanille (à mettre dans l'eau de cuisson ou après cuisson).

La technique

– Laver les pommes et les éplucher finement (a).
– Enlever les pépins (b).
– Couper les pommes en petits morceaux (c).
– Les mettre dans une casserole contenant un fond d'eau (d).
– Ajouter éventuellement le parfum (zeste de citron, cannelle).
– Faire cuire à feu doux, avec couvercle, en remuant de temps en temps.
– Goûter (et sucrer si nécessaire) en fin de cuisson (sinon il y a risque de caramélisation du fruit) (e).
– Passer au moulin à légumes ou au mixer (suivant la consistance désirée).

Figure 5.6 Technique de la compote de pommes

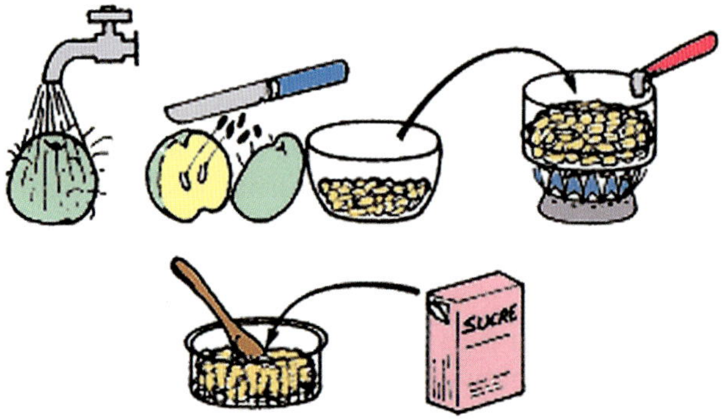

K) Les précautions à prendre

Afin de conserver aux aliments leurs qualités nutritionnelles, organoleptiques et sanitaires, il faut avant tout respecter deux règles de base : l'hygiène du service et la bonne organisation du travail.

Les règles d'hygiène en service de restauration

Nous regroupons dans le tableau 5.7 les principales règles d'hygiène.

Tableau 5.7 Règles d'hygiène en service de restauration

Règles d'hygiène	Mesures à prendre
Pour le personnel	– Porter des vêtements propres et les cheveux attachés – Porter des gants à usage unique – Se laver régulièrement les mains – Ne pas fumer dans le service
Pour les locaux	– Laver et désinfecter le sol quotidiennement – Respecter le balayage humide – Nettoyer et désinfecter très régulièrement les sanitaires – Traiter le service par dératisation et désinsectisation
Pour les équipements	– Maintenir les équipements en parfait état de propreté – Ranger la vaisselle après nettoyage – Désinfecter le matériel si nécessaire – Laver, désinfecter les chariots et les plateaux avant leur rangement – Évacuer les déchets dans des conteneurs hermétiques

Les règles d'organisation du travail

Pour la préparation et le service des repas, il faut respecter deux règles importantes.

- *La règle des secteurs*

– Le *secteur souillé* : légumes non épluchés et déchets.
– Le *secteur sain* : légumes épluchés.

- *La règle des circuits*

Il est conseillé de :
– ne jamais faire se croiser le circuit d'évacuation des déchets et le circuit de préparation des repas ;

– regrouper tous les déchets vers un seul point de stockage et d'évacuation ;
– économiser ses gestes et adopter des règles d'ergonomie pour travailler efficacement sans nuire à sa santé.

2 La préparation des biberons

La préparation des biberons doit avant tout respecter l'hygiène et certaines méthodes d'organisation du travail.
Il est vivement recommandé au personnel de suivre des principes d'hygiène très stricts, car le lait est propice au développement bactérien. Il faut donc éviter tout apport de microbes, que ce soit par le matériel, par la tenue, ou par défaut d'hygiène dans les préparations.
Le tableau 5.8 regroupe les principales méthodes d'hygiène et d'organisation du travail en biberonnerie.

Tableau 5.8 Hygiène en biberonnerie

Hygiène de la tenue	Hygiène des mains	Hygiène du matériel	Hygiène de la manipulation
– Cheveux retenus par un bandeau – Blouse + masque + charlotte à usage unique (en biberonnerie hospitalière)	– Se laver les mains à l'eau et au savon – Avoir les ongles courts, pas de vernis – Pas de bijoux	– À la maison : matériel propre – À l'hôpital : matériel stérile	– Tenir la tétine par le support plastique – La recouvrir de son capuchon protecteur – La poser latéralement sur l'assiette, pendant la durée de l'opération

A) La vérification des produits

Il est indispensable, au début de l'opération, de vérifier les produits.
– Pour le *lait en poudre :* vérifier les dates de péremption et d'ouverture de la boîte. Le lait en poudre ne peut se conserver plus de 15 jours (à un mois maximum) après ouverture de la boîte.
– Pour l'*eau minérale ouverte :* conservation 24 heures maximum au réfrigérateur.
– Noter les dates d'ouverture de ces produits.

B) Les techniques professionnelles de base

La façon de préparer un biberon respecte également des règles d'hygiène et de sécurité (*cf.* Figure 5.7).

Les précautions particulières

– *Précautions à prendre pour la casserole :* ne jamais maintenir la source de chaleur lorsque le biberon est au bain-marie (une température supérieure à 40 °C détruit les vitamines du lait).
– *Précautions à prendre pour le micro-ondes :* le contenu est souvent d'une température élevée alors que le contenant reste froid ou tiède. Donc, vérifier toujours la température du liquide avant de le proposer à l'enfant.

La préparation d'un biberon de lait en poudre

Pour préparer un biberon de lait en poudre pour un enfant, il faut respecter :
– certaines règles professionnelles de base (*cf.* Figure 5.7) ;
– une technique précise (*cf.* Figures 5.8 et 5.9).

Figure 5.7 Règles professionnelles de base pour la préparation d'un biberon

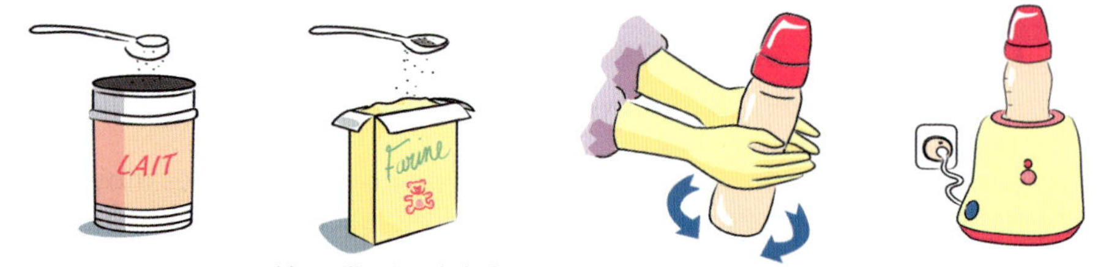

a) L'utilisation du lait
Araser les mesurettes de lait à l'intérieur de la boîte. Vérifier les dates de péremption et d'ouverture des produits (lait – farine – eau…).

b) L'utilisation de la farine
Araser les cuillérées de farine en secouant la cuillère au-dessus de la boîte.

c) Le mélange des produits
Mélanger la préparation en roulant le biberon entre les mains. Effectuer la manipulation dans un laps de temps assez court.

d) La température
Le lait peut être chauffé dans un chauffe-biberon ou dans une casserole (≤ 40 °C).

Figure 5.8 Préparation d'un biberon au lait en poudre (simple)

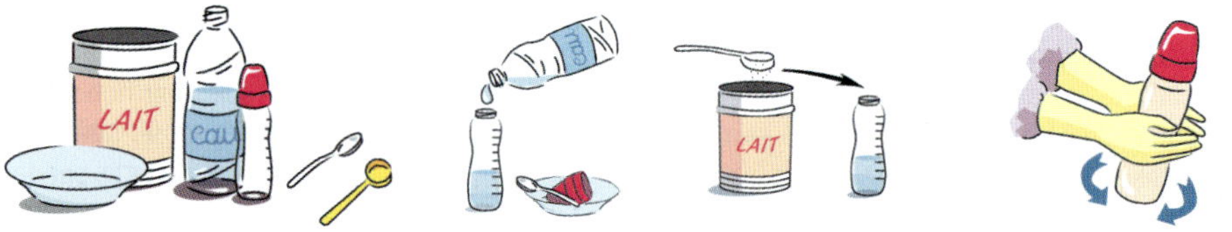

1) Préparer le matériel et les produits. Vérifier les produits.

2) Verser la quantité totale d'eau dans le biberon.

3) Verser les mesurettes de lait en poudre dans le biberon.

4) Mélanger le liquide en roulant le biberon entre les mains.

Figure 5.9 Préparation d'une bouillie au lait en poudre avec farine instantanée

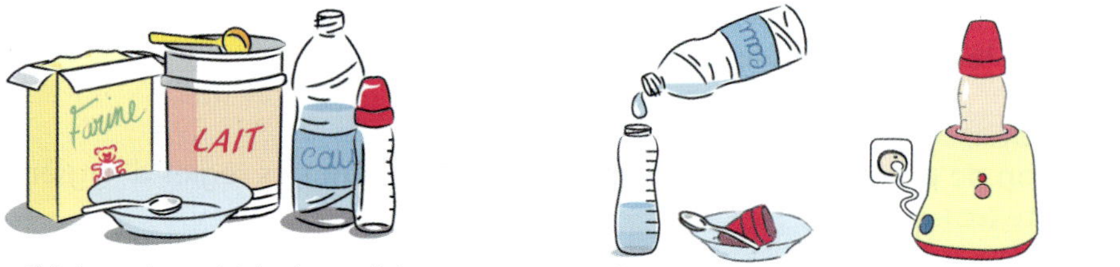

1) Préparer le matériel et les produits. Vérifier les produits.

2) Verser la quantité totale d'eau dans le biberon.

3) Mettre le biberon au bain-marie pour tiédir l'eau.

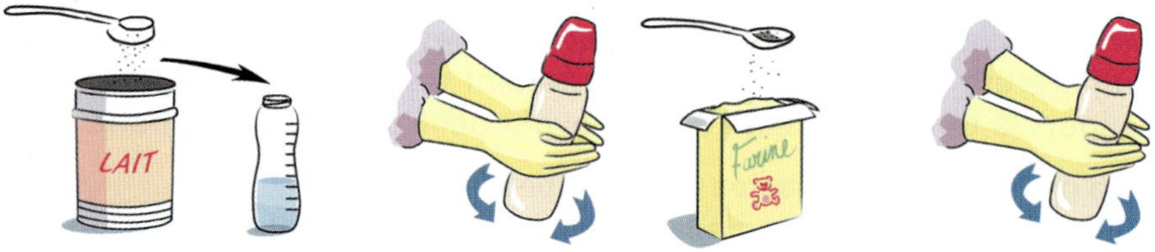

4) Araser les mesurettes à l'intérieur de la boîte de lait et les verser dans le biberon.
1 mesurette de lait dans 30 mL d'eau.

5) Verser les cuillères de farine progressivement dans le biberon. Mélanger la préparation aussi souvent que nécessaire.

3 La distribution et le service des repas et des collations

Il y a deux formes de distribution qui ont pour objectif de préserver l'aspect et le goût des mets dans le respect des conditions d'hygiène.

A) La distribution des repas

Les définitions

Il y a deux formes de distribution :

– la *distribution directe* est une distribution qui va de la cuisine directement chez le consommateur ;

– la *distribution indirecte* (dite différée) est une distribution reportée dans le temps. Les plats sont dits « préparés à l'avance ».

Les caractéristiques

Les deux formes de distribution ont chacune des caractéristiques bien particulières (*cf.* Tableau 5.9).

Tableau 5.9 Les deux formes de distribution des repas

Distribution directe	Distribution indirecte (ou différée)	
Repas préparés le jour même de leur consommation	Repas préparés 6 jours avant la consommation	Repas préparés plusieurs mois avant la consommation
= Liaison chaude	= Liaison froide	
Dès la fin de la cuisson, les aliments sont conditionnés : – en vrac – ou en portions Maintien de la température à plus de 63 °C (au cœur de l'aliment) jusqu'à sa remise au consommateur	*Réfrigérés* = froid positif	*Surgelés* = froid négatif
	Dès la fin de la cuisson, les aliments sont conditionnés en barquettes. La température est abaissée (jusqu'à < 10 °C au cœur de l'aliment) en moins de 2 heures	
	Stockés à + 3 °C pendant 6 jours maximum	Surgelés à – 40 °C et stockés – 18 °C pendant 6 mois maximum
	Remise à température > 63 °C le jour de la consommation en moins d'une heure	

Le principe de la distribution

Les plats préparés suivent un circuit organisé depuis la cuisine centrale jusqu'à la table du consommateur. Des contraintes réglementaires sont imposées pour ce principe de distribution (*cf.* Tableau 5.10).

Tableau 5.10 Circuit de distribution des plats préparés

Le circuit illustré	Principe du circuit	Réglementation
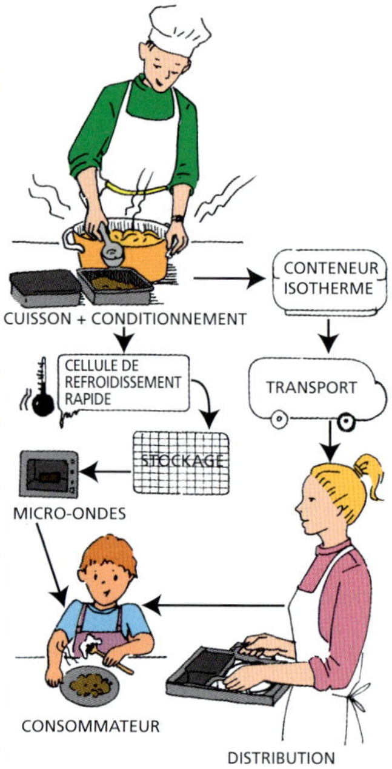	**1.** Préparation des plats ↓ Cuisson (+ 90 °C) + Conditionnement (+ 63 °C)	À la cuisine centrale Elle se fait le jour de la consommation Dans les barquettes (immédiatement après la cuisson)
	2. Refroidissement des plats	< 10 °C durant 2 heures (*cf.* liaisons froides)
	3. Stockage	Inférieur ou égal à + 3 °C durant 6 jours (maximum)
	4. Transport	Dans des conteneurs isothermes (inférieur ou égal à + 3 °C)
	5. Distribution des plats au consommateur	Remise à température à + 63 °C, 1 heure maximum dans un four à micro-ondes ou dans un four à convection forcée

■ **Le règlement de la distribution des repas**

La distribution doit être *rapide, hygiénique et efficace*, afin d'éviter le refroidissement, la contamination microbienne et la diminution de la valeur organoleptique des aliments.

Le personnel chargé de la distribution doit :

– porter une blouse, une charlotte, un masque et des gants à usage unique ;
– assurer l'hygiène des manipulations (techniques et produits adaptés) ;
– prendre des précautions particulières dans chaque type de liaison :
  • *en liaison chaude*, il doit préchauffer les récipients à + 90 °C, n'ouvrir les récipients qu'au *moment* ou sur le *lieu* de la consommation,
  • *en liaison froide*, il doit utiliser du matériel aux « normes » (afin de faciliter la baisse de la température dans les délais), éviter tout transvasement, et être rapide et efficace.

B) Le service des repas

Il y a deux types de services : le service traditionnel (plats sur table) et le libre-service ou *self-service.*

■ **Le service traditionnel (plats sur table)**

Dans les services dits « de restauration collective » :

– les plats sont amenés de la cuisine jusqu'à la table des consommateurs, sur des chariots. Le personnel dépose les plats sur chaque table (prévue pour 4 à 8 personnes) ;
– les chariots peuvent être neutres ou maintenir les plats à température désirée.

■ **Le libre-service (ou *self-service*)**

Le consommateur trouvera au libre-service différentes sections :

– la *section neutre :* on dispose sur le chariot des préparations froides (ex. : hors d'œuvre) ;

– la *section réfrigérée :* on dispose sur le chariot des préparations réfrigérées (ex. : desserts à base de crème) ;

– la *section chaude :* on dispose sur le chariot des plats chauds (ex. : purées, potages).

Le libre-service présente des avantages pour le restaurateur et pour le consommateur des avantages et des inconvénients :

– pour le *restaurateur*, le personnel fait le service dans un minimum de temps, d'espace et de moyens ;

– pour le *consommateur*, le client a la liberté :

- de choix (de table, de mets, de compagnie),
- de temps,
- de coût.

Mais le client est incité à manger en peu de temps, ce qui atténue la convivialité des repas et n'est pas recommandé pour la santé.

Retenir

Les préparations pour les collations et les repas des enfants regroupent de nombreuses techniques.

1. La préparation des repas

- **Le personnel des collectivités doit apporter un soin particulier à la préparation des légumes et des fruits qui comprend plusieurs opérations :**

  – l'*épluchage* : il peut être manuel (l'opérateur doit respecter le principe de la marche en avant) ou mécanique, et nécessite un appareil spécifique ;

  – le *lavage* : il peut être manuel (il s'effectue dans une plonge à deux bacs) ou mécanique, et nécessite un appareil spécifique ;

  – le *découpage* : il peut être manuel (il s'effectue sur une planche de découpe) ou mécanique, et nécessite un appareil spécifique ;

  – la *cuisson*, qui peut s'effectuer de plusieurs façons : à l'eau chaude ou à la vapeur (ex. : pour la préparation de potages, de légumes frais, de poisson), à la sauteuse (ex. : pour la préparation de viande), au four (pour la préparation de nombreux plats : rôtis, poulet, gratins et pâtisseries diverses).

- **La *fabrication de sauces* : on peut réaliser des crèmes, des entremets ou épaissir des potages en faisant une « liaison à l'amidon ». C'est une technique très utilisée en cuisine.**

- **La *fabrication de pâtes* : il existe trois formes de préparation (la pâte brisée, la pâte levée et la pâte à crêpe). Chacune a des indications particulières.**

- **La *fabrication de « mixés »* : cette technique est très utilisée en collectivité pour préparer, par exemple, des jus de fruits ou des compotes pour les enfants.**

Retenir

2. Les règles d'hygiène en service de restauration

- Les règles d'hygiène concernent le personnel, les locaux et les équipements. Pour le service des repas, il faut respecter deux règles importantes :

  – la règle des secteurs ;

  – la règle des circuits.

3. La préparation des biberons

- La préparation des biberons doit avant tout respecter l'*hygiène* et plus particulièrement : l'hygiène de la tenue, des mains, du matériel de biberonnerie et de la manipulation.
- Les *produits* doivent être scrupuleusement vérifiés avant l'utilisation, et les *techniques professionnelles* doivent être maîtrisées.

4. La distribution des repas et le service

- La distribution des repas peut être *directe* ou *indirecte*. Chaque forme de distribution a ses avantages et ses inconvénients.
- Le service des repas peut être *traditionnel* (plats sur la table) ou sous forme de *libre-service* (*self-service*). Chacun a ses avantages et ses inconvénients.

S'entraîner

1 **La puéricultrice vous demande de privilégier la cuisson à la vapeur pour les repas des enfants.**

a. Indiquez l'intérêt de cette cuisson.

b. Proposez quelques plats réalisés avec cette cuisson.

2 **Complétez le tableau suivant en indiquant les caractéristiques des différentes techniques de cuisson des aliments.**

Les techniques de cuisson	
Différentes techniques	**Exemples**
Cuisson à l'eau	
Cuisson à la sauteuse ou à la poêle	
Cuisson au four	

S'entraîner

3 **À partir du matériel et des produits alimentaires cités dans les tableaux a et b :**

a. Proposez des collations pour les enfants.

b. Indiquez les recettes de ces collations.

Tableau a	
Matériel	**Produits alimentaires**
– Casserole – Bol – Fouet – Cuillère – Chinois (ou passoire)	– Liquide (eau) – Farine de blé – Fécule de pomme de terre – Crème de riz

Tableau b	
Matériel	**Produits alimentaires**
– Jatte – Couteau, rouleau – Spatule – Fouet – Moule	– Farine – Pommes (en rondelles) – Matière grasse – Sel, sucre – Eau

4 **Vous devez préparer un biberon pour Zoé (4 mois) avec 150 mL d'eau et 5 mesurettes de lait en poudre.**

a. Listez le matériel que vous allez utiliser.

b. Replacez en ordre logique les opérations suivantes.

1) Préparer le matériel

2) Secouer le biberon

3) Verser l'eau dans le biberon

4) Faire tiédir l'eau du biberon

5) Verser le lait dans le biberon

6) Araser les mesurettes de lait en poudre

7) Vérifier les produits (DLC) et les dates d'ouverture des boîtes

8) Nettoyer le plan de travail

9) Se laver les mains

5 **Afin de respecter les règles d'hygiène, indiquez quelles précautions vous devez prendre lors de la préparation des biberons.**

a. Pour la tenue professionnelle.

b. Pour les locaux.

c. Pour les manipulations lors de la préparation du biberon.

d. Pour l'entretien des biberons et des tétines.

Chapitre 29

Les techniques de soins d'hygiène corporelle et de confort

Mots-clés

- Soins d'hygiène
- Hygiène corporelle
- Soins des cheveux, des ongles
- Soins du visage
- Soins du nombril
- Hygiène dentaire
- Hygiène vestimentaire
- Transmissions

Situation

Le change de Thomas

Nathalie, assistante maternelle, s'occupe toute la journée à son domicile du petit Thomas (7 mois). Depuis l'arrivée de l'enfant le matin, jusqu'à son départ, elle effectue de nombreuses actions pour répondre à ses besoins d'hygiène et de confort. En particulier la toilette du siège et le change des couches toutes les 3 heures. (*cf.* photo ci-dessous).

LE CHANGE DE THOMAS

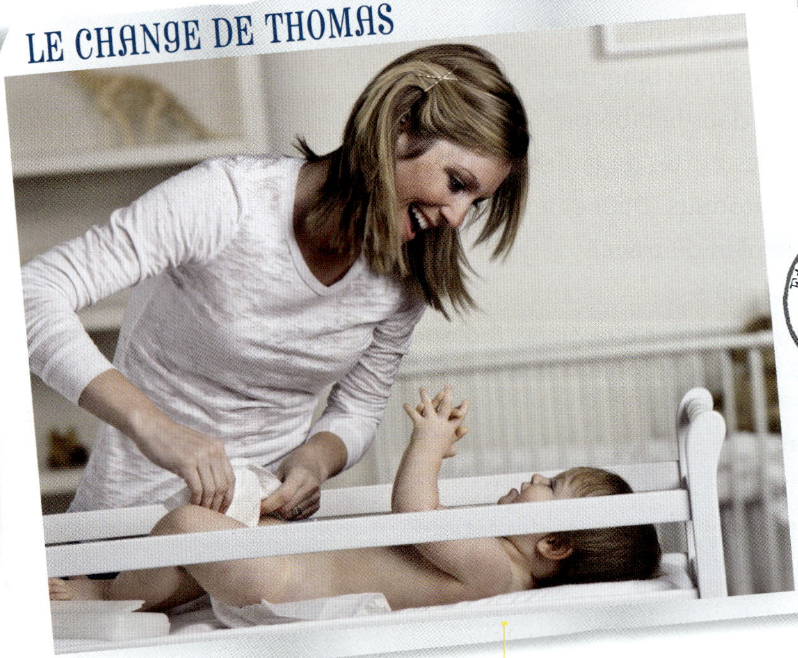

Document 5.5

Fiche : objectif du bain et précautions

OBJECTIFS : ASSURER L'HYGIÈNE QUOTIDIENNE DE LA PEAU ET LE CONFORT DE L'ENFANT (MATIN OU SOIR).

PRÉCAUTIONS :

Moyens	Actions	Précautions
– Savon liquide. – Nettoyant-désinfectant + lavette.	**1. Préparation** – **Se laver** les mains. – **Nettoyer** la baignoire et le plan de travail. – **Sortir tout le matériel** avant d'aller chercher le bébé.	– **Annoncer le soin** à l'enfant. – **Vérifier** la température de la pièce (22 °C). – **Laver l'enfant** en respectant la règle du plus propre au plus sale.
– Thermomètre de bain.	– **Faire couler** le bain et vérifier la température de l'eau.	– **Prévoir une eau** à 38 °C (elle sera à 37 °C après le déshabillage du bébé).
– Sac à linge sale. – Papier toilette.	**2. Action** – **Déshabiller** le bébé. – **Procéder** à un nettoyage préalable du siège (s'il est souillé).	– **Proposer un jouet** à l'enfant (s'il est agité)
– Savon doux. – Gant de toilette. – Jouet de bain.	– **Savonner l'enfant**[a] dans l'ordre suivant : • le pli du cou et les aisselles. • les bras et les mains. • le thorax et l'abdomen. • le dos. • les jambes et les pieds. • les organes génitaux • les fesses.	– **Agir délicatement** en parlant à l'enfant. – Le gant doit être individuel, très propre, bien essoré (pour éviter de mouiller le molleton). – **Tourner le bébé** sur le côté pour nettoyer le dos. – **Insister** dans les plis. – *Nettoyer les organes génitaux d'avant vers l'arrière.*
– Drap de bain. – Vêtements.	– **Porter l'enfant** dans le bain : le maintenir au niveau de l'aisselle et tenir les fesses de l'autre main (*cf.* Fig. ci-dessous). – **Immerger l'enfant** dans le bain. – **Le maintenir** quelques minutes dans l'eau du bain et le sortir. – **Essuyer** l'enfant. – **Le maintenir** dans le drap de bain en vue du shampooing ou le rhabiller. – Faire les soins annexés au bain. **3. Entretien/Transmission** – Nettoyer et ranger le matériel. – Faire les transmissions.	– **Tenir le bébé** très fermement (attention aux mains savonnées qui glissent). – **L'immerger** très lentement. – **Ne jamais le lâcher** dans le bain ni s'éloigner (sécurité). – **Essuyer l'enfant** par tapotement en insistant dans les plis. – **Mettre l'enfant en sécurité** avant d'entreprendre le nettoyage et le rangement du matériel.

a. On peut savonner l'enfant sur la table à langer ou dans l'eau du bain (s'il tient assis). Avant tout, il faut respecter sa sécurité et son bien-être.

Étude de cas

Document 5.6
Le bain.

TECHNIQUES PROFESSIONNELLES

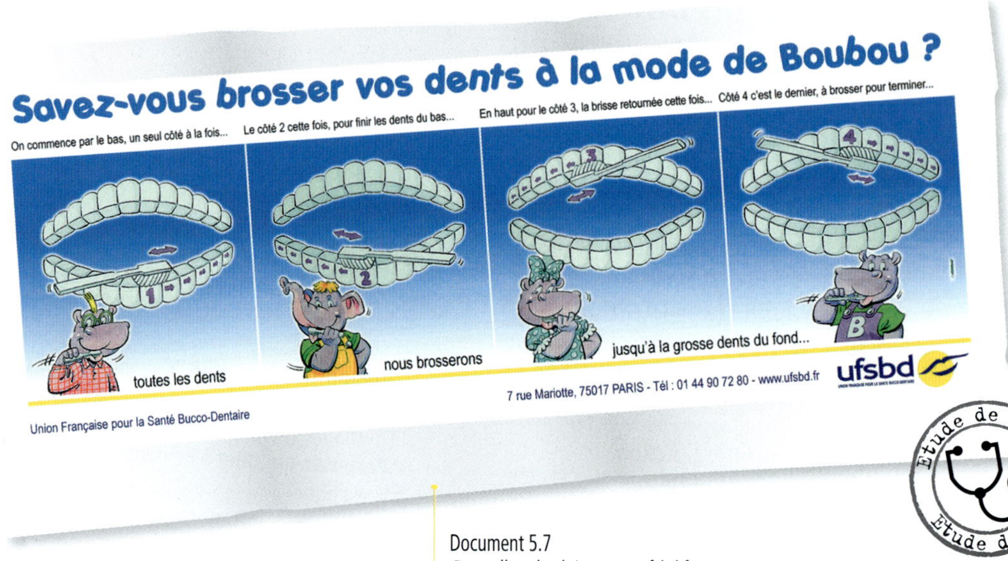

Document 5.7
Pour aller plus loin, www.ufsbd.fr

Questions

En utilisant le document 5.5 :

- Listez le matériel et les produits à utiliser.
- Indiquez les précautions à prendre.
- Énumérez les différentes étapes de ce soin.

En utilisant le document 5.6 :

- Surlignez le matériel et les produits à utiliser.
- Justifiez les différentes précautions à respecter entourées.

En utilisant le document 5.7 :

- Indiquez les objectifs de l'hygiène bucco-dentaire.
- Précisez la fréquence du brossage des dents.
- Listez le matériel et le(s) produit(s) nécéssaire(s).
- Énumérez quelques précautions d'usage.

1 Les principes de base

Les techniques professionnelles doivent respecter des principes de base.

A) Avant le soin

Avant d'effectuer un soin d'hygiène corporelle à un enfant, il faut :

– se laver les mains ;
– entrer en contact avec l'enfant (lui parler, lui annoncer le soin) ;
– vérifier la température de la pièce (20 à 22 °C) ;
– nettoyer et désinfecter le coussin de change (avec un produit désinfectant) et le plan de travail (en collectivité) ;
– préparer le matériel. Il faut prévoir :
  • un plateau pour le matériel propre,
  • une poubelle pour le matériel souillé,
  • un sac à linge sale pour le linge souillé.

B) Pendant le soin

– Gardez le contact avec l'enfant (lui parler, le rassurer, etc.)
– Le laver en allant « du plus propre au plus sale ».

C) Après le soin

Après avoir effectué un soin à un enfant, il faut :

– nettoyer le plan de travail et le matériel ;
– ranger le matériel ;
– se laver les mains ;
– faire les transmissions écrites et orales (en collectivité) :
  • heure et date du soin, nature du soin,
  • observations sur le soin et sur le comportement de l'enfant.

2 Le change

Le change consiste à remplacer des couches sales par des couches propres après un nettoyage préalable du siège à l'eau et au savon.
Son but est d'assurer l'hygiène et le confort du bébé et de prévenir les érythèmes fessiers. Le change est surtout indiqué :

– avant chaque tétée ;
– avant le coucher ;
– après le sommeil (nuit ou sieste).

A) Le matériel

Tout préparer sur la table de change :

– couches propres ;
– eau + savon ;
– serviette de toilette + gant de toilette ;
– poubelle (pour les couches souillées) ;
– papier de toilette (si l'enfant a des selles).

B) La technique

– Ôter les couches sales en les repliant délicatement.

- Si l'enfant a des selles :
  - examiner l'aspect des selles ;
  - enlever le plus gros avec la couche ;
  - enlever le reste avec le papier de toilette (sans frotter).
- Nettoyer dans l'ordre suivant, à l'eau et au savon :
  - les plis inguinaux ;
  - les cuisses (dessus et dessous) ;
  - la partie externe des organes génitaux (en allant du pubis vers l'anus) ;
  - les fesses.
- Rincer correctement dans le même ordre.
- Sécher soigneusement (en tapotant et en insistant au niveau des plis).
- Glisser la couche propre sous le siège.
- Rhabiller l'enfant.
- Nettoyer et ranger le matériel.
- Faire les transmissions (au responsable de la structure et/ou aux parents).

Figure 5.10 Le change

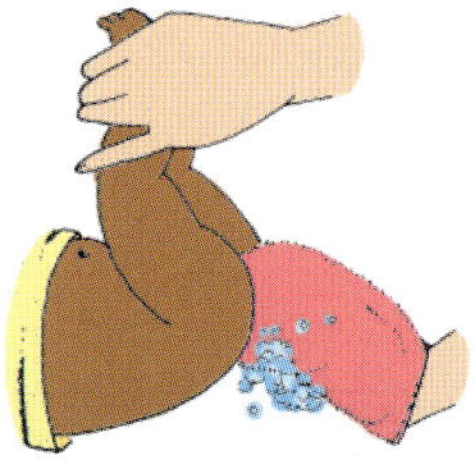
1) Nettoyez à l'eau et au savon en allant du pubis vers l'anus.

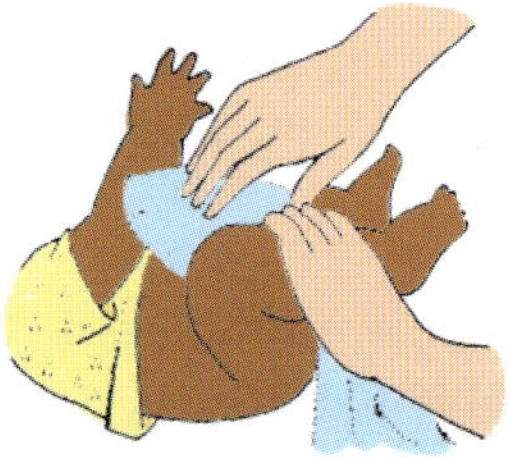
2) Essuyez en tapotant, insister sur les plis.

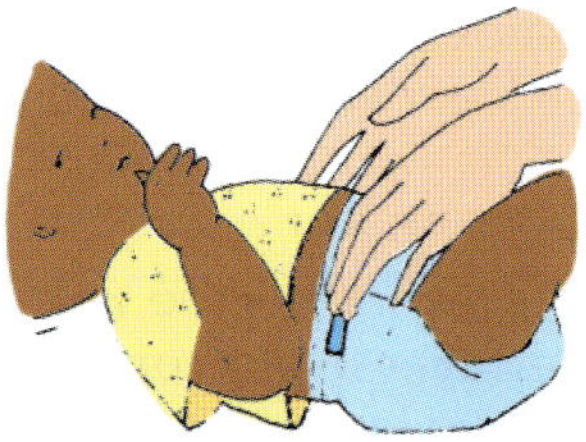
3) Remettre la couche propre.

Recommandations

– Les fesses doivent toujours être lavées à l'eau et au savon, même lorsqu'il n'y a que de l'urine ; le lait de toilette est déconseillé[1].
– En cas d'érythème fessier, on pratique la toilette du siège de la même façon, on glisse la couche sous le siège de l'enfant, puis on applique le traitement prescrit (pommade ou colorant, etc.)

3 La toilette (bain et soins annexes)

La toilette comprend le bain proprement dit et les soins annexes, c'est-à-dire associés le plus souvent au bain (ex. : shampoing, soins du visage, etc.)

A) Le bain

Le but du bain de propreté est de :
- assurer l'hygiène de la peau ;
- favoriser la respiration de la peau ;

1. Le lait de toilette est déconseillé pour les raisons suivantes : il est allergisant, il ne nettoie pas s'il n'est pas rincé, il devient rapidement « bouillon de culture » ; de plus, il est onéreux.

– procurer bien-être, détente et confort à l'enfant ;
– favoriser une relation privilégiée entre l'adulte et l'enfant.

Le bain se donne généralement le matin au nourrisson (par commodité). Pour l'enfant plus grand, le bain du soir est justifié par :
– l'hygiène (l'enfant se salit au cours de la journée) ;
– l'effet relaxant avant la nuit.

Les contre-indications du bain sont rares (certaines maladies de la peau, plaies opératoires, etc.) ; dans ce cas, on fera une toilette sans bain.

Le matériel (*cf.* Figure 5.11)

– Baignoire avec eau à 37 °C (faire couler à 38 °C).
– Thermomètre de bain ou tester la température avec le coude.
– Un savon (liquide de préférence).
– Un drap de bain + un gant (pour le corps).
– Une petite serviette + un gant (pour le visage).
– Les vêtements de l'enfant.
– Un plateau avec les produits suivants :
  - fusettes (ou coton-tiges dits de « sécurité »)[2] ;
  - ciseaux (à bouts ronds) ;
  - shampoing et brosse à cheveux (+ sèche-cheveux).
– Un jouet de bain.
– Une poubelle et un sac à linge sale.
– Papier toilette (si selles).

Figure 5.11 La préparation du matériel pour le bain de l'enfant

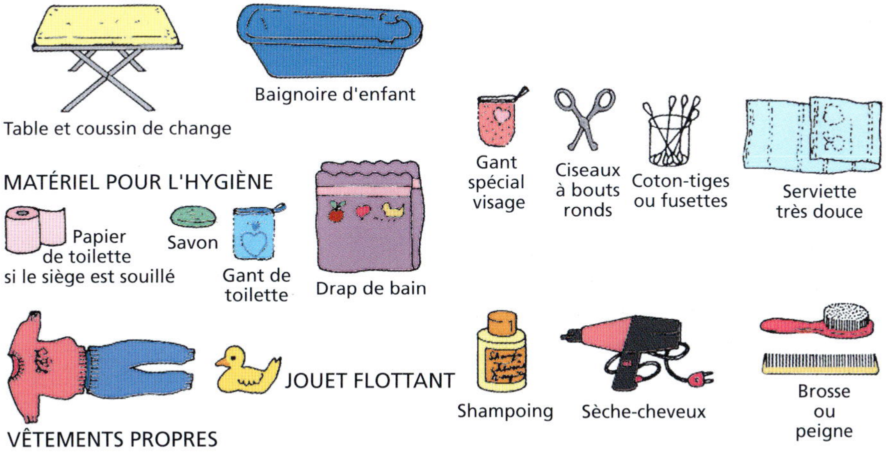

a) Matériel pour le bain proprement dit *b) Matériel pour les soins annexes*

La technique

– Nettoyer la baignoire et le plan de travail.
– Remplir la baignoire (le niveau d'eau ne doit pas dépasser celui des hanches de l'enfant).
– Préparer le matériel.
– Aller chercher l'enfant et le déshabiller.

2. Ils sont munis d'un embout qui permet de prévenir les risques lors de l'utilisation chez le nourrisson (en particulier ne pas trop les enfoncer).

– Si l'enfant a des selles, faire une toilette sommaire du siège.
– Savonner le gant (ou ses mains) et laver l'enfant dans l'ordre suivant (du plus propre au plus sale) :
- les plis du cou, les aisselles ;
- les mains et les bras ;
- le thorax et le dos ;
- l'abdomen ;
- les pieds et les jambes ;
- les plis inguinaux ;
- les cuisses ;
- les organes génitaux[3], les fesses.

– Plonger lentement l'enfant dans le bain et le maintenir correctement sous le bras et sous les fesses.
– Rincer l'enfant (en insistant au niveau des plis).
– Le sortir du bain.
– L'envelopper fermement dans le drap de bain et, pour l'essuyer, le tapoter sans frotter (insister au niveau des plis).

Précautions à prendre

– Pour immerger l'enfant, le maintenir correctement sous le bras et sous les fesses (*cf.* Figure 5.12).
– Pour le sécher, veiller à ne pas frotter mais à tapoter doucement (car sa peau est fragile).
– Échanger avec l'enfant pendant toute la durée du soin.
– À la fin : nettoyer et ranger le matériel.
– Faire les transmissions (au responsable de la structure et/ou aux parents de l'enfant).

Figure 5.12 Le bain de bébé

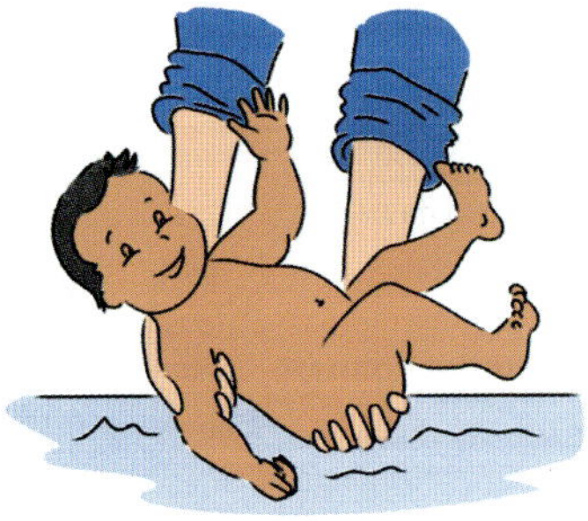

Pour mettre le bébé dans le bain, l'adulte doit le soutenir solidement sous les aisselles et sous les fesses. Il doit l'immerger très lentement.

B) Les soins annexes

Le shampoing (hors du bain)

L'enfant est enveloppé dans le drap de bain, l'adulte doit maintenir la tête de l'enfant au-dessus de la baignoire pour lui faire le shampoing, puis bien lui sécher les cheveux avec la serviette.

3. Chez la petite fille, il faut aller du pubis vers l'anus. Chez le petit garçon, le décalottage n'est pas recommandé.

– *Avantages de cette méthode :*
- *hygiène* : elle présente l'avantage de ne pas apporter du savon dans l'eau de bain destinée à rincer le corps de l'enfant ;
- *confort* : il n'y a pas de risque de projection de savon dans les yeux de l'enfant (ce qui provoque généralement une appréhension) ;
- *contact* : il y a un contact sécurisant pour l'enfant (les yeux dans les yeux) avec l'adulte qui lui parle.

– *Inconvénients de cette méthode :* pour être pratiquée aisément, cette méthode demande un plan de travail situé près du plan d'eau, sinon l'enfant doit être calé sur la hanche de l'adulte (ce qui est facile lorsqu'il est bébé mais moins aisé ensuite…)

Les soins du nombril

Le nombril de l'enfant cache souvent des « trésors ». Il faut toujours vérifier sa propreté et le nettoyer avec un coton-tige humidifié. Bien insister dans les replis et sécher.

Les soins du visage

Ils se feront sur l'enfant habillé afin d'éviter qu'il ne se refroidisse :
- se laver les mains ;
- nettoyer le visage à l'aide du gant destiné à cet effet ;
- utiliser l'eau du robinet ;
- essorer le gant ;
- nettoyer dans l'ordre suivant (*du plus propre, ou du plus « fragile », au plus sale*) :
  - les yeux,
  - le front,
  - les joues,
  - le menton,
  - la bouche,
  - le nez.

Pour le nourrisson : utiliser des compresses imbibées d'eau (minérale ou robinet). Le sérum physiologique, très onéreux, n'est pas indispensable (de l'avis de nombreux pédiatres).

Les soins des dents

Il s'agit d'apprendre à l'enfant à se laver les dents ; l'objectif est avant tout de *prévenir* les caries et d'assurer son *hygiène* buccale et son *confort* (*cf.* Figure 5.13).

– *Le matériel* :
- serviette ;
- dentifrice (pour enfant) ;
- brosse à dents (pour enfant) ;
- verre d'eau tiède.

– *La technique :*
- sortir le matériel ;
- annoncer le soin à l'enfant ;
- emmener l'enfant près du lavabo ;
- protéger ses vêtements ;
- lui apprendre à nettoyer les dents en allant du *rouge* (gencives) vers le *blanc* (dents) ;
- lui faire rincer sa bouche ;
- nettoyer le matériel ;
- apprendre à l'enfant à faire sécher la brosse à dents tête en haut et à ranger le matériel.

Figure 5.13 L'hygiène dentaire

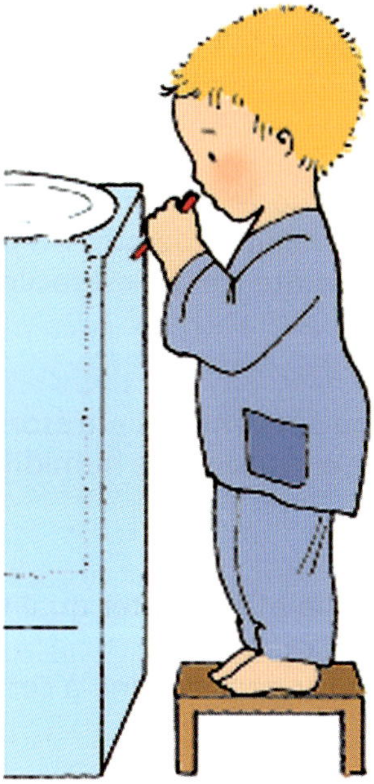

Précautions à prendre

– Expliquer la technique à l'enfant dès qu'il est en âge de comprendre et d'agir seul.
– Veiller à bien lui faire rincer la bouche.

Les soins facultatifs (c'est-à-dire selon les besoins)

– Soins des *oreilles* et du *nez :* avec des coton-tiges (de « sécurité ») ou fusettes de coton.
– Soins des *ongles :* les couper au carré.
– Soins des *cheveux :* les sécher éventuellement avec un séchoir et les peigner.

4 L'habillage de l'enfant

Habiller l'enfant, c'est assurer son hygiène et son confort en renouvelant ses vêtements après le bain ou le change.

A) Le matériel

– Brassières.
– Couches à usage unique.
– Vêtements adaptés à la saison et à la situation.
– Panier à linge sale.

B) La technique[4]

– Disposer tout le matériel sur la table (gain de temps, sécurité pour l'enfant).
– Préparer les brassières enfilées d'avance l'une dans l'autre.

4. On considère que l'enfant est propre (qu'il a eu le bain ou la toilette du siège).

– Lui mettre la couche propre.
– Lui mettre les brassières propres.

Précautions à prendre

– Mettre les brassières sur la couche (pour les maintenir au sec).
– Saisir la main fermée du bébé au travers de la manche coulissée.
– Bien croiser les brassières dans le dos (pour éviter les plis) ou choisir des vêtements qui s'enfilent par la tête.
– Choisir des vêtements adaptés à l'âge, à la saison, à la température de la pièce, aux activités proposées à l'enfant.

Retenir

- Les techniques de soins d'hygiène doivent relever, chez le professionnel, d'un *savoir-faire* et d'un *savoir-être*, car outre la propreté et le confort, elles permettent une communication chaleureuse avec l'enfant.
- Les *précautions* : les techniques professionnelles doivent respecter des principes de base. Par exemple :

  – se laver les mains avant et après le soin ;

  – veiller à l'hygiène du matériel (coussin de change, plan de travail, etc.) ;

  – laver l'enfant en allant du plus propre au plus sale.
- Les *techniques* : parmi les techniques d'hygiène corporelle les plus pratiquées, aussi bien en milieu familial qu'en collectivité, on peut citer :

  – le *change*, qui consiste à remplacer des couches sales par des couches propres après avoir effectué la toilette du siège ;

  – le *bain* (c'est-à-dire la toilette corporelle) et les *soins annexes* (c'est-à-dire les soins du visage, des oreilles, des cheveux, du nombril, des ongles, etc.) ;

  – l'*habillage*, qui consiste à renouveler les vêtements pour assurer l'hygiène et le confort après le bain ou le change.

S'entraîner

Situation

Vous êtes employée à la crèche des Fleurs et vous devez changer Arthur (18 mois) qui est souillé (il a une diarrhée infectieuse).

1 **Indiquez les objectifs du soin.**

2 **Listez le matériel nécessaire au soin.**

3 **Indiquez les principes à respecter pour le soin.**

4 **Indiquez trois précautions à prendre.**

5 **Classez dans l'ordre les différentes étapes du soin.**

a. Rincer les fesses (à deux reprises).

b. Mettre la couche propre.

c. Annoncer le soin à l'enfant.

d. Ôter la couche sale.

e. Se laver les mains.

f. Évacuer rapidement le matériel souillé.

g. Nettoyer à nouveau le plan de travail et le matériel.

h. Se relaver les mains.

i. Préparer le matériel (ne prévoir que le strict nécessaire).

j. Nettoyer le plan de travail et sortir le matériel.

k. Faire les transmissions (à la crèche).

l. Savonner les fesses (ne pas frotter).

m. Essuyer en tapotant (insister dans les plis).

n. Proposer à l'enfant d'accéder au coussin de change par le petit escalier.

6 **Indiquez l'importance du critère relationnel lors du soin et donnez d'autres exemples pour le justifier.**

7 **Reliez chaque soin annexe à son matériel/action/précaution.**

1. Le shampoing	☐	☐	**A.** Sèche-cheveux
		☐	**B.** Ne pas enfoncer dans le conduit auditif
2. La toilette du visage	☐	☐	**C.** Le rinçage permet d'éliminer les sécrétions qui se trouvent sur le gant
		☐	**D.** Sérum physiologique
3. Le soin des oreilles	☐	☐	**E.** Shampoing doux
		☐	**F.** Fusette de coton
		☐	**G.** Ne pas enfoncer profondément
4. Le soin du nez	☐	☐	**H.** Gant de toilette
		☐	**I.** Éviter les projections dans les yeux

Chapitre 30

Les techniques d'animation

Mots-clés

- Éveil
- Créativité
- Sociabilité
- Imagination
- Expression
- Éducation
- Manipulation
- Animation
- Organisation

Situation

Aujourd'hui, en grande section de l'école maternelle, les enfants vont préparer la fête de fin d'année. La maîtresse et l'ATSEM vont leur distribuer différents matériaux destinés à fabriquer des décorations de toutes sortes. Les enfants vont travailler par groupes de 4. Un modèle est donné à chacun pour guider leurs travaux et la maîtresse et l'ATSEM veillent au bon déroulement de l'activité.

Étude de cas

LA PRÉPARATION DE LA FÊTE DE FIN D'ANNÉE

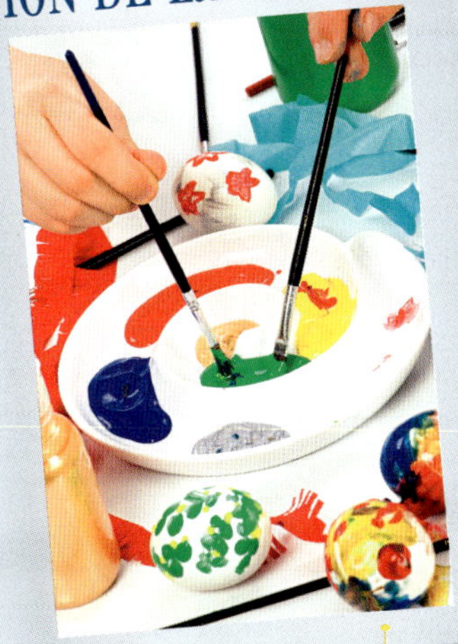

Document 5.8
Veryolive@Fotolia.com

Étude de cas

PROJET D'ACTIVITÉ

TITRE DE L'ACTIVITÉ

Domaine d'activité :
Type d'activité :

DÉFINITION DU PUBLIC

Âge :
Nombre :
Capacités physiques, intellectuelles :
Besoins :

1. OBJECTIFS

Généraux :
Opérationnels :

2. DESCRIPTION DE L'ACTIVITÉ

3. ???

4. DIFFICULTÉS ÉVENTUELLES ET MOYENS D'Y REMÉDIER

5. ???

6. BILAN DE L'ACTIVITÉ AVEC CRITÈRES D'ÉVALUATION

Document 5.9
La fiche d'activité.

7. AUTO-ÉVALUATION

Accueil :
Consignes :
Méthodes et vocabulaire :
Gestion du temps et de l'espace :
Comportement face au public :
Coordination avec le collègue :

8. RESSOURCES

Document 5.9 (suite)
La fiche d'activité.

OBJECTIF

Apprendre la technique du découpage, du collage et surtout l'associer à une sortie en forêt au printemps par exemple. Les enfants auront observé les différentes couleurs de fleurs, ils auront entendu les différents cris des oiseaux et l'activité sera valorisée.

Fabrication de l'arbre

Moyens	Actions	Schémas
Matériel : – Papiers cartonnés de couleurs différentes ou blanc.	– Reproduire le modèle sur le papier cartonné de couleur ou blanc (environ 7 cm de long).	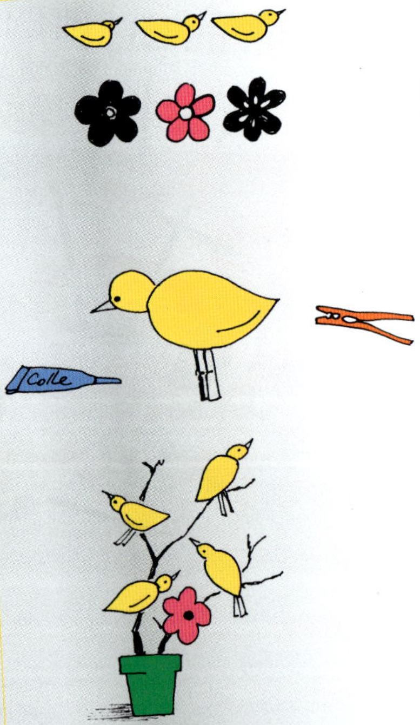
– Ciseaux	– Découper les oiseaux et les fleurs.	
– Gommettes.	– Peindre ou décorer les oiseaux et les fleurs avec les gommettes (peinture à doigts pour les plus petits).	
– Pinces à linge en bois.	– Coller les oiseaux et les fleurs de chaque côté de la pince à linge.	
– Petite branche d'arbre[1].	– Placer 5 à 6 oiseaux dans l'arbre.	
– Pot en plastique.	– Mettre du sable dans le pot pour faire tenir la branche.	
Produits : – Peinture. – Tube de colle. – Sable.		

1. On pourra utiliser une branche d'arbre que les enfants auront ramassée en forêt. Un joli cadeau à rapporter à la maison !

Document 5.10
L'arbre aux oiseaux et aux fleurs.

Questions

En utilisant le document 5.8 :

- Listez différents matériels et produits susceptibles d'être utilisés pour la préparation d'une fête de fin d'année.
- Indiquez l'intérêt de cette activité.
- Indiquez comment la maîtresse et l'ATSEM s'assurent du bon déroulement de cette activité.

En utilisant le document 5.9 :

- Indiquez la fonction de la fiche d'animation.
- Complétez la fiche à l'aide de deux rubriques et sous-rubriques supplémentaires (rubriques 3 et 5).

En utilisant le document 5.10 :

- Indiquez les objectifs d'une telle activité manuelle.
- Précisez le rôle de l'animateur durant l'activité.
- Listez quelques précautions à prendre.

Comprendre

1 La fabrication d'éléments (découpages, assemblages)

Le jeu est un moyen d'expression privilégié qui permet à l'enfant de construire sa personnalité.
Les jouets sont les accessoires des jeux. Ils favorisent l'éveil et l'épanouissement de l'enfant.

A) La fabrication d'un mobile

Un mobile est toujours composé d'une tige centrale et d'un ensemble d'éléments indépendants pouvant se mettre en mouvement.

La suspension

Les éléments peuvent être suspendus :
– *soit sur une ou plusieurs lignes :* en utilisant des baguettes, des tubes, des branches d'arbre, etc. (*cf.* Figure 5.14a) ;
– *soit en semis :* en utilisant un carton rigide perforé, une grille de tamis, une plaque d'aluminium percée, etc. (*cf.* Figure 5.14b).

Figure 5.14 Les éléments suspendus sur plusieurs lignes (a) ou en semis (b)

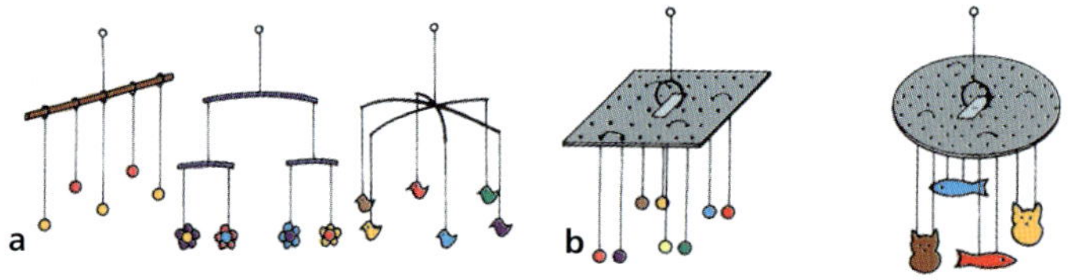

Les matériaux

– *Pour les mobiles simples :* les éléments sont construits avec des matériaux rudimentaires ou de récupération tels que carton léger, papier, cartes postales, emballages (boîte à œufs, à camembert), etc.
– *Pour les mobiles musicaux :* on utilise des matériaux qui tintent en s'entrechoquant (coquillages, petits objets en céramique ou en terre cuite, grelots, clochettes, etc.)

L'assemblage

Les éléments sont assemblés et fixés (au support ou entre eux) par du fil de nylon (fil de pêche fin), des fils de laine ou de la ficelle de cuisine.

B) La fabrication d'une marionnette au doigt

La marionnette au doigt est une marionnette très rudimentaire (*cf.* Figure 5.15).
La technique est la suivante :
– découper deux profils semblables dans de la feutrine selon le modèle choisi ;
– les assembler par une couture fine en laissant la base libre pour introduire le doigt ;
– la figurine n'est pas rembourrée. Si on veut lui donner un peu de volume, on ajoute une bande frontale effilée ;
– fixer les crêtes, la crinière en les prenant dans la couture ;
– faire une entaille dans le tissu pour fixer les oreilles et les coudre ou les coller à l'intérieur ;
– choisir pour les moustaches des poils de brosse ou du fil de pêche en nylon.

Figure 5.15 La fabrication d'une marionnette au doigt (le cheval)

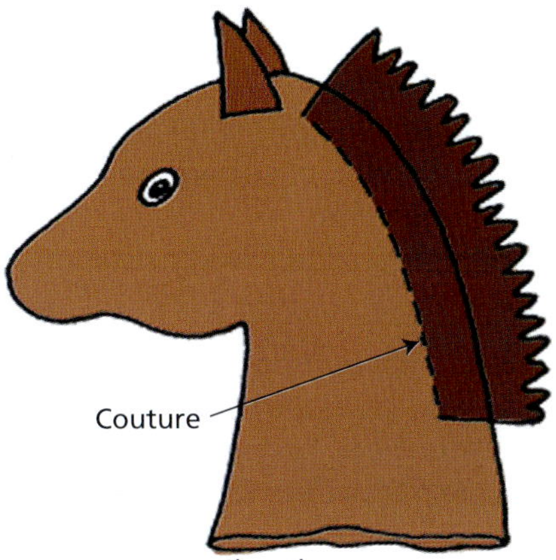

■ **La fabrication d'un déguisement « masque »**

La souris est très facile à réaliser (*cf.* Figure 5.16).

La technique est la suivante :

- tracer un cercle de 22 cm de diamètre ;
- plier les deux parties pointillées et les coller ;
- tailler deux oreilles de 10 cm de diamètre suivant notre schéma, le pointillé indiquant la partie à rabattre ;
- ajouter la moustache, les dents ;
- les yeux sont deux œillets adhésifs.

Figure 5.16 La fabrication d'un déguisement (la souris)

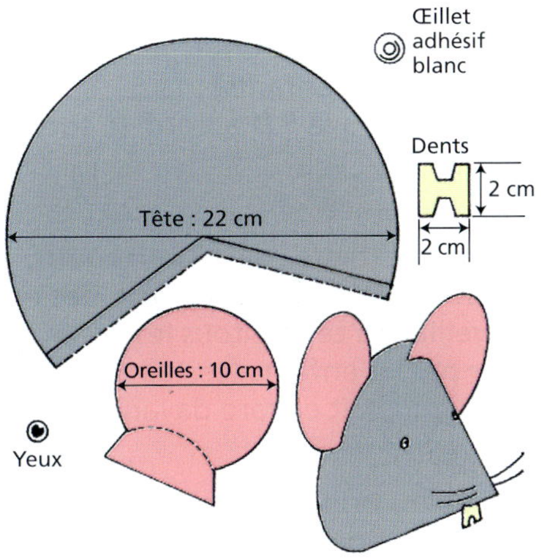

2 Les techniques de jeux et de loisirs

Les techniques de jeux et de loisirs seront différentes selon l'âge des enfants, leurs capacités, leurs habitudes et leur degré d'autonomie.

A) Les jeux individuels ou de groupe

Il existe deux grands types de jeux pour l'enfant : les jeux à caractère individuel et les jeux à caractère collectif.

Les jeux à caractère individuel

Ces jeux visent à développer plus particulièrement l'éveil intellectuel, la préhension, le goût artistique, la créativité.
Citons à titre d'exemples : les puzzles, les constructions, la peinture, la pâte à modeler, le dessin, etc.

Les jeux à caractère collectif (de groupe)

Ces jeux visent à développer plus particulièrement la sociabilité, l'expression corporelle, les réflexes, l'attention, l'observation, l'imagination, etc.
Citons à titre d'exemples : la farandole, les jeux de rôle, l'expression corporelle, les lottinos, etc.

B) Les récits et les contes

Les récits ou les contes plaisent à tous les enfants car il y a toujours un personnage central (*le héros*) qui vit des aventures fantastiques et que l'auteur érige en « modèle ».

Les objectifs

Le conte a un but *éducatif* évident : le héros « bon » gagne ; par contre, le « mauvais » ou le « menteur » est puni. Pour les *petits*, l'histoire est simple, les personnages du livre sont des animaux ou des enfants.

La technique

La façon de raconter une histoire se déroule en trois temps.

- *L'animateur introduit l'histoire*

Il récite une petite formule d'introduction, par exemple :
– « Toc-toc-toc petit lapin, es-tu là ? Chut, je dors » (l'animateur crée le « suspens », accroche l'attention des enfants) ;
– « Toc-toc-toc petit lapin, es-tu là ? D'accord, je sors ! » (je viens vous raconter mon histoire !)

- *L'animateur raconte l'histoire*

Il prend le ton qui convient (triste, gai, interrogatif, rêveur, etc.), en rapport avec la situation. Il crée le « suspens » (apprécié des enfants). Il module sa voix et parle lentement en veillant à ce que tous les enfants le comprennent. Il reformule ou fait reformuler par les enfants (certains passages sont connus car ils ont été racontés souvent, ce qui plaît encore davantage aux enfants).

- *L'animateur clôture l'histoire*

Il récite une formule d'adieu originale. Par exemple, il peut demander aux enfants de dire « au revoir » au personnage de l'histoire en partant en « file indienne » vers l'activité suivante (que l'animateur aura préalablement annoncée).

Le choix des livres

Les livres pour enfants sont très divers. Le choix se fait par rapport à l'âge de l'enfant.
La lecture tend à développer l'éveil intellectuel, la curiosité, l'observation, l'imagination, le vocabulaire.

Les livres pour enfants sont très nombreux. Citons les principales formes qui plaisent aux enfants :
– les *petits personnages (humains)* : ils vivent la « vie » de l'enfant (ils mangent, ils partent en promenade). L'enfant se projette sur « le petit personnage ». C'est une façon de mieux accepter le monde adulte ;
– les *animaux « humanisés » :* ils sont très divers (ex. : ours, chien, éléphant). Ils prennent un aspect humain par leurs vêtements, leurs modes de vie ou leurs sentiments. L'enfant leur parle, s'identifie à eux.

C) Le chant

L'éveil musical de l'enfant sera favorisé par l'adulte qui trouvera mille occasions de chanter ou de chantonner au cours de la journée.

Les objectifs

Le chant éveille musicalement l'enfant si l'adulte lui propose de :
– taper dans les mains en rythmant le chant ;
– taper sur des objets en rythmant le chant ;
– imiter les personnages de la chanson (ex. : grosse voix du papa ours, petite voix de la maman souris).

Des exemples de chansons

– *Les comptines pour les petits* sont des jeux chantés permettant à l'enfant de mieux connaître son corps. Par exemple, dans la chanson « Savez-vous planter les choux ? – On les plante avec le pied, le doigt, la main... » ou le « Tour de mon jardin », l'enfant touche en chantant les différentes parties de son corps (*cf.* Tableau 5.11).
– *Les chansons pour les plus grands* se répartissent en :
- chansons de gestes (qui font appel au « mime ») ;
- chansons de textes (qui s'écoutent comme un « conte ») ;
- chansons de jeux (qui accompagnent certaines activités ludiques, ex. : l'expression corporelle).

Le déroulement d'une séance

L'animateur chante ou fait écouter plusieurs fois la chanson. Les enfants écoutent et observent l'attitude de l'animateur. À titre d'exemple, une « comptine » (*cf.* Tableau 5.11).

Tableau 5.11 La comptine pour enfants : *Le tour de mon jardin*

Chanson	Gestes d'accompagnement
– « Je fais le tour de mon jardin »	– Faire le tour de la tête
– « Je descends l'escalier »	– Toucher chacune des paupières
	– Glisser le doigt le long de l'arête du nez
– « Je sonne à la porte »	– Appuyer sur le nez
– « Je m'essuie les pieds »	– Frotter la lèvre
– « Et j'entre »	– Pointer l'index vers la bouche

D) L'expression corporelle

Les exercices physiques doivent s'adapter à l'âge et aux capacités motrices des enfants.

L'organisation

Ces exercices nécessitent des aménagements simples.

– *L'aménagement de l'espace :*
  - disposer au sol de grands tapis de mousse ;
  - ôter les meubles ;
  - prévoir une aération, ouverture sur le dehors.
– *Le choix des accessoires :* boudins, ballons de baudruche, cerceaux (*cf.* Figure 5.17).
– *Le choix d'un thème,* à titre d'exemples :
  - les canards : on traverse un cours d'eau (en marchant sur des briques) (*cf.* Figure 5.18)[1] ;
  - les goélands : on imite l'oiseau (*cf.* Figure 5.19).
– *Le choix d'une musique* : passer des cassettes audio ou CD appréciés des enfants.

Figure 5.17 Les cerceaux

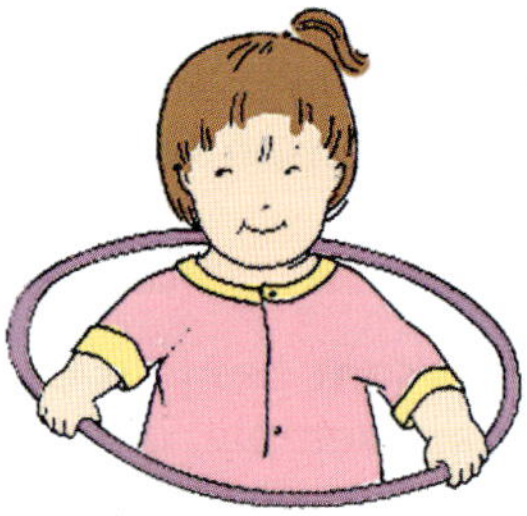

Figure 5.18 Les briques

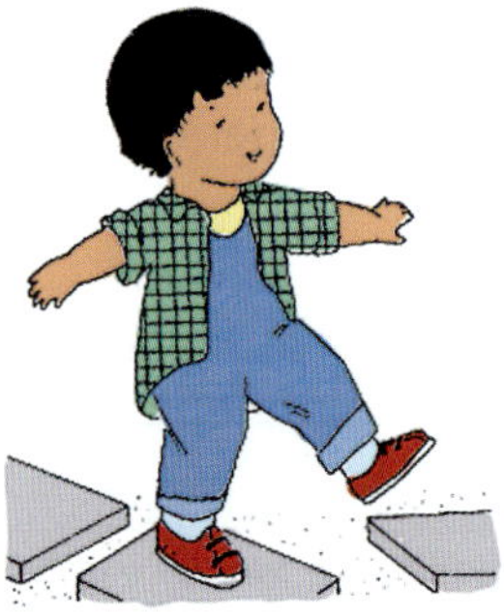

Figure 5.19 Les goélands
L'adulte fait l'oiseau, l'enfant l'imite.

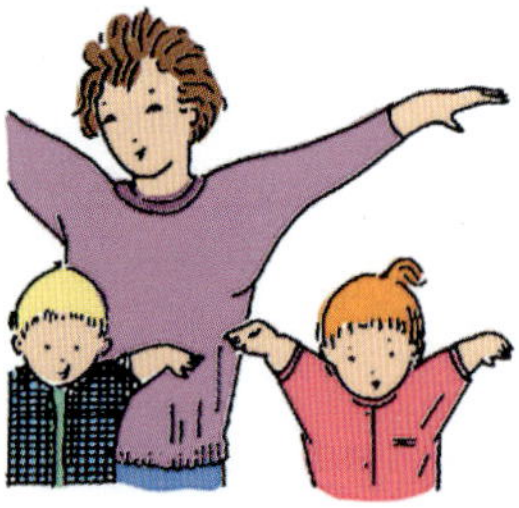

1. À la crèche, *La danse des canards* (tube qui a traversé les décennies) plaît toujours aux enfants.

Les objectifs et le déroulement d'une séance

Vers l'âge de 2 à 3 ans, l'enfant aime particulièrement le rythme, la musique et il apprécie aussi le fait de « se donner en spectacle ».

Observons des enfants de 3 ans à la crèche lors d'une activité d'expression corporelle appelée *La danse des goélands* et notons les objectifs (ou intérêts) de cette activité (*cf.* Tableau 5.12).

Tableau 5.12 La danse des goélands

L'expression corporelle est une activité de groupe où rythme et musique plaisent beaucoup à l'enfant. À la crèche, les auxiliaires de puériculture y associent souvent les cerceaux, les déguisements, les poupées et tracent des cercles au sol pour imaginer une situation.

Observation des enfants	Objectifs de l'activité
Les enfants :	Elle développe :
– marchent « en rythme »	– le sens du « rythme », la bonne coordination motrice
– « chantent »	– la tonalité de la voix
– « écoutent la musique »	– le répertoire musical
– soulèvent alternativement les pieds, les mains	– le sens de l'équilibre, le schéma corporel
– tournent « en rond » (en suivant l'animatrice)	– le sens de « l'organisation de l'espace » (direction, orientation)
– ont besoin d'être « plusieurs » pour cet exercice	– la notion du « groupe » donc la « socialisation »
– « miment » l'envol des oiseaux (goéland)	– le sens du « merveilleux »
– acceptent les « règles » de cet exercice	– le respect « des règles » (donc la « socialisation »)

E) Les activités manuelles

L'enfant apprécie particulièrement la manipulation des éléments naturels (eau, sable) et de la pâte (à gâteau, à modeler).

Les objectifs

La manipulation vise à développer :
- les *sens* (le toucher en particulier) ;
- la *motricité fine* (préhension manuelle) ;
- l'*analyse, l'observation,* c'est-à-dire les rapports de cause à effet et les notions de poids, de volume ;
- la *créativité :* créations de formes différentes, associations de couleurs ;
- la *socialisation :* l'activité permet de comparer, d'imiter, de s'entraider.

L'organisation

Pendant l'activité, l'animateur devra :
- *respecter* le rythme personnel de chaque enfant (*cf.* Figure 5.20) ;
- *encourager* les initiatives, apaiser les craintes de certains enfants.

Un exemple : la pâte à modeler

La pâte à modeler est facile à travailler. Il est inutile de demander aux jeunes enfants de réaliser des objets précis. Les petits apprécient particulièrement de faire des boules, des boudins, des serpents, et aussi de réduire la pâte en « petites miettes » sur la table…

Figure 5.20 L'animateur d'une activité doit respecter le rythme de l'enfant

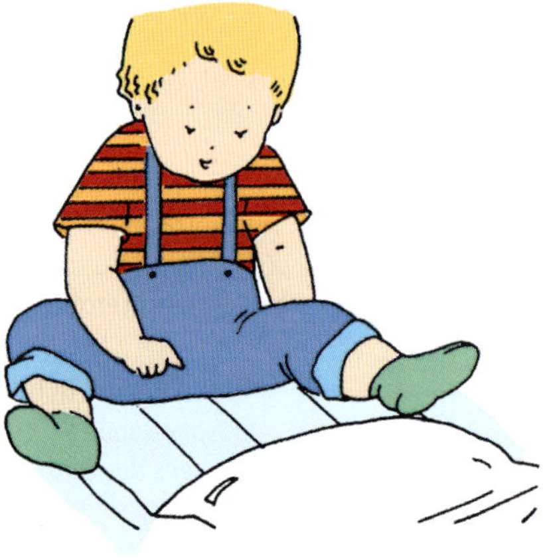

F) Les activités extérieures

L'enfant aime jouer au grand air avec ses copains, crier, courir, etc. Ces activités sont vitales pour lui.

Les objectifs

Elles stimulent :
- la motricité globale, l'adresse ;
- les sens (vue, toucher) ;
- la socialisation (jeux de groupe).

L'organisation

L'adulte peut mettre à la disposition des enfants certains jouets (ex. : tricycles, autos) ou autres matériels fixes (ex. : toboggans, tourniquets, échelles, etc.) ou proposer des jeux de ballons (ex. : ballon du manège très facile à réaliser grâce à un fil d'étendage) (*cf.* Figure 5.21).

Comme précédemment l'adulte devra encourager les initiatives et apaiser les craintes. Il veillera à *ne rien imposer* aux enfants, car, à l'extérieur, le plus souvent, les enfants apprécient les « jeux libres » (qui leur permettent de se défouler).

Figure 5.21 Le ballon du manège

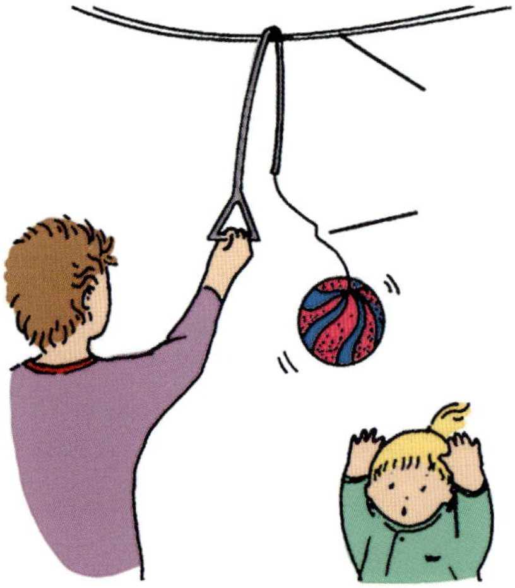

3 L'animation

Les techniques d'animation font appel à l'imagination de l'animateur et à sa volonté de satisfaire les désirs et les besoins des enfants dont il a la charge.

A) Le projet d'animation : sa méthodologie

Un projet d'animation se prépare toujours à l'avance. Le responsable du projet doit se poser plusieurs questions, cernant les objectifs, la catégorie de l'activité et les modalités d'expression. On peut utiliser la *méthode du « QQQOCP »* (c'est-à-dire le : Qui ? Quoi ? Quand ? Où ? Comment ? Pourquoi ? de l'activité en question) :

– le « *Qui* », ce sont les *enfants* à qui s'adresse l'activité (leur nombre, leur âge, leurs capacités psychomotrices, etc.) (*cf.* Figure 5.22) ;
– le « *Quoi* », c'est *l'activité choisie* (vais-je choisir une activité à caractère individuel ou collectif ?) ;
– le « *Quand* », c'est le *moment choisi* de la journée pour organiser l'activité (le matin ? l'après-midi ?) ;
– le « *Où* », c'est le *lieu choisi* pour cette activité (la salle de jeu ? le jardin ? etc.) ;
– le « *Comment* », c'est le *matériel à prévoir* pour réaliser cette activité (gros matériel, petit matériel ?) ;
– le « *Pourquoi* », c'est *l'intérêt* de l'activité pour ces enfants (à quels besoins répondre ? à quelles attentes ?)

Étude de cas

ÉMILIE (2 ANS)

Émilie ne parle à personne. Elle suce son pouce, son esprit est ailleurs.
Mona (professionnelle de la petite enfance) va préparer une animation pour Émilie et ses copines, qui sont dans la section des « grands » à la crèche des Fleurs où elle travaille. Elle va réfléchir au contenu de l'animation en utilisant la méthode du « QQQOCP » (voyons ci-après le contenu de son projet d'animation et sa fiche technique de planification).

Figure 5.22 L'enfant de 2 ans saute sur ses 2 pieds ou danse !
Dans un projet d'animation, il faut prendre en compte l'âge et les capacités psychomotrices des enfants.

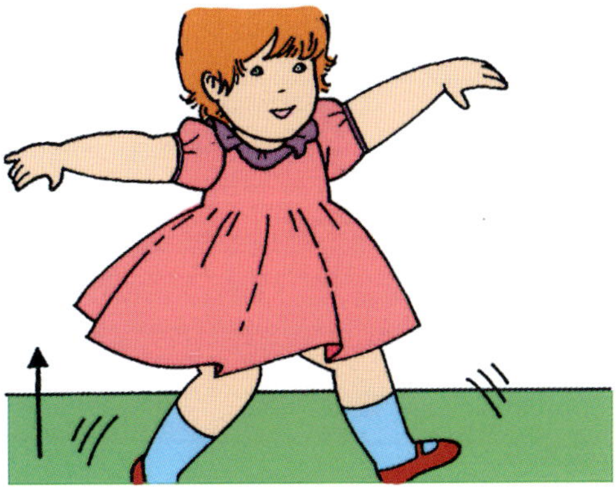

Tableau 5.13 La méthodologie d'un projet d'animation

Éléments de réflexion d'après le QQQOCP[a]	Exemples	Rôle de l'animateur
*Le **Quoi** ?* C'est la nature de l'activité	L'activité peut être : – récréative, d'éveil – manuelle, physique	L'animateur fait un choix pertinent en fonction des données recueillies précédemment
*Le **Pourquoi** ?* C'est l'intérêt, l'objectif de l'activité : – répondre à l'attente des enfants – répondre aux besoins des enfants	Il peut s'agir de : – s'amuser, bouger – s'éveiller au monde – se socialiser	L'animateur doit récapituler les objectifs qui déterminent le choix d'une activité : – la motricité – l'éveil intellectuel – le contact avec les copains, etc.
*Le **Qui** ?* Ce sont les destinataires de l'activité	Il peut s'agir d'un enfant ou d'un groupe d'enfants	– Quel est leur âge ? Quels sont leurs habitudes, leurs goûts ? – Quelles sont leurs capacités ? – Quelle est leur autonomie ?
*Le **Comment** ?* Ce sont les moyens pour réaliser l'activité	Les moyens peuvent être : – matériels – humains	– L'animateur doit prévoir le matériel de l'activité (vérifier les ressources du service) – L'animateur doit prévenir les personnes susceptibles de l'aider pour réaliser l'activité
*Le **Où** ?* C'est le lieu où se déroulera l'activité	L'activité peut se dérouler à l'intérieur ou à l'extérieur	L'animateur doit prévoir le lieu de l'activité (salle, jardin, terrasse) et l'aménager
*Le **Quand** ?* C'est le moment où sera organisée l'activité	L'activité peut se dérouler le matin, l'après-midi	L'animateur doit choisir le moment le plus opportun au vu des données recueillies

a. Le QQQOCP est une formule mnémotechnique (elle se retient facilement). Toutefois, il est plus logique de penser au P (pourquoi ?) au début de la réflexion.

La fiche technique d'une animation

La fiche technique permet de *visualiser* l'activité du début à la fin (*cf.* Tableau 5.14).

Tableau 5.14 Fiche technique d'une animation (établie à la première personne)

Progression de l'action	Exemples
1. Je prépare le lieu et le matériel	– J'aménage la salle où se déroulera l'activité (selon les règles d'HSC) – J'installe le matériel dans la salle – Je précise la durée de l'activité à mes collègues – Je rencontre les personnes susceptibles de m'aider
2. Je prépare l'enfant ou le groupe d'enfants	– J'observe les enfants, je vérifie leurs capacités – J'informe les enfants de l'activité choisie (caractéristiques) – Je m'assure de leur motivation – J'écoute leurs commentaires et je réponds à leurs questions
3. J'anime l'activité	– Je donne les consignes (langage simple) – Je fais une démonstration – Je vérifie la compréhension des consignes – Je stimule les enfants à participer à l'activité – J'analyse les difficultés de certains – J'accepte les refus de participation de certains enfants – J'assure la prévention des accidents (je respecte les règles d'hygiène et de sécurité) – Je prépare les enfants à la clôture de l'activité (annonce anticipée) – Je range le matériel et la salle (ordre + hygiène)
4. Je fais mes transmissions	Je rends compte de l'activité (oralement) à la directrice
5. Je fais le bilan de l'activité	– Je fais une auto-évaluation de mon action – Je réfléchis aux difficultés rencontrées – Je prévois d'améliorer ma technique

ÉTUDE DE CAS

Josée (élève en CAP Petite enfance) réalise une « fiche technique » pour une activité « expression corporelle » destinée à 10 enfants de 2 à 3 ans. Elle se pose de nombreuses questions et les note par écrit. Elle y ajoutera ultérieurement des réponses (*cf.* la fiche dans le tableau 5.15).

Tableau 5.15 Fiche technique de l'activité « expression corporelle » pour les enfants de la section des grands à la crèche

Étapes	Questions	Réponses
1. Je m'interroge	– Quel est le centre d'intérêt des enfants pour cette activité ? – Peut-on matériellement la proposer et sous quelle forme ? – Quelles capacités seront stimulées ?	
2. Je prépare	– Qui fait quoi ? Comment ? Quand ? Avec qui ? – Avec quels moyens ? Quels sont ceux dont on dispose ?	
3. J'anime	– La réalisation correspond-elle aux souhaits, aux besoins des enfants ? – Que dois-je observer ? Qui dois-je observer en particulier ?	
4. J'évalue	– Quel intérêt, quel profit les enfants ont-ils tiré de l'activité ? – Quelles ont été les difficultés rencontrées ? – Qu'aurais-je dû faire ?	
5. Je transmets	– À qui vais-je signaler mon action ? – Que dois-je transmettre ? – Pourquoi ?	

B) Les différents modes d'animation

Il existe trois grands modes d'animation.

Le mode d'animation non-directif

C'est un mode d'animation où l'animateur n'intervient pas. Il laisse l'enfant jouer seul, mais il est présent, attentif, disponible et prêt à répondre à ses demandes. Sur le plan de l'organisation, il se limite à aménager un espace adéquat.

– *Pour les plus « petits » :* il est judicieux d'aménager l'espace en disposant sur le sol des objets variés qui stimulent la curiosité. Pour que le bébé puisse jouer seul, il faut qu'il se sente en sécurité. Donc l'adulte doit être prêt à répondre à ses appels. Attentif à son jeu, il doit rester assis au sol et éviter les déplacements.

– *Pour les plus « grands » :* l'adulte doit aménager des « coins-jeux », permettant à l'enfant de choisir à tout moment ce qu'il a envie de faire. Au cours d'une activité, il doit disposer le matériel de manière à laisser l'enfant agir sans rien lui imposer.

EXEMPLE D'ANIMATION NON-DIRECTIVE

Katy (CAP Petite enfance) organise ce matin à la crèche une activité dessin pour *Samuel* et *Chloé*. Elle a collé sur le mur de grandes feuilles de papier et, sur une petite table, elle a disposé des pots contenant des feutres de différentes couleurs. Elle laisse les deux enfants libres de choisir ou non l'activité proposée :

– *Samuel* (3 ans) décide spontanément de dessiner dans un coin de la feuille, puis il change d'endroit pour refaire un tout petit dessin. Ensuite, il change de feutre, il met sa main contre la feuille et en dessine le pourtour ;

– *Chloé* (18 mois) entre à son tour et veut se servir d'un feutre, mais elle n'arrive pas à enlever le capuchon ; elle le tend à Katy qui le lui enlève. Elle s'amuse un long moment avec l'objet, puis s'en va. Katy la laisse faire à sa guise.

Le mode d'animation directif

C'est un mode d'animation où toutes les initiatives viennent de l'adulte. Dans ce cas, l'enfant est placé dans une situation de contraintes, il doit se plier aux règles. Ce mode d'animation a tendance à limiter la créativité de l'enfant et peut engendrer un sentiment de frustration.

EXEMPLE D'ANIMATION DIRECTIVE

Jules refuse à Flora l'activité dessin !

Flora (CAP Petite enfance) demande à *Jules* (6 ans) de dessiner le cube rouge qu'il a devant lui. Il refuse. *Flora* insiste, lui fait une démonstration ; alors *Jules* se met à pleurer et quitte la pièce. Il préfère jouer avec son tricycle.

Le mode d'animation semi-directif

L'adulte intervient pour proposer et non pour imposer. L'enfant doit pouvoir librement et réellement choisir. Il est indiqué pour les enfants qui ont des difficultés à prendre des initiatives (notamment dans le cas d'enfants timides).

EXEMPLE D'ANIMATION SEMI-DIRECTIVE

Anne (CAP Petite enfance) propose une « activité pâtisserie ».

Anne a mis en place le matériel et fait la démonstration de la pâte à tarte. *Maxime* et *Émilie* (4 ans et 3 ans) adorent casser les œufs, touiller et modeler la pâte pour préparer un gâteau d'anniversaire. Ils observent Anne quelques instants, puis se lancent rapidement dans l'action qu'ils maîtrisent, car ils l'ont déjà réalisée plusieurs fois. *Anne* les félicite à chaque étape.

C) Les modes de régulation

L'animateur veillera à bien *réguler* l'activité. Pour cela, il doit :

– *proposer des activités variées et de courte durée.* Il faut rappeler que les enfants ont :
 - des capacités limitées,
 - une attention limitée et qu'ils se fatiguent vite ; l'animateur veillera à ce que les activités soient limitées dans le temps et de courte durée, pour éviter de lasser les participants ;

– *proposer des temps de repos.* Ils sont nécessaires en cours d'activité pour redynamiser le groupe, ou si le groupe émet des signes de fatigue. Ils sont utiles à la fin de l'activité (lorsque le repas de midi fait suite à l'activité, on peut envisager une séance de relaxation) ;

– *doser la quantité d'accessoires.* L'animateur veillera à « réguler » la mise à disposition des accessoires au cours de l'activité (ex. : cerceaux, briques, ballons, poupées, etc.) Il faut se rappeler que :
 - *un excès d'accessoires* détourne l'attention des enfants (ceux-ci ne peuvent plus se concentrer sur l'activité elle-même),
 - *une absence d'accessoires* ne donne pas à l'activité la tonalité « jeu » indispensable au plaisir des enfants ;

– *aménager correctement l'espace animation.* Il faut adapter l'espace :
 - au nombre de participants,
 - à leur âge et à leurs capacités,
 - aux normes d'hygiène et de sécurité.

Par exemple, l'espace doit être :

– assez vaste (pour un groupe),
– aménagé (ex. : tapis pour une activité au sol),
– clair, propre, aéré (air renouvelé),
– protégé.

D) Les formulaires des démarches d'animation (DDA)

Nous vous proposons quelques « formulaires » vierges qui vous permettront de préparer vos animations à la crèche.

4 L'accompagnement de l'enfant dans sa vie quotidienne

L'adulte doit accompagner l'enfant tout en le stimulant à l'autonomie au cours des activités de la vie quotidienne que sont la prise des repas, le repos, la toilette, l'habillage.

A) L'aide aux repas

La prise en compte du degré de participation de l'enfant (*cf.* Tableau 5.16)

Tableau 5.16 La prise en compte du degré de participation de l'enfant

Âges d'acquisition de l'autonomie (approximatifs)	Situations
À partir de 2 ans	L'enfant peut commencer à : – manger seul avec la cuillère – boire seul au verre 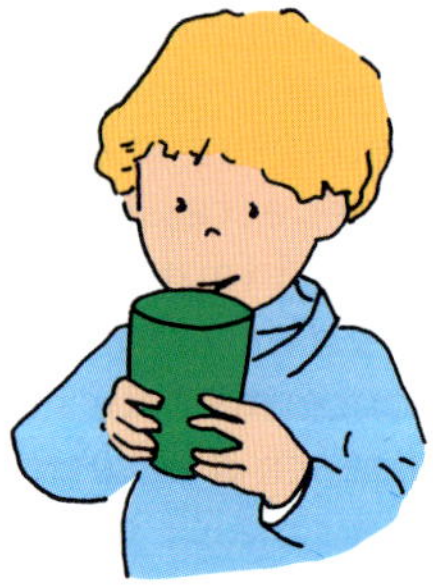
À partir de 3 ans	L'enfant peut : – manger avec la fourchette – mettre et ôter sa serviette seul (élastique)
À partir de 4 ans	L'enfant peut utiliser un couteau (à bouts ronds)

5 L'aide à l'habillage

A) La stimulation à l'autonomie

L'autonomie par rapport au repas doit se faire progressivement. Il est important de n'introduire qu'un seul changement à la fois et d'attendre qu'il soit bien intégré avant de passer à l'étape suivante. L'adulte doit savoir que, dans le domaine alimentaire, l'autonomie peut être acquise en tenant compte de plusieurs paramètres :

– les capacités de l'enfant (*cf.* Tableau 5.17) ;

– son *désir* : désir d'être *grand*, de faire comme l'adulte (les parents ou le professionnel de la petite enfance). Tout dépend du degré d'affectivité entre l'adulte et l'enfant. L'adulte doit proposer, mais ne jamais *imposer* et faire passer la démonstration de façon ludique. L'enfant est prêt à tout accepter « par le moyen du jeu » (ex. : une tomate décorée aura plus de goût qu'une tomate ordinaire et l'enfant aura envie de la dévorer au lieu de la refuser !).

Prise en compte du degré de participation (*cf.* Tableau 5.17)

Tableau 5.17 Prise en compte du degré de participation

Âges de l'acquisition de l'autonomie (approximatifs)	Situations
Vers 18 mois - 2 ans	L'enfant peut retirer : – ses vêtements sans fermeture Éclair® ou sans bouton – ses chaussures sans lacet
Vers 2 ans - 3 ans	L'enfant peut enfiler : une veste et un pantalon sans bouton et sans fermeture Éclair®
Vers 3 ans - 4 ans	– L'enfant sait se laver seul, s'habiller seul – L'enfant sait lacer ses chaussures

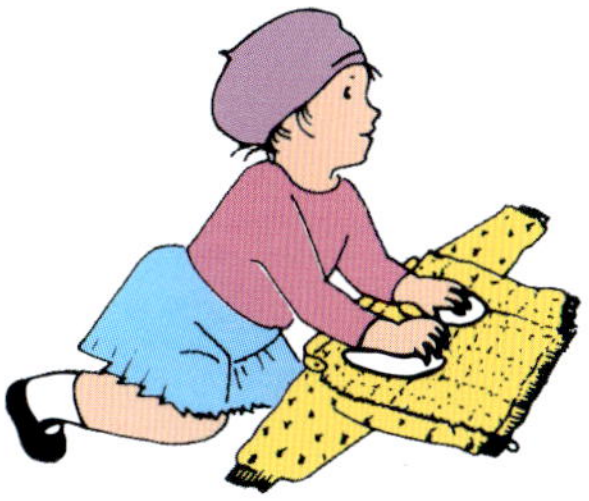

Les stimulations à l'autonomie

Il faudra du temps pour que l'enfant parvienne à s'habiller sans aide, car il doit pour cela avoir d'abord une bonne coordination des gestes. Il fera ses premières tentatives vers l'âge de 18 mois à 2 ans (*cf.* Tableau 5.17). Pour favoriser l'acquisition de l'autonomie, il est conseillé de lui faciliter la tâche afin qu'il ne ressente pas un sentiment d'échec. Lorsque l'enfant grandit, l'adulte peut donner des conseils, faire des démonstrations, mais là aussi tout dépend des rapports affectifs. L'enfant « *fera pour faire plaisir* » ou parce que « *ça l'amuse* ». N'oublions pas qu'un *velcro* qui « grince » peut être utilisé plus volontiers qu'une fermeture Éclair®, ou des lacets, qui mettent en échec des petites *mains malhabiles* !
L'adulte doit trouver des moyens habiles pour obtenir l'adhésion de l'enfant.

6 L'aide à la prise de repos (sieste)

À la crèche, le personnel doit chaque jour après le déjeuner proposer aux enfants d'aller se reposer. Certains enfants fatigués, ou bons dormeurs, y vont volontiers, d'autres manifestent quelques réticences ou refusent et pleurent.
Pour obtenir l'adhésion de l'enfant, l'adulte doit solliciter sa participation en lui donnant un but, un argument pour qu'il adhère au projet (ex. : on va au lit retrouver le petit lapin). L'objet transitionnel (le doudou) est souvent le meilleur allié pour aider l'enfant à aller au lit. Parfois l'enfant fait un « petit chantage », mais l'adulte qui le connaît sait que la demande du verre d'eau lui fait gagner un peu de temps et qu'il finit toujours par céder (avec le sourire). Lorsque « aller au lit » deviendra une habitude, ou même un plaisir, l'enfant pourra y aller seul et aura acquis l'autonomie (celle-ci est exigée pour l'entrée à l'école maternelle).

Figure 5.23 Le sommeil d'Éliette

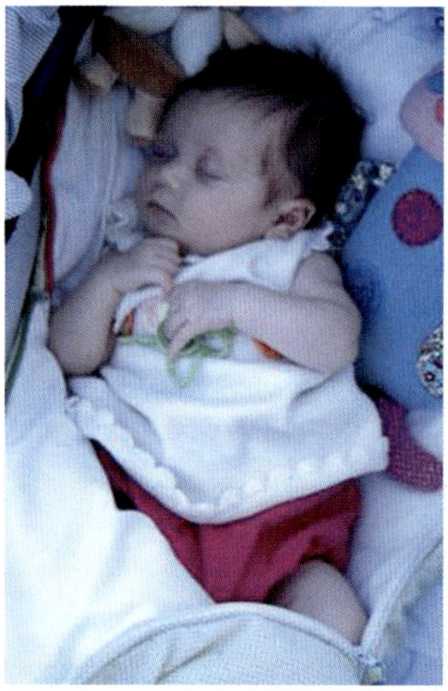

Retenir

Le jeu est un moyen d'expression privilégié au cours duquel l'enfant utilise les jouets, accessoires essentiels du jeu. Les professionnels de l'enfance sont, non seulement amenés à organiser et animer les jeux, mais également à fabriquer des objets ou éléments de jeux.

1. La fabrication d'objets

- ***Un mobile*** **: il peut s'agir de mobiles simples ou musicaux destinés à être suspendus au plafond d'une pièce ou au lit de l'enfant.**
- ***Une marionnette*** **: il peut s'agir d'une marionnette au doigt, très rudimentaire, qui servira à créer un dialogue, un échange ludique avec l'enfant ou le groupe d'enfants.**
- ***Un déguisement*** **: il peut s'agir de la fabrication d'un masque (ex. : un masque de souris qui sera utilisé pour mardi gras).**

2. Les techniques de jeux et de loisirs

- **Elles doivent s'adapter à l'âge et aux capacités de l'enfant. Les jeux peuvent être :**

  – ***collectifs*** **: citons les récits, les contes, le chant, l'expression corporelle, que les professionnels utilisent largement à la crèche auprès des jeunes enfants ;**

  – ***individuels*** **: citons les activités manuelles, telles que la pâte à modeler, ou la fabrication d'une tarte très appréciée des plus grands.**

3. L'animation

- **Un projet d'animation se prépare à l'avance selon la «** ***méthodologie du QQQOCP*** **» (qui, quoi, quand, où, comment, pourquoi).**
- **Il existe trois modes d'animation : le** ***mode non directif*****, où l'animateur n'intervient pas, le** ***mode directif*****, où il est à l'origine de toutes les initiatives, et le mode** ***semi-directif*** **où il intervient pour proposer et non pour imposer. Ce dernier est celui choisi le plus souvent dans les milieux de la petite enfance.**

S'entraîner

Situation
Lors de votre travail à la crèche, vous êtes amené à participer à la mise en œuvre d'un projet d'animation pour les enfants. Vous devez organiser une activité motrice pour un groupe d'enfant de la section des grands (2 ans et demi – 3 ans). Pour préparer le projet, vous utilisez la « méthode du QQQOCP ».

1. **Complétez le tableau suivant avec les éléments de réflexion ci-après :**
Je réfléchis :

a. à l'heure à laquelle l'activité devra être proposée aux enfants

b. aux moyens à mettre en œuvre pour organiser l'activité

c. aux objectifs de l'activité

d. à la nature de l'activité

e. au lieu choisi pour l'activité

f. aux destinataires de l'activité

	La méthode	Les éléments de réflexion
Q	Quoi ?	
Q	Qui ?	
Q	Quand ?	
O	Où	
C	Comment ?	
P	Pourquoi ?	

2. **En fonction de la situation, développez chaque élément de réflexion.**

3. **Indiquez la place à accorder au « pourquoi ».**

4. **Vous avez le choix entre trois modes d'animation (directif, semi-directif, non-directif). Lequel choisissez-vous pour cette activité ? Justifiez votre choix.**

TECHNIQUES PROFESSIONNELLES

5 **Complétez la fiche d'activité suivante pour une activité « découpage de guirlande » avec un groupe de six enfants en grande section de maternelle.**

FICHE D'ACTIVITÉS

Questions	Définitions	Réponses
Quoi ?	Nom de l'activité *Le type d'activité (jeu, chant, etc.).*	
Pourquoi ?	Les objectifs *Savoir, savoir-faire et savoir-être.*	
Pour Qui ?	Le public *Tranche d'âge*	
Comment ?	Le déroulement *Méthodes*	
Par qui ?	Nombre d'animateurs *Compétences*	
Avec quoi ?	Le matériel	
Où ?	Le(s) lieu(x)	
Quand ?	Le jour et les horaires	
Combien ?	L'effectif	
Avec qui ?	Les partenaires ?	
Combien ça coûte ?	Le prix	
Quels critères ?	Évaluation des objectifs	

Corrigés

Chapitre 1 – L'organisation générale du corps humain

Questions

- La cellule, le tissu, l'organe, l'appareil et l'organisme.
- Organe : ensemble de tissus concourant à la même fonction physiologique.
- Nutrition, relation, reproduction, maintien de l'intégrité.
- Nutrition : système respiratoire, urinaire, digestif ; reproduction : système reproducteur masculin, féminin ; relation : système nerveux, endocrinien ; maintien de l'intégrité : système tégumentaire, lymphatique.
- Tissu : assemblage de plusieurs cellules adaptées à une fonction particulière.
- Le tissu épithélial est composé de cellules jointives solidement unies au contraire du tissu conjonctif formé de cellules dispersées.

S'entraîner

1. Par ordre croissant : la cellule < le tissu < l'organe < l'appareil < l'organisme.
2. 1. C ; 2. A ; 3. B ; 4. D.
3. 1 : organe = radius et/ou ulna ; appareil = appareil locomoteur. 2 : organe = bouche/œsophage ; appareil = appareil digestif.
4. Fonctions de relation, de nutrition, de reproduction et de maintien de l'intégrité.
5. Appareil respiratoire, appareil digestif, appareil excréteur, appareil circulatoire.
6. Il est différent en fonction du sexe de l'individu.
7. Le tissu épithélial et le tissu conjonctif.

Épithélial	Conjonctif
Cellules semblables (rondes, hexagonales) jointives ou contiguës unies par un ciment organique	Cellules irrégulières dispersées dans une substance fondamentale intercellulaire

Chapitre 2 – La peau

Questions

- Il souffre d'érythème fessier.
- Fièvre, fesses rouges et luisantes.
- L'enfant pleure et peut avoir des difficultés pour dormir.
- Changer régulièrement les couches de l'enfant, nettoyer et rincer abondamment la peau, appliquer une pommade comme celle présentée dans le document. Changer les couches de l'enfant régulièrement afin d'éviter la macération, laver les fesses une fois par jour avec un savon doux. Lors du séchage des fesses, ne pas frotter mais procéder par tamponnade.

S'entraîner

1. Épiderme et derme.
2. Glandes sudoripares, glandes sébacées, poils, nerfs.
3.

Les fonctions de la peau			
Parties	**Couches**	**Caractéristiques**	**Fonctions de la peau**
Épiderme	Superficielle Basse	Cellules serrées et couche cornée Cellules mélanoblastes	Protection contre les frottements Protection contre le soleil
Derme	Moyenne Basse	Fibres élastiques et collagène Cellules adipeuses	Souplesse et élasticité Protection contre les chocs, contre le froid
Annexes	Glandes sudoripares Glandes sébacées Nerfs Poils	Sueur Sébum Nerf sensitif	Excrétion des déchets Prévention, déshydratation, maintien de la souplesse Sensation tactile

4. 1. Vrai ; 2. Vrai ; 3. Faux ; 4. Vrai ; 5. Vrai ; 6. Faux ; 7. Vrai ; 8. Vrai.
5. 1. Couche cornée ; 2. Couche granuleuse ; 3. Vaisseaux sanguins ; 4. Poil ; 5. Pore ; 6. Glande sébacée ; 7. Muscle horripilateur ; 8. Glande sudoripare ; 9. Bulbe du poil.

6. a. Le matériel de soin/hygiène dont vous aurez besoin pour cette sortie comporte : des gazes stériles, du sparadrap, une paire de ciseaux, un antiseptique, des pansements, une pince à épiler, un vaporisateur d'eau, des produits contre les piqûres d'insectes, une crème apaisante contre les chocs, une crème solaire, une crème apaisante contre les brûlures (ex. : Biafine®).
b. Chaque réaction cutanée peut être reliée à sa cause :

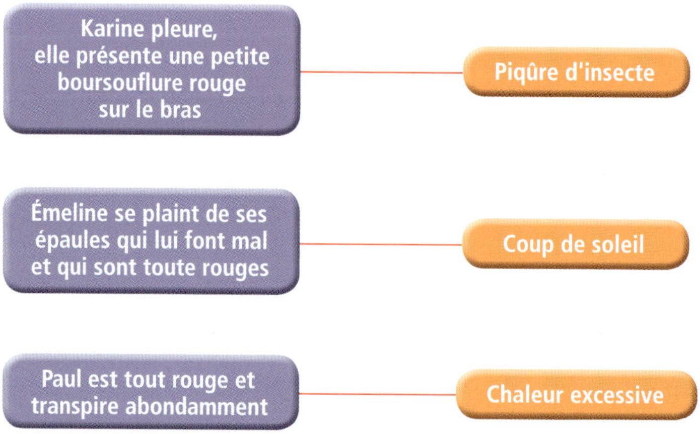

c. Karine : vérifier la présence ou non du dard de l'insecte, le retirer, utiliser la crème apaisante contre les piqûres d'insecte. S'assurer que l'enfant n'est pas allergique.
Paul : l'hydrater et le mettre au repos à l'ombre.
Émeline : l'hydrater, la placer à l'ombre et lui appliquer de la crème apaisante contre les brûlures.

Chapitre 3 – Le système nerveux et l'activité sensorielle

Questions

• Il s'agit de l'œil.
• Une prise en charge précoce d'une anomalie visuelle permet d'augmenter les chances de correction.
• Le strabisme ou la malvoyance (défaut d'acuité visuelle).
• Antécédents familiaux, enfant prématuré.
• Œil rouge, enfant qui louche, yeux larmoyants, reflet blanc dans le noir de la pupille, regard inexpressif, yeux plissés, clignements répétitifs.
• L'activité reflexe et l'activité volontaire.
• Activité réflexe : la marche chez le nouveau-né. Activité volontaire : répondre au téléphone.

S'entraîner

1. Une activité réflexe est une activité indépendante de notre volonté, contrairement à l'activité volontaire.
2. Il s'agit de l'œil.
3. Myopie, presbytie, hypermétropie, astigmatisme, cataracte, strabisme.
4. 1 : iris ; 2 : pupille ; 3 : cornée ; 4 : humeur aqueuse ; 5 : cristallin ; 6 : humeur vitrée ; 7 : sclérotique ; 8 : rétine ; 9 : nerf optique.
5. Les oreilles.
6. Éviter l'écoute prolongée et répétée de sons aigus et de forte intensité, éviter de repousser la cire au-delà de l'orifice du conduit, éviter les lavages quotidiens.
7. Le sommeil répare la fatigue physique et psychique et favorise la croissance chez le jeune enfant.
8. L'endormissement, le sommeil lent, le sommeil rapide et la période intermédiaire.
9. Dans tous les cas, plus le dépistage est précoce plus la prise en charge est rapide et moins les risques seront importants sur son développement.

Chapitre 4 – Le système locomoteur et la locomotion

Questions

• Le bras, plus particulièrement l'humérus.
• C'est un os long.
• Les os et les muscles.
• La rééducation permet de stimuler les muscles et de renforcer la motricité après une période d'inactivité.

S'entraîner

1. 1 : crâne ; 2 : clavicule ; 3 : scapula ; 4 : sternum ; 5 : côtes ; 6 : humérus ; 7 : radius ; 8 : ulna (cubitus) ; 9 : pelvis ; 10 : os carpiens ; 11 : os métacarpiens ; 12 : phalanges ; 13 : fémur ; 14 : patella (rotule) ; 15 : tibia ; 16 : fibula (péroné) ; 17 : os tarsiens ; 18 : os métatarsiens ; 19 : phalanges.
2. Les os longs, les os courts et les os plats.
3. Il existe deux grands types de muscles : les muscles squelettiques et les muscles viscéraux.
4. La fibre musculaire squelettique striée est excitable, contractile et élastique.
5. Articulation mobile, articulation semi-mobile et articulation fixe.
Articulation mobile : permet les mouvements amples et souples ; articulation semi-mobile : permet des mouvements limités ; articulation fixe : protège les organes mous.
6. Organe actif : les muscles ; organe passif : les os.

7.

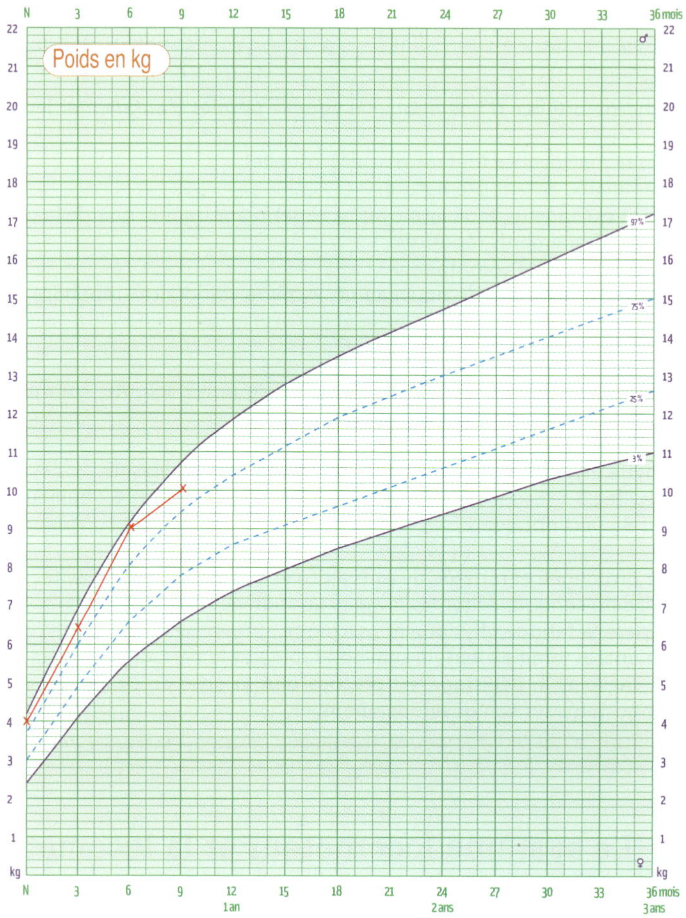

Le poids de Jules se situe dans la fourchette haute du graphique. Il faudra vérifier s'il en est de même pour la taille. En cas de non-concordance, il faudra vérifier l'évolution du poids de Jules afin d'éviter tout risque de surcharge pondérale.

Chapitre 5 – La circulation sanguine et lymphatique

Questions

- Chez l'enfant, c'est plus souvent l'appareil respiratoire qui sera mis en cause lors d'une RCP.
- Les insufflations remplacent les inspirations : le dioxygène contenu dans l'air insufflé se diffusera dans le sang de la victime.
- Les compressions thoraciques permettent au cœur de se remplir et de se vider, faisant ainsi circuler le sang de la victime dans l'ensemble de son corps.
- Le plasma.
- Globules blancs, globules rouges et plaquettes.
- Le sang transporte diverses substances nutritives et est également impliqué dans la défense de l'organisme.
- L'appareil circulatoire.
- Mauvaise hygiène alimentaire : trop riche en graisses cuites.
- Artère coronaire, artère cerveau, artère des jambes.

S'entraîner

1. Les globules blancs, les globules rouges et les plaquettes.
2. Les globules blancs sont impliqués dans la défense de l'organisme, les globules rouges dans le transport des gaz respiratoires, les plaquettes dans la coagulation.
3. La lymphe ne contient ni globules rouges ni sels minéraux. Les vitamines transportées par le sang sont hydrosolubles et celles transportées par la lymphe sont liposolubles.
4.

Rôle	Fonctionnement
C'est une pompe qui dirige le sang dans les différentes parties de notre organisme	Cycle de contraction cardiaque : > systole auriculaire (contraction des oreillettes) > systole ventriculaire (contraction des ventricules) > diastole (phase de remplissage)

5. 1. Petite circulation/circulation pulmonaire
2. Artère pulmonaire
3. Veine cave
4. Oreillette droite
5. Ventricule droit
6. Grande circulation/circulation systémique
7. Capillaires généraux de l'organisme
8. Oreillette gauche
9. Ventricule gauche
10. Aorte
11. Veine pulmonaire

6. Infarctus du myocarde, AVC et artérite des membres inférieurs.
7. Il est recommandé d'adopter une bonne hygiène alimentaire (des légumes et des fruits à chaque repas, moins de graisses cuites, plus de protéines végétales…), une bonne hygiène de vie (pratique régulière d'un sport, refus des substances toxiques…) et une surveillance médicale régulière.

Chapitre 6 – L'appareil excréteur et l'excrétion

Questions

- Chérine souffre d'une infection urinaire. L'organe touché par cette pathologie est la vessie.
- Les antibiotiques auront pour rôle d'éliminer la bactérie qui s'est installée dans la vessie de Chérine.
- Bien faire boire l'enfant, changer régulièrement ses couches, bien laver le siège lors du change de la couche.
- Selles dures et/ou absente, selles difficiles à éliminer, douleurs à l'estomac, manque d'appétit, mauvaise humeur…
- Augmentation de la quantité de fibres et de fruits frais, hydratation.

S'entraîner

1. Éliminer les déchets de l'alimentation.
2. Les selles et l'urine.
3. 1 : membrane ; 2 : zone médullaire ; 3 : zone corticale ; 4 : hile ; 5 : uretère ; 6 : vessie ; 7 : urètre.
4. Le rein peut être comparé à un filtre qui assure l'élimination des déchets de l'organisme et retient les *matières vitales*.

Chapitre 7 – L'appareil respiratoire, la respiration

Questions

• C'est un virus qui est responsable de la bronchiolite de Margot.
• La contamination se fait par la voie respiratoire.
• Il s'agit de l'appareil respiratoire.
• Les poumons, plus précisément au niveau des bronches.
• Légère fièvre, encombrement des voies respiratoires, gêne pour respirer, difficulté à s'alimenter. Guérison sous 5 à 10 jours, toux persistante pendant 2 à 3 semaines.
• Nez, fosses nasales, pharynx, trachée, poumons.
• Il permet un échange gazeux entre le sang et l'air atmosphérique.
• Rhino-pharyngite, laryngite, angine, bronchite, pneumopathie, asthme.
• Se laver les mains, ne pas embrasser les nourrissons sur le visage, aérer quotidiennement la maison, ne pas surchauffer (température recommandée : 19 °C), désobstruer les voies aériennes en cas de rhume, ne pas fumer, ne pas passer les tétines d'un enfant à l'autre…

S'entraîner

1. Permettre les échanges gazeux entre le sang et l'air atmosphérique.
2. 1 : fosses nasales ; 2 : pharynx ; 3 : larynx ; 4 : trachée ; 5 : bronches ; 6 : bronchioles ; 7 : lobules ; 8 : vésicules.
3. Inspiration/Expiration.

4 et 5.

Poumons	Autres organes
L'hémoglobine libère le dioxyde de carbone (qui est rejeté dans l'air expiré) et récupère le dioxygène de l'air inspiré	L'hémoglobine décharge son dioxygène (nécessaire à la vie) et se charge des déchets cellulaires : le dioxyde de carbone.

6. Rhino-pharyngite, angine, bronchite, bronchiolite, pneumonie…
7. Ne pas fumer/éviter la fumée de cigarette, lutter contre la pollution domestique, être vigilant aux excès d'humidité/sècheresse…

Chapitre 8 – Le maintien de l'intégrité de l'organisme

Questions

• Le micro-organisme responsable de la varicelle est un herpès virus.
• La transmission se fait par la voie respiratoire.
• Pendant une semaine, Margot est contagieuse. En allant à la crèche, elle risquerait de contaminer de nombreux autres enfants.
• Faire baisser la fièvre, soulager les démangeaisons et éviter les surinfections. Il faut nettoyer plusieurs fois par jour de manière antiseptique les boutons et les ongles et bien sécher les boutons lors de la toilette corporelle.
• Ne pas fréquenter les individus contagieux, se faire vacciner (sur avis médical).
• Infection nosocomiale : infection contractée dans un établissement de santé.
• Le plus souvent manuportée.
• Vaccination : assurer une protection contre certaines maladies.
• Rappels : réactiver la protection offerte par le vaccin.
• Un vaccin contient des antigènes inoffensifs pour l'organisme. Après injection, l'organisme va produire des anticorps qui seront pour une partie mis en mémoire.

S'entraîner

1. Bactérie, virus, protozoaire, champignon.
2. Pouvoir pathogène : qui peut provoquer une maladie.
3. Flore commensale (résidente) et flore transitoire.

4. La flore cutanée est composée d'une partie commensale et d'une partie transitoire.
5. Mauvaise organisation des locaux, non-respect des règles d'hygiène, présence de micro-organismes résistants aux antibiotiques.
6.

Transmission virale	**Maladies virales**
Par contacts directs :	
– digestif	Poliomyélite
– respiratoire	Grippe/Rubéole
– sexuel	Sida
– cutané	Herpès/Rage
Par contacts indirects	Fièvre jaune
Par voie transplacentaire	Rubéole/Sida

7. La barrière cutanéo-muqueuse et la réaction inflammatoire.
8. Rougeur, chaleur, douleur et gonflement.
9. Voie cellulaire et voie humorale.
10. Le vaccin est actif, durable et tardif alors que le sérum est passif, immédiat et temporaire.

Chapitre 9 – Les besoins nutritionnels

Questions

- La quantité de lait conseillée pour l'alimentation de l'enfant de 18 mois est d'environ 500 mL.
- Entre 4 et 6 cuillères à café de viande par jour afin de couvrir ses besoins (entre 20 et 30 g).
- La viande peut être remplacée par du poisson ou par des œufs.
- Éviter le grignotage entre les repas, veiller aux justes quantités, encourager l'enfant à se dépenser physiquement.
- Besoins énergétique, fonctionnel, bâtisseurs.
- Le sexe, l'âge, l'activité, l'état physiologique.
- L'alimentation doit répondre aux besoins liés à la croissance du squelette d'un enfant.
- Le besoin énergétique correspond à celui de la maman et à celui de l'enfant.

S'entraîner

1. Fournir divers éléments énergétiques, fournir des éléments non énergétiques pour assurer une bonne croissance staturo-pondérale.
2. Besoins nutritionnels de l'Homme : énergétique et non énergétique.
3. Le sexe, l'âge, l'activité, l'état physiologique.
4. Couvrir 97,5 % de nos besoins nutritionnels.
5 et 6. Élements énergétiques : protides et lipides / Éléments non énergétiques : minéraux (bâtisseur, fonctionnel), eau (fonctionnel), vitamines (fonctionnel) et fibres (fonctionnel).
7. Jambon (20 g), purée de pommes de terre/carottes (160 g), morceau de pain, un laitage.

Chapitre 10 – Les caractéristiques de l'appareil digestif du nourrisson et du jeune enfant

Questions

- On parle de diarrhée lorsque les selles sont plus liquides et plus fréquentes que d'habitude.
- Le principal danger de la diarrhée chez le jeune enfant est la déshydratation.
- Demander un avis médical, proposer une solution de réhydratation orale, proposer régulièrement à l'enfant de manger et surveiller l'enfant jusqu'à la fin de la diarrhée (température, comportement, nombre de selles).

- Vomissements et constipation.
- Les dents n'étant pas/peu apparues, la mastication est difficile.
- La présence des prémolaires permet la mastication de petits aliments.
- Les canines permettent d'avoir une mâchoire complète et alignée afin d'améliorer la mastication.
- Vers 2 ans ½ : introduction possible des crudités.

S'entraîner

1. 1 : langue ; 2 : œsophage ; 3 : estomac ; 4 : foie ; 5 : duodénum ; 6 : intestin grêle ; 7 : côlon ; 8 : anus.
La digestion est une succession d'étapes « chimiques » et « mécaniques ». Ex. : bouche : mastication/mécanique, salive/chimique ; estomac : brassage/mécanique, sucs gastriques/chimique…
2. a : salive ; b : suc gastrique ; c : suc intestinal + suc pancréatique.
3. Bilan de la digestion : glucide donne glucose, protide donne acides aminés, lipide donne acide gras.
4.

Aspect des dents	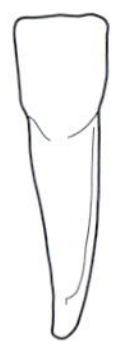	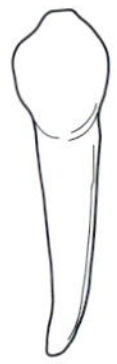	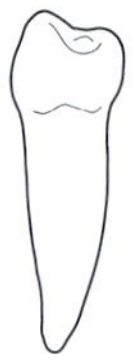	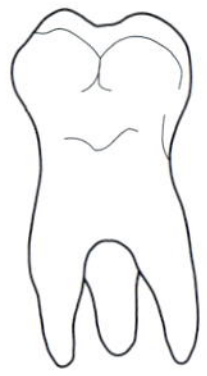
Noms	Incisive	Canine	Prémolaire	Molaire
Rôles	Coupe	Déchire	Broie	Broie

5. Si la carie dentaire n'est pas soignée, elle va dans un premier temps atteindre l'émail et l'ivoire, ce qui entraînera une sensibilité au « chaud/froid ». Puis dans un second temps, la pulpe et le nerf seront touchés, on parlera de « rage de dent ». Enfin, apparition d'un abcès et destruction de la dent.
6. Ne pas manger trop de sucreries. Ne pas provoquer de pression excessive sur les dents. Se brosser les dents après chaque repas. Se rendre chez le dentiste tous les six mois.
7. Repas à heures régulières, alimentation appétissante, atmosphère calme, éviter les excès alimentaires, mastiquer correctement, stimuler l'évacuation des dechets.

Chapitre 11 – Les sources nutritionnelles : les aliments

Questions

- Une alimentation équilibrée peut être obtenue par la consommation de tous les groupes d'aliments, en quantité adaptée à chaque âge et aux besoins de chacun.
- Viande, poisson, œuf ; lait et produits laitiers ; céréales et féculents ; fruits et légumes ; corps gras ; produits sucrés ; boissons (eau).
- La classification des aliments se fait en fonction des caractéristiques de composition communes. Ainsi les féculents sont tous sources de sucres complexes, le lait et les produits laitiers apporteront protéines et calcium…
- Ce classement est utile pour la composition des menus de la journée afin de proposer une alimentation équilibrée (proposer l'ensemble des groupes d'aliments dans la journée et en quantité adaptée).

S'entraîner

1.

a	L'air rancit les lipides contenus dans le beurre.
b	L'air oxyde les tanins. Utiliser un antioxydant afin de garder un aspect appétissant.
c	Le fouet dénature les protéines du blanc et l'air introduit forme une mousse.
d	La température entraîne un changement d'état : solide > liquide.
e	L'huile est plus légère que l'eau, elle surnage.
f	L'air détruit les vitamines. Consommer rapidement le jus afin de bénéficier de l'apport en vitamines.
g	L'air noircit certains végétaux.
h	Le développement des bactéries dans le lait transforme le lactose en acide lactique. À éviter pour risque de contamination alimentaire.
i	La chaleur modifie les lipides. À éviter car les dégagements sont nocifs pour la santé.
j	Les liquides se sont mélangés grâce à deux stabilisateurs : l'œuf (jaune) et la moutarde.

2.

	Protides	Lipides	Glucides	Éléments minéraux	Fibres	Vitamines
Hachis parmentier	X	X	X			
Salade de fruits			X	X	X	X
Spaghetti bolognaise	X	X	X			
Filet de poisson Haricots verts	X			X	X	X

3. Fraises : fruits et légumes crus ; lentilles : féculents ; camembert : lait et produits laitiers ; poulet : VPO ; huile d'olive : corps gras ; chocolat : produits sucrés ; noix : céréales et féculents ; tomates, avocat : fruit ; saumon : VPO ; pain : céréales et féculents ; crevettes : VPO.
4. Fibres, minéraux et vitamines.
5. Importance fonctionnelle et structurelle.
6. L'avantage est de pouvoir remplacer n'importe quel aliment par un autre et donc d'offrir des menus variés et/ou adaptés à un état physiologique. L'inconvénient principal est que certaines équivalences entrainent des déséquilibres pour d'autres constituants.
7. Riz, blé.

Chapitre 12 – L'alimentation de l'enfant de 0 à 6 ans

Questions

- La diversification alimentaire consiste à introduire d'autres aliments que le lait dans l'alimentation du nourrisson. Elle peut être envisagée à partir de 5-6 mois.
- Les premiers aliments qui peuvent être introduits appartiennent aux groupes des fruits et légumes et des céréales. Il faut éviter les aliments allergisants.
- La viande peut être introduite entre le 6e et le 8e mois.
- Le lait est la source principale de calcium nécessaire à la croissance osseuse de l'enfant. Les farines doivent être limitées pour éviter les surcharges pondérales.
- Il est important de respecter le rythme et la spécificité de l'enfant. La diversification alimentaire doit se faire en collaboration avec le pédiatre afin d'éviter les erreurs.
- Digestion facile, contient des anticorps, contient les éléments nutritifs indispensables au développement de l'enfant, diminue les diarrhées, les allergies, plus économique.
- Lait deuxième age à partir de 6 mois.
- La vitamine D aide à fixer le calcium au niveau des os.
- Les laits enrichis en céréales favorisent la satiété / Risque de surpoids.

- Sert à calculer la ration lactée d'un bébé sur 24 h.
- 610 mL pour 24 h.
- 100 mL par biberon.

S'entraîner

1. Digestion facile, contient des anticorps, contient les éléments nutritifs indispensables au développement de l'enfant, diminue les diarrhées, les allergies, plus économique.
2. 1. C ; 2. D ; 3. B ; 4. A.
3. Poids de l'enfant en grammes/10 + 250 mL
4. 730 mL/24 h
5. Vers le 5e mois.
6. 1. B ; 2. C ; 3. A ; 4. D.
7. Avantages : aliments sélectionnés, grande variété, homogénéisation. Inconvénient : coût.
8.

Répartition des repas sur 24 heures		Rations proposées
Matin (repas lacté)	Lait	210 mL
	Farine	Facultative
Midi (repas diversifié)	Viande	20 g
	Légumes	160 g
	Produits laitiers	1 petit suisse
	Fruits	–
	Eau	À volonté
16 heures (goûter lacté)	Lait	210 mL
	Fruits	Compote
Soir (repas diversifié)	Légumes	100 g
	Produits laitiers	100 mL
	Féculents	Farine « bébé »
	Fruits	Petit pot fruits homogénéisés
	Eau	À volonté

Chapitre 13 – Les régimes alimentaires de l'enfant

Questions

- Allergie alimentaire : allergie consécutive à l'ingestion d'un aliment (symptômes cutanés, respiratoires, digestifs).
- Les œufs et les fruits à coque.
- Il faut éliminer l'aliment allergène de l'alimentation de l'enfant. L'éviction peut/doit souvent être accompagnée d'un suivi médical.
- Allaitement maternel jusqu'à l'âge de 6 mois ; diversification alimentaire bien menée ; éviction de l'aliment allergène ; utilisation d'aliments de substitution ; utilisation d'aliments adaptés.
- Ce projet comporte la liste des allergènes responsables d'allergies chez cet enfant et la conduite à tenir en cas de réaction allergique chez cet enfant.
- IMC : Indice de masse corporelle.
- Il permet de suivre l'évolution de la corpulence.
- Hypertension, diabète, problèmes articulaires, apnée du sommeil.
- Manger cinq fruits et légumes par jour ; pratiquer une activité physique régulière ; éviter le grignotage ; limiter les produits trop gras et trop sucrés ; boire de l'eau.

S'entraîner

1. Vomissements, constipation, diarrhée.
2. Vomissement : épaississement du biberon, fractionnement des repas. Diarrhée : supprimer les aliments accélérant le transit, donner des aliments riches en pectine, compenser les pertes en eau. Constipation : diminuer les aliments ralentissant le transit, augmenter l'apport hydrique, augmenter les aliments accélérant le transit.
3. Diminuer la consommation de sucres simples, de graisses.
4. Obésité : état d'un individu ayant une masse corporelle largement supérieure à ce qui est acceptable.
5. Manger cinq fruits et légumes par jour ; pratiquer une activité physique régulière ; éviter le grignotage ; limiter les produits trop gras et trop sucrés ; boire de l'eau…
6. Pathologie rénale = régime hyposodé. Maladie cœliaque = régime sans gluten. Intolérance aux protéines du lait de vache = régime sans protéine de lait.
7.
a. Jules (4 mois) vomit beaucoup. Ses parents consultent le médecin qui leur conseille d'*épaissir le biberon*.
b. Émilie (2 ans) a des selles molles depuis ce matin. À la crèche, la puéricultrice lui propose à midi un plat de *carottes et de riz*.
c. Zoé (3 ans) a eu des selles dures. À la crèche, la puéricultrice lui propose à 10 h un *jus d'orange pressée*.
d. Coline a une pathologie rénale. Le médecin a demandé aux parents de limiter l'apport en *aliments salés*.
e. Marcos (5 ans) est diabétique. Le médecin a prescrit la suppression des *sucres simples*.
f. Marie (6 ans) a un poids qui dépasse les normes de son âge. Le médecin a conseillé aux parents de diminuer sa ration alimentaire et de lui faire pratiquer une *activité physique*.

Chapitre 14 – L'éducation alimentaire de l'enfant

Questions

- Initier à la cuisine, informer sur l'origine et la production des aliments, promouvoir des comportements alimentaires et éveiller aux goûts et aux saveurs.
- Le salé, le sucré, l'amer et l'acide.
- L'odorat et le goût.
- La langue et le nez.
- Les autres sens sont impliqués dans l'envie de manger ou le rejet : apparence, croustillant…
- Le cerveau est le siège de l'interprétation de l'influx nerveux créé par le nez et la langue.
- L'alimentation doit apporter l'ensemble des nutriments essentiels au fonctionnement/développement de l'organisme. C'est également un moyen d'échange culturel/social. C'est un temps de convivialité lors de la prise des repas.
- Il influence les besoins nutritionnels, les aptitudes sensorielles, les comportements.
- Les facteurs socio-culturels, le niveau socio-économique, l'environnement alimentaire, les facteurs physiologiques, le pays, les aspects individuels.

S'entraîner

1. Le nez et la langue sont le siège des perceptions sensorielles des aliments.
2. *Stimuli* métabolique, psycho-sensoriel, socioculturel.
3. Éviter les mets aux goûts forts, utiliser les épices, varier les consistances.
4. Boulimie, anorexie, orthorexie.
5. Traditions, croyances, religion, valeurs, éducation, accès à l'information.
6.
a. La mère est permissive concernant la pâtisserie orientale. L'enfant profite de cette permissivité pour réclamer davantage de sucreries dans la journée.
b. Il y a un risque d'obésité, accompagné d'un risque de caries pour l'enfant.
c. *Stimuli* : visuel (la vue des bonbons), socioculturel (Fatiha apprécie autant le couscous que la daurade au beurre) et métabolique (sensation de faim).

CORRIGÉS

Chapitre 15 – Les contaminations alimentaires

Questions

- La salmonellose est une toxi-infection alimentaire due à *Salmonella* (bactérie).
- Une TIAC est une toxi-infection alimentaire collective. Elle se définit par l'apparition d'au moins deux cas similaires.
- Diarrhées importantes et fièvre.
- Bien se laver les mains lorsque l'on fait la cuisine.
- Eaux (stagnantes, rivières, eau du robinet...), aliments souillés, viande mal/peu cuite. Pathogénicité favorisée en cas d'immunodépression.
- Contamination des aliments qui sont ensuite mal/peu cuits.

S'entraîner

1. TIAC : maladie infectieuse contractée par au moins deux personnes à la suite de l'ingestion de nourriture contaminée.
2. Salmonelle, colstridium, S. aureus, listériose.
3. Choisir des produits frais, vérifier les dates (DLC, DLUO), suivre les indications de conservation, ne pas interrompre la chaîne du froid, ne jamais recongeler un aliment décongelé, suivre les règles d'hygiène en cuisine.
4. Mercure, plomb, cadmium, engrais, pesticides, antibiotiques.
5. S'assurer du sérieux des fournisseurs et de la qualité des produits.
6.

Enfants	Pathologies	Causes
Amalia	Taeniasis	Taenia
Joe	Ascaridose	Ascaris
Julie	Salmonellose	Salmonelles
Philippine	Botulisme	Cl. botulinum
Flora	Oxyurose	Oxyure
Tania	Choc histaminique	Histamine

Chapitre 16 – L'enfant

Questions

- La fièvre est une température supérieure à 38 °C.
- Habiller légèrement l'enfant, le faire boire souvent, ne pas trop chauffer sa chambre.
- Un antipyrétique.
- Il faut consulter le médecin.
- Les activités d'éveil et de socialisation vont stimuler l'éveil intellectuel des enfants. Le groupe favorisera la socialisation. L'accueil par un professionnel favorisera le contact humain et le développement affectif.
- Facteur alimentaire : repas. Rythme de vie : repas adaptés à l'enfant, le sommeil, acquisition motrice adaptée à l'age de l'enfant... Exercice phyisique : motricité.

S'entraîner

1.
a. Réflexe archaïque : mouvements automatiques involontaires caractéristiques des nouveau-nés en réponse à certains *stimuli*, sans modulation et ayant un bas niveau de différenciation.
b. Développement somatique : ensemble des phénomènes physiques qui contribuent à la croissance d'un enfant.
c. Latéralisation : différenciation entre le côté droit et le côté gauche.
d. Socialisation : processus global par lequel le sujet s'inscrit dans les pratiques des relations sociales.
e. Handicap : limitation des possibilités d'interaction d'un individu avec son environnement.

2.
a. Varicelle, oreillons, rougeole, coqueluche…
b. Oyxurose, taeniasis, ascaridose…
c. Eczéma, dermatite atopique, érythème fessier, croûte de lait…
3.
a. L'enfant de 4-5 ans a besoin d'être inséré dans un groupe. L'enfant a besoin de jeux symboliques où il va imiter les adultes. Il reproduit à l'occasion le respect des normes sociales.
b. L'adulte doit surveiller les jeux des enfants. Une sanction positive renforcera le comportement de respect des normes sociales. La punition est à éviter car elle est souvent inefficace chez l'enfant.
4.
a. Les pleurs sont liés à un trouble de l'endormissement. Pour Zoé, ils traduisent la peur de la séparation d'avec son entourage.
b. Zoé est réveillée par « anxiété ». Hugo est réveillé par la faim et l'envie de se « dépenser ».
c. Développement sensoriel : Zoé est apaisée par la voix des personnes proches (mère, assistante maternelle). Hugo est capable de localiser des objets et d'interagir avec son environnement. Développement moteur faible chez Zoé. Hugo est capable de se relever sur les mains et de se retourner.
d. Les professionnelles sont là pour encourager le développement de l'enfant en le stimulant. Elles sont également présentes pour rassurer l'enfant.

Chapitre 17 – Le cadre juridique et institutionnel de l'enfant et de la famille

Questions

- Surveillance de la croissance et du développement de l'enfant ; vaccinations ; suivi par une puéricultrice ; conseils pratiques.
- La pluridisciplinarité de l'équipe permet de travailler avec les familles et les enfants dans leur globalité. La PMI peut ainsi aider les familles sur le plan de la nutrition, des prestations sociales, des activités ludiques, socio-culturelles…
- Les consultations de la PMI sont orientées vers la prévention. La PMI est un lieu d'écoute et de conseil.
- Famille : ensemble des personnes qui ont des liens de parenté et d'alliance. Il désigne aussi un groupe de personnes vivant ensemble dans le même foyer.
- Famille nucléaire, recomposée, monoparentale, élargie.
- Crèche, micro-crèche, halte-garderie, multi-accueil, jardin d'enfants.
- Projet pédagogique, horaires d'ouverture, proximité géographique, coût…
- UNICEF.
- Objectif : reconnaître et protéger les droits spécifiques des enfants.

S'entraîner

1.
a. Mariage : union légitime d'un homme et d'une femme.
b. Divorce : rupture officielle par voie judiciaire d'un mariage civil liant précédemment deux personnes.
c. Filiation : transmission de la parenté lorsqu'une personne descend d'une autre.
d. Autorité parentale : ensemble des droits et des devoirs que les parents ont à l'égard de leurs enfants mineurs.
2. PMI : Protection maternelle et infantile.
Objectifs : mesures de prévention médicales, psychologiques, sociales et d'éducation pour la santé en faveur des futurs parents et des enfants ; actions de prévention et de dépistage des handicaps des enfants de moins de six ans ainsi que de conseil aux familles pour la prise en charge de ces handicaps ; surveillance et contrôle des établissements et services d'accueil des enfants de moins de six ans ainsi que des assistantes maternelles ; actions d'aide aux familles.

3.

Prestations	Définitions
Allocation d'éducation à l'enfant handicapé (AEEH)	Elle est destinée à compenser les frais qu'entraîne un enfant handicapé
Allocation de rentrée scolaire	Elle est destinée à alléger les frais de « rentrée scolaire » de l'enfant
Aides au logement	Elle est destinée à alléger les frais de location
Allocations familiales	Elles sont destinées à alléger les dépenses d'entretien de l'enfant
Complément familial	Elle est destinée à apporter une aide financière aux familles à revenus modestes
Prestation d'accueil du jeune enfant (PAJE)	Elle est destinée : – à apporter une aide financière aux parents pour la naissance de l'enfant ; – à alléger les frais de garde de l'enfant ; – à apporter un complément de ressources pour le parent qui souhaite garder son enfant

4.
a. Proximité géographique, large amplitude de garde (ou horaires de garde adaptés), cadre rassurant, activités variées, socialisation auprès d'autres enfants, cadre éducatif.
b. Naty semble épanouie, heureuse de retrouver sa maman ou son assistante maternelle.

Chapitre 18 – La communication appliquée au secteur professionnel

Questions

- On retrouve la date, les horaires et le programme de la journée.
- Il manque une adresse complète et un plan d'accès.
- Objectif : moyen pour faire connaître ses idées.
- Communication écrite, communication verbale, communication non verbale, communication symbolique.
- Compréhension, connexion, crédibilité.
- Bruit, barrière sociologique, barrière de la langue…
- « La révélation d'une information à caractère secret par une personne qui en est dépositaire soit par état ou par profession, soit en raison d'une fonction ou d'une mission temporaire, est punie d'un an d'emprisonnement et 15 000 € d'amende ». Le secret professionnel a donc pour objectif d'assurer la confiance qui s'impose à l'exercice de certaines professions dont on pense qu'elles ont une fonction sociale (soins, défense, aide : médecins, avocats et assistants de service social doivent respecter le secret professionnel absolu).
- La discrétion professionnelle vise à protéger l'administration et non l'administré.

S'entraîner

1. Écrite, verbale, non verbale, symbolique.
2. Communication efficace : être calme, bienveillant, respecter l'interlocuteur, être rationnel…
3. Trois sources d'information : environnement familial, scolaire, revues spécialisées.
4. Oral, écrit, visuel.
5. L'organigramme sert à indiquer la répartition des personnes dans les services d'une structure.

6.

GRILLE D'ANALYSE D'UNE SITUATION DE COMMUNICATION ORALE INTERPERSONNELLE			
Dans cette grille, nous appelons A et B les deux acteurs : A étant le professionnel, Anna (directrice) et B, Mme D. (mère de Zoé).			
A	**Réponses**	**B**	**Réponses**
Qui ?	Directrice	Qui ?	Mère de Zoé
Le contenu du message A : – nature ? – respecte-t-il le secret professionnel ?	Écrite Oui	Le contenu de la rétroaction de B : – nature ? – caractéristiques ?	Verbale Négatif, fermé
Le langage de A est-il : – professionnel ? – familier ? – chaleureux ? froid ? – compris par B ? – adapté ? pourquoi ?	Professionnel, chaleureux, compris par B, adapté. Le résultat obtenu est celui recherché initialement	Le langage de B est-il : – professionnel ? – familier ? – chaleureux ? froid ? – compris par A ? – adapté ? pourquoi ?	Familier, froid, compris par A. Pas forcément adapté car le discours contient des éléments de la vie privée de B qui ne regardent pas forcément A
L'attitude de A : – position et posture du corps – gestes, mimiques du visage – hochement de la tête – jambe qui balance…	Accueille B assise, puis se lève en fronçant les sourcils. Se rapproche de B. Se rassoit l'œil vague	L'attitude de B : – position et posture du corps – gestes, mimiques du visage – hochement de la tête – jambe qui balance…	Debout, l'air contrarié, puis se raidit
L'écoute de A : – comment A manifeste-t-il une écoute attentive de B ? – postures – mots (lesquels ?) – reformulation (laquelle ?)	A ne rentre pas dans le conflit, elle amène B à exposer sa situation. Et reformule dans la phrase : « Je comprends (…) situation »	L'écoute de B : – quels effets provoque sur lui l'écoute de A ? – postures – mots (lesquels ?) – reformulation (laquelle ?)	D'abord agressive, B va finalement exposer sa situation puis se montrer chaleureuse vis-à-vis de A. Reformule la réponse de A dans la phrase : « Non bien sûr (…) participation. »
L'interaction : – identifier les différentes phases de la communication – effets sur A, évolution observée chez A entre le début et la fin de la communication – l'attitude – le vocabulaire – les relations	Accueillante, elle répond dans un premier temps sèchement à la première phrase de B. Se radoucit puis écoute attentivement B. Les relations et le vocabulaire restent professionnels	L'interaction : – effets sur B, évolution observée chez B entre le début et la fin de la communication – l'attitude – le vocabulaire – les relations	Agressive en début de situation, elle se montre chaleureuse à la fin. Son vocabulaire et ses relations sont familiers
L'objectif : – l'objectif de la communication est-il atteint ? – conditions relationnelles de cette communication : bienveillance, opposition, neutralité, agressivité ?	Oui, la situation est désamorcée rapidement, avec dans un premier temps opposition puis bienveillance	L'objectif : – l'objectif de la communication est-il atteint ? – conditions relationnelles de cette communication : bienveillance, opposition, neutralité, agressivité ?	Oui, la fille de Mme B. pourra participer à la fête. Agressive dans un premier temps, elle se montre finalement chaleureuse

7. 1 an emprisonnement + 15 000 € d'amende.

8. Obligation de réserve : interdication pour un fonctionnaire de faire de sa fonction l'instrument d'une propagande quelconque.

Chapitre 19 – L'hygiène et le confort du logement pour le bien-être de l'enfant

Questions

- L'isolation thermique permet de réduire/éliminer les déperditions de chaleur afin de garantir confort et économies d'énergie. On peut ainsi isoler les combles, les murs par l'intérieur, les planchers à l'aide d'isolants comme les laines minérales, végétales, le polystyrène... Le double vitrage permet de réduire les déperditions de chaleur au niveau des surfaces vitrées. Les ponts thermiques et les planchers sont également à traiter.
- L'aération est nécessaire pour assurer le renouvellement d'air indispensable à l'hygiène, pour évacuer l'humidité et l'air vicié, pour éviter les condensations et les moisissures. Elle peut être naturelle ou mécanique (VMC).
- Les combles et/ou la toiture sont les lieux privilégiés pour l'extraction de l'air. L'entrée de l'air se fait généralement au niveau des fenêtres.
- L'obturation permet d'éviter la fuite de l'air chaud vers l'extérieur.
- Soleil et éclairage artificiel.
- Lampes à incandescence, tubes fluorescents, lampes halogènes, led.
- Son coût, sa durée de vie, son flux lumineux, sa consommation.
- Détection de présence, temporelle, de la lumière.
- Ces détecteurs tiennent compte de l'apport de l'éclairage naturel, et se coupent automatiquement en cas d'absence.
- Les transports.
- 130 dB.
- Bruits de conversation, de la marche. Bruits d'impact, de vibration. Bruits d'équipements.
- Double vitrage. Laine de verre, de roche, laine naturelle.

S'entraîner

1. L'air *pur* est principalement un mélange gazeux incolore, inodore et insipide. Il se compose principalement de dioxygène, de diazote et de vapeur d'eau.
L'air *vicié* a subi des transformations physiques (élévation de température ou du degré hygrométrique) ou des modifications chimiques (appauvrissement en oxygène ou enrichissement en dioxyde de carbone ou fumée de tabac).
L'air *pollué* contient des polluants. Le plus connu dans l'habitat reste le monoxyde de carbone. Il en existe d'autres comme les poussières (avec les acariens), les vapeurs de solvants, les composés organiques volatiles et le pollen.
2. VMC et ventillation naturelle.
3. Eau potable : eau propre à la consommation humaine.
4. Production instantanée et accumulation.
5. Eaux domestiques (eaux vannes + eaux ménagères) et eaux industrielles.
6. En cas de fuite de courant, l'électricité sera évacuée vers la terre, ce qui garantit la sécurité de l'usager.
7. Confort thermique : sensation de bien-être lorsqu'on est exposé à une ambiance intérieure.
8. L'isolation thermique participe au confort, diminue la consommation d'énergie, et diminue donc la facture énergétique du logement.
9. Double vitrage, laine minérale, laine végétale.
11. Éclairage direct, indirect, diffus et mixte.
12. Coût, durée de vie et efficacité lumineuse.

Chapitre 20 – L'aménagement des locaux : collectivité et habitat privé

Questions

- L'espace sanitaire de « change des enfants », et l'espace de repos où les enfants vont dormir.
- Les étagères permettent de ranger les produits hors de portée des enfants. L'escalier permet aux enfants de monter jusqu'aux tapis de change. Le distributeur de papier à usage unique est placé de ma-

nière à être accessible pour les auxiliaires. Un point d'eau est placé à proximité du tapis de droite afin de faciliter la toilette du siège. La barrière de sécurité empêche les enfants d'accéder seuls à cet espace.

• Les lits à barreaux sont généralement solides, ils facilitent la surveillance pour les auxiliaires tout en permettant à l'enfant de « voir » son environnement.
• Aspect pratique, maniabilité, confort, prix, encombrement, polyvalence.
• Acheter une poussette adaptée à l'âge de l'enfant et conforme aux exigences de sécurité.
• Verifier l'état général de la poussette, ne jamais laisser le bébé seul dans la poussette, vérifier que le dispositif de blocage est bien enclenché…
• Espace de jeux et d'activités.
• Brique, tapis de sol, livres, bancs, siège, piscine à boules, tables, jeux, jouet…
• Ces matériels sont adaptés aux âges des enfants et leur permettent d'avoir des activités variées : lecture, peinture libre, jeux de construction, déouverte, motricité…

S'entraîner

1. Les différents espaces sont : les espaces sanitaires (salle de change, toilettes), les espaces de jeux et d'activités, les espaces de repos, les espaces de repas.
2. Un espace de repas doit être : calme, frais, intimiste, fonctionnel, convivial, pas trop décoré.
3. Pour les petits, les repas peuvent être pris dans les bras ou dans des transats. Chez les moyens, des chaises hautes peuvent être utilisées. Enfin pour les grands, des tables et des chaises permettent de réunir les enfants en groupes pour le repas.
4. Cet espace est utilisé pour effectuer la toilette des enfants à plusieurs moments de la journée.
5. Les équipements doivent répondre aux critères d'hygiène, de sécurité et de confort.
6. Citons par exemple : les postes d'appel, les extincteurs, les consignes…
7.

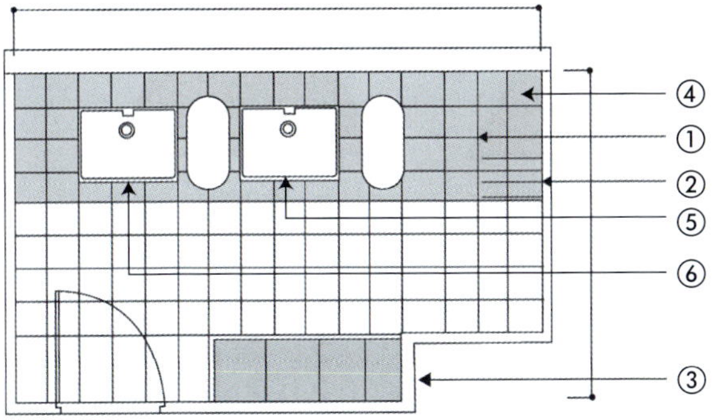

① Plan de travail (avec les lavabos et les coussins de change).
② Escalier pour l'enfant.
③ Placards de rangements (pour les vêtements des enfants).
④ Étagères en hauteur pour les produits d'hygiène.
⑤ Placards pour les couches et le linge de toilette.
⑥ Carrelages au sol antidérapant, ou tapis de sécurité.

8. Orientation, chauffage, mobilier conforme aux critères HSC, lit à barreaux…
9 et 10. Entre 2 et 6 ans, l'enfant se situe dans une période au cours de laquelle l'accès aux symboles va permettre de se représenter mentalement des objets. Ce qu'il avait appris par l'action va devenir une représentation mentale. L'action devient réfléchie, intériorisée. Pour que la fonction symbolique se mette en place, il faut lui permettre d'avoir accès aux jeux symboliques, c'est-à-dire : les jeux d'imitation, les jeux de faire semblant, le dessin.

Chapitre 21 – La prévention des accidents domestiques chez l'enfant

Questions

• Chutes > brûlures, électrification > défenestration > asphyxie, monoxyde de carbone > incendie > noyade.
• Il y a une concentration des accidents pendant l'heure qui précède le repas (excitation, baisse de la vigilance due à la préparation du repas, présence de situations dangereuses dues à la préparation du repas…), en fin de semaine (baisse de la vigilance due à la fatigue accumulée…), en juin et en septembre.
• Chaque jour, 2 enfants décèdent.

• La prévention a pour but de faire connaître les différents dangers de la maison aux enfants afin qu'ils puissent faire attention.
• La noyade.
• Ne pas laisser les enfants sans surveillance. Se baigner avec eux. Apprendre aux enfants à nager tôt. Utiliser des équipements NF et/ou CE. Équiper la piscine des dispositifs de surveillance/sécurité.
• Le risque électrique.
• Ne pas laisser l'enfant sans surveillance. Ne pas utiliser d'appareils électriques en présence d'eau. Équiper les prises de dispositifs de sécurité. Faire vérifier les installations électriques. Ne pas laisser de prolongateur traîner après son utilisation.

S'entraîner

1.

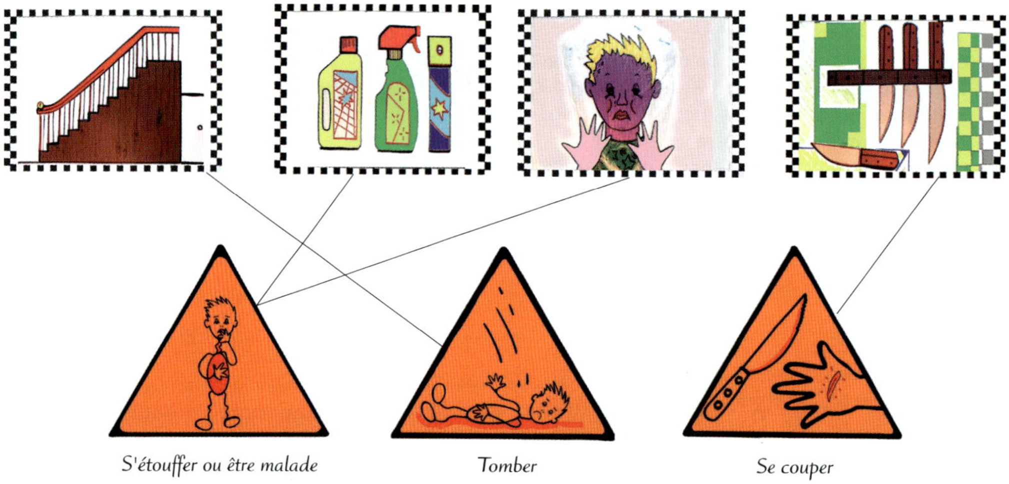

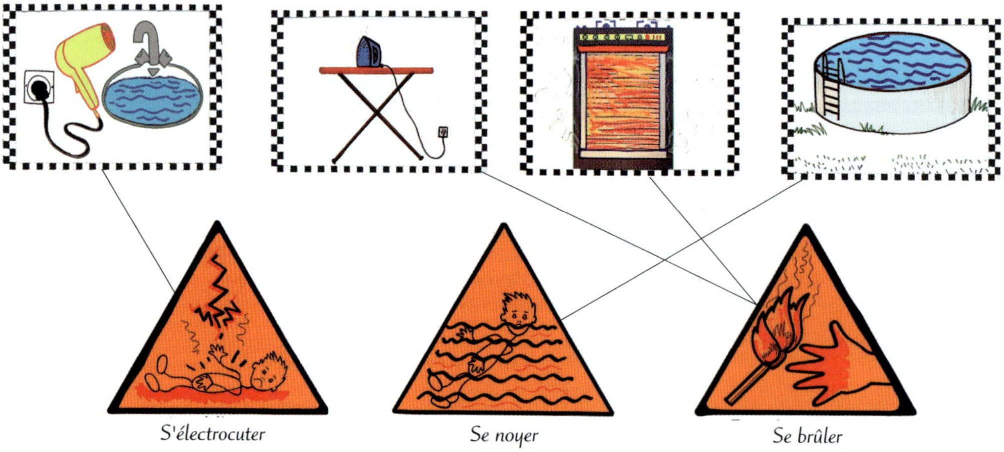

2.

Risque	Prévention
Coupure	Ne pas laisser l'enfant sans surveillance lors de l'utilisation. Mettre les objets coupants hors de portée des enfants.
Brûlure	Ne pas laisser l'enfant sans surveillance. Vérifier la température du bain. Mettre hors de portée les casseroles et autres récipients d'eau bouillante.

Risque	Prévention
Électrisation	Ne pas utiliser d'appareils électriques en présence d'eau. S'équiper en dispositifs de sécurité. Avoir une installation aux normes en vigueur. Ne pas laisser les prolongateurs à portée des enfants.
Noyade	Ne pas laisser l'enfant sans surveillance. Utiliser des équipements aux normes NF/CE. Apprendre à l'enfant à nager tôt. Équiper le bassin à l'aide de dispositifs de sécurité.
Chute	Ne pas laisser l'enfant sans surveillance. Équiper les fenêtres de dispositifs de sécurité. Équiper les escaliers de barrières de protection, de revêtements anti-dérapants.
Étouffement	Ne pas laisser l'enfant sans surveillance. Utiliser des jouets aux normes NF/CE afin d'éviter l'ingestion de petites pièces. Mettre hors de portée de l'enfant les sacs plastiques.

Chapitre 22 – Les matériels et produits liés aux soins d'hygiène corporelle, au confort de l'enfant

Questions

- L'armoire à pharmacie doit être placée hors de portée des enfants, de préférence en hauteur.
- L'armoire à pharmacie doit être fermée à clé.
- Il faut vérifier régulièrement le contenu de l'armoire à pharmacie afin de remplacer les produits utilisés et de détruire les produits périmés.
- Une coupure, un saignement de nez, un choc à la tête, un petit malaise vagal…
- Le savon sert à éliminer les saletés présentes sur la peau.
- En éliminant le film hydrolipidique protecteur, le savon fragilise la peau.

S'entraîner

1. Hypoallergénique : se dit d'un produit dont les risques d'allergie qu'entraîne son utilisation sont minimisés.
Hydrate la peau : rétablit l'équilibre de l'épiderme en eau.
Protège la peau : forme un film protecteur.
Couches superficielles de la peau : on parle ici de l'épiderme.
2. Le spray est pratique à utiliser, il faut toutefois faire attention lorsque l'on pulvérise au niveau du visage (yeux).
3.

Produits	Utilisation
Pansements adhésifs	Couvrir une plaie. Permettre la cicatrisation. Faire cesser le saignement.
Pince à échardes	Enlever les échardes et les petits corps étrangers.
Thermomètre	Prise de la température corporelle.
Antipyrétiques	Faire baisser la température corporelle.
Produit pour contusion	Apaiser les douleurs musculaires et articulaires.

CORRIGÉS

Chapitre 23 – Les matériels et produits liés aux activités de jeux et de loisirs

Questions

• Les activités physiques permettent à l'enfant d'être en meilleure forme physique, de développer des habiletés sociales, de se faire des amis, de développer des aptitudes sportives de base pour la vie, de développer sa motricité.
• Le dessin permet à l'enfant de développer sa créativité, sa motricité fine. Il facilite l'apprentissage des couleurs et des textures.
• Le gymnase offre une grande surface où chacun peut être au calme pour venir lire. La lecture facilite l'apprentissage du français, développe l'imaginaire des enfants.
• Les jeux de société permettent aux enfants de se sociabiliser, de se faire des amis. Les enfants apprennent à respecter les règles du jeu. Exemples : jeux d'échecs, de dames, lotos...

S'entraîner

1.

	Jours	Activités	Matériel nécessaire
1	Lundi	Peinture avec des outils	– Pots de couleurs – Récipients plats (assiettes) – Pinceaux, objets divers – Larges feuilles de papier (type Canson®) – Scotch
2	Mardi	Pâte à modeler	– Pâte à modeler (couleurs variées) – Petits moules – Papier d'aluminium – Petits outils (rouleaux, fil, palette...)
3	Mercredi	Peinture avec les pieds	Idem lundi
4	Jeudi	Pâte à gâteaux	– Farine, eau, sucre – Moule – Rouleau à pâtisserie – Fouet – Décoration (bougies)
5	Vendredi	Sable	– Bac à sable – Seaux – Pelles – Râteaux

2. La peinture : fluide, liquide, laisse des traces sur la feuille (et également sur la peau, mais elle est lavable). Elle sert à créer des formes colorées.
La pâte à modeler : molle, douce au toucher, prend la forme souhaitée, sèche rapidement. Elle permet de fabriquer des petits objets.
Le sable : fluide (il ne reste pas dans la main) ; avec de l'eau, il devient ferme et permet de faire des pâtés ou des représentations plus élaborées (châteaux de sable).
3. À la crèche, le bac à sable doit être protégé après chaque utilisation. Le sable doit être traité régulièrement.
Le personnel doit demander aux enfants de se laver les mains après les jeux de sable.
Le matériel (seaux, pelles) doit être nettoyé régulièrement.
Le personnel doit surveiller les enfants pour éviter les projections dans les yeux.
Les animaux domestiques ne doivent pas être acceptés dans le bac à sable.
4. Utiliser du matériel inoffensif aux normes CE/NF. Vérifier l'état du matériel. Donner des consignes de sécurité claires et facilement compréhensibles. Surveiller les enfants. Adapter l'activité à l'âge de l'enfant et à ses capacités...

Chapitre 24 – Les produits alimentaires

Questions

- Préserver la comestibilité et les propriétés gustatives et nutritives des aliments.
- Conservation par la chaleur (stérilisation, pasteurisation, appertisation, UHT), conservation par le froid (réfrigération, congélation), conservation par élimination de l'eau, conservation par des additifs alimentaires, autre (atmosphère modifiée).

S'entraîner

1. a. Produit de 4e gamme.
L'étiquette indique la dénomination du produit, la quantité nette, la DLUO, les ingrédients, les coordonnées du fabricant, les conditions de conservation.
b. Ce sont des aliments de la 1re gamme.
c. Le pain peut être vendu frais sous forme de baguette, de boule, ou bien sous forme de tranches prédécoupées et conservées sous plastique. L'eau est vendue en bouteilles (en plastique ou en verre) de différentes contenances.
2. a. Ce produit est composé de différentes huiles : tournesol + palme + arachide.
b. Il manque : les coordonnées du fabricant, la DLC/DLUO, la quantité nette de produit.
c. L'huile appartient à la 2e gamme.
3. Ce produit appartient à la 3e gamme.
On retrouve les conseils d'utilisation, les ingrédients, le poids net, les coordonnées du fabricant.
4. L'étiquetage doit contenir : la dénomination du produit, sa composition, la quantité nette, la date limite de consommation ou d'utilisation (DLC/DLUO), les coordonnées du fabricant, les conditions de conservation. L'étiquetage ne doit pas induire l'acheteur en erreur.
5. Elle permet de ralentir le développement des micro-organismes et donc de conserver l'aspect, le goût des aliments ainsi que leurs valeurs nutritives.

Chapitre 25 – Les produits et matériels d'entretien

Questions

- C'est un nettoyant-désinfectant sols et surface.
- Il est bactéricide, fongicide, actif sur HIV 1, HBV et BK.
- Diluer le produit (20 mL/8 L d'eau froide), nettoyer par balayage ou par essuyage humide. Utiliser la méthode des deux seaux, ne pas rincer.
- Ne pas ingérer, porter des gants (risque de brûlures), laver abondamment en cas de contact avec les yeux.
- C'est un détergent.
- Multi-surfaces, dissout la saleté et les graisses, fait briller, laisse une odeur d'une « fraîcheur intense », ne se rince pas en cas d'utilisation diluée.
- Diluer deux bouchons dans 5 L d'eau. Laver la surface souhaitée. En cas de doute, utiliser sur une petite surface non visible. En cas d'utilisation pure, verser le produit directement sur une éponge (une lavette), laver puis rincer.
- Rincer en cas d'utilisation sur une surface en contact direct avec des aliments, conserver hors de portée des enfants, éviter le contact avec les yeux, se rincer et se sécher les mains après utilisation, éviter un contact prolongé avec le produit si la peau est sensible ou blessée.

S'entraîner

1. Maintenir l'hygiène et la propeté des locaux. Améliorier les conditions d'accueil et de travail.
2. a. Détergent : produit utilisé pour nettoyer divers supports. Il détache les salissures et facilite leur évacuation.
b.
– Le *pouvoir mouillant* : il permet la pénétration de l'eau entre les fibres.
– Le *pouvoir dispersant* : il correspond à la fragmentation des salissures grasses.
– Le *pouvoir émulsionnant* : il permet de détacher les salissures grasses de leur support et de les maintenir en suspension.
– Le *pouvoir moussant* : il entraîne la formation de mousse qui va favoriser l'évacuation des salissures au rinçage.

c. Le solvant utilisé est l'eau.
3. a. *Bactéricide* : tue les bactéries.
Fongicide : tue les champignons.
Virucide : tue les virus.
b. *Bactéricide* : élimine les bactéries. *Bactériostatique* : bloque la multiplication des bactéries.
c. Les deux premières étapes correspondent à la préparation du produit. Il faut respecter le dosage afin d'assurer l'efficacité du produit, éviter de diluer dans l'eau chaude afin d'éviter les dégagements de vapeurs toxiques. La méthode des deux seaux permet de travailler rapidement et efficacement : le premier seau contient la solution lavante ; le second recueille les salissures.
d. Il ne faut pas d'étape de rinçage après avoir lavé le sol.
4.a. Dosage non respecté.
b. Conséquences : produit non actif en cas de sous-dosage, reste de produit sur la surface traitée en cas de surdosage.
c. Mélange de deux produits.
d. Conséquences : perte d'efficacité des produits, dégagement gazeux toxique.

Chapitre 26 – L'organisation du travail

Questions

- Planning : programme de travail. Détermination d'une suite de tâches à accomplir.
- Il permet aux parents de prendre connaissance des différentes activités qui seront proposées à leurs enfants durant le voyage scolaire.
- Les jours et la répartition des activités pour chaque journée.
- Mal de dos.
- Les professionnels de la petite enfance sont soumis toute la journée aux ports de charges répétées.
- Formation préventive pour un apprentissage du bon geste et de la bonne posture.
- Maintenir la colonne vertébrale fixe, être stable sur ses appuis, soulever une charge près du corps, ne pas faire de rotation du tronc, effectuer des exercices d'étirements/de gymnastique, maintenir une activité physique régulière.
- Figures 1, 4 et 6.
- Qui : l'ATSEM/6 enfants. Quoi : papillon à la peinture. Où : en classe autour d'une table. Pourquoi : apprentissage de la tenue du crayon. Comment : faire le ciel, faire les ailes du papillon, utiliser l'index pour les taches. Quand : date de l'activité.

S'entraîner

1. a.

Avant le soin	Pendant le soin	Après le soin
2, 3, 4, 11, 12, 18, 19, 20	5, 7, 9, 10, 12, 14, 16, 19,	1, 6, 7, 8, 9, 12, 17, 19, 13,15

b.

Capacités	Actions
Relationnelles	5, 6, 7, 12, 18, 20
Organisation-planification	1, 2, 11, 15
Sécurité	13
Hygiène	3, 4, 8, 9, 14, 17
Économie	10
Ergonomie	19

2.

Planification du projet d'animation		
Éléments de réflexion d'après le QQQOCP	**N°**	**Rôle de l'animateur**
a) le **Pourquoi** ? C'est l'intérêt, l'objectif de l'activité – répondre à l'attente des enfants – répondre aux besoins des enfants	3 6	Doit répondre au projet pédagogique de la structure ainsi qu'aux besoins des enfants.
b) le **Qui** ? Ce sont les destinataires	2	Réfléchit aux capacités de son groupe d'enfants
c) le **Quoi** ?	5	Réfléchit à son activité en fonction du projet pédagogique et des autres activités proposées
d) le **Comment** ?	7	Prépare son matériel, son déroulement
e) le **Avec Qui** ?	1	Demande à des collègues de l'aider à encadrer son activité
f) le **Où** ?	4	Aménage le lieu de l'activité
g) le **Quand** ?	8	Intègre son activité au planning

Chapitre 27 – Les techniques d'entretien des locaux, des équipements et du petit matériel

Questions

- Liste du matériel : des chiffons en coton, un produit dépoussiérant, un produit détergent, des gazes pré-imprégnées, un balai trapèze, un balai Faubert, un chariot de ménage complet (sac poubelle, deux seaux, une presse).
- Il permet de transporter les seaux, les balais, les détritus et aussi les différents produits.
- Un seau va contenir la solution lavante (eau + détergent) ; l'autre seau va recueillir les salissures.
- La presse sert à essorer les franges.
- Propreté : absence ou présence relative de salissures sur une surface ou dans l'air.
- Objectifs : assainissement périodique des locaux, des équipements, de l'air.
- Lavage (sols, surfaces, équipements, matériels, linge), dépoussiérage (sols, surfaces, équipements), bionettoyage (sols, surfaces, équipements, matériels).

S'entraîner

1. a. Objectifs : assurer l'hygiène et le confort.
b. Le matériel :
– aspirateur (pour dépoussiérer le sol) ;
– balai faubert ou type trapèze (pour le lavage du sol) ;
– gazes imprégnées ou lavettes (pour le mobilier).
Les produits :
– nettoyant ordinaire (spécial sol, avec pH neutre) ;
– abrasif (pour lavabo et WC).
c. Respecter la règle : « nettoyer en allant du plus propre au plus sale » :
– nettoyer d'abord le petit mobilier (table de nuit) puis le gros mobilier, et en dernier le sol ;
– commencer par le haut des meubles (poussiéreux) et se diriger vers le bas ;
– nettoyer d'abord le mobilier de la chambre, puis celui de la salle de bain, et en dernier le WC.
d. La méthode de nettoyage au sol est la godille. Il faut :
– débuter par le fond du local (partie opposée à la porte d'entrée) ;
– détourer au contact des plinthes et sortir avec le premier déchet ;
– faire de grands « 8 » (dans le sens horizontal) et sortir de la pièce avec le deuxième déchet.
2. 1. C ; 2. A ; 3. D ; 4. B.

Chapitre 28 – Les techniques de préparation et de service des collations et des repas

Questions

• Au choix : fraise, orange, ananas, kiwi, banane, raisin…
• Un couteau économe pour l'épluchage, un couteau pour la découpe des fruits, une planche à découper, un récipient pour mélanger les fruits, un récipient pour récupérer les déchets.
• Désinfecter le plan de travail, se laver les mains, laver les fruits, éliminer régulièrement les déchets.
• *Lavage* : la poussière, les traces de terre et les possibles déjections doivent être éliminées par un lavage à l'eau potable.
Épluchage : action d'ôter la peau d'un légume, d'un fruit.
Découpage : action de couper par morceaux.
Assemblage : action de mettre ensemble les différents morceaux de fruits.
• Avantages : rapide, précis, simple et efficace (biberon obtenu rapidement à la bonne température).

S'entraîner

1.
a. Intérêts de la cuisson à la vapeur :
– les aliments gardent toutes leurs propriétés ;
– leur goût est meilleur, leur texture est préservée.
b. Les plats réalisés à la vapeur sont surtout les légumes. Ex. : courgettes, céleris, navets, blettes, pommes de terre…
2.

Les techniques de cuisson	
Différentes techniques	**Exemples**
Cuisson à l'eau	– Mettre l'aliment dans l'eau – Porter à ébullition – 1er temps : feu vif ; 2e temps : feu modéré
Cuisson à la sauteuse ou à la poêle	– Chauffer l'appareil avec un corps gras – Faire dorer l'aliment sur les deux faces à feu vif – Poursuivre la cuisson à feu doux
Cuisson au four	– Préchauffer le four ++ – Déposer le plat dans le four – Respecter le temps de cuisson

3.
Tableau a
a. Il s'agit du matériel et des produits destinés à la fabrication d'une sauce. On peut aussi réaliser des crèmes, des bouillies, ou épaissir les potages.
b. Recette : délayer la farine dans un liquide froid (pour éviter les grumeaux) ; faire bouillir l'eau, y ajouter le mélange et faire cuire à feu doux ; veiller à respecter le temps de cuisson (ex. : farine de blé 7 min, maizéna quelques secondes).
Tableau b
a. Il s'agit du matériel pour réaliser une pâte levée (levure chimique) destinée à fabriquer un gâteau (cake, quatre-quarts…).
b. Recette : mélanger tous les ingrédients pour constituer une pâte, ajouter la levure au dernier moment, puis faire cuire à 150 °C (th. 5), respecter le temps de cuisson.
4. a. Matériel pour le biberon : biberon + tétine, eau, lait.
b. Ordre des opérations : 9, 8, 7, 1, 3, 4, 6, 5, 2.
5. a. La tenue : blouse, charlotte ou cheveux tenus, masque (si enrhumé).
b. Les locaux : nettoyage préalable du plan de travail.
c. Les manipulations : se laver les mains, tenir la tétine par la bague plastifiée, ne pas toucher le lait, respecter les dosages.

d. L'entretien :
– nettoyer immédiatement le petit matériel après la tétée, pour éviter la fixation des dépôts sur les parois ;
– rincer à l'eau froide le biberon et la tétine ;
– nettoyer à l'eau chaude savonneuse avec un écouvillon ;
– bien rincer à l'eau chaude ;
– essuyer avec un torchon propre ou laisser sécher.

Chapitre 29 – Les techniques de soins d'hygiène corporelle et de confort

Questions

• Matériel : couches propres, eau + savon, serviette de toilette, poubelle, papier toilette, une table à langer complète.
• Nettoyer le plan de travail, se laver les mains, vérifier la température de la pièce, éliminer les couches souillées, ne jamais laisser l'enfant seul sans surveillance sur la table à langer.
• – Ôter les couches sales en les repliant délicatement ;
– si l'enfant a des selles : examiner l'aspect des selles, enlever le plus gros avec la couche, enlever le reste avec le papier de toilette (sans frotter) ; nettoyer dans l'ordre suivant, à l'eau et au savon : les plis inguinaux, les cuisses (dessus et dessous), la partie externe des organes génitaux (en allant du pubis vers l'anus), les fesses ;
– rincer correctement dans le même ordre ;
– sécher soigneusement (en tapotant et en insistant au niveau des plis) ;
– glisser la couche propre sous le siège ;
– rhabiller l'enfant.
• Matériels et produits : ce qui est contenu dans la colonne « moyens » + la baignoire, le plan de travail.
• 1 : éviter les aller-retour avec l'enfant dans les bras ou éviter de laisser à un moment l'enfant sans surveillance. 2 : assurer le confort thermique de l'enfant. 3 : les saletés peuvent s'accumuler plus facilement au niveau des plis.
• Garder des dents saines et en bonne santé. Éviter la formation de la plaque dentaire et l'apparition des carries.
• Après chaque repas.
• Brosse à dents adaptée à l'âge de l'enfant. Dentifrice au fluor adapté à l'âge de l'enfant.
• Éviter/limiter l'ingestion du dentifrice. Faire attention à ne pas enfoncer trop profondément la brosse à dents dans la bouche. Respecter le temps imparti au brossage de toutes les dents.

S'entraîner

1. Le soin a pour objectif de satisfaire le besoin d'hygiène et de confort de l'enfant.
2. Le matériel nécessaire au soin est le suivant : un point d'eau, du savon, une serviette de bain, une couche propre, un produit de nettoyage pour le plan de travail (nettoyant-désinfectant) et une lavette, la poubelle et le panier à linge sale.
3. Les principes à respecter pour le soin sont ceux de l'hygiène. Il s'agit de prévenir la transmission de l'infection (l'enfant a une diarrhée infectieuse).
4. Il faut donc : se laver les mains, nettoyer et désinfecter le plan de travail, et veiller à évacuer rapidement les couches souillées.
5. e, c, n, j, i, d, l, a, m, b, f, g, h, k.
6. Le critère relationnel est essentiel. L'enfant doit être respecté. Il faut non seulement lui annoncer le soin, mais aussi lui parler au cours du soin (quel que soit son âge). Exemple : lui expliquer ce que l'on fait et le solliciter (donne-moi ton petit bras, ton petit pied…).
7. 1. AEI ; 2. CH ; 3. B ; 4. DFG.

CORRIGÉS

Chapitre 30 – Les techniques d'animation

Questions

• Au choix : plumes, papier cartonné, peinture, feutres, feutrine, papier crépon, pâte fimo, pâte à sel, papier mâché, paillettes…
• Développer la créativité des enfants, leur motricité fine. Les enfants apprennent à respecter les consignes, découvrent différentes textures, différentes couleurs, différents matériaux.
• En séparant les enfants en petits groupes avec des consignes précises, la maîtresse et l'ATSEM peuvent plus facilement surveiller le travail des enfants.
• La fiche d'animation permet de construire l'ensemble de l'activité en amont de sa réalisation. Elle permet de définir : le type d'activité, le public concerné, les objectifs, le matériel, la durée, les consignes, le déroulement. En fin d'activité, elle sert également à dresser un bilan.
• Il est possible d'ajouter : le nombre d'animateurs, leur rôle, la durée, le lieu, une illustration, les consignes.
• Apprentissage du découpage, du collage, découverte de la forêt.
• Préparer le matériel, donner les consignes, guider les enfants, corriger les erreurs, répondre aux interrogations, encourager.
• Couvrir la table, équiper les enfants avec des tabliers, être vigilant lors de l'utilisation des ciseaux, de la colle, de la peinture et du sable.

S'entraîner

1.

	La méthode	Les éléments de réflexion
Q	Le quoi ?	d. la nature de l'activité
Q	Le qui ?	f. les destinataires de l'activité
Q	Le quand ?	a. l'heure à laquelle l'activité devra être proposée aux enfants
O	Le où ?	e. le lieu choisi pour l'activité
C	Le comment ?	b. les moyens à mettre en œuvre pour organiser l'activité
P	Le pourquoi ?	c. les objectifs de l'activité

2. La nature : activité motrice.
Les destinataires : enfants de 2 ans ½ - 3 ans (donc capacités motrices).
L'heure : généralement le matin vers 10 h, ou l'après-midi après la sieste (les enfants doivent être disponibles, pas fatigués).
Le lieu : la salle d'activités ou (si le temps et la saison le permettent) à l'extérieur.
Les moyens : ils sont choisis en fonction de l'activité (il y a des moyens matériels et humains : il faut parfois deux personnes pour réaliser l'activité).
Les objectifs : stimuler la motricité, l'équilibre, le schéma corporel, et favoriser la socialisation.
3. Le « pourquoi » correspondant aux objectifs de l'activité, il est important d'y penser au début de la réflexion pour « coller » au plus près du projet d'animation de la structure.
4. On peut utiliser un mode semi-directif : après avoir placé les différents éléments de l'activité motricité, une démonstration est faite et les enfants se « lancent » ensuite dans l'action. Ainsi l'animateur reste à l'écoute des besoins et les enfants participent activement à l'activité.
5.

Questions	Définitions	Réponses
Quoi ?	Nom de l'activité *Le type d'activité (jeu, chant…)*	Guirlande de sapins de Noël en papier
Pourquoi ?	Les objectifs *Savoir, savoir-faire et savoir-être*	Motricité, apprentissage du collage, du découpage. Préparer des décorations de Noël
Pour qui ?	Le public *Tranche d'âge*	Enfant en moyenne section de maternelle ou en grande section de maternelle.
Comment ?	Le déroulement *Méthodes*	Décoration des sapins, découpage des sapins, pliage, collage sur bandelette

Questions	**Définitions**	**Réponses**
Par qui ?	Nombre d'animateurs *Compétences*	1 adulte pour 5-6 enfants
Avec quoi ?	Le matériel	Papier, peinture, modèle de sapin, bandelette/ficelle, ciseaux, feutres, colle
Où ?	Le(s) lieu(x)	En classe
Quand ?	Le jour et les horaires	En amont des congés de Noël
Combien ?	L'effectif	Une classe entière en rotation
Avec qui ?	Les partenaires ?	-
Combien ça coûte ?	Le prix	-
Quels critères ?	Évaluation des objectifs	Aspect régulier des sapins, aspect final de la guirlande

473313 – (I) – (12,5) – CMM90

Elsevier Masson S.A.S -
62, rue Camille-Desmoulins,
92442 Issy-les-Moulineaux Cedex
Dépôt Légal : juillet 2013

Composition : Nord Compo

Imprimé en Italie par Printer Trento